简明骨科学

(第四版)

主　编　David J. Dandy
　　　　Dennis J. Edwards
主　审　裴国献
主　译　袁　志　刘　建
副主译　吴尧平　赵广跃
译　者　刘建敏　穆尚强　刘常浩
　　　　孟国林　吕昌伟　毕　龙
　　　　段春光　李宝丰　白　峰

第四军医大学出版社·西安

Essential Orthopaedics and Trauma, Fourth Edition
David J. Dandy and Dennis J. Edwards
ISBN-13: 9780443072130
ISBN-10: 0443072132
Copyright © 2003 by Elsevier. All rights reserved.

Authorized Simplified Chinese translation from English language edition published by the Proprietor.
ISBN-13: 978-981-272-190-7
ISBN-10: 981-272-190-8

Copyright © 2009 by Elsevier (Singapore) Pte Ltd. All rights reserved.

Elsevier (Singapore) Pte Ltd.
3 Killiney Road
#08-01 Winsland House Ⅰ
Singapore 239519
Tel: (65) 6349-0200
Fax: (65) 6733-1817

First Published 2009
2009年初版

Printed in China by the Fourth Military Medical University Press under special arrangement with Elsevier (Singapore) Pte Ltd. This edition is authorized for sale in China only, excluding Hong Kong SAR and Taiwan. Unauthorized export of this edition is a violation of the Copyright Act. Violation of this Law is subject to Civil and Criminal Penalties.

本书简体中文版由第四军医大学出版社与Elsevier(Singapore) Pte Ltd.在中国大陆境内合作出版。本版仅限在中国境内(不包括香港特别行政区及台湾)出版及标价销售。未经许可之出口，视为违反著作权法，将受法律之制裁。

图书在版编目(CIP)数据

简明骨科学/ David J. Dandy,Dennis J. Edwards 著；袁志,刘建译. —西安:第四军医大学出版社,2009.4
 ISBN 978-7-81086-586-9

Ⅰ.简… Ⅱ.①D… ②D… ③袁… ④刘… Ⅲ.骨损伤-诊疗 Ⅳ.R683

中国版本图书馆 CIP 数据核字(2009)第 038984 号

版权登记号:图字:军-2009-024 号

简明骨科学

著　者	David J. Dandy　Dennis J. Edwards
主　译	袁　志　刘　建
责任编辑	王　坤
出版发行	第四军医大学出版社
地　址	西安市长乐西路 17 号(邮编:710032)
电　话	029-84776765
传　真	029-84776764
网　址	http://press.fmmu.sn.cn
印　刷	西安永惠印务有限公司
版　次	2009 年 4 月第 1 版　2009 年 4 月第 1 次印刷
开　本	787×1092　1/16
印　张	29.25
字　数	680 千字
书　号	ISBN 978-7-81086-586-9/R·496
定　价	130.00 元

(版权所有　盗版必究)

中文版序一

我很高兴看到David J. Dandy和Dennis J. Edwards主编的《简明骨科学》一书第四版中文版的出版。这本书系统地讲授骨科学的基础知识，简明扼要地阐述各种骨伤和骨病的诊断和治疗，是一本在国际上享有盛誉的骨科学经典著作。它图文并茂，兼具科学性、实用性、通俗性和趣味性，每次再版均有更新，非常适合我国广大骨科医生和从事相关基础研究的科研人员阅读，特别是有助于青年骨科医生、研究生的成长，是一本值得推荐的好书。

本书译者刘建教授、袁志、吴尧平、赵广跃副教授、孟国林、吕昌伟、毕龙讲师均是我的博士研究生，目前都已成长为第四军医大学西京骨科医院的学术精英和业务骨干，他们均接受过正规、系统的骨科专业培训，拥有丰富的骨科临床实践和临床教学经验。其他译者则是他们的在读博士或硕士研究生，这些研究生在其导师的指导下均已完成《简明骨科学》英文原版书的系统学习和培训。他们师生在深入理解原著的基础上，经过两年的不懈努力，不断修正，努力提高译文的准确性和可读性，三易其稿，终于译成此书。但由于各种原因，难免还会有不当之处，希望读者谅解，并提出宝贵意见。我衷心希望本书译者能再接再厉，推出更多更好的骨科学新作，为我国骨科事业的发展继续努力。

第四军医大学西京医院
全军骨科研究所所长 胡蕴玉

2009年3月

中文版序二

《简明骨科学》是一本被世界各国医学院广泛使用的骨科专科医师培训教材。由英国剑桥Addenbrook医院著名骨科教授David J. Dandy和Dennis J. Edwards主编，已历经四次再版。本书内容全面、系统，更新及时，叙述简明、易懂，图文并茂，风格生动、有趣，实用性强，深受全球各国骨科临床医师，特别是年轻骨科医师的青睐，已成为他们工作时随身携带的"宝典"。

本书主译刘建教授、袁志副教授，副主译吴尧平、赵广跃副教授系西京骨科医院的主要技术骨干，在国内外均受过骨科专业的正规培训，具有系统、扎实的骨科专业知识与技能，并拥有15年以上的骨科临床实践经验，更重要的是他们均具有良好的医学英文水平，同时还长期从事医学生、研究生、进修生的骨科专业培训工作，拥有较丰富的骨科专业教学经验。由他们领衔翻译此书，相信会很好地达到"信、达、雅"的翻译准则，从而可保证本书的质量。

目前，我国骨科专科医师准入和培训试点工作已正式启动，逐步迈出与国际接轨的步伐。本译著的出版发行无疑会对该项工作起到很好的推动作用。我也相信本书将会成为我国骨科专业实习医生、住院医生、研究生及主治医生等在日常工作和学习中不可缺少的工具书和参考书，必将为他们骨科专业的临床实践工作带来很大的帮助和裨益。

最后，我诚挚地祝贺《简明骨科学》中文版的出版与发行。

第四军医大学
西京骨科医院院长
2009年3月

英文版第四版序

本版《简明骨科学》与创伤学保留了前几版的基本版式,增加并修订了一些章节和摘要。

骨科知识更新速度很快,因此我们对于骨病及骨创伤的病理特征、治疗等的认识也在不断更新中。随着对关节软骨修复、肿瘤遗传特性以及退化状态等方面认知的不断进步,必定会对未来的骨科产生深刻的影响。

近十年来,由于新的骨折固定方法的出现,我们在骨创伤治疗上取得了巨大的进展。虽然不同地域的治疗方案稍有不同,但治疗的原则并没发生根本变化。我们希望本书能够成为医学生、研究生及相关从业者奠定良好专业基础的必备工具。

D.J.D

D.E.

英文版第一版序

开始准备编写本书的时候，我们有三个主要的目的：

第一，希望避免以往错误观点的影响。我们在编写中全部原创，不参考任何其他的版本。当然，这么做也无可避免地会带来一些新的错误，其中一些甚至迷惑了编者及审稿人而未被发现。如果读者在阅读本书的时候感觉有问题存在的话，希望写信告诉我们。

第二，紧跟当前该学科的进展，摒弃已经过时的理论。我们认为，书籍中知识的变更应该像疾病谱的变更一样，做到及时、准确。

第三，书中篇幅的分配要按照疾病的发病率来进行。例如，Colles骨折的篇幅要多于Mucopolysaccharidoses病的篇幅。对于罕见疾病，我们也做了尽可能的精简。也许主持考试的考官或审查者会赞同这种方法，但仍然有很多人认为应考者如果对罕见疾病都很了解的话，对于常见疾病一定会知道得更多。

本书的一些章节的内容看上去很基础，但我们并不认为这么做不对。世上没有事情可以基本到不需阐述而自明的程度。

最后，我们尽力使本书易于阅读、理解和掌握。我们这门学科既不枯燥也不乏味，它的书籍也应有一定的趣味性。本书可供本科生学习使用，为他们的资格考试打下好的基础，也可成为从事与骨科相关的家庭医生、理疗学家及护士手中的有用的参考书。

D.J.D

致 谢

我们非常感激剑桥Addenbrooke's医院骨科的同事们,他们是Mr C. R. Costant、Mr M. H. Matthewson、Mr B. F. Meggitt、Mr A. H. G. Murley、Mr N. Rushton、Mr P. M. Scott 和 Mr R. N. Villar。感谢他们提供的影像资料,感谢他们对于书稿的评论。同时,我们也非常感谢Mr G. Lamberty、Mr W. T. Lamb、Dr B. L. Hazleman、Mr M. H. Matthewson、Mr C. R. Constant、Dr J. Tudor、Dr P. Wraight、Dr J. M. Turner、Dr J. R. Jenner、Dr R. Warren、Miss G. Hodge、Mr A. E. Holmes、Mr F.Wells、Mr D. Lawrence、Mr C. L. Colton、Dr A. Crisp、Dr T. Wheeler、Dr I. M. Wilkinson和Mr J. A. Fixsen阅读书稿并提出的诚恳的意见。

最后,我们感谢Mr Ian Ramsden为本书所做的图像处理工作,感谢Miss Nicola Townley为我们整理X线平片以供出版。

目 录

第一部分 背景知识

第1章 绪论 …………………………………………………………………………（3）
第2章 病史和查体 …………………………………………………………………（7）
第3章 骨科解剖 ……………………………………………………………………（30）
第4章 骨科基础 ……………………………………………………………………（41）
第5章 辅助检查 ……………………………………………………………………（51）
第6章 治疗方法 ……………………………………………………………………（65）

第二部分 骨创伤

第7章 骨创伤处理的原则 …………………………………………………………（91）
第8章 重大事故和紧急救治 ………………………………………………………（114）
第9章 骨创伤处置方法 ……………………………………………………………（122）
第10章 颜面部、头部和脊柱损伤 …………………………………………………（144）
第11章 躯干损伤 ……………………………………………………………………（164）
第12章 上肢损伤 ……………………………………………………………………（182）
第13章 手部损伤 ……………………………………………………………………（218）
第14章 下肢损伤 ……………………………………………………………………（237）
第15章 运动损伤 ……………………………………………………………………（279）

第三部分 骨病

第16章 骨性关节炎 …………………………………………………………………（289）
第17章 类风湿性关节炎和其他类型的关节疾病 …………………………………（298）

第 18 章　骨与关节感染 ………………………………………………………… (307)

第 19 章　代谢性疾病、发育异常、骨软骨炎和神经障碍 …………………… (313)

第 20 章　肉芽肿和肿瘤 ………………………………………………………… (329)

第 21 章　儿童畸形 ……………………………………………………………… (340)

第 22 章　肩、肘关节疾病 ……………………………………………………… (358)

第 23 章　腕和手部疾病 ………………………………………………………… (366)

第 24 章　髋关节、膝关节疾病 ………………………………………………… (383)

第 25 章　踝关节及足部疾病 …………………………………………………… (420)

第 26 章　脊柱疾病 ……………………………………………………………… (435)

第一部分

背景知识

第1章 绪 论

历史和发展

骨科医生治疗的是骨关节畸形、疾病和肌肉骨骼系统损伤。因这些疾患均属于影响人们生活的最常见问题，所以无论在哪个时代，即使是在远古社会，只要存在巫医等相当于现代全科医生或者职业医师的医务人员，就会存在"跌打医生"这类专门治疗骨折和矫正肢体畸形的人。

尽管渊源久远，但近代"骨科"一词则出自于法国医生 Nicolas Andry 在1741年出版的《骨科：纠正和预防儿童畸形的艺术》一书。书中指出："通过这些方法，那些儿童父母和教育工作者可以方便地实行畸形矫正和预防。"

此词本身衍生于希腊语"orthos pais"，意为"端正的儿童"，但目前骨科已从儿童矫形扩展到包含肌肉骨骼系统外科的各个方面。Andry 不仅创造了"骨科"这个词，并且设计出了现已成为世界范围内通用的骨科学的标志。"Andry 之树"来自《骨科》一书的雕版图片，它展示笔直的木桩被绑在扭曲的树上以纠正后者的畸形(图1.1)。尽管事实上仅靠直夹板捆绑肢体进行矫形并不太可能，但这个标志还是被广泛流传并应用于表达各类

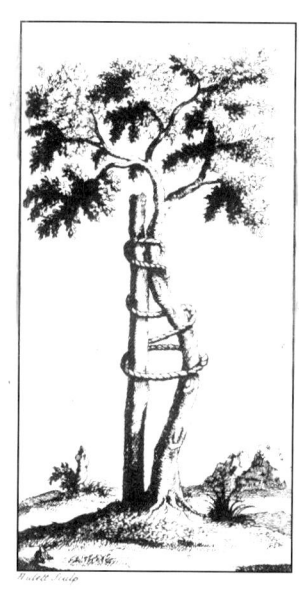

图1.1 Andry 之树(伦敦 Wellcome 学院图书馆授权使用)

相关的目的(图1.2)。

在一些国家，内科医生一直从事着跌打医生的工作，像古希腊的希波克拉底就因发明肩关节复位技术而闻名，该技术行之有效且经得起时间的考验。在能够克服肌肉痉挛的全身麻醉出现之后，使这项技术变得更加容易。希波克拉底还设计了腋下烧灼法治疗习惯性肩关节脱位，但这一方法已失传。

但是医师并不总像希波克拉底那样开明。靠熟练整复折断的肢体谋取生计的跌打医生，经常受到那些正规医务职

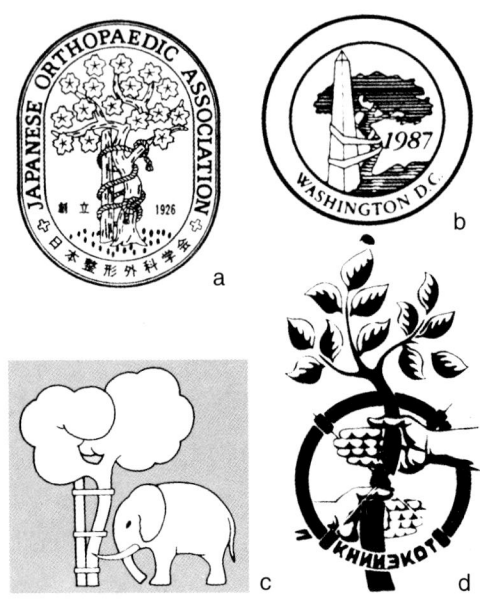

图1.2 (a)日本骨科协会徽标(日本骨科协会授权使用);(b)英语使用国骨科协会第八次联合会议徽标,1987年于华盛顿(美国骨科协会授权使用);(c)Nijmegen市的Katholieke大学骨科学系徽标(已授权使用);(d)前苏联Kurgan州的Kurgan(库尔干)骨科实验与临床科研中心徽标(G.A. Ilizarov教授及Pan Union Kurgan科研中心授权使用)

业者的冷遇,尤其是在英国。1858年当医学法案规定只有通过公认考试者才能被称为"医生"时,跌打医生被排除在外,变成非法行医者,但这并没有阻止他们继续行医,且他们的成功也一直不断刺激着当时的医疗界。到了19世纪中期,在伦敦等大城市出现了专门的骨科医院,但依然是在注册医师领导下工作。

要不是Evan Thomas这一杰出的威尔士跌打医生,跌打医生可能仍是被排斥的"黑巫术"。Evan Thomas决定把五个儿子都送到医学院,其中之一即是传奇式的Hugh Owen Thomas(1834—1891),他在爱丁堡接受培训并于1857年得到伦敦皇家外科医师学会会员(MRCS)资格认证(图1.3)。但具讽刺意义的是,当Hugh Owen Thomas回到利物浦与其父亲一起工作时,却发现他们不能共同工作且很快分开。

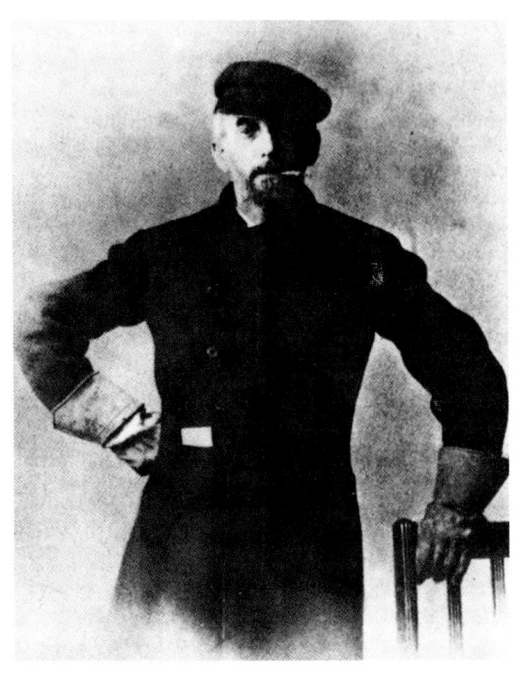

图1.3 托马斯·欧文·休(伦敦Wellcome学院图书馆授权使用)

Hugh Owen Thomas对英国骨科的发展影响巨大。通过他和深受他影响的侄子Robert Jones(1857—1933)的努力,创立了英国骨科学的基础。他们的成功使人们很容易忘记:在不到一个世纪之前,他们现在所从事的职业还被认为是江湖骗术。

就像早期跌打医生这个职业出现时一样,骨科建立之初引起了医疗界内部各派系的广泛关注。在1918年,由12名外科医生成立了英国骨科医师协会。同年,英国皇家外科医师学会在百忙中抽出时间"以怀疑且批判的眼光审视正在进行中的从普外科医生业务中分离出骨科业务的运动"。当时普外科医生们的担心是有理由的，因为如今骨科医生数量差不多已超过普外科医生的数量。

现代骨科

从 Andry 那个时代后，现代骨科发生了根本的变化，现已包括从新生儿到老年人的所有年龄段。下面是现代骨科的几个重要领域。

新生儿

骨科医生特别注重先天性畸形的矫正。及早对婴儿期的某些疾病进行治疗可以产生几乎完美的治疗效果，而相同的疾病日后治疗则可能十分困难(参见"髋关节发育不良")。

儿童

在 Andry 那个时代，儿童畸形属于骨科范畴，但由于现在的儿童骨科出现如此多的疾病和难题，以至于它已经成为独立的学科(参见第 21 章)。

创伤

创伤总是占用外科医生的大部分时间(图 1.4)。现代以交通事故为主要原因的多发性创伤占用大部分骨科床位，是骨科临床实践的主要组成部分，有时甚至成为骨科专门治疗的对象。

运动医学

在一些国家运动医学已分离成为专科，而在英国运动损伤通常属于骨科范畴。因运动员的健康常吸引公众和媒体的关注，骨科医生的这部分工作常受到特殊监督。

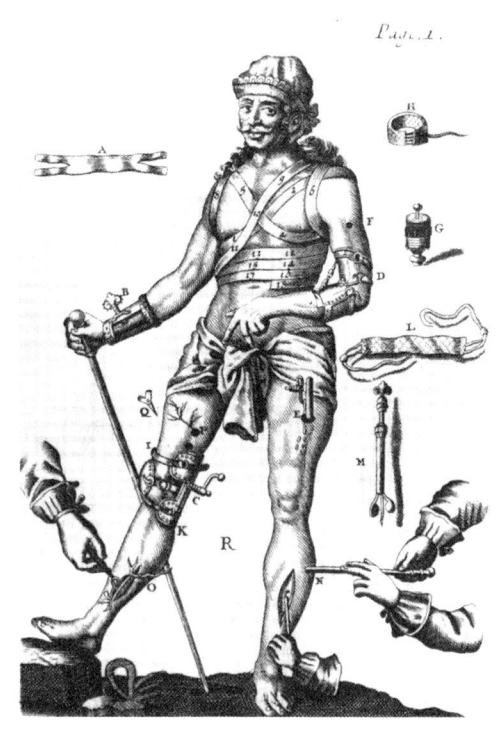

图 1.4　矫形器具及器械 [图片引自 Cooke J (1685) 的 *Mellificum Chirurgiae*, 伦敦 Wellcome 学院图书馆授权使用]

退行性关节病

退行性关节病像创伤一样也是骨科的工作重点。髋、膝关节为代表的全关节置换术能够非常成功地缓解疼痛、恢复功能，要不然患者余生将注定在疼痛不断和功能受限中度过。

老年人

最后是关于老年人的问题。随着年龄的增长，骨骼会渐渐变脆，以至于承受轻微外伤便会骨折。常有许多单独生活、缺少家庭照顾的老年人发生股骨颈骨折，从而产生许多社会问题。老年人的股骨颈骨折往往难以处理，是病情恶化甚至死亡的起始标志。

其他相关专业

现代的医生不能离开其他专业的同事而单独从事所有的医疗活动，这一点对骨科医师也尤其适用。骨科医生必须有广泛的其他学科知识。

风湿病学（免疫科）

免疫科医生和骨科医生治疗相同部位的疾病，须紧密协作。风湿类疾病的知识对骨科医生十分必要的，而骨科知识对免疫科医生也很重要。一些国家骨科医生也同时是免疫科医生。

整形外科

创伤处置方案涉及处理大面积皮肤缺损的问题，需要与整形外科医生协作，合理地利用可供皮肤。不仅仅是大面积皮肤缺损，即便是简单的急诊清创缝合，如果创伤初期处理较差，接下来整形外科工作也会更加困难。

神经外科

某些简单的"骨科"问题，如习惯性扭伤或肌肉无力，有可能是脊髓肿瘤、肌肉萎缩症或多发性硬化症等的神经症状。鉴别诊断那些患神经外科而不是骨科疾病的特殊患者需要相当的经验。

普外和胸外科

在治疗外伤时，也需要具备丰富的胸部和腹部外伤知识。绝大部分外伤因有肢体损伤所以首诊由骨科医生看，骨科医生也必须同时评估其胸腹情况。

社区服务

社区服务是院外卫生保健工作的重要部分，对骨科医生来讲十分重要。例如，如果没有全科医生和社区护士的细心照料，是不能让一个髋部骨折的老年妇女出院独自生活的。骨科医生也必须知道如何为残疾儿童和残障患者安排专门教育和康复设施。

骨科能做什么

各种不同情况和类型的患者使骨科成为特别有意思的学科，它能为"每个人提供帮助"。同样令人欣慰的是绝大部分的患者都能够被帮助。那些患有致残性关节炎的患者将更舒适，畸形患者将被矫正或预防。很少骨科患者患有真正意义上的疾病，恶性病十分罕见。尤其是创伤患者，他们通常是社会中的健康人，由偶然事故导致其脱离社会生活，使其完全恢复健康是非常有价值的。

骨科手术

从技术观点看，骨科手术需要广泛的技术和能力。尽管许多手术需要像"木匠"那样使用锤子、凿子、钻头等工具，但关节置换术等更需要全面的力学和材料学知识。骨科也包括血管、神经的显微外科修补，多节段脊柱手术，手部肌腱松解以及内窥镜手术等。这些都需要术者具有不同的技能，掌握从显微镜到传统的锤子、凿子等多种器械，具备其他专业外科医生所不具备的技艺本领。

刘建敏 译
袁 志 毕 龙 校

第 2 章 病史和查体

文中多数骨科术语首次出现时将详细解释，但人们普遍知道的专业词除外。

病　史

在大多数医学领域，一旦诊断明确则很少存在正确处置方案的争论。骨科则不同，容易诊断但选择治疗方法则较为困难。患者的最佳治疗方法可因其年龄、性别、职业和家庭背景不同而各异，在病史中应将这些信息采集完整。此外，患者的心态也很重要，采集病史时应相应考虑下述诸方面。

> **一般询问这几方面：**
> 1. 患者为什么就医？
> 2. 患者的积极性如何？
> 3. 患者是否因某种原因（如官司）而不希望康复？
> 4. 患者对治疗的期望是否现实？
> 5. 患者是否真正理解你说的意思？

患　者

就医原因

大部分患者希望减轻病痛或治疗畸形，但许多患者仅仅要求了解病情和其可能的进程。一个突发关节痛的患者若其一个亲属患有始于单关节痛的严重关节炎，患者可能会担心自己也注定要坐上轮椅。另外，有些患者害怕他们的疼痛是癌症广泛转移的首发症状，特别是当有亲属死于骨转移癌时。父母对孩子足外形的担忧亦可被祖父母、朋友或随访人员的关心而加剧。

对于这些患者仅需给予充满同情心的聆听、明确而权威的保证及对病情和预后的耐心解释。要避免增加患者的焦虑。

积极性

治疗积极性十分重要。许多骨科手术要求患者术后进行艰苦锻炼，并积极主动配合治疗。如果患者表现出不能或不愿积极康复的迹象，那么即便手术做得再好都不会有好结果。术前鉴别这些人很难，但术后却相当容易。

诉讼

当患者的症状源于交通事故或是工伤时，可能牵涉与赔偿相关的法律程序。尽管大部分患者能实事求是地描述他们的症状，但当他们考虑到赔偿是与症状严重性直接相关时，就会不可避免地有些私心。许多人都会坦诚面对司法诉讼，但当某些人闭口不谈官司的事情却可以精确地描述症状开始的准确时间时,就要特别注意询问一下相关内容。对此类患者,一个清晰、细致的症状记录很重要,但可能较一般患者困难。

患者的期望值

理性的患者都明白没有手术是一点不痛或者不留伤疤的,但就有一些患者期望这些不可能的事情,如运动员不能接受年龄而致的成绩下滑,全身广泛关节炎的患者期望彻底治愈等。如果患者对将接受的治疗有不切实际期望的话,他们注定会失望,甚至产生报复心理。医生需在确定任何治疗方案前识别此类患者。

患者能否理解

不论医生对病情和预想手术作出如何详细的解释,要患者记住每个细节总是不太可能。有些人理解的比其他人多些,但也有些人一个字也记不得。因骨科手术尤其要求患者和医生的紧密配合,所以医生更应注意确保患者尽可能明确理解治疗的相关内容。

具体的问题

除了明确患者的一般态度,还应就诊断和选择治疗等方面了解一些具体问题。社会地位和职业等因素尤其重要,因为同一症状对患者生活方式的影响会因人而异,在提出任何治疗之前都应详细了解患者职业和家庭情况。

> **具体问题**
> 1. 症状:尽可能精确地记录症状。
> 2. 职业:明确患者工作的实际性质。
> 3. 治疗意义:对患者的工作、生活、休闲等影响怎样?
> 4. 家居环境:楼梯是否容易爬?离商店有多远?家里是否有人帮忙?

症状

关节的疼痛、畸形、肿胀、运动受限等是骨科门诊的最常见主诉。持续时间、起病方式(突发或渐进)以及变化特点都必须确定。如果关节肿胀,那是否与活动有关?如果相关,是活动时开始还是第二天呢?这些问题在采集病史时需要直接询问,但应特别注意疼痛的问诊,尤其是牵涉痛更易因疏忽而误诊——常见于由髋部疾病引起的膝关节痛。

职业

不仅要了解患者的工种而且要知道其准确内容。一个司机可能整天坐在方向盘后面,而另一个却要负责装卸车辆,后者承担了大量的重体力劳动。一个整天站立工作的车床工人不能忍受足痛,但却能耐受膝关节强直;而一个需要在狭窄拐角或车底工作的汽车修理工的情况却正相反。失去末节无名指对一个工人或许没有影响,但对一个音乐家来说却是灾难性的。

治疗的影响

治疗总是会干扰患者的生活,有时甚至十分严重。若对某个体零售商拟行的手术可能导致其术后两三个月不能工作则需要慎重考虑。选择手术时间也非常重要,在收获季节让一个独立耕作的农民做手术会让他破产,圣诞节才是他们一年中最清闲的时候。反之，零售商则需在圣诞节期间全力以赴,除了那些旅游胜地,最佳的手术时间可选在八月。

家居环境

面对老年患者时，了解其家庭环境至关重要。总会有些问题难以回避，如患者不能爬楼梯但卫生间却在楼上，或患者不能出门,谁去购物等。

这些现实的细节可能并不影响诊断或手术在技术上的可行性，但却与选择正确的个体治疗方案密不可分。

查 体

接触患者

要细致、认真地进行各项查体,避免不必要的损伤。当患者肌肉紧张或僵硬时可能有些困难，鼓励患者尽量放松，如果想让患者把受伤或者很可能骨折了的肢体交到一个陌生人手里，则检查者需先赢得患者完全的信任。

最简单最实用的获取患者完全信任的方法就是沉着、系统地进行查体，决不能给人手足无措的感觉。患者可以像考官一样轻易分辨出一个医生或学生是否第一次做某些检查。只有多练习才能有信心。

查体常规

骨科查体常规如下：

查体常规
倾听患者主述。
视诊 察看患处。
触诊 轻柔感触肿胀、痛区、体温改变和压痛。测量肢体的长度和周径。
活动 活动肢体以评估运动范围。首先观察主动活动，然后被动活动。
应力 牵拉韧带观察异常活动度。
试验 X线平片虽然有用，但不能代替临床查体。

注意：最后检查疼痛部位！

以上的查体常规理论上很完善，但实践过程中为了将最为痛苦的操作留在最后进行，有时甚至需要打乱常规查体顺序。须着重指出，不应一开始就直接检查痛区，若一开始就使劲儿压最痛区域，使患者疼得跳起来，很可能立即导致患者拒绝查体。实践中还应注意，对于已经骨折的患者查体前最好先阅读已有的X线平片。

接触1~3岁左右的儿童患者必须谨慎。检查一个尖叫着挣扎的孩子明显不可能得到任何有用信息，克服这一问题有以下几种方法。

首先，不应在孩子一进诊室后就过分关注，这会吓住孩子们。与父母小声交谈，给孩子一点时间观察医生，来消除恐惧感。

第二，儿童不喜欢被平躺放在检查床上，如果可能的话，尽量让儿童坐在母亲膝上完成查体。

第三，儿童不喜欢陌生人接触身体，但喜欢被陌生人赞美他们的衣服，这种虚荣心可被利用。例如，可以借欣赏儿童鞋子的机会,最大范围地活动其肢体,检查髋、膝、踝等关节,评估肢体长度、肌张力、畸形情况等。

最后,如果必须脱光孩子衣服躺在床上的话,把这个放到最后。

视诊

简单的整体观察比关注于细节更能获取有用信息,细致的痛区视诊会获得比触诊和动诊两者总和还要多的信息。检查部位须准备好并充分暴露,不能隔着衬衫检查肩或隔着裤腿检查膝。

肢体检查时总要双侧对比并提醒自己以下问题:

1. 此肢体比对侧更直或更短吗?
2. 关节肿胀吗?
3. 有肌肉萎缩吗?
4. 有伤疤没有？如果有,是手术的还是外伤的？

肢体检查
- 畸形?
- 短缩?
- 肿胀?
- 废用?
- 伤疤?

测量是视诊的一部分。选择易辨认的固定点测量关节间距离,如内踝或髂前上棘等。避免易变动部位,如脐或髌骨中央等。给卷尺末端定位时,先用手指滑过待测骨突部位,随后将卷尺返回该定位点,这样可降低软组织重叠引起的误差(图2.1)。

测量肢体周径时应保证测量的可重复性并记录测量点,如踝关节最窄部分、

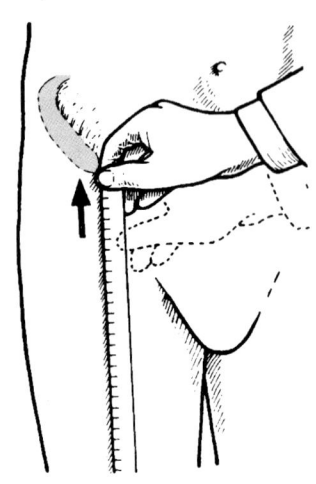

图2.1 从骨性标志处测量长度。测量时手持量具越过骨性标志少许,再返回到骨性标志处测量

小腿最宽部位或胫骨结节上测量大腿等。

触诊

有一种奇怪的现象是检查者开始触诊时总会想要先触动痛区,但这应该被放在最后。将手掌轻放于患处感受异常的温度,轻柔加压分辨关节渗出的软组织肿胀感。

深压可分辨肿胀和疼痛部位及患者是否对该部位敏感,这种敏感性在习惯性髌骨脱位等关节失稳患者中尤为明显。

感觉:以常规方法检查感觉,尽可能将异常感觉范围与解剖结构相联系,如皮神经分布区和体节等(参见第3章)。

运动

对比双侧肢体活动度范围,以避免较大的个体误差。

先嘱患者主动活动肢体以检查主动活动度,然后测量被动活动度,稍后确定在某一范围内是否疼痛。

运动质量也很重要。运动自如还是较为僵硬？平滑的还是有噪音的？关节松弛失稳还是正常？这些主观评价和判断主要依赖经验。

活动度：关节活动度总是从0°开始测量，当身体在解剖位置时，每个关节都处于0°(图2.2)。这个规则现已通用，但仍有少数人认定关节伸直时是180°而非0°，这往往引起混淆。

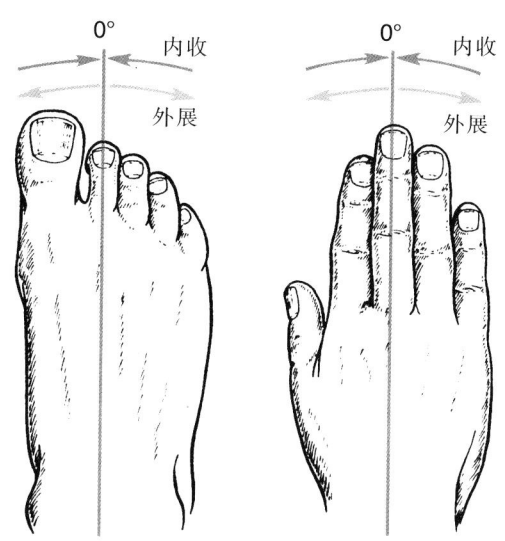

图2.3 指与趾的外展和内收运动。趾的内收以第二趾为基准，指的内收以中指为基准

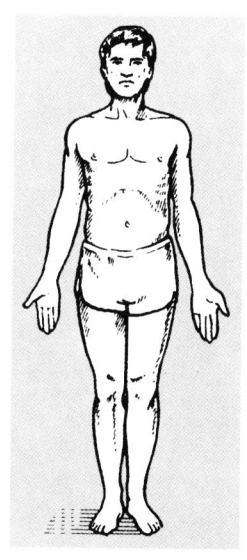

图2.2 解剖位姿势：手掌向前、拇指外展

多数关节在矢状面屈伸。在冠状面上内收外展，即靠近或者远离身体的正中线。足趾和手指的外展（或内收）分别以第二足趾和中指为基准(图2.3)。

旋转是某结构沿长轴转动，环转则指肢体在环形方向上的运动。

只有拇指是个例外，它的活动以冠状面前倾30°平面为基准，其屈曲（或伸展）、外展（或内收）运动的测量都是基于这个平面(图2.4)。

应力、应变和强度

韧带：韧带失稳的评估较为困难，主

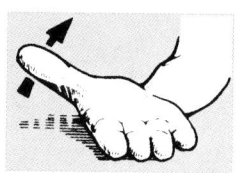

图2.4 箭头示拇指的内收运动

要依靠韧带应力实验观察异常活动度。

肌力：肌力减弱是必须观察和记录的项目。根据医学研究委员会(MRC)的规定，肌力被分为六级(0,1,2,3,4,5——不要忘了0级)。

肌力的6个级别

0级——无肌力。

1级——仅能颤动。

2级——无重力负荷下的关节运动。

3级——对抗重力下的肢体运动。

4级——比3级强但比5级（可抗阻力运动）弱，这个肌力范围较广，有时可再分为4、4+、4++。

5级——完全正常肌力。

这些听起来复杂但记起来简单，只需记住0级就是完全没有运动，而5级则是正常力量，区分2级和3级肌力则依据能否抗重力运动。

部位检查

每个部位都要按规定认真检查，但各部位的检查重点不尽相同。本节指出了各部位须重点检查的地方，但这并不意味着其他检查是多余的。

颈椎

视诊

尽管颈椎畸形并不常见。在触诊或动诊之前最好整体观察头颈部。如颈椎病患者可以有颈椎后突，Klippel-Feil综合征或一些其他疾病可能有颈椎畸形。卧位时颈椎失稳很容易被漏诊，所以也应检查患者颈部是否能轻松地支撑头部。

触诊

像肌肉痉挛或挥鞭样损伤等颈部损伤会出现后正中线上的棘上韧带压痛。脊柱严重损伤有时可导致棘上韧带缺损，这是重要的阳性体征。颈椎病时可发现脊柱旁肌肉的压痛和痉挛并可向下扩展到斜方肌。

活动

颈部动度不能像简单的滑膜关节那样测量，而须用正常动度的百分数或分数表示。例如，正常动度的2/3或50%（图2.5）。患者应坐位检查，以排除胸椎和腰

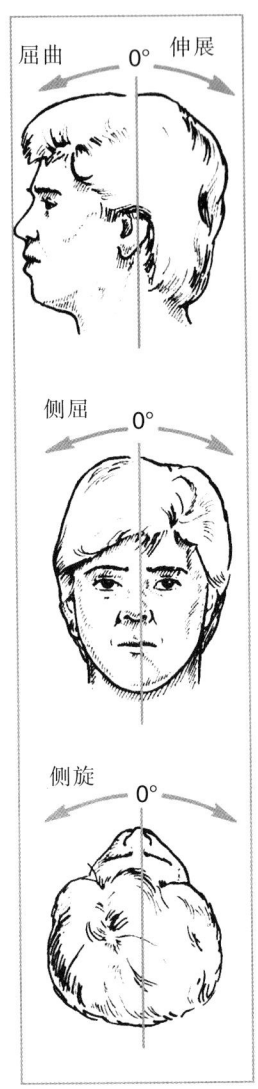

图2.5 颈椎的运动

椎的代偿活动，并记录以下活动：

屈伸动度共约110°，屈伸活动应从患者侧面观察，侧屈活动则从患者背侧观察。

颈椎应力试验是无意义的。

- 屈曲——向下看
- 伸展——向上看
- 侧旋——从肩膀上看过去
- 侧屈——侧向倾斜头部

胸椎

视诊

应注重观察胸椎畸形。

脊柱侧弯通常于青春期起病，但也有婴幼儿起病者。患者环抱双手前屈时，检查者站在患者身后就可以发现"剃刀背"状肋骨畸形（图 2.6，图 2.7）。

脊柱后凸最好从侧面观察（图 2.8）。Scheuermann 病患者所见的平坦、规则的圆钝背部通常并无大碍。但尖锐成角的突出则提示椎体压缩。现今常因肿瘤或松质骨病理性骨折所致，过去则往往与结核病有关，这种畸形称为驼背。与脊柱后凸相反，临床上也可能遇到脊柱前凸的情况，但这种情况常常问题不大。

触诊

让患者前屈，轻触其棘突就可能引发疼痛（图 2.9）。在胸腰段交界处的触痛很可能与 T_{12} 或 L_1 椎体压缩骨折相关，在

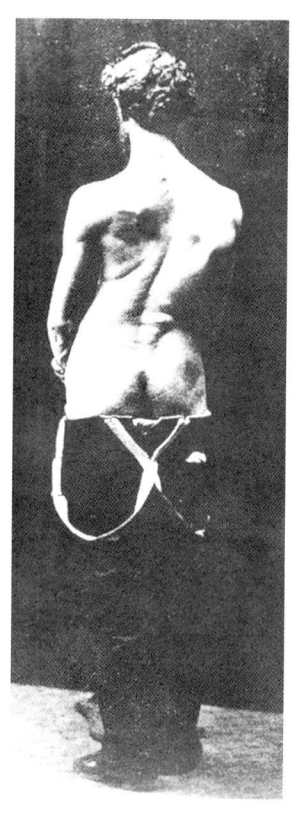

图 2.7　胸椎侧凸 [出自 Sayre LA (1877) 的《脊柱疾病与脊柱弯曲》，伦敦 Wellcome 学院图书馆授权使用]

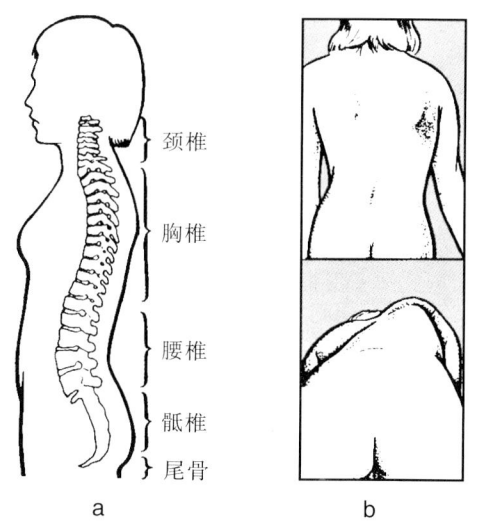

图 2.6　脊柱：(a) 颈椎、胸椎、腰椎、骶椎连续的前凸与后凸；(b) 脊柱侧凸在患者直立时可见，在身体前屈时更加明显

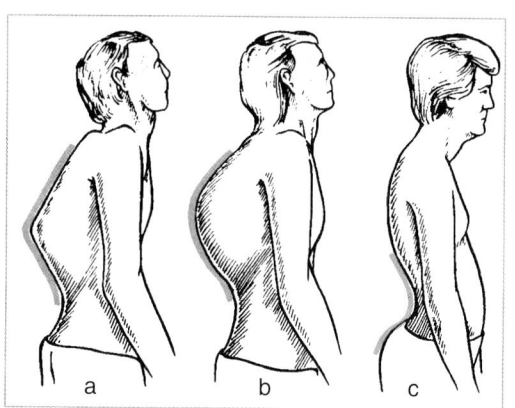

图 2.8　脊柱畸形：(a) 驼背造成的脊柱指节样后凸；(b) 圆形后突；(c) 过度的脊柱前凸

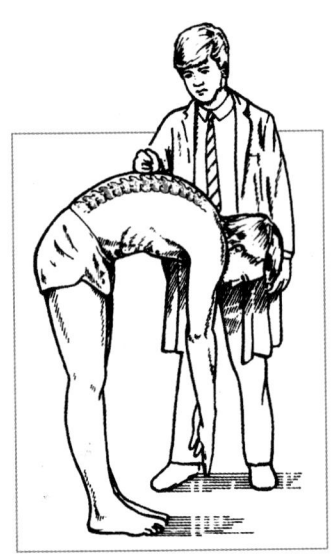

图 2.9　通过脊柱屈曲位的叩诊检查腰椎的叩击痛

老年患者多由骨质疏松引起，轻微外伤便可发病；而在年轻患者，多由像脚手架跌落等更剧烈损伤引发，但二者的体征完全相同。

活动

胸椎动度有限。

应力试验并不适用。

腰椎

视诊

患者前屈时观察脊柱畸形，尤其是脊柱侧凸等。

触诊

腰骶关节处压痛可能仅是简单的韧带劳损，但若存在腰骶部台阶感则有可能是脊椎滑脱。

活动

腰椎最常见症状为活动受限。退行性骨关节炎是老年患者的最常见疾病，椎间盘突出和强直性脊柱炎也会表现为腰痛和运动受限。

像颈椎一样，腰椎的活动也可用正常动度的百分数或分数记录，或者用患者能够到的距离表述。前屈可记录为"指尖触及膝部"、"指尖触及踝部"等，侧屈可记录为指尖到腓骨头的距离（图2.10）。这种方法简便快捷，但缺点是髋关节强直时也会限制活动。另一种备选方法是用卷尺测量活动范围，这种方法更可靠但也更费时一些。

屈伸运动的方式也很重要。老年患者常因骨关节炎造成广泛强直及腰椎生理曲度丧失。腰椎不对称屈曲伴椎旁肌肉的痉挛可能提示椎间盘突出或者结构性侧弯，脊柱从屈曲位伸直时发生痛性绞锁症状则提示生物力学失稳或肌肉扭伤。

神经根受累：椎间盘突出常累及神经，其中至少90%发生于L_4/L_5或L_5/S_1水平，第5腰椎和第1骶椎神经根最常受累，检查这些神经根是腰椎查体的重要部分。

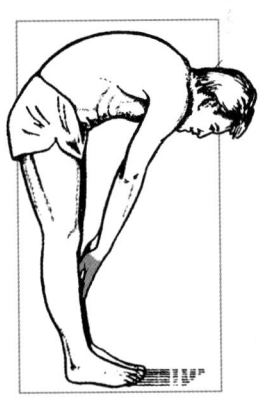

图 2.10　腰椎的运动。运动度可用手指能够到达膝关节、胫骨中段或踝部等部位的程度来衡量

应记住由于跟腱反射仅由单一神经根(S_1)支配,故该反射只能表现为正常或完全缺失,而膝腱反射是腰3、4、5神经根共同支配,故可表现为仅轻度受损。像"跟腱反射轻微减弱"这种表述其实是不对的,而所谓的"膝反射完全缺失"则往往只是由检查技术较差所致。嘱患者分别用脚跟和脚趾走路,可以粗略地检查足部背屈和跖屈肌力。

也要检查肛周麻木情况,此体征虽然少见,但却是马尾受损的明确体征,需要紧急处理。

直腿抬高试验:椎间盘突出会压迫、牵张受累神经引发疼痛,直腿抬高试验可提高神经根张力从而诱发疼痛,基于此现象设计出了一些检查(图2.11)。相反,若直腿抬高阴性,则可基本排除椎间盘突出。

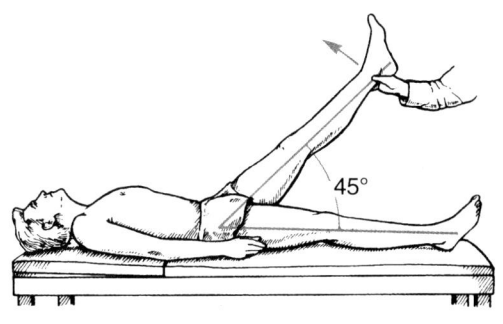

图2.11 直腿抬高试验。记录大腿与检查床的成角。抬腿在因骨盆运动或疼痛时停止

胸部
视诊
除了鸡胸、漏斗胸和脊柱侧凸外,胸部视诊的阳性体征不多。

触诊
肋骨局限性压痛可能是肋骨骨折或转移灶的体征。

活动
胸廓活动度少于5cm可能是强直性脊柱炎的第一个客观体征。

应力试验
胸廓挤压试验(图2.12)是肋骨骨折的有效筛选试验。

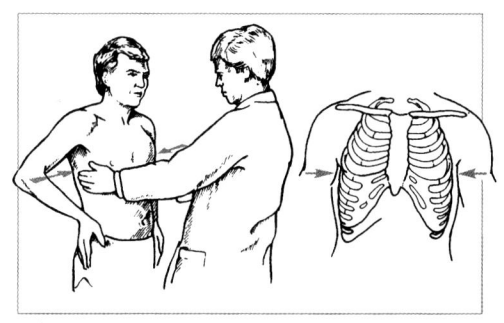

图2.12 胸廓挤压试验。肋骨骨折时,胸部受到挤压后疼痛

肩部
视诊
观察异常的轮廓。肩关节脱位时,肱骨头膨隆较正常位减少,肩峰末端至外上髁可以连成直线(图2.13)。类似的现象也能在三角肌麻痹的患者中见到,也存在特征性方肩畸形,但他们的肱骨头的位置正常。同时应注意观察肩周肿胀、冈上肌萎缩、肩锁关节部的阶梯等现象。肩部检查应从前、侧、后三个方向施行,以防漏诊后脱位情况。

触诊
冈上肌腱炎患者的肩峰顶点处有触痛;肩锁关节异常者该关节有触痛;肩关节前部肱二头肌间沟压痛则提示肱二头

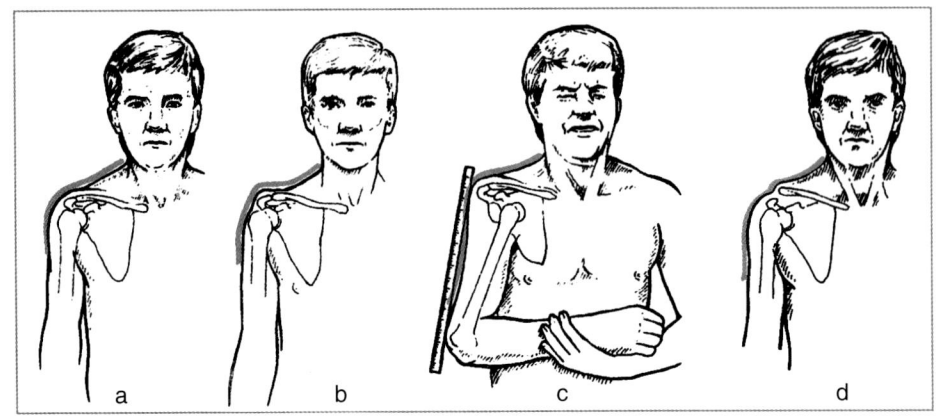

图 2.13 肩部外形:(a) 正常肩部;(b) 三角肌萎缩;(c) 肩关节脱位,Hamilton 直尺试验阳性;(d) 肩锁关节分离,肩锁关节呈阶梯状

肌腱炎。

活动

应该区别出盂肱关节运动和肩胛骨运动,因为就像腰背代偿活动可能掩饰髋关节强直一样,肩胛骨代偿运动可能掩饰肩关节强直。于患者身后观察其运动规律,应视肩胛带运动为一个整体,并与对侧比较。

手心向下的举臂动作能基本排除肩胛骨动度的影响(图2.14)。当肱盂关节外展到最大限度时,患者需翻转手掌并借助肩胸关节的旋转才能达到最大上举,手掌向下举臂则可以抑制后面这部分运动。

检查前屈活动时要手掌面向内侧,并且必须与肩胸运动区分开来。前屈和其他肩部活动的测量都可以用度数表示。前臂外展时的肩部前屈运动称为水平屈曲,须单独记录。

测量肩部旋转时候应将肘部屈曲并紧贴腰部。也可测量背伸运动,但其重要性不能与外展和旋转相比。

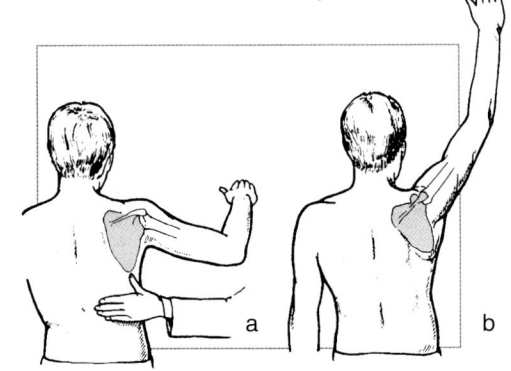

图 2.14 肩胸关节与盂肱关节运动:(a)单纯盂肱关节运动:手掌向下肩关节只能上抬至90°;(b)为了使肩关节完全上抬,需要肩胛骨的运动

肩关节的多数运动都是整个肩带复合活动。嘱患者将手先放到头后,然后放到背后是一个检查肩部大体功能的有效方法(图2.15)。对女人而言,相当于梳头和戴胸罩的动作。第一个动作要求外旋和完全外展,第二个动作要求完全的内旋和后伸。

主动和被动运动必须严格区分并分别检查。如冈上肌腱炎的患者常常因为存在30°~120°间的疼痛弧,无法完成全

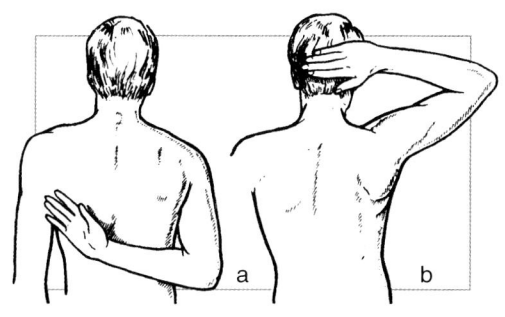

图 2.15 肩部运动:(a)完全的后伸位内旋;(b)完全的外展位外旋

范围的主动运动,但被动活动却可能完全不受影响。原因在于这类患者主动运动时因冈上肌主动收缩使受累肌腱接近骨面而引发疼痛。

检查前锯肌功能时嘱患者推检查者的手或推墙,出现翼状肩则提示前锯肌无力。

肩袖肌力可通过对抗收缩方法检测。

应力试验

肩部应力试验对诊断很有帮助。肩关节失稳时,患者对外展、外旋动作会有恐惧感,肱骨头的前后运动有助于诊断关节囊病变和骨关节炎。

肩锁关节可有异常活动,若存在骨赘,则外展和外旋时会引起疼痛。

肩锁关节

肩部检查时应注意区分肩关节和肩锁关节,二者可导致不同的症状。

视诊

上肢下垂查看肩锁关节移位。因个体差异较大,须双侧比较。

触诊

肩锁关节可有压痛,周围可有骨赘。肩锁关节脱位时可将肩峰上抬复位——检查者一手压住锁骨,另一只手上托肘部,使肩峰上移至锁骨末端。

肩峰与锁骨末端间的前后异常活动也应仔细查看。

肘部
视诊

除了儿童期受伤所致的生长畸形,如髁上骨折畸形愈合的枪托畸形(图2.16)、关节渗出肿胀以及棘手的骨性关节炎骨赘,在检查肘部时很少会有更多的发现。

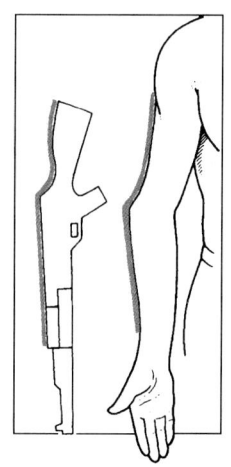

图 2.16 肘关节枪托样畸形,常由肱骨髁上骨折引起

触诊

外上髁处压痛常见于网球肘,内上髁处压痛多见于高尔夫肘,桡骨头处压痛多见于风湿性关节炎(图2.17)。

运动

屈伸运动是肘关节唯一的运动形

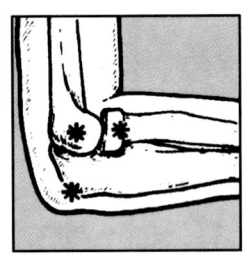

图 2.17 肘关节周围的骨性标志:肱骨外上髁、桡骨头及尺骨鹰嘴

式,可用度数来记录,并注意与对侧对比。肘关节过伸是正常现象。

旋前、旋后运动是围绕一个通过桡骨头和尺骨远端的轴线进行的(图2.18)。将前臂平放于桌面做旋前和旋后运动可以体会这一点,在手里握一铅笔即可测量其动度。这个运动较为复杂,不仅涉及前臂的两个关节,还有肌肉和骨间膜参与。

肘部应力试验没有意义。

腕部
视诊

腕部最常见的畸形是"餐叉"畸形,见于Colles骨折。类风湿关节炎或者形状怪异的先天性桡骨缺如等病也可引起腕部畸形。

触诊

轻度摔伤后出现的桡骨茎突压痛常提示桡骨茎突骨折,De Quervain腱鞘炎(桡骨茎突狭窄性腱鞘炎)也可引起此部位压痛。用四个手指握住拇指同时屈腕内收可牵张拇指肌腱并使疼痛再现。

运动

腕部的屈曲、伸展及在尺桡侧的偏斜均可定量测量(图2.19)。背伸较易测定,可将两手放在一起若祈祷状;掌屈则用相反姿势测量(图2.20)。像肩关节一样,腕部的多数活动是复合运动,通过环形运动能对腕部所有关节的大体功能做一个全面的评价。

应力试验对腕部意义不大。

手和手指

手和手指的检查内容很多,本书后面介绍了许多试验(见第23章)。

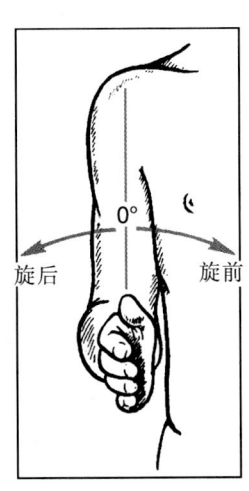

图 2.18 前臂的旋前、旋后运动

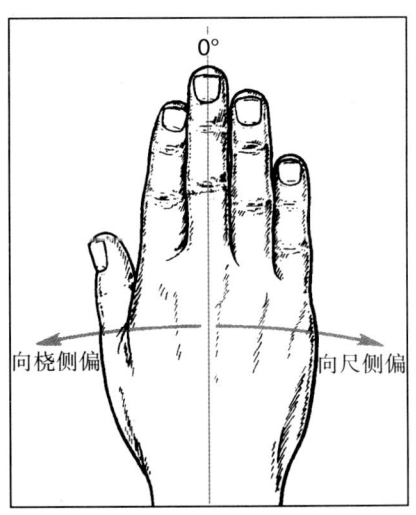

图 2.19 手掌的桡侧、尺侧运动(以前臂为参照)

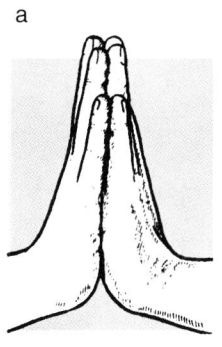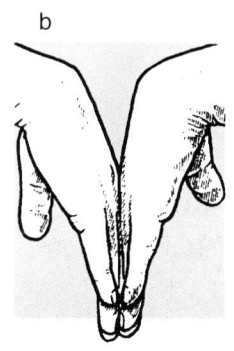

图 2.20　腕关节伸展(a)与屈曲(b)功能的简单检查

手指的命名

手指必须命名而非编号(图 2.21)。拇指是第一手指,示指是第二手指,但要是从小指开始数的话,示指就变成第四手指。这样很容易产生误解,尤其在填写手术单时,可能导致截错手指,故应始终指明手指的名字:拇指、示指、中指、环指、小指。

美国人称中指为长手指,称小指为小手指以避免口头上的混淆。

视诊

像检查其他部位一样,应仔细检查畸形(图 2.22)、切口、伤疤和伤口,尤其要强调检查可能存在的神经和肌腱伤。

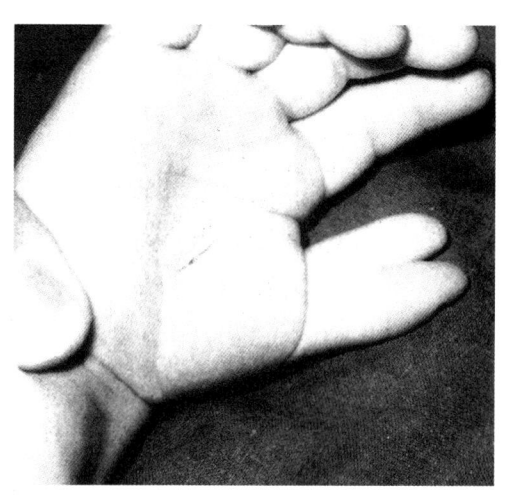

图 2.22　婴儿的拇指多指畸形

触诊

鼻烟窝处压痛提示可能存在舟状骨骨折(图 2.23),而多关节压痛则可能是类风湿性关节炎的首发体征。

<u>感觉</u>:应尽量将麻木、感觉异常等症

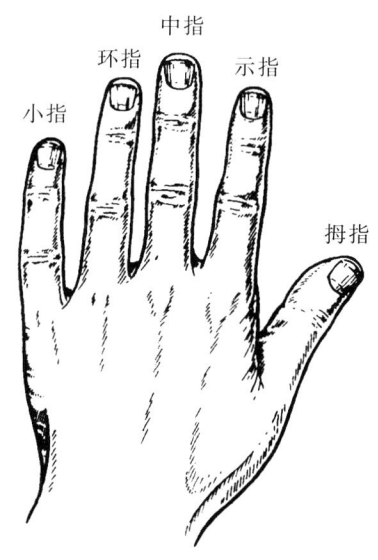

图 2.21　指的命名

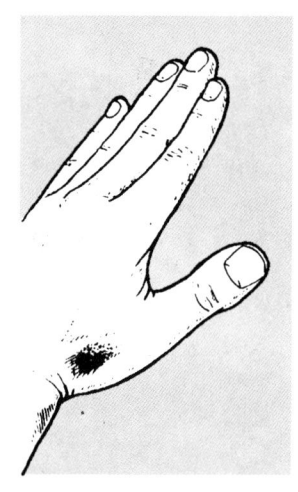

图 2.23　解剖学鼻烟窝。在四指伸直、拇指伸展时显现

状与解剖结构相联系。腕部正中神经受压所致的腕管综合征就是个很好的例子。此类患者在腕以下正中神经分布区有感觉异常。

运动

手指的运动包括屈伸、内收、外展以及拇指和小指的对掌(图2.24)。每个关节的活动都能以角度测量,但更方便的方法是观察手指完全屈曲状态下指尖到手掌的距离(图2.25)。

肌腱:应该检查每个肌腱的功能,记录主动和被动活动间的差异。仔细检查屈肌腱,指深屈肌是唯一附着于远端指骨的肌肉,只有当该肌腱完好时才能屈曲远端指间关节。如果嘱患者屈指而不控制近指间关节,指浅屈肌就可能参与屈曲运动而掩盖了指深屈肌损伤(图2.26)。指深屈肌腱损伤只有在固定近节和中节指骨(图2.26a)并屈曲手指时才能检查出来,若远端指间关节能屈曲则表明指深屈肌完好。否则指浅屈肌会屈曲整个手指而至深屈肌腱损伤漏诊。

在邻近的手指保持伸直状态下嘱患者屈指(图2.26b)可排除指深屈肌的活动,从而评估指浅屈肌腱完整性。

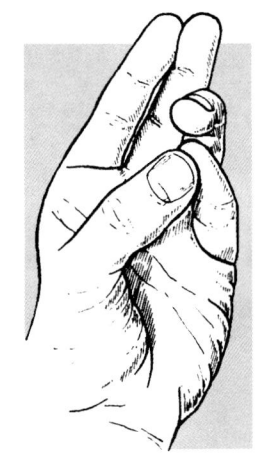

图2.24 拇指与小指的对掌运动

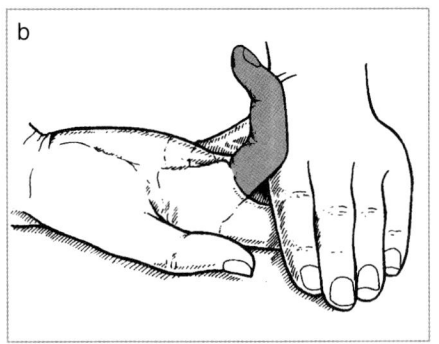

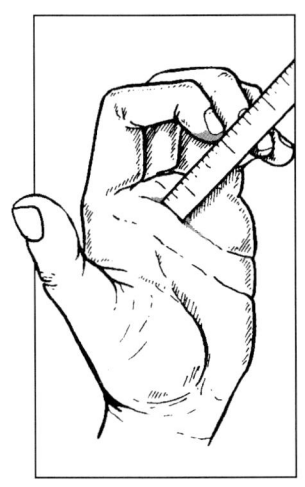

图2.25 手指活动的测量。指尖距手掌约2英寸(5cm)

图2.26 (a) 指深屈肌功能检查:压住手指的近端和中段指间关节,让患者屈指;(b) 指浅屈肌功能检查:按压其他手指于伸展位,让患者屈指

应力

向手指纵向施压(图2.27)可用于粗查指骨和掌骨的完整性。

纵向压迫也可用于足趾检查。

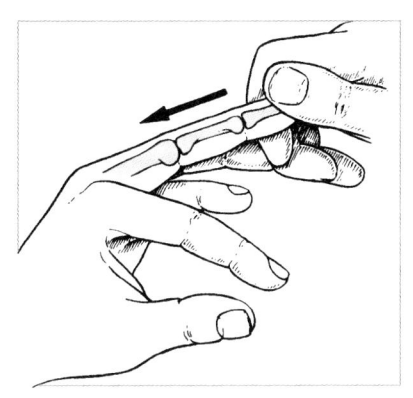

图 2.27 通过纵向施压检查指间关节与掌指关节的完整性

功能

其检查方法很多，其中包括不同类型的持握，如捏、紧握、夹持等。手的协调性和功能可通过多种手灵巧度试验检查。

骨盆

视诊

与胸部检查一样，视诊帮助不大。

触诊

触诊能发现骨折痛区。

运动

除非有严重的不稳定性骨折，否则骨盆常无异常动度。

应力

骨盆分离挤压试验在骨盆查体中意义重大，对躯体挤压伤或可能存在骨盆骨折的患者应作为常规检查(图2.28)。

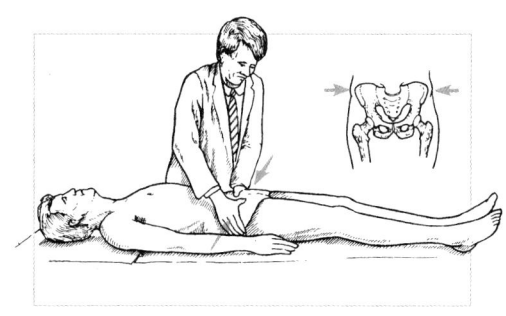

图 2.28 骨盆挤压试验，骨盆骨折时侧向压力会使患者疼痛

髋部

髋部检查是骨科查体的重要部分，应有条理地进行。

视诊

尽管髋部视诊用处不大，但仍应测量肢体长度。

<u>真实和表观短缩</u>：测量肢体长度对临床操作和查体都很重要，真正的短缩有骨长度的缺失，应与髋畸形所致的无骨长度丢失的表观短缩相鉴别(图2.29)。

实际长度测量是从髂前上棘至内踝，表观长度测量是从耻骨联合等中线结构到内踝。测量时患者必须尽量躺直。

触诊

扪及骨突部位，检查它们的位置关系是否正常。大多数髋部失稳的患者存在大转子近端移位。

大转子与骨盆关系可用 Nelaton 线，即髂前上棘到坐骨结节连线估计(图2.30)。在这两点之间拉一卷尺，如果大转子尖端位于卷尺近侧则表明髋关节不正常。

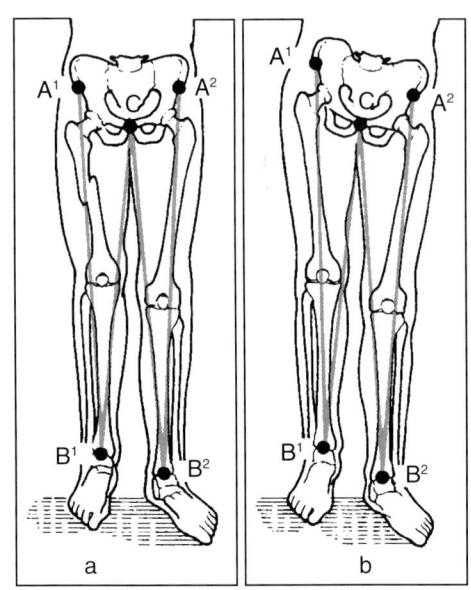

图2.29 下肢的(a)真实短缩与(b)表观短缩。在(a)中 A¹B¹ 短于 A²B²，在(b)中 A¹B¹ 等于 A²B²，在(a)与(b)中，CB¹ 均比 CB² 短

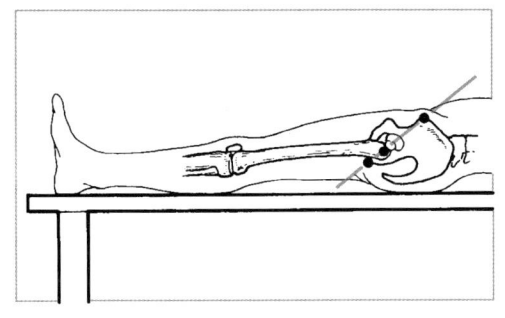

图2.30 Nelaton线穿过髂前上棘、股骨大转子和坐骨结节

运动

记录屈曲、伸直、外展、内收、外旋、内旋的度数。上述运动均可顾名思义，但屈位旋转运动却容易造成混淆，因为髋膝关节共同屈曲时，髋内旋会使脚向外转，反之亦然。如果存在疑问，可在旋转髋关节时伸膝以明确足部指向(图2.31)。

有时会难以区分髋的运动和脊柱的

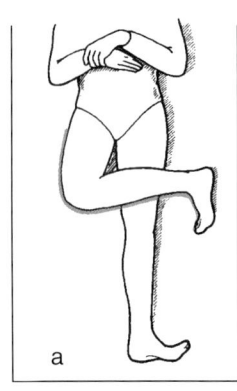 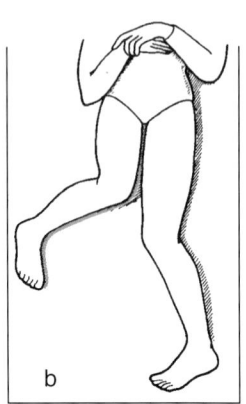

图2.31 （a）髋关节屈曲时外旋；（b）髋关节屈曲时内旋。为了便于理解，可想象膝关节伸展时的位置

运动。为确保运动仅与髋部有关，可把手放在骨盆上进行体会。

屈曲挛缩畸形和Thomas试验：通常有屈曲挛缩畸形的患者（常见于骨关节炎患者），受检时会拱起腰部以使下肢放平(图2.32,图2.33)。这可能是因为下肢放平会舒服些，或者肢体本身重量牵拉所致。粗心的检查者可能注意不到这种平卧姿势所掩饰的畸形。充分屈曲对侧髋膝关节使骨盆回复正常位置就可暴露此畸形。这就是Thomas试验，该检查即使在双侧髋部受累时也是相当可靠的。

Trendelenburg试验：只有髋部稳定且其周围肌肉功能正常时才可能完成脊柱直立下的单腿无支撑站立(图2.34)。Trendelenburg试验对评估髋部大体功能较为有效，可以发现髋脱位、臀肌无力，但是要注意假阳性和故意运动。

应力试验

髋部的应力试验意义不大，重要的是下述功能检查。

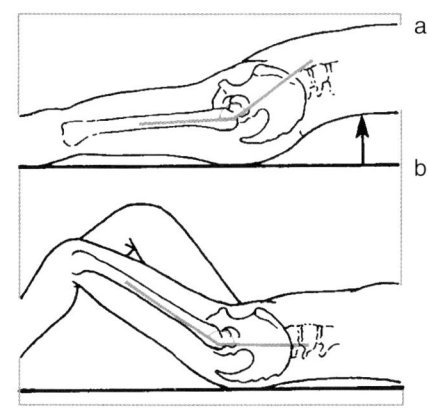

图 2.32 Thomas 试验：(a) 如果髋关节存在固定性屈曲畸形，患者将大腿贴于检查床时需要弓起后背；(b) 将膝关节屈曲，后背才可以贴于检查床

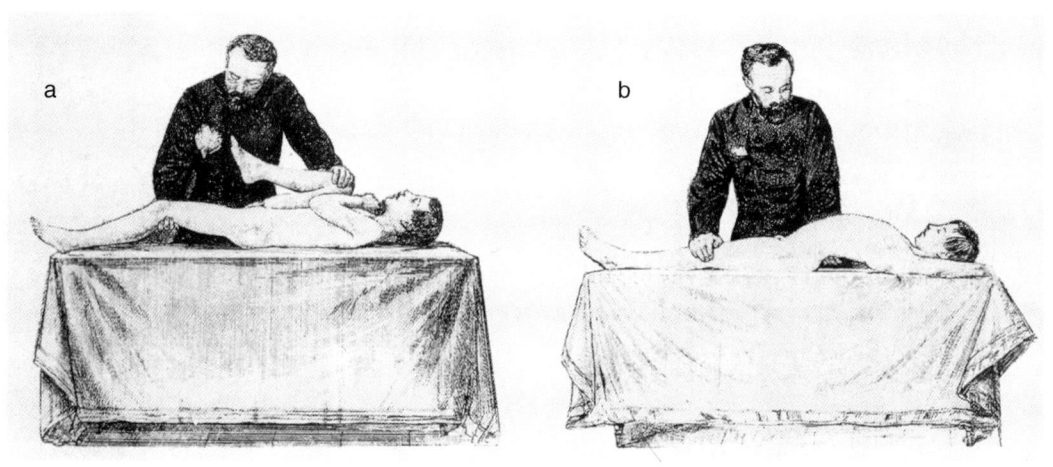

图 2.33 H O Thomas 在进行 Thomas 试验[摘自 Thomas H O (1876)《髋、膝、踝关节疾病》，伦敦 Wellcome 学院图书馆授权使用]

步态

步态涉及诸多关节，其中髋关节最为重要。最好在患者不察觉的情况下评估其行走状况。

以下是最常见的异常步态。

<u>髋部保护步态</u>：负重时患者身体向患髋倾斜以减少其负重，同时缩小患侧步幅以尽量缩短患肢负重时间(图2.35)。最常见的病因为骨性关节炎。

<u>脑瘫剪刀步态</u>：真正的剪刀步态是指内收肌痉挛致使两腿交叉。病情较轻

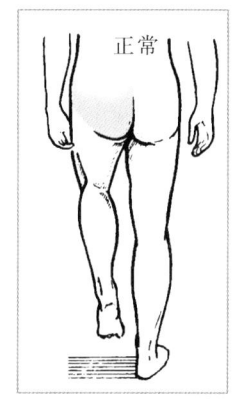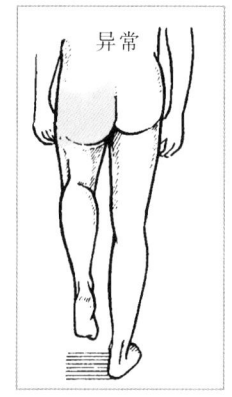

图 2.34 Trendelenburg 试验：患者抬起左腿时，如果左侧骨盆下沉，说明右侧外展肌异常

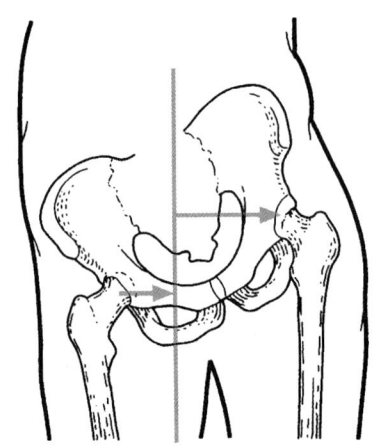

图2.35 骨盆倾斜使重力线移向一侧髋关节,减少其负重

的患者其大腿内旋并紧紧地靠在一起。

足下垂步态:如果腓总神经麻痹或腰神经根损害使得踝关节背屈无力,患者步行时会过度抬高膝部并首先以足趾着地,形成明显的跨阈步态(图2.36)。

偏瘫步态:偏瘫异常步态是由于患侧屈肌痉挛所致。患者上肢通常也同时受累,形成的异常姿势很容易识别。

Trendelenburg步态:如果髋关节不稳定或外展肌力量薄弱则Trendelenburg征阳性,即每一步行走时负重腿对侧骨盆都会向下倾斜,从而产生点脚或者划圈状步态。

足痛步态:足痛患者行走时呈现一种典型的拖曳表现,以尽可能减少足部负荷的突然增加。其原因可能很简单,如脚起泡或者是鞋里面有石子等。大多数人都有这方面的经验,所以对这种步态很熟悉。

其他异常步态可由胫前肌力量薄弱、跟腱断裂、舞蹈症等引起。

膝

视诊

与髋关节不同,膝关节位置表浅,许多异常都很容易被发现。

力线:患者站立时检查膝关节内外翻畸形。正常的髋、膝、踝关节应处于一条直线,可用尺子进行测量(图2.37)。

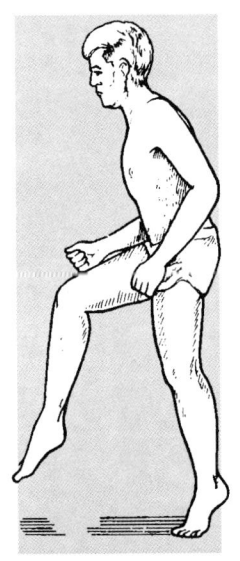

图2.36 跨阈步态

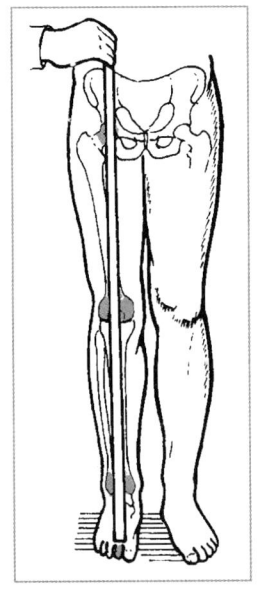

图2.37 下肢关节的位置关系:髋、膝、踝关节在一条直线上

渗出：大量渗出积聚在膝部会使髌骨上部肿胀，但是少量渗出仅填充于髌旁间隙。少量渗出时（如5ml或10ml）可以先将积液推到髌旁间隙，再集中至一侧髌旁沟，此时可观察到髌旁沟被积液填充（图2.38）。

此试验比浮髌试验更为敏感。浮髌试验时，液体被推挤到髌上囊，从而使髌骨在股骨表面浮动，但只有大量积液时才呈阳性。

大腿周径：大腿周径可以粗略提示肌肉体积。在膝部受伤时，腘绳肌腱和股四头肌会很快萎缩，大腿周径可作为腿部情况的大体指标。尽管此体征不很重要，但为了检查者规范操作，了解如何精确测量大腿周径也是有益的。

首先对比两条腿，看一条是否比另一条细，尤其是在股内侧肌部位。下一步，在胫骨结节上方大约20cm处做一标记，在此处测量两侧大腿的周径。患腿直径缩小超过1cm就意味着患者某生活阶段中此腿的使用强度小于健侧；但关节渗出或骨折部骨痂形成会增加大腿周径，这将使该检查变得毫无意义。

不要将大腿周径说成"股四头肌周径"。腘绳肌腱比股四头肌腱更为粗大，在大腿周径中占的比例也更大，卷尺测量时并不能把二者区分开来。

触诊

关节部压痛是一项非特异性体征，可见于任何有滑膜炎症刺激的患者，包括半月板撕裂、全身性滑膜炎及骨关节炎。

活动

膝盖的屈伸运动易于按度测量，但必须做双侧对比。多数膝关节有过伸现象（过伸膝），但当一侧膝关节过伸而另侧膝关节笔直时说明后者伸展受限。活动时注意听摩擦音、咔嗒音以及其他异常撞击声等声音。

应力试验

膝关节应力试验可发现由韧带松弛

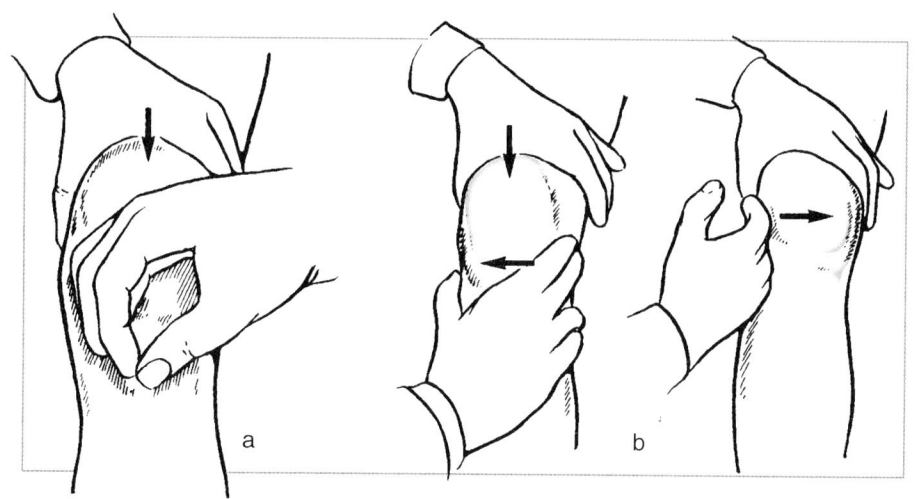

图2.38 两种检查膝关节内积液的方法：(a) 浮髌试验；(b) 轻擦髌骨周围，以使积液流入、流出髌骨周围的间隙

或骨质压缩所致的异常活动及由半月板碎片引起的异常的咔嗒音和钝音。

内侧副韧带：内侧韧带松弛的检查应于伸直和微屈位进行。通常，在膝关节微屈位时都会有轻度弹跳感，而将微屈位置的应力试验结果与伸直位做对比是没有意义的（图2.39）。

前交叉韧带：前交叉韧带的作用是维持胫骨相对偏后于股骨。如果前交叉韧带损伤，在做前抽屉试验时，胫骨就会移动到股骨前面（图2.40）。这种检查方法在膝关节只有几度屈曲时结果同样准确，此检查称为Lachman试验（图2.41）。

前交叉韧带的评估必须在患者完全放松和平卧的状态下进行。如果在患者坐位时检查，牵拉胫骨会把患者拉下床，腘绳肌的收缩使患者不能放松。

当患者的前交叉韧带断裂时，通过膝关节的轴移试验或牵张反射试验可重现患者的滑跳失稳现象。该检查在前推胫骨的同时施加一个外翻及内旋的作用力，造成胫骨外侧平台相对股骨髁的向前松弛半脱位（图2.42）。然后屈曲膝关节，胫骨会突然反跳回正常位置，由此重现患者的症状。该操作的难度较大。

后交叉韧带：后交叉韧带的作用是维持胫骨相对偏前于股骨。如果后交叉韧带断裂，胫骨将向后移位（图2.43）。由于腘绳肌腱有向后牵拉胫骨的作用，故将进一步加重这一畸形，使该移位在患者没有完全放松的情况下也能观察到。

半月板试验：如果在屈曲状态下固定股骨并旋转胫骨，有时会使半月板碎片脱入关节腔内产生剧烈疼痛并伴有咔嗒声。该方法可以在交替施加内侧或外侧间室应力的状态下反复进行，以确定半月板的破裂部分（图2.44）。此即McMurray试验。须与正常膝关节完全屈曲时旋转胫骨所发出的咔嗒声相鉴别，McMurray试验所产生的咔嗒声较响，易觉察且伴疼痛。

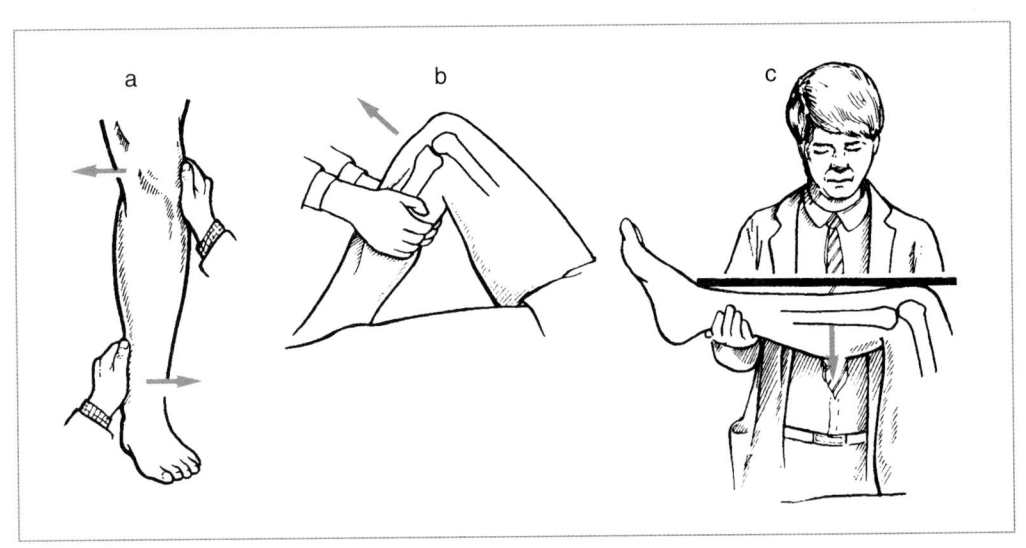

图2.39 膝关节韧带稳定性的检查：(a) 内侧韧带稳定性检查；(b) 检查前交叉韧带损伤的前抽屉试验；(c) 后交叉韧带损伤时出现的后方下陷

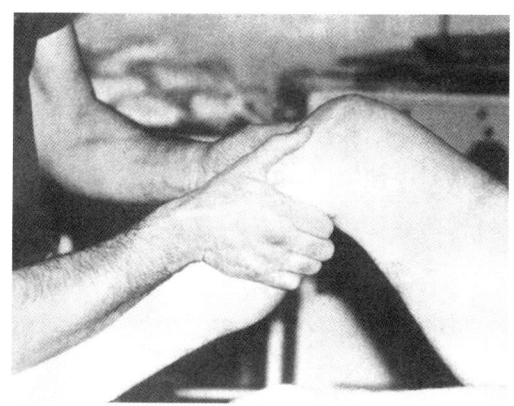

图 2.40 进行前抽屉试验

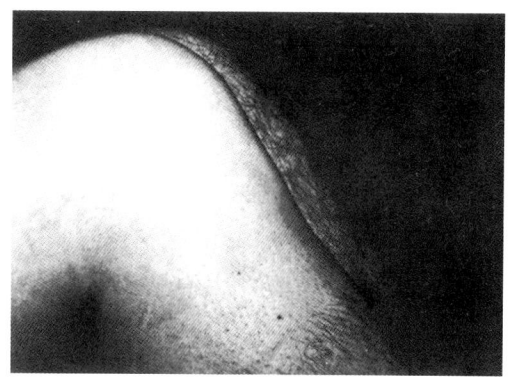

图 2.43 后陷征阳性。胫骨相对股骨后陷,从胫骨近端划一条直线可以穿过髌骨,而从远端画线只能从髌骨上方经过

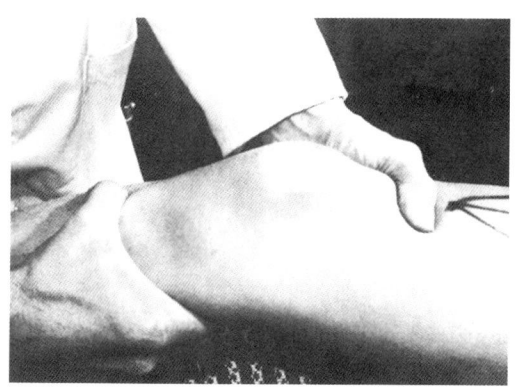

图 2.41 Lachman 试验。检查前交叉韧带损伤。小腿处于略屈曲的位置,固定股骨,胫骨可发生前后运动

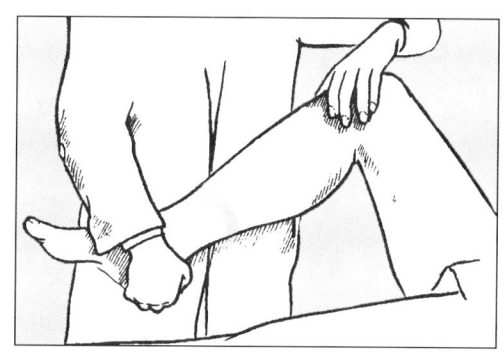

图 2.44 McMurry 试验。用于检查半月板损伤。膝关节屈曲状态下使小腿旋转(内旋检查外侧半月板,外旋检查内侧半月板),逐渐伸直小腿,注意是否发生弹响

髌股关节
视诊
检查髌骨的位置和大小。髌骨太小或位置增高都会使髌股关节失稳。

触诊
髌股关节疾病在关节负重屈曲时会引起膝前部疼痛,而且此时髌骨也会有压痛。如果髌骨磨损,屈曲膝关节时将手放在髌骨上会感到摩擦感,用力向股骨方向挤压髌骨会引起疼痛。

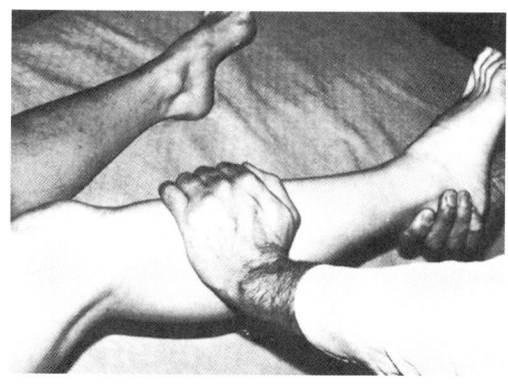

图 2.42 轴移试验。用于检查前交叉韧带损伤。检查者一手固定脚踝,另一手于胫骨上端向内侧施力,使小腿轻度内旋和外翻,同时膝关节做屈伸运动

运动

在屈膝时注意观察髌骨的运动轨迹。不稳定髌骨,尤其是小而且位置高的髌骨,在屈膝活动开始时会出现过度侧向移动。

应力试验

如果髌骨失稳,侧向推挤髌骨会使患者感到恐惧——"髌骨恐惧症"(图2.45)。

(图2.46)、先天性马蹄内翻足(马蹄足)和空凹足畸形等(图2.47)。儿童早期最常见的足畸形可能就是前足内收或跖内收畸形。可通过观察后足鉴别前足内收与马蹄足。包裹前足,如果患儿后足正常,则患儿就不是马蹄足畸形。

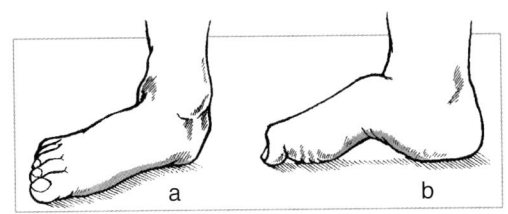

图2.46 (a) 扁平足;(b) 弓形足

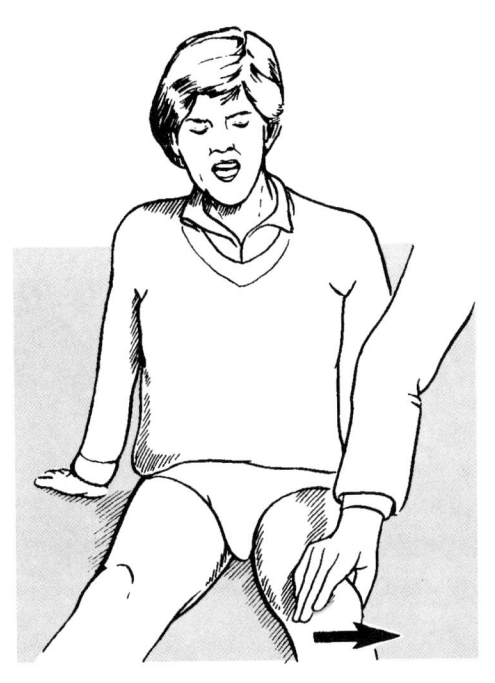

图2.45 髌骨恐惧症。如果患者髌骨失稳,从膝关节侧面施压会使患者疼痛

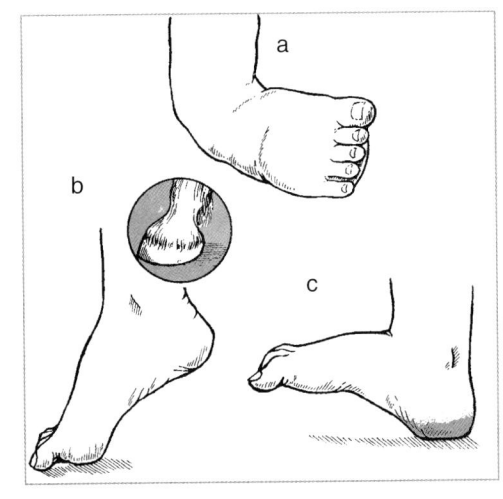

图2.47 足畸形:(a) 马蹄内翻足;(b) 马蹄状畸形;(c) 空凹足畸形

踝、距下关节和足

视诊

检查患者穿鞋与赤脚站立时的情况,并检查鞋的异常磨损或变形状况。承重足与非承重足之间差异很大。

接下来检查足,尤其要注意有无畸形,如扁平足(平足)、高弓足(弓形足)

触诊

寻找压痛区域,尤其注意骨性突起部位和跖骨头区域。

运动

踝、距下及跗骨间关节在功能上是一

个整体，须区别它们各自的运动(图2.48)。踝关节是一个屈戌关节，可做上、下运动(跖屈和背屈运动)并可定量测量。

距下关节是位于距骨和跟骨之间的复合关节，由两个独立关节构成，其轴线倾斜，可允许足内翻和外翻，其动度可由正常运动范围的百分数或者比例表示。

跗骨间关节是所有跗骨间平面小关节的总称，这些关节允许足沿长轴方向做旋前和旋后运动，其动度也可用正常运动范围的分数或百分数来测量。

应力试验

对踝关节韧带施加应力可发现踝关节失稳症状，依次牵张踝、距下和跗间关节可明确疼痛的位置。如果有骨折的话，沿纵轴线压迫足趾将会引起疼痛(与手指情况相同)。

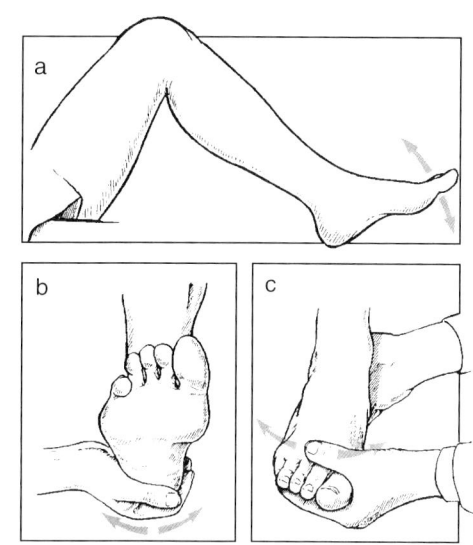

图 2.48 (a) 踝关节的运动；(b) 运动跟骨来检查距下关节的活动；(c) 固定跟骨运动前脚掌来检查跗骨间关节的运动

刘建敏 译
袁志 毕龙 校

第 3 章 骨科解剖

关　节

关节类型

首先，滑膜关节仅是关节的一种类型，纤维型和软骨型关节也同样重要。

滑膜关节

肩、肘、髋、膝和踝都是滑膜关节，其内有能够分泌滑液的滑膜。滑膜关节表面覆盖着光滑的透明关节软骨，其运动方式受骨的形状、韧带、周围软组织和关节囊共同影响。关节囊内含有形成腱反射传入节段的本体感受器。

滑膜关节可根据其形状及骨间运动方式来分类。杵臼关节如髋关节（图 3.1）和肩关节可以在任意平面上运动，但屈戌关节如膝关节仅能在单一平面上运动。椭圆形的髁状关节如桡腕关节可以在两个平面上运动，然而上尺桡关节和寰枢关节等车轴关节或锚钉关节则仅能沿一个轴线运动（图 3.2）。

有些关节，如髋股关节有很大的活动范围（图 3.3），但另一些关节活动范围则很小。例如，跗骨等小骨被活动度很小的平面关节所连接，各组关节必须共同协作才能达到有效的活动范围。

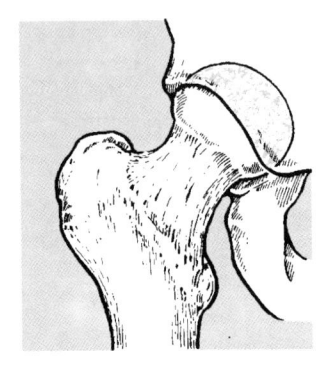

图 3.1　杵臼关节。股骨头的圆球结构被髋臼包绕

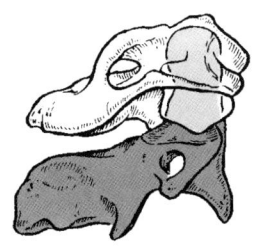

图 3.2　车轴关节。寰椎可围绕枢椎运动

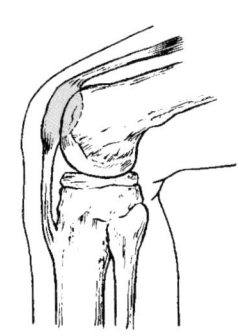

图 3.3　膝关节为屈戌关节，而髌股关节是滑车关节

像骶髂关节一样，椎间关节或关节突关节也是平面关节。

另一些关节则更复杂，力学性质更有意思。第一腕掌关节是类似万向关节设计的鞍状关节(图3.4)。还有些关节是成对工作的，如上下尺桡关节，尺桡骨围绕经过各自中心的轴线进行运动，成为一个单独的单元行使功能(图3.5)。胫腓关节也较类似，踝关节运动可引起上胫腓关节的活动(自己体会一下)。距下关节也包括两块相同骨头间组成的两个独立关节，一个凸面向上和一个凸面向下，沿一条不通过二者关节面的斜轴活动。

软骨关节

有两种类型的软骨关节：原发即透明软骨连接，或者继发即纤维软骨连接(图3.6)。透明软骨连接儿童骨骺端和幼稚的生长骨，本身无动度。纤维软骨仅见于身体中线，以块状纤维软骨代替滑膜腔来连接骨，较为常见的是耻骨联合。而带有椎间盘的椎间关节以及胸骨柄关节也是纤维软骨连接。

纤维连接

颅骨的扁骨骨缝间以纤维组织连接，以防止任何可感运动。这些连接虽然严格来说仍是关节，但其作用是限制活动而非增强。下胫腓关节是身体中最大

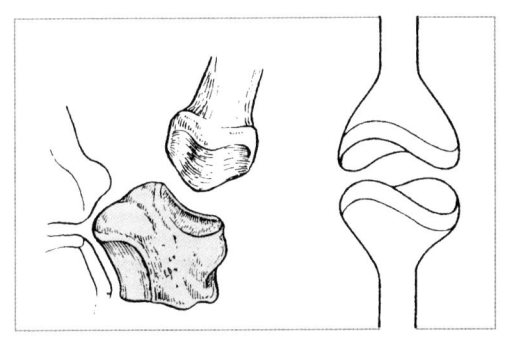

图3.4 万向关节。第一腕掌关节有两个鞍状关节面

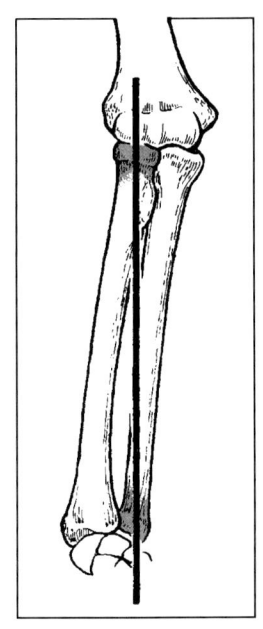

图3.5 联动关节。前臂旋前、旋后的轴线为经过桡尺关节的远近端的一条直线

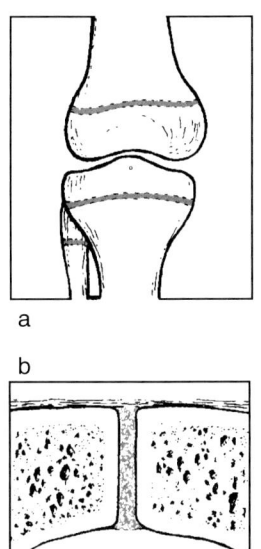

图3.6 软骨关节：(a)长骨生长端的透明软骨联合；(b)耻骨两部分间的纤维软骨联合

的纤维连接，对踝关节的稳定性十分重要(图 3.7)。

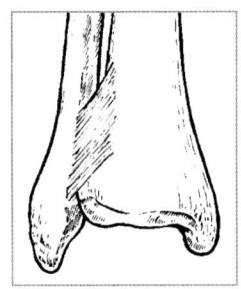

图 3.7 下胫腓韧带连接使得两骨可以互相运动，尽管这种运动范围很小，却十分重要

骨

骨的类型(图 3.8)

长骨

成长中的长骨骨骺与骨干之间，由骺板或生长板隔开。骨干紧贴骺板的结构就是干骺端。任何具有这种结构的骨都叫长骨，即使它很短——如手指等骨，在结构上也应被称为"长"骨。损伤生长中的骨骺将引起残疾。

扁骨

颅骨、骨盆、肋骨等扁骨由纤维组织矿物沉积形成，通常被称为膜化骨。它们的作用是保护柔软的内脏，如脑和肺。

短骨

短方骨，如跗骨和腕骨，由块状软骨从中心骨化形成，没有骨骺。

副骨

除了正常骨，副骨出现于正常骨发生变异时。它们是完全正常的结构，但可

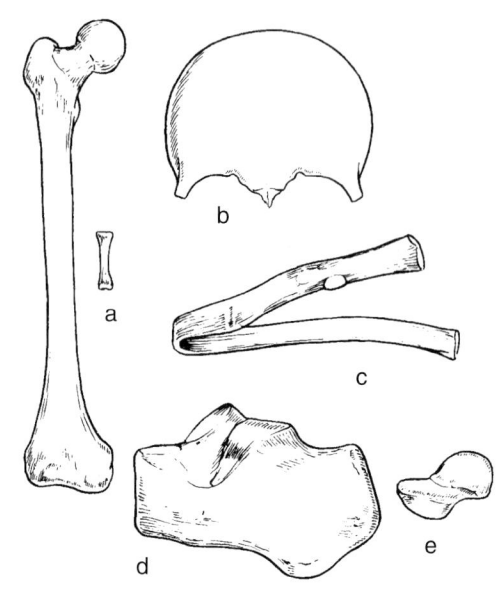

图 3.8 骨的分类：(a)长骨；(b,c)扁骨；(d,e)短骨

被误认为骨折而依此处理。距骨后的跗三角骨(图 3.9a)和副舟状骨(图 3.9b)最为常见。

骨骺

骨的生长

长骨从各自末端的骺部(骺板或生长板)生长。尽管是两端生长，但一端总是比另一端生长快些，且不同骺板对骨长度的作用也不相同。

股骨下端和胫骨上端骨骺对肢体的长度大约贡献 60%，而肱骨长度的 80%有赖于近端骨骺的生长。这些确切比例仅需被骨科医生所了解。

如果各侧骺板生长都停止，肢体将会直的但要比正常短。若是仅有一侧骺板停止生长，如发生经过生长板的骨折时，会出现恼人的成角畸形。这些问题

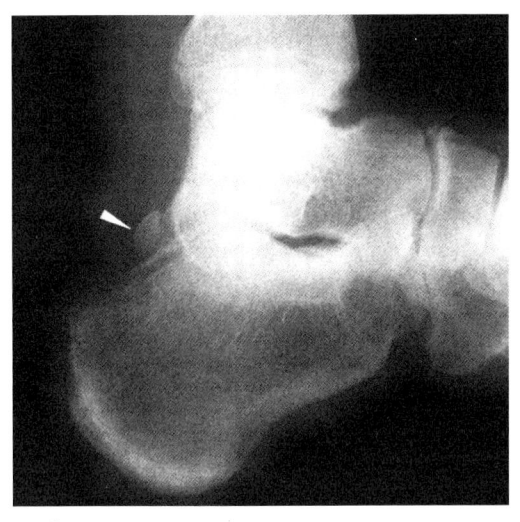
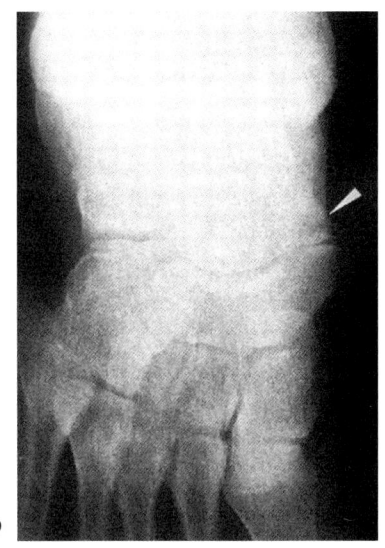

图 3.9 各种副骨：(a)跗三角骨；(b)足副舟状骨

不大可能发生在膜化骨或软骨化骨，它们的生长是向各个方向逐渐长大实现的。

儿童时期的全身性疾病会阻碍骨生长，在 X 线平片上形成一高密度线，并终生保留（生长停滞）。这些线被称为 Harris 线，并无临床意义（图 3.10）。

骨　突

在一些骨中出现生长性骨性突起称骨突。与骺板不同，骨突对骨的长度没有影响。身体中有许多骨突，仅有生长在肩峰、鹰嘴、胫骨结节和跟骨的才是最重要的。骨突会被误诊为骨折，使患者因并不存在的骨折而被石膏固定。

骨膜

骨膜的外侧半是纤维性的，而其内侧半含有能分化成骨细胞和破骨细胞的间充质细胞。

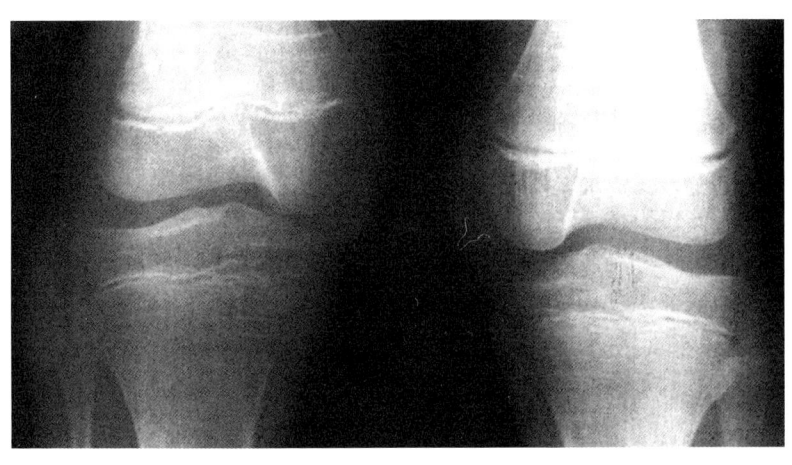

图 3.10 Harris 线提示骨生长停滞。本患者的生长停滞是为纠正先天性畸形而多次手术造成的

血供

在成人长骨中滋养动脉给骨髓和一些骨皮质提供血供,但如果滋养动脉被骨折或髓内钉破坏时,骨膜动脉则可以代偿(图 3.11)。环状血管丛是包绕在很多关节周围的环状血管环,为长骨的粗大末端提供血供。

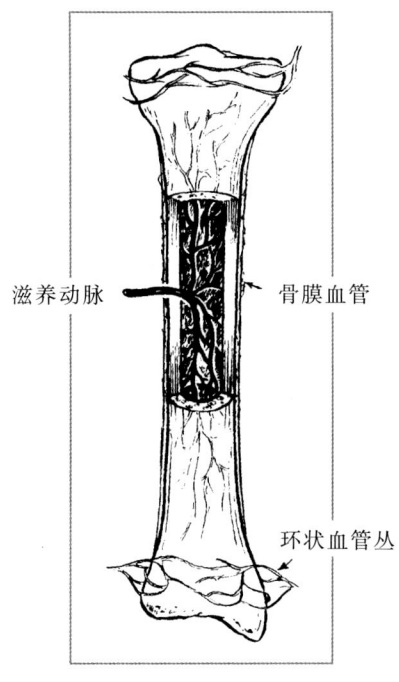

图 3.11 长骨的血液供应

当肢体手术应用止血带时,往往容易忘记骨的血液供应,但必须特别留意滋养动脉和骨膜,否则骨可能去血管化并坏死。

软　骨

软骨的类型
透明软骨

透明或关节软骨是极其有序的组织结构,其内含有承载由软骨细胞产生的蛋白聚糖基质的 Ⅱ 型胶原环。亲水性的蛋白聚糖对维持深层透明软骨内的组织张力十分重要。这种组织结构可以比作一个充气建筑或网球场上的充气罩:软骨是通过蛋白聚糖吸收水分而膨胀,网球场则是通过泵入空气实现。其中软骨内压力由胶原环维持,网球场内则由塑料罩维持(图 3.12)。

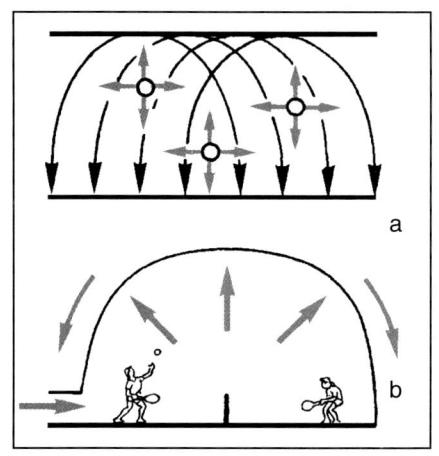

图 3.12 关节软骨的结构。正如网球场内空气压力由塑料罩维持一样,软骨内压力由其胶原环维持

纤维软骨

纤维软骨的弹性随部位不同而变化,主要取决于不同部位弹力蛋白和胶原的相对含量。例如,耳和鼻软骨的纤维软骨就不同于椎间盘的。

胶原

有许多不同类型的胶原,它们各自有不同的性质。骨中可发现 Ⅰ 型胶原,透明软骨中可发现 Ⅱ 型胶原。透明软骨要靠含有 Ⅲ 型胶原的纤维软骨来修复,但修复后没有真正的透明软骨耐用。Ⅳ 型胶原存在于柔韧性强的结构中,如耳和鼻。其他类型的胶原还存在于别的组织中。

肌　肉

"传统"解剖教程写着某一肌肉起自骨"a",附着在骨"b",作用于关节"c"。这样在理解机体运动方面作用显著,但在治疗患者方面价值有限。肌肉仅是全部动力系统中的一环,如果一个受损的肢体要正常活动,肌肉在方向和力量方面的平衡都很必要。

主动肌和拮抗肌

肌肉的运动由彼此对抗的平衡肌群来实现。若屈肌强于伸肌(如脑瘫患者),就会形成屈曲挛缩畸形。如果屈肌肌群完全失神经,会形成伸展畸形,但前提是伸肌正常工作(图 3.13)。

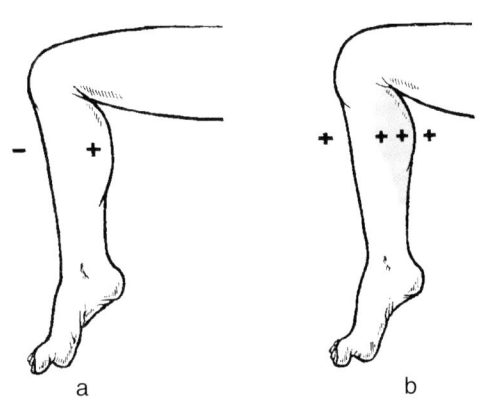

图 3.13　肌力改变:踝关节屈肌肌力正常而伸肌减弱会导致马蹄状畸形(a)。伸肌肌力正常而屈肌肌力增强会导致屈曲性畸形(b)

主动肌和拮抗肌的运动密切协调,没有肌肉可被简单地看做如其解剖结构那样在起点和止点间运动。因为伸肌已经"学会了"在屈肌收缩时松弛,所以转移伸肌来修复薄弱的屈肌很难成功。这需要全面的物理治疗来重新训练肌肉适应相反的运动方式。更困难的是当肌肉被转移后,它绝不可能像转移前那样有效工作,转移后至少要丢失一级肌力。

肌群间骨折

肌肉间相互关系的重要性体现在某些骨折中。股骨干中上 1/3 交界处骨折时,髋外展肌和大多数屈肌附着在骨折近端,所有内收肌和大多数的伸肌附着在骨折远端。骨折近端呈无拮抗的外展、屈曲状移位,骨折远端则位于原位略向内收(图 3.14)。与之类似,当骨折发生在前臂近端旋后肌群(肱二头肌和旋后肌)和旋前肌群(旋前圆肌和旋前方肌)之间时,结果又会怎样?骨折近端极度旋后,骨折远端旋前造成严重的旋转畸形使旋后受限。这意味着患者在购物时不能收集散在的零钱。

类似的情况可见于股骨上端的骨折。若股骨完整,位于关节旋转轴外侧的髂腰肌会内旋髋关节。如果股骨颈骨折,髂腰肌不能作用于髋部,可使股骨沿长轴自转产生股骨上端骨折特有的外旋畸形。

位于肌群力学连接部的骨折在没有内固定器械辅助时难以复位。

间室

肌肉被包裹在筋膜间室内(图 3.15)。筋膜可限制受损组织的肿胀,使得间室内压力升高,其内容物缺血、坏死。缺血使肌肉被挛缩纤维组织取代,使神经坏死,继而加重肿胀。

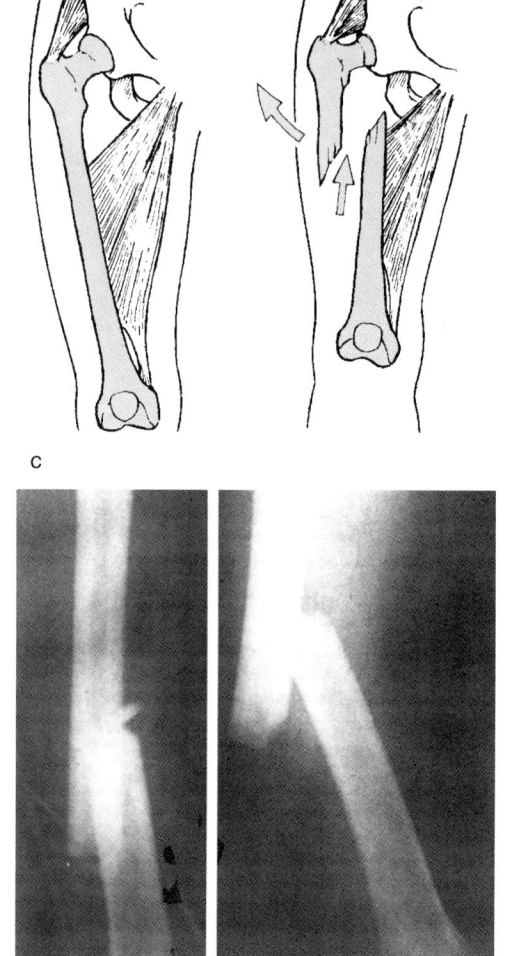

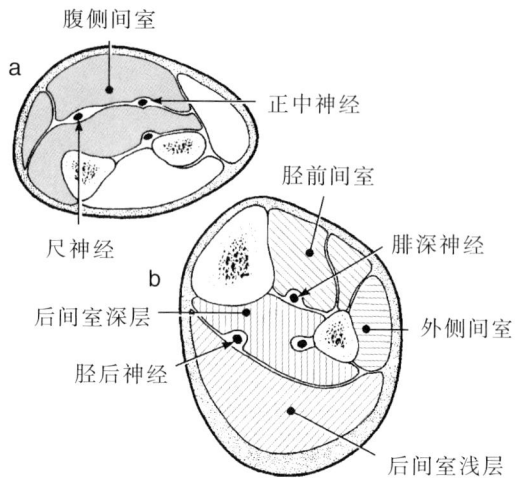

图 3.15 前臂(a)与小腿(b)的筋膜间隙

图 3.14 骨折导致的肌肉分离。股骨骨折造成外展肌与内收肌分离时，股骨两断端会被牵拉移位。(a)正常结构。(b)股骨横断骨折伴断端移位。(c)骨折的 X 线平片

背侧间室：伸肌间室与腹侧间室相比较少受累，其内有骨间背神经但无重大血管。背侧筋膜间室综合征的后果没有腹侧者严重，一方面是因为它较少含有重要组织，另一方面是因为其筋膜致密性较低。

小腿

小腿有四个间室，并且每个都能引起严重的问题(图 3.16)。

胫前间室：胫前间室内有胫前动脉和已穿出腓侧间室的腓深神经。

前臂

前臂有腹侧(屈肌)和背侧(伸肌)两个间室。

腹侧间室：腹侧间室内有正中神经、尺神经、桡动脉和尺动脉。这些结构在筋膜鞘内受压会发生灾难性后果。

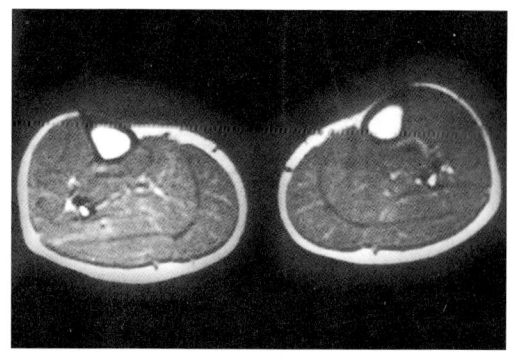

图 3.16 MRI 扫描显示小腿的筋膜间室（剑桥 Addenbrooke 医院磁共振成像中心授权使用）

后间室浅层：后间室浅层内没有重要的血管或神经，仅含有腓肠肌和比目鱼肌。

后间室深层：后间室深层含有胫后血管和神经以及腓动脉。这些组织受损，后果严重。

外侧（腓侧）间室：外侧间室内含有腓浅神经，但压迫时很少受累。

肌肉长度

肌肉仅能在很小的运动范围内正常工作。如果骨折愈合后长度比原先短1cm，这1cm的肌肉收缩将对肢体位置无甚影响但肌力将下降（图3.17）。肌肉和肌腱长度与骨长度之间的正常关系应尽可能维持，但如果难以实现，肌肉最终也会适应新的长度。

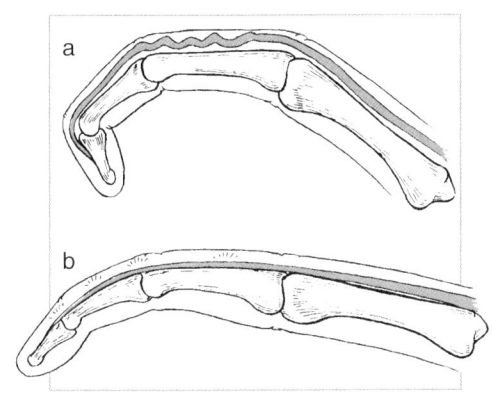

图3.17 （a）手指伸肌腱过长导致手指无法完全伸直。（b）手指伸肌腱过短导致手指无法完全屈曲

肌　腱

肌肉运动的方向依赖于其肌腱的方向，当肌腱穿过像手部环状结构或绕过手指成角处时可以改变运动方向。肌腱不能很好地耐受摩擦，在某些部位被黏液囊、滑液鞘或籽骨等保护，如髌骨和膝后腓肠肌腱内的腓肠豆。

神　经

骨科医生常遇到许多神经损伤：椎间盘突出或脊髓损伤致神经根损伤；外伤、尺神经炎、正中神经压迫、臂丛神经损伤、椎管狭窄、腓骨肌萎缩及许多其他原因造成的周围神经损伤。少数患者可发现其他神经疾病，尤其当引发肌无力或类似椎间盘症状时。这些均须重视并参考神经内、外科专家的意见。

骨科医生对皮节的外周神经根性价值感兴趣。同时也需要肌肉的神经根性支配知识来解释肌力分级。如果一块肌肉由数个神经根支配，其中一个神经根完全切断仅能引起部分肌力丧失，但如果一块肌肉仅有单一神经根支配，则此神经根断裂会使其肌力完全丧失。

皮节和神经根的价值

上、下肢皮节的分布决定了神经根受压时感觉症状的分布，必须详细掌握（图3.18）。

L_4、L_5及S_1神经根的分布情况尤其重要，因为它们跟90%的腰椎间盘突出有关（图3.19）。

周围神经

腕部正中神经和肘部尺神经损伤很常见，是了解临床解剖学重要性的范例。

正中神经

患者有持续性正中神经分布区的感

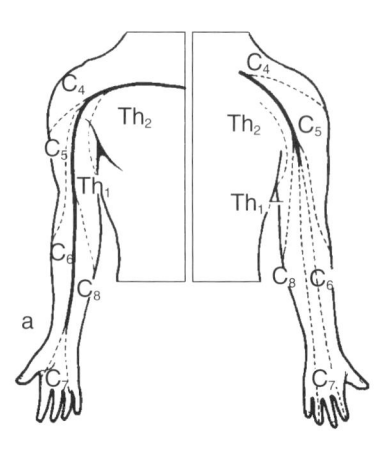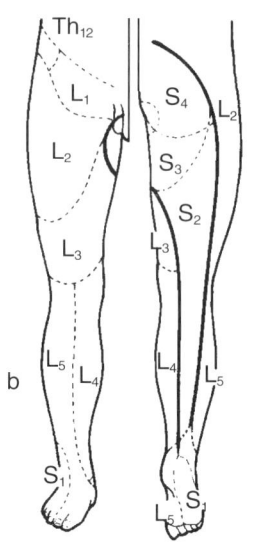

图 3.18 上肢(a)与下肢(b)的神经支配区域图

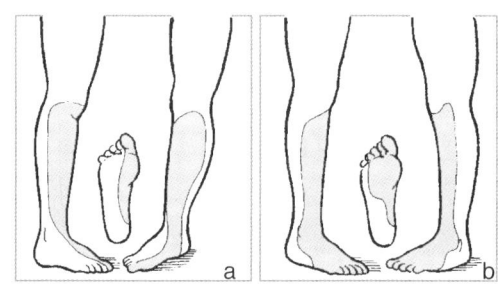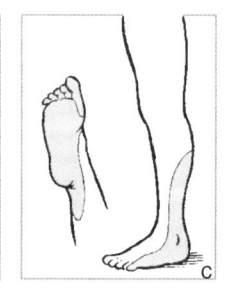

图 3.19 神经支配区域图：(a)L_4 支配区；(b)L_5 支配区；(c)S_1 支配区

觉异常，可能是由于腕部的正中神经挤压所致(图 3.20)。妊娠期的液体潴留是原因之一；手、腕部的屈肌腱反复运动也可导致局部屈肌腱腱鞘炎，进而引起软组织肿胀，使正中神经通过腕管部时受到挤压。

当正中神经受压时，拇指、食指、中指及环指桡侧半的掌面及各指的背面会

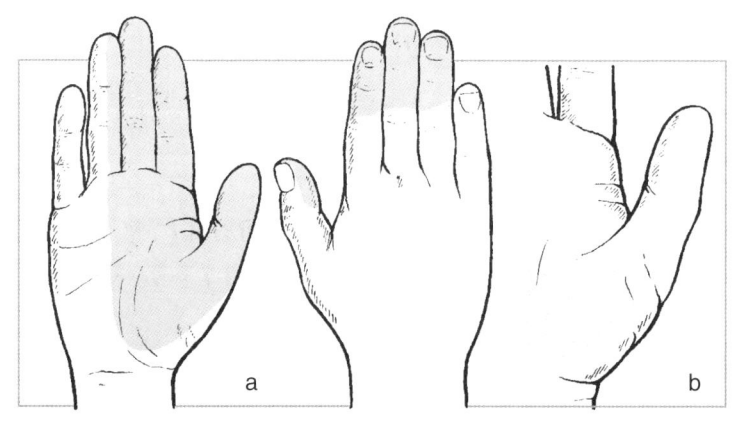

图 3.20 正中神经的分布。正中神经损伤出现以下症状：(a)手掌桡侧及 1~4 指的感觉减弱；(b)大鱼际无力与萎缩。注意：正中神经在腕管受压时，掌部感觉不受影响

出现神经症状。因掌支在神经进入腕管之前发出,手掌不受累。

正中神经分布的变异是常见的。

尺神经

尺神经在肘部内上髁后面走行时可被激惹。神经损害可能由于创伤、骨关节病、愈合不良后畸形(迟发性尺神经麻痹),甚至是胳膊放在手术台时肘内侧受压。患者将感到小指和环指尺侧半的感觉异常或麻木,或是尺神经支配手内肌无力所致的笨拙感(图3.21)。

桡神经

桡神经在前臂较为安全,但在上臂则易受伤。老式腋窝拐杖的压迫可导致麻烦的垂腕,但很少有感觉症状(图3.22)。其他原因现在也许已成为历史了,包括把手臂放在椅背睡着的醉酒者的"周六夜晚麻痹",或是在电影院座位上超时压迫上臂内侧。

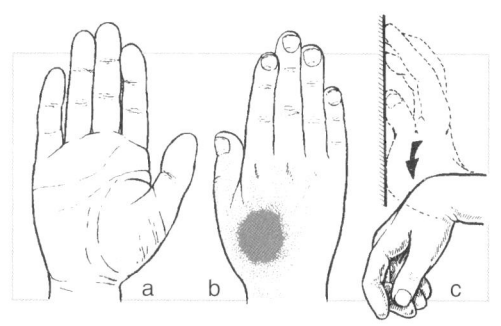

图3.22 桡神经的分布。桡神经损伤不会引起掌侧感觉异常(a),但会引起背侧小范围感觉减弱(b);腕部伸肌麻痹,表现为垂腕(c)

坐骨神经

在下肢最常见的周围神经损伤是髋部后脱位造成的坐骨神经外侧半损伤(图3.23)。

腓总神经

腓总神经绕过腓骨颈时受到损伤,可引起相似但不完全相同的临床症状。

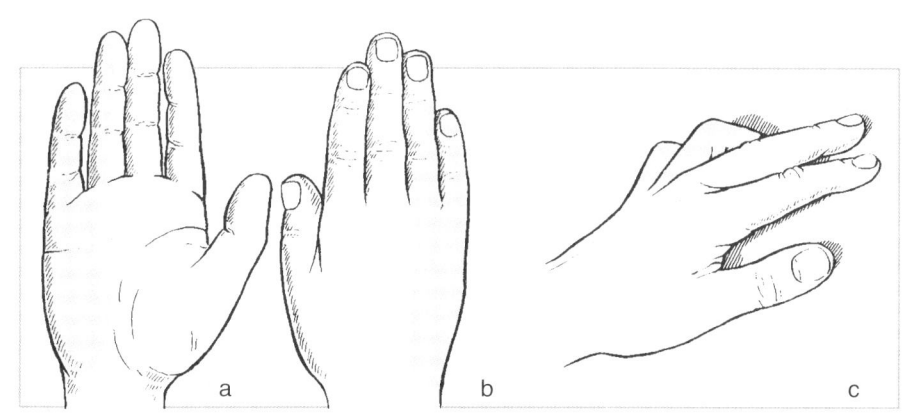

图3.21 尺神经的分布。尺神经损伤会导致手掌(a)手背部(b)感觉减弱和环指、小指爪形手(c)。爪形手与骨间肌和蚓状肌失神经支配有关

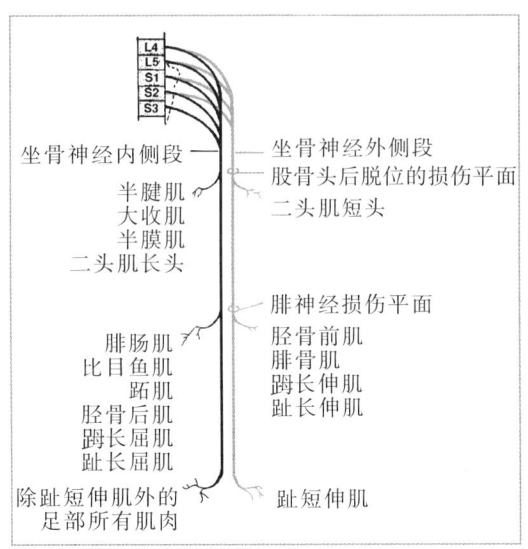

图 3.23 坐骨神经内外部分的起源。坐骨神经在膝关节后方分为胫神经与腓总神经

易受损伤的周围神经(图3.24):
上肢

- 正中神经——手掌砸窗户玻璃
- 肘部的尺神经——术中压迫,肘部骨折
- 桡神经——肘部刀伤,拐杖压迫等
- 指神经——手指刀伤
- 臂丛神经——上束,从摩托车上跌落下来时作用在肩部向下的压力;下束,交通创伤时向上拉拽手臂和坠落时挂住东西,如脚手架。
- 颈椎神经根——椎间盘突出

下肢

- 腓总神经——腓骨颈创伤时受损
- 腰神经根——椎间盘突出
- 坐骨神经——髋关节脱位的损伤

刘建敏 译
袁志 毕龙 校

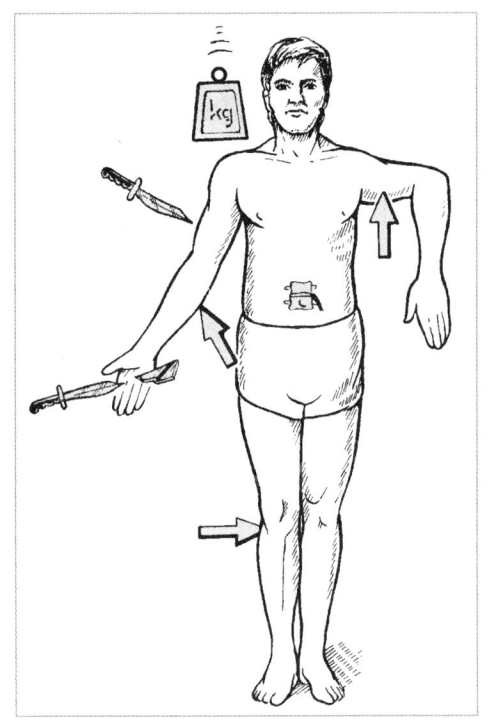

图 3.24 常见外周神经伤包括:臂丛的外展伤,桡神经的撕裂伤,尺神经的压迫伤,正中神经在腕部的撕裂伤,指神经伤,上臂重压致桡神经损伤,腰椎神经根受累及膝关节腓总神经压迫伤

第 4 章 骨科基础

生物力学

对骨科医生来说，把机体的工作方式理解成机器的运转是有必要的，但这种思维方式相对于患者的临床诊断而言永远是第二位的。医生必须避免把患者视为机器。

关节负荷

关节负荷与其作用力方向从大体解剖学上来讲有时是存在偏差的(图4.1a)。以髋关节的负重为例，患者向下的重力和肌肉向内、向上的拉力在垂线上大约成16°角。这并不奇怪，因为股骨颈和髂骨的骨小梁在方向上是一致的(图4.1b)。

根据Wolff定律，骨小梁的排列由其所受的力决定，骨小梁就是"外力所致的矿化轨道"。

当我们单腿站立时，因为外展肌与髋关节中心的距离比与重心的距离近，呈现机械缺陷(L1)。结果是它们不得不

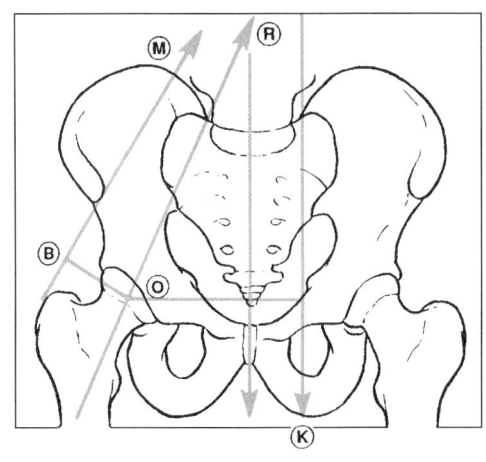

图4.1a 髋关节的力线

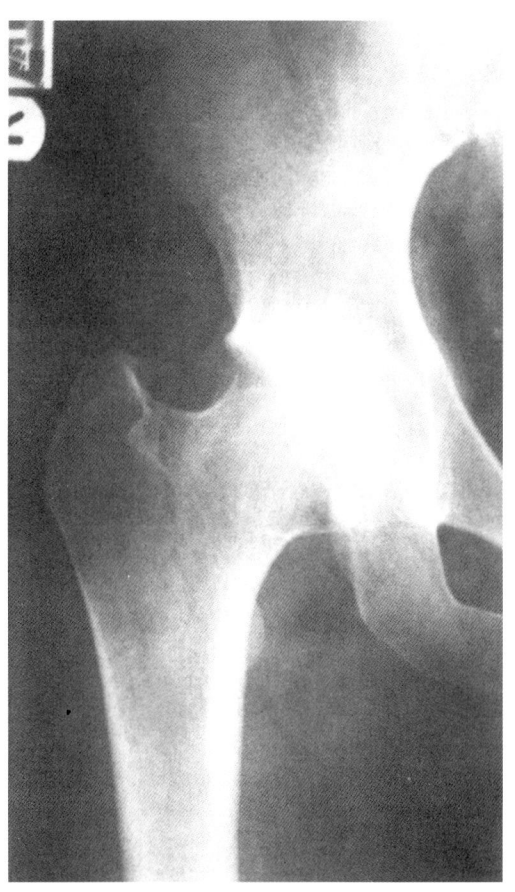

图4.1b 骨盆X线平片示骨小梁以适应重力传导的方向排列，遵循Wolff法则

41

承受大约3倍的体重,髋关节的负荷也相应增加。由于患髋负重可引起疼痛,因此外展肌发挥更大优势,对减少髋部负重是十分有利的。患者甚至不需要生物力学知识就能采用避痛性步态(减轻疼痛)行走,他们很快发现将身体倾向患侧时,疼痛较直立行走时减轻。这样使得重力中心更接近支点,减少髋部负荷(图4.2)。

肌肉作用在力学方面的不足在其他关节也同样存在。肘部和膝部都有屈肌和伸肌,并且都如此靠近旋转轴心,以至于肌肉必须用大于所要举起重物数倍的收缩力量来完成工作。

关节润滑

关节表面剪切应力的测算表明,在所有关节中,髌骨承受了高于其他任何关节的剪切应力——7倍于体重。

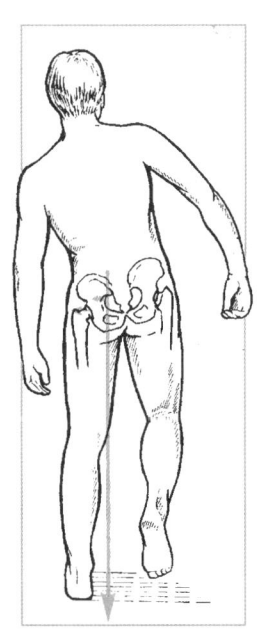

图4.2 避痛步态可以倾斜骨盆以减少关节受力,进而减轻疼痛

关节润滑较为复杂,依赖三种机制(图4.3)。

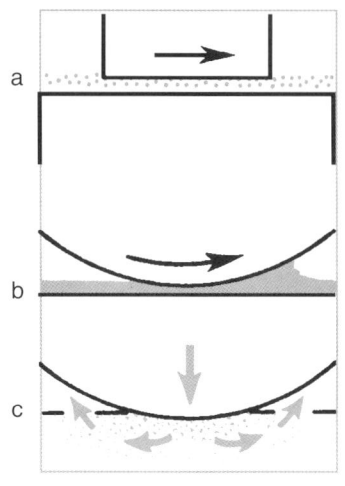

图4.3 各种润滑作用:(a) 界面润滑;(b) 表面润滑;(c) 增强润滑

界面润滑

界面润滑依靠分子间的彼此滑动,对沉重负荷和缓慢运动效果最佳。在关节滑液中,以透明质酸为基础的蛋白多糖分子发挥着类似石墨的界面润滑作用。

表面润滑

油作为能够在界面间流动的化合物,是人们最为熟悉的润滑剂。关节滑液充当表面润滑剂,其效能通过"楔效应"被增强。关节表面并不完全匹配,会在接触点等不平部位产生一种液体状楔形,有点像汽车在潮湿路面上"滑行"。

增强润滑

为进一步增进关节润滑,液体可从

受压的关节软骨中挤出来,这就是增强润滑。

内 植 物

现今常需在体内植入钢板、螺钉、假体和其他装置,人们在植入物的材料和设计方面已投入了大量精力。但过去的情况并非如此,早期人们曾经采用普通木螺钉作为骨折的内固定材料,但这些螺钉是针对木材设计的,最终被证明不适合于骨折。同其他螺钉一样,木螺钉也会生锈,并逐渐变细,仅适用于木头等纤维材料,不适于皮质骨等致密组织。

应力集中

骨比金属板更柔韧。应用螺钉和金属板强化骨质,可引起钢板末端"应力集中",造成钢板末端的骨折(图4.4)。

类似的问题也发生在人工关节假体周围。不仅全髋关节置换(THR)术后假体下端尖部会发生骨折,而且由于骨组织和假体间硬度不同,会在界面处产生张力。目前研究者尝试通过研发与骨"等弹性"的内植物以克服这一问题。

钻孔

在骨上钻孔也会引起应力集中,填充螺钉会明显减少应力集中。仅有骨科医生能考虑到这些问题,我们必须知道修复重建手术远比门外汉臆测的复杂。

材料

许多材料已被用于内植物,大多数被证明并不令人满意(图4.5)。金属中的离子会在若干年内被慢慢浸出,有些成分有毒或引起变态反应。理想材料的微粒必须不溶解、坚固、无毒、无致癌性和无刺激性。

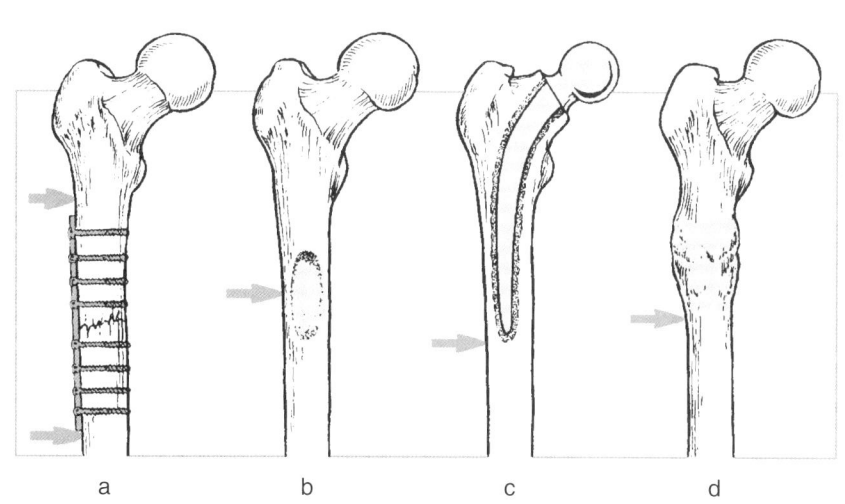

图 4.4 应力集中。骨在强度不同部分的交界处易发生骨折:(a) 内固定器的上、下端;(b) 发生肿瘤处;(c) 髋关节假体的下部;(d) 骨折愈合后的上端或下端

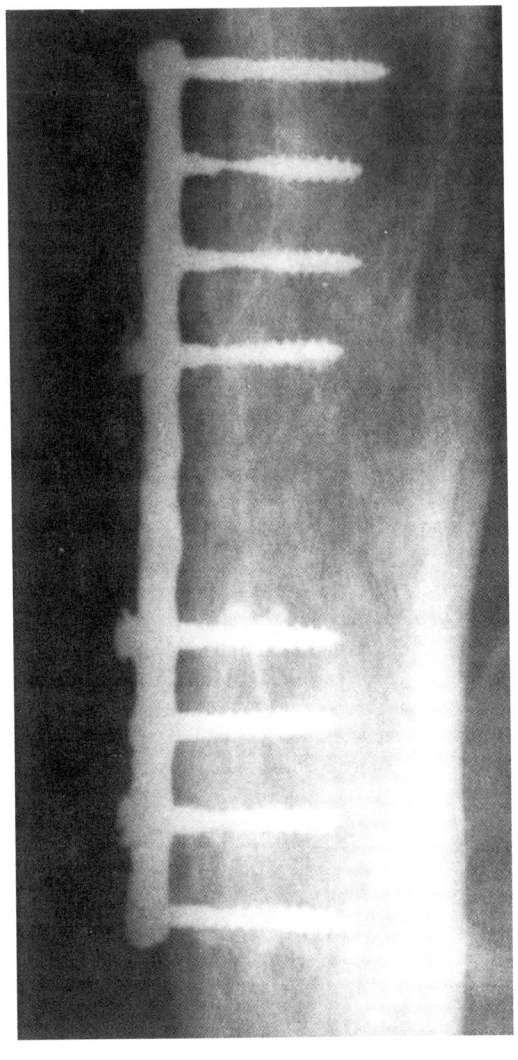

图 4.5 早期的植入材料。金属不是完全的惰性材料,引起组织反应,螺钉也发生了腐蚀

表4.1 一些用于骨科的内植物材料

	不锈钢(%)	铬/钴(%)	钛合金(%)
铁	62.2		
铬	21.5	28	
镍	9		
锰	4		
钼	2.6	5	
铌	0.3		
氮	0.4		
硅		0.75	
钴		65	
钛			90
钒			4
铝			6

金属材料

不锈钢可能是最普通的内植物材料,它包含不同的成分(表4.1),尽管没有铬、钴和钼合金产品那么坚固,但通常较为满意。假体也可由纯钛金属制成。虽然银和金等贵金属也是理想的移植材料,但因缺乏假体材料所需强度而未被使用,这完全不是费用方面的原因。

塑料制品

大多数人工关节是金属和塑料组成的连接物。塑料通常采用高密度聚乙烯(HDP),但早期假体是采用聚四氟乙烯(PTFE)制成的,在被磨成颗粒引起强烈异物反应而腐蚀骨前,效果仍较为满意。高密度聚乙烯(HPD)颗粒也会产生炎性反应,但比聚四氟乙烯要轻得多。

陶瓷(氧化铝)

陶瓷也可被用来制作假体,但较易破碎,且其磨碎颗粒会引起刺激性炎症反应。

固定

许多患者和医生认为一旦内植物植入就永远固定在骨头上。事实并非如此,骨内植物的表现与补牙不同,因为牙齿没有"转归"且终身不变。

骨并没有牙齿这方面的优势,会周期性更新代谢,因此大约一年后内植物会连接到不同于最初连接的那块骨头上。尽管骨再生相对较准确，但并不十分精确，可导致松动、磨损颗粒、异物反应等情况使松动加重。在松质骨而言这是个值得注意的问题，因为骨小梁形状可依负荷而改变。

内植物固定于骨骼的方法有四种（图4.6）。

1. "紧密匹配"。
2. 螺钉机械固定。
3. 通过骨水泥。
4. 骨长入。

界面匹配（紧密匹配）

界面匹配就是像瓶子上软木塞或木头上钉子那样紧密结合。有些植入物有翼形和翅形结构，使其在手术中匹配得更加牢靠，但坚固的即时固定并不能预防其随时间延续而产生的松动。

螺钉

螺钉在金属板与骨间产生稳妥的固定，但其本身仅靠界面匹配来维持位置，也可松动。

骨水泥

骨水泥不具有黏附性，不能"粘住"骨，但可填充空隙建立较好的力学匹配。用建筑术语来说骨水泥就像是填充在砖瓦间的灰浆。

最常用的是丙烯酸骨水泥，即是甲基丙烯酸甲酯化合成的聚甲基丙烯酸甲酯。骨水泥要在手术时配制，包含单体、防聚合的稳定剂和含有可启动聚合反应的催化剂粉末。这种粉末中还可含有多聚甲基丙烯酸甲酯、不透射线的硫酸钡或者一些抗生素。混合物材料能像生面团一样被挤压进髓腔环绕在移植物周围，并在那里聚合成固态。也可使用黏稠度一致的低黏性水泥。尽管处理时更为困难，低黏度骨水泥能被挤进骨松质中，有望达到更加牢靠的固定。

丙烯酸水泥目前最为常用，但仍有许多不足。当强力压缩时，其张力会减弱且扭转时会断裂。一旦折断，断面互相摩擦会产生刺激骨的磨损性颗粒。活跃的异物反应会使得更多的骨被吸收，丙烯酸水泥会更加松动，形成更多颗粒。这种恶性循环一旦建立，可导致不可逆的植入物松动和骨破坏。

骨长入

一种克服骨固定难题的方法是在假体表面覆盖一层多孔的烧结金属颗粒，以便骨长入这些微小孔道包裹假体，使假体在骨内固定。然而，即便骨长入假体，松动和骨折仍会发生，除非假体具有和骨相同的弹性特征。弹性假体能通过形成一种骨-假体-骨的三明治结构，使

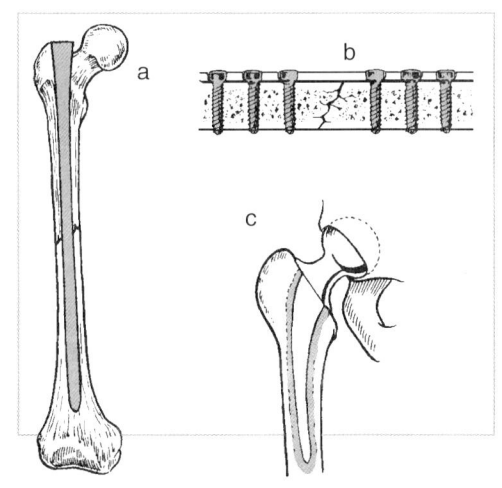

图4.6　固定植入材料的方法：(a) 紧密结合；(b) 螺钉固定；(c) 骨水泥

松质骨长入编织的假体材料中。编织类人造物在软组织中是较容易固定的,如在动脉移植和疝修补等。

组织愈合

骨

骨折的愈合是通过骨组织修复实现的。骨是体内仅有的通过此方法修复自身的硬组织。其余组织则由纤维组织愈合,并留下疤痕。

骨的愈合过程顺利时很简单,不顺利时则很复杂。在理想条件下,骨断端周围的血肿凝固,细胞长入凝块,形成硬块或骨痂。骨痂形似软骨,逐渐转化成骨(图4.7)。庆幸的是,其他部位的血肿不会转化成骨,成骨过程须由来自骨本身的刺激实现。这些刺激因素能在骨髓、成骨细胞周围及骨膜等部位发生,但确切机制尚不清楚。

骨愈合不总是那么理想,当骨断端被纤维组织连接或形成假性关节(假关节)时,力学性能会很差。通过松质骨的骨折,由于血供良好,有肌肉包绕且无伴发软组织损伤,不管怎样处理都会有很好的愈合机会。但对于长骨干中段骨折,尤其伴有大面积的软组织损伤时,骨不连发生率很高。

骨强度逐渐增加至其能够适应正常功能时即被称为"愈合"。这是可变的标准,因为负重的下肢骨比不负重的上肢骨承担更多的负荷,即使愈合速度和骨强度基本相同,其愈合也需要更长的时间。

骨愈合分期

1. 在最初两周,骨愈合方式与皮肤或其他任何伤口相同。受伤部位充血,骨

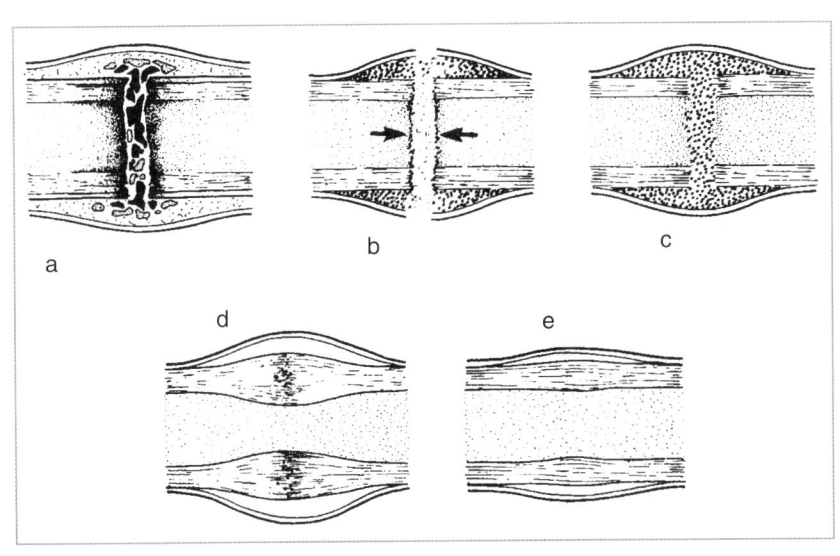

图4.7 骨的愈合:(a) 0~2周,骨折周围血块凝集,巨噬细胞浸润。(b) 2~6周,血肿及髓腔内边缘变锐,出现肉芽组织。(c) 6~12周,肉芽组织内骨形成,连接断端。(d) 6~12个月,骨皮质的损伤被修复。(e) 1~2年,骨重建开始,形成正常骨结构

折断端坏死。

2. 巨噬细胞和破骨细胞侵入血凝块移除死骨，同时成骨细胞侵入血凝块产生新骨。而软组织损伤时，侵入血凝块的是可产生纤维组织的成纤维细胞。

3. 损伤后 2~6 周，骨折断端周围发育成骨样组织，并形成坚实的团块或骨痂，开始骨化。同骨膜下成骨和骨膜内成骨的形成方式一样，新生骨痂在断端内、外形成，此阶段组织内 pH 值升高，钙盐沉积。

4. 在 6~12 周时，骨化发生，骨断裂处出现坚实的骨桥，同时部分恢复骨的机械强度。

5. 在 12~26 周，骨痂发育成熟。

6. 在 6~12 个月间，皮质断端间隙已完全桥接。

7. 在 1~2 年间，骨发生塑形，骨突起变光滑，正常骨结构得到恢复。

愈合时间有很大变异，在儿童中常更为迅速，在伤后两周就可能看到骨痂形成。

塑形

儿童患者的骨塑形会部分矫正骨畸形，但并非全部。通过幼儿的骨塑形，在屈伸平面上小于 30° 的成角可自行矫正，而旋转畸形和其他平面上的对线不良却不能很好恢复(图 4.8，图 4.9)。令人庆幸的是，在儿童时期伤肢将会比正常肢体长得更快，因此 12 岁以下儿童肢体短缩 1.0~1.5cm 都是可以接受的。

骨组织电活动

骨有压电效应。骨弯曲时，可如录音机声头上的小晶体一样，产生小电流。相对于凹侧的压缩状态，弯曲骨的凸侧因拉伸而带正电荷(图 4.10)，阴性电荷形成于骨的凹侧。如果在骨组织两侧出现电位差，骨组织将在负极周围形成骨质，在阳极周围限制成骨。这提示电活动在骨形成和吸收过程中意义重大。此观点已被实验证实：当螺钉和钢板由不同金属制成时，金属材料间微弱的电流活动会引起骨吸收。

否定观点也必须被重视：实际上几乎任何事物都有电压活动，甚至是坏死的末端。尽管在应用电压促进骨折愈合方面已做出很大努力，但很少有令人信服的证据说明电诱导能促进愈合或使骨不连愈合。

关节软骨

成人的透明软骨是不可再生的。虽然表浅损伤在幼年时能愈合，但透明软骨损伤由纤维软骨和纤维组织修复，承重能力会下降(图 4.11)。

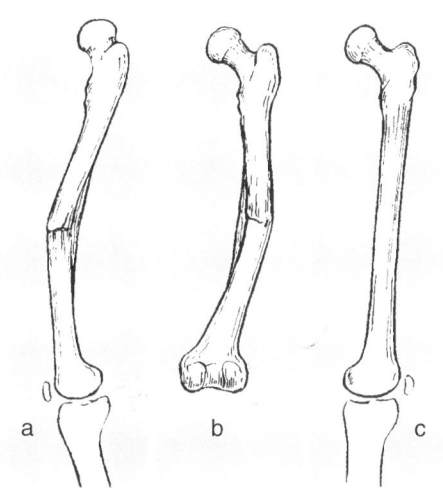

图 4.8 骨骼(a)在屈伸平面重建良好；(b)在屈伸平面呈直角时部分重建；(c)在旋转时不发生重建

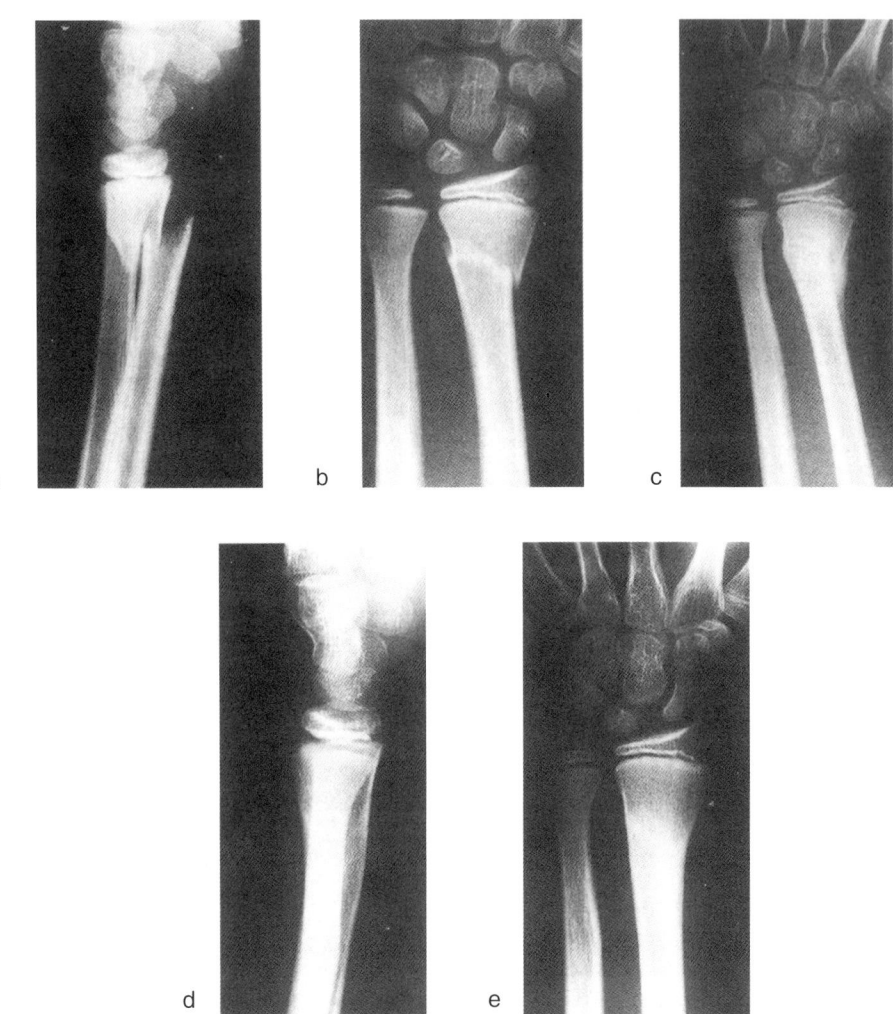

图 4.9 儿童骨折后重建：(a,b) 桡骨下端骨折；(c) 6 周后重建开始；(d,e) 6 个月后的最终位置。侧位片显示桡骨骨骺已恢复正常的向前成角，而正位片显示位置没有改变

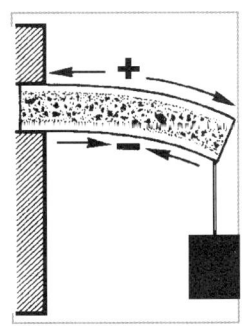

图 4.10 骨的压电效应。骨发生弯曲时，拉伸面产生正电荷，挤压面产生负电荷

皮肤

与骨的自身再生不同，皮肤可通过纤维瘢痕修复。对骨科医生来说这可能是一个特殊问题：任何跨过关节的瘢痕，甚至是术后瘢痕，都可能挛缩并限制关节活动（图 4.12）。

关节手术产生限制关节活动的瘢痕，因此在选择关节周围切口位置时应谨慎。作为常规，切口不应跨过关节屈侧

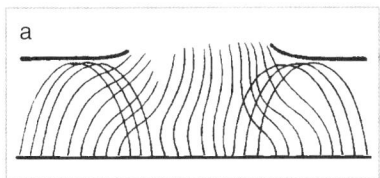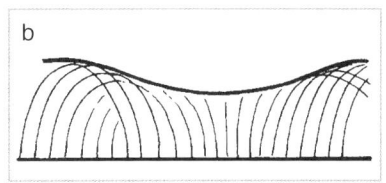

图 4.11 关节软骨的愈合:(a) 正常胶原组织的弓形结构遭到破坏;(b) 缺损处由纤维软骨填充,但胶原组织的弓形结构不会再生

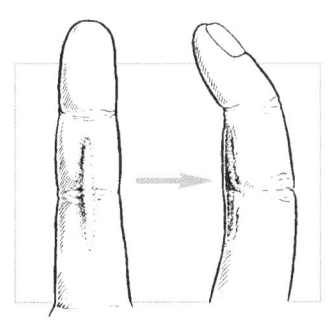

图 4.12 跨过屈侧皮肤皱褶的瘢痕一旦收缩,会使关节屈曲

面的皮肤皱褶。

皮肤愈合分期

1. 伤口边缘出血,缺损由血凝块填充,周围血管扩张,白细胞侵入血凝块。

2. 在开始的 2~3d,伤口边缘充满巨噬细胞,它们将移除坏死组织。成纤维细胞和毛细血管芽随后出现,血凝块将会被肉芽组织取代。

3. 在 3~14d,成纤维细胞形成纤维组织,血管供应减少,瘢痕收缩至最初大小的 80%。14d 后伤口完全愈合,可足够承受正常应力,但直到 3 个月时才能完全恢复其强度。

4. 在 2 周~2 年,纤维组织进一步收缩。起初淡紫色的伤口逐渐变为苍白色。在关节屈侧的瘢痕倾向于挛缩,在伸侧则被牵张而留下难看的大瘢痕。

神经

四肢外伤时神经常受累,且小的皮神经在手术时也可能被切断。神经切断后,切口远端的胞体和轴突会产生明显退变。

纤细的神经纤维从近端进入远端的神经鞘,并以每天 1mm 速度向下生长。神经愈合依赖于神经断端的紧密贴近,此时轴突能从神经近端长到远端,并向下沿着自己的轴突管到达终板。尽管每个神经纤维都可很好愈合,神经束可在显微镜下通过手术连接,并恢复其解剖结构,但不能保证每个神经元都能找到其对应的目标。电话电缆是一个有用的类比,若横行切断电话电缆,然后用胶布将两断端接在一起,不能使所有电话线都正确连接(图 4.13)。

因神经末端即使在显微镜帮助下也无法准确对合,神经有时会沿着错误的轴突鞘向下生长,到达错误的终末器官。这种情况有时会导致温觉或轻触觉被感受成痛觉,使被神经错误支配的皮肤过敏。如果断端未被接合,在神经末端会形成神经瘤,引起令人痛苦的感觉。

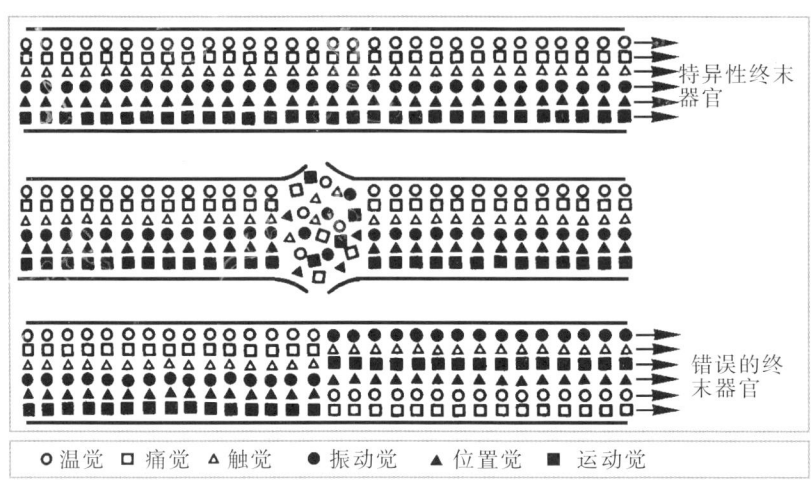

图 4.13 神经的修复。神经离断后，不同感觉的神经纤维不能正确的对接修复，出现末梢感觉异常

○温觉 □痛觉 △触觉 ●振动觉 ▲位置觉 ■运动觉

肌肉

肌肉和皮肤一样由纤维组织来修复，纵使它已很好满足正常活动需要，一个切断肌肉绝不可能完全恢复其原体积或力量。修复后产生的少量多核肌细胞对损伤肌肉的功能作用很小。动脉损伤、筋膜间室综合征或挤压伤所致的肌肉缺血区，会被大量纤维组织取代，这些组织挛缩后会限制关节活动（图4.14）。在重症患者，挛缩将会使肢体向下呈极度屈曲的姿势，如前臂的Volkmann缺血性肌挛缩。

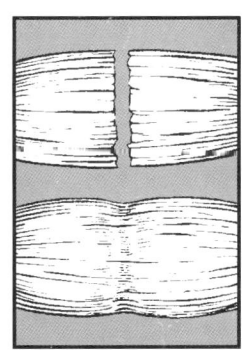

图 4.14 肌肉的修复。肌肉组织被纤维组织修复，进而在肌腹内发生挛缩

免 疫 学

骨像其他组织一样能引起免疫应答，但较其他组织弱。一些医院设有用于填充大面积骨缺损的尸体骨库，这种骨永远不能像自体骨那样好。自体骨有优异的成骨性，无潜在抗原性，并且不会传染AIDS或其他疾病。

将骨放置在-20℃低温环境中，可降低其抗原性，但不能消除。鉴于此，尽管和其他组织一样受细胞免疫应答影响，深低温异体"库骨"较冷藏骨要更好，可充当能逐步被自体骨爬行替代的支架材料。

冷冻干燥也能用于组织的保存，并且有证据表明HIV不能耐受冷冻干燥。

关节软骨也能从一个患者移植给另一个患者，仅能诱导有限的免疫反应。但肌肉、神经和其他肌肉骨骼组织引起的免疫反应过于强烈，而不能有效移植。

刘建敏　译
刘建　白峰　校

第5章 辅助检查

尽管实验室和放射线等辅助检查对骨科患者很有帮助,但在确立诊断和明确治疗方案方面,最重要的一个步骤是完整的病史采集。临床病史所提供的信息是任何实验室或计算机检查所不能替代的。

体格检查(物理检查)是明确治疗方案的第二个重要步骤。只有在完整的采集病史和体格检查后,才能开始进行辅助检查。辅助检查的结果应结合患者的症状、工作和家庭环境来进行分析。单纯依赖检查结果而不结合患者的症状和个体环境进行分析是不正确的。

放射医学

X线平片在骨科是基本检查。通过X线平片不仅可发现骨折和其他骨病,还是骨科医生确定骨折的最佳治疗方案、检查骨折复位的准确性和骨折愈合状态的最好方法。X线平片是如此重要,以至于人们有时忘记了X线平片所表现的骨骼是从属于人体的,最常犯的错误就是仅仅依据X线平片就决定治疗方案。记住,疼痛和治疗动机在X线平片上是无法显示的!

放射物理学

组织结构在X线平片上的可视程度依赖于其组成成分的原子量。钙的原子量是40,很容易在X线胶片上显影,钡(原子量137)、碘(原子量127)也是如此。脂肪、水和碳水化合物,其组成元素炭(原子量12)、氢(原子量1)、氧(原子量16)在X线平片上几乎看不到。但血红蛋白中含铁(原子量56)、筋膜中由于胶原分子中含有硫(原子量32),也能看得很清楚。因此,仔细地阅读X线平片所发现的信息远不止于骨骼,还可观察到单块的肌肉以及围绕在肌肉周围的筋膜鞘。若看到关节内有脂肪的液平面就是关节内骨折的明确指征(图5.1)。尽管许多X线平片上所显示的病变可更容

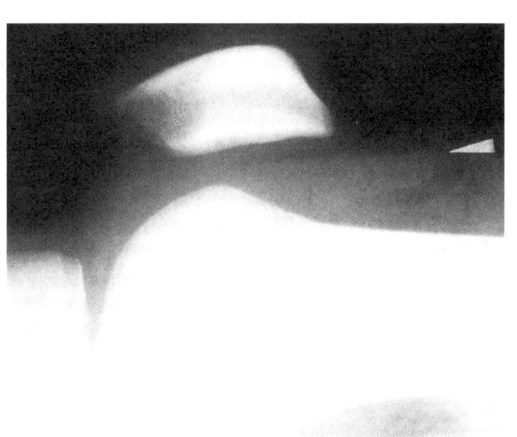

图5.1 膝关节积血。注意游离脂肪漂浮于血液上形成一个液平面,这提示关节内有骨折

易地通过体格检查来发现，但仔细阅读 X 线平片对辨认关节内的渗出是血性的还是单纯滑液仍非常有帮助。

阅读 X 线平片

骨科 X 线平片至少须从两个平面进行拍摄，防止影像叠加时漏诊，尤其在检查骨折时，在一个角度上看可能显示为严重错位，而从另一个角度上看却可能表现为正常解剖结构。当从某一拍摄角度显示正常，而另一拍摄角度显示有问题时，显示有问题的那个角度往往是对的，因为 X 线平片上所显示的错位不可能是人为造成的(图 5.2)。

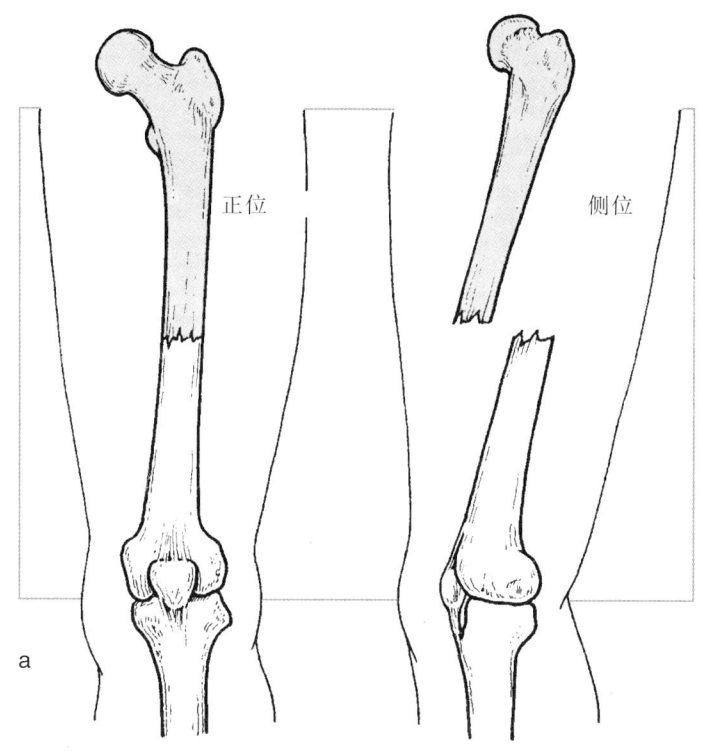
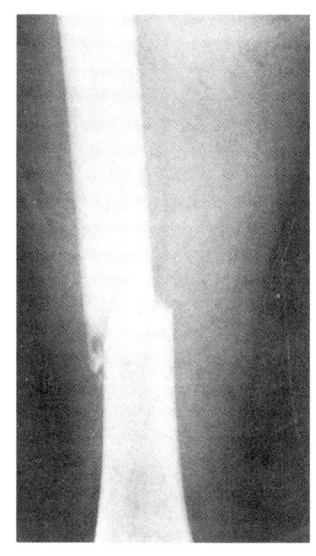
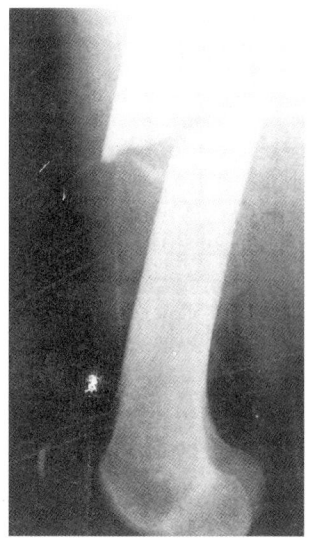

图 5.2 问题显示最严重的角度往往是最准确的：(a)显示无误的角度可能只是一个伪像，但显示错位却不可能是伪像；(b,c)显示的是同一骨折的 X 线平片

所有的 X 线平片最终都由放射医生进行阅读和诊断，但骨科医生在没有收到报告单前就必须决定如何处理，因此他们必须能正确阅片。尤其在急诊科这种对粗心者充满陷阱的地方更是如此（图 5.3）。那些无移位的骨折常在回家后发生错位，而那些嵌插骨折只要提醒患者加以注意，是不会再次发生错位的。

要想不遗漏这些具欺骗性的骨折，阅片者必须在各投照角度片上系统检查每块骨的皮质部分。拿铅笔在 X 线平片上追踪骨皮质的方法常较为有效（注意不要划到胶片）。但是，有时候太小心翼翼地检查每一块骨的细节反而可能会遗漏一些本来非常明显的问题，因此往后站一下，再将 X 线平片作为一个整体来阅读是非常重要的，尤其是在阅读复杂脊柱片时更需要如此。

骨组织在 X 线平片上常清晰可见，软组织也会在 X 线平片上投影，但如果观片灯的亮度太大，软组织显影往往难以看清楚。这是因为观片灯上没被 X 线平片遮挡的地方很亮，导致观片者的虹膜缩小，使某些较暗的细节难以看清。如果将观片灯箱的暴露区遮挡起来，你将会非常惊讶地发现更多软组织的信息。把 X 线平片卷成管状再看，证实一下是否如此。

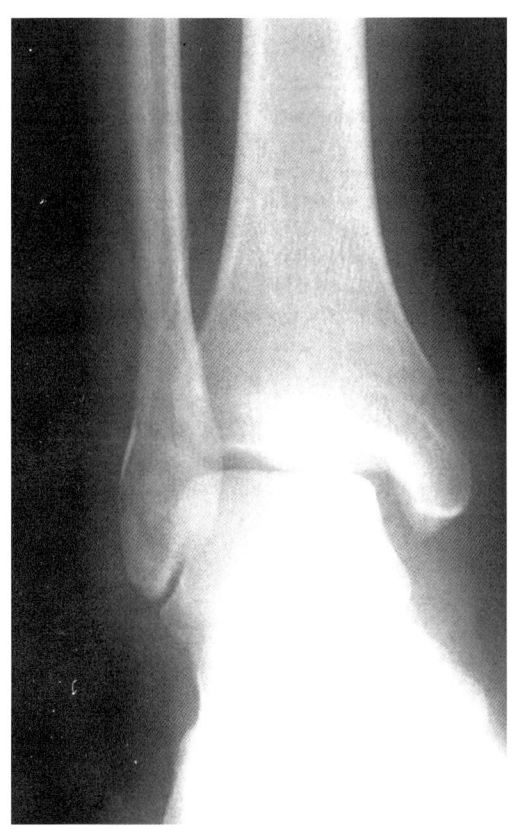

图 5.3a　两个角度拍片的重要性。你能发现这张 X 线片中的骨折吗？请看(b)图下方

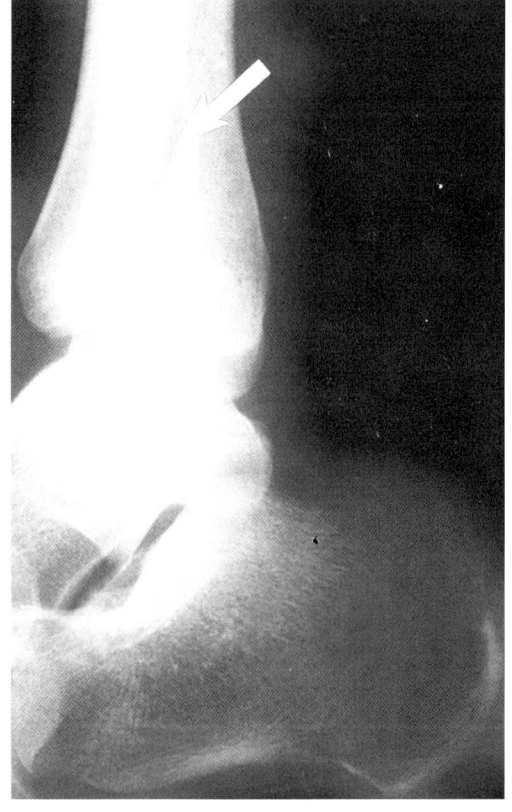

图 5.3b　腓骨骨折

特殊检查

断层扫描

通过移动X线源和接受板，产生一个模糊的X线平片，只有一层或者一片组织处于焦点而被显示出来。断层扫描常用于骨组织深部病变的检查，但有局限性(图5.4)。断层间距小于1cm的断层扫描切取起来常较困难，直径小于1cm的病变容易遗漏掉。此缺点几乎使得这种技术被淘汰，但懂得此技术的原理也是很重要的。它是计算机断层扫描(CT)的前驱，并很大程度上替代了普通断层扫描。

造影

X线平片上不显影结构可通过在其外面包裹不透X线材料来显影，如碘或钡、腔隙充气或者两者都用。同时应用气体或者不透X线的溶液被称为双重对比造影片。双重造影关节图像在关节检查中特别有用。

脊神经根造影和脊髓造影：硬膜囊内注入碘溶液，可显示椎管的轮廓和椎间盘突出所引起的神经根牵拉的情况。

关节造影：双重造影能清晰显示半月板轮廓和关节内透光度很大的其他结构(图5.5)。先注入不透射线溶液，让其在关节内充分扩散至关节内表面，关节内缓慢注入气体造影剂，以显示关节内结构的表面轮廓。气体造影剂通常使用二氧化碳，因其吸收较快；如果使用空气或氮气，在差不多一周的时间内，关节会产生恼人的咯吱声音。

尽管双重关节造影对显示立体结构轮廓较有帮助，但对于关节表面不整或软组织有炎症时帮助不大。双重关节内造影主要应用于检查膝或肩关节内紊乱症、儿童先天性髋脱位。

椎间盘造影术：在椎间盘内注入造影剂可显示椎间盘病变。除了可显示椎间盘的病变外，注射引起椎间压力增高，可重现患者症状并明确诊断。

应力X线平片

对于稳定性可疑的关节，在负荷下拍摄X线平片可检测关节的异常松弛。对于踝关节和膝关节，普通X线平片帮助不大时，应力负荷状态下摄片特别有用(图5.6)。

计算机断层扫描CT

不同机体结构间微小的放射密度差

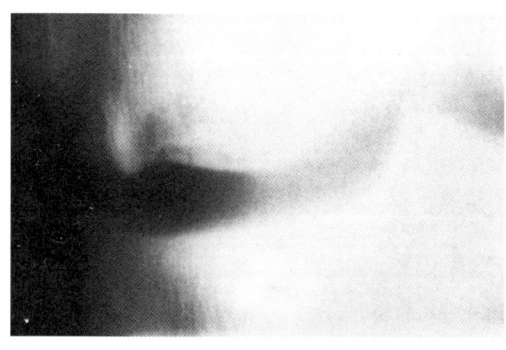

图5.4 X线平片显示关节无血管骨及凹陷

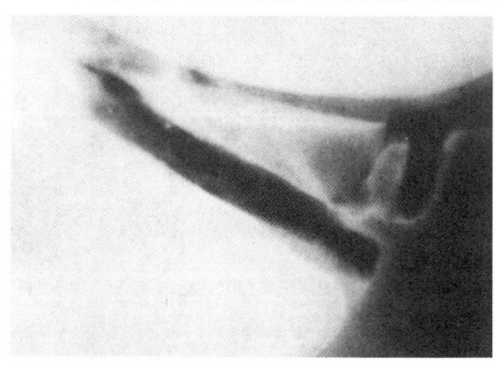

图5.5 关节造影X线平片显示的是撕裂的半月板、深陷的半月板–滑膜皱襞、关节软骨和骨骼

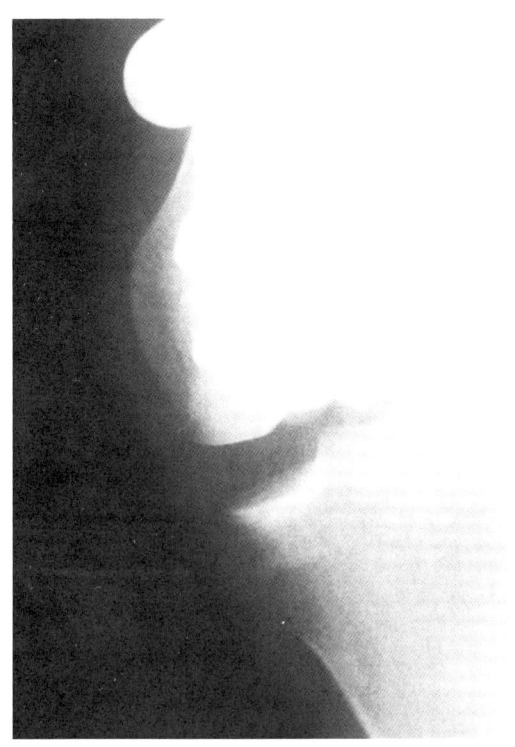

图 5.6 应力 X 线平片。图中所示为给一个韧带撕裂的膝关节施加负荷。阴影是外科医生戴有铅手套的手

别可通过计算机进行放大。通过不同角度和平面所拍摄的 X 光片的信息经计算机整合,生成身体一层层的"切面"图像,可以显示出普通 X 线片和断层扫描所无法识别的组织结构。新型 CT 可三维显示完整骨的阴影效果图像(图 5.7)。CT 显示金属图像时会干扰周围组织成像,但这个缺点不久将被克服。

CT 对于腹部软组织和包括椎间盘突出在内的中枢神经系统损伤的处置意义重大,现已成为明确复杂脊柱、骨盆骨折详细伤情的基本检查方法(图 5.8)。CT 扫描能提供精确信息,并可显示有可能损伤脊髓和神经根的一些微小骨块。

一个现实问题就是 CT 设备庞大笨

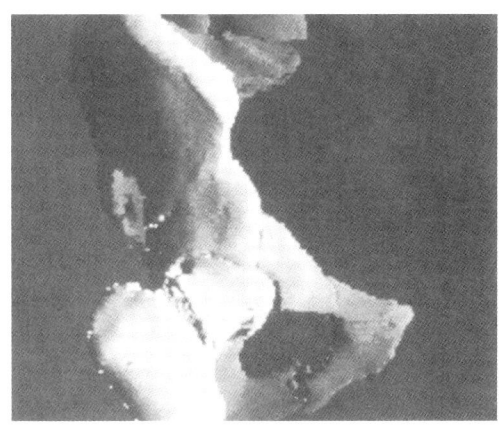

a

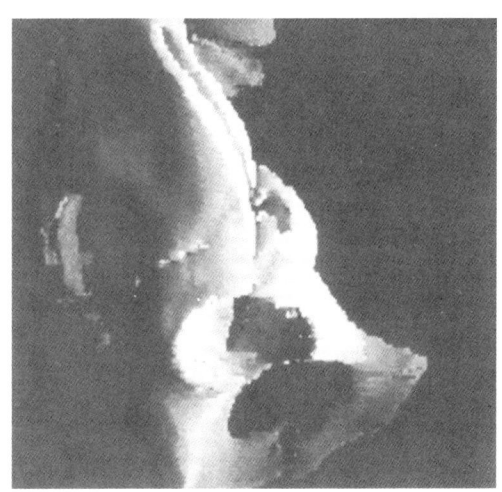

b

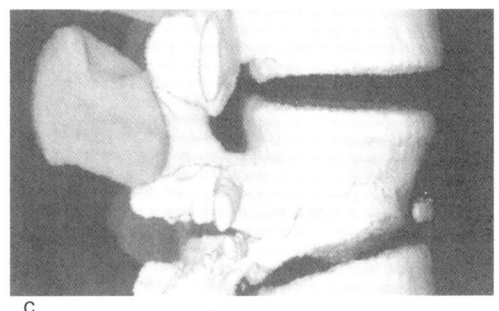

c

图 5.7 骨折的三维 CT 扫描:(a)耻骨上、下支,骨盆前柱和股骨颈骨折;(b)股骨和部分髂骨被"移开"后,同一骨折的图像;(c)椎体骨折(a 和 b 图经 Philips 医疗机构允许使用)

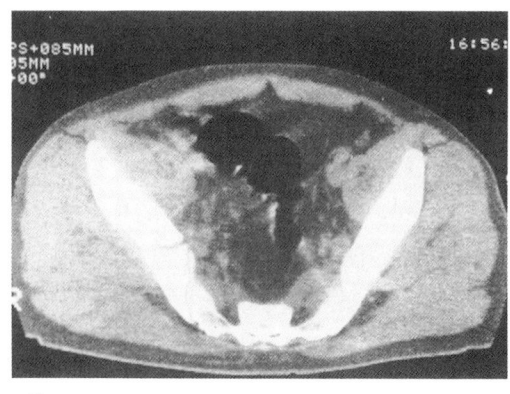

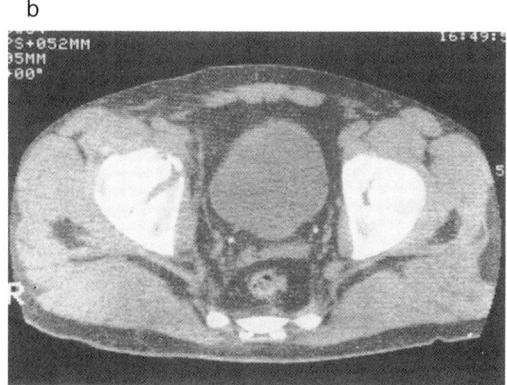

图 5.8 (a)髂骨骨折；(b)右髋臼骨折

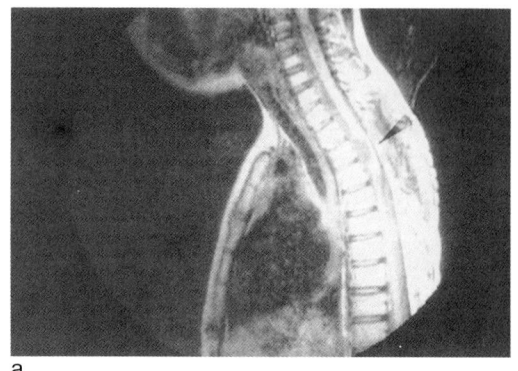

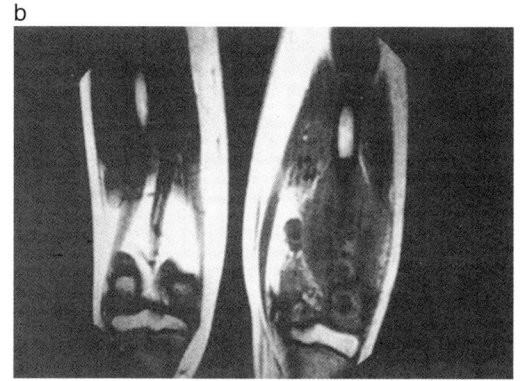

图 5.9 MRI 扫描显示：(a)一名儿童椎管内占位性病变；(b) 一名儿童右大腿后部软组织内肿瘤（经剑桥 Addenbrooke 医院 MRIS 科批准使用）

重，以至于严重损伤和多发骨折患者的检查较不容易,此缺点限制其应用。

磁共振影像

磁共振 MRI 有时被称为核磁共振（NMR）。MRI 成像依赖于质子在磁场中的活动而不是放射密度。质子或氢核首先通过将机体暴露在强磁场下排列成行，然后机体接受电磁波刺激重排原子核，当电磁刺激撤除后，氢核又摆动回复其原始位置，此运动即会被显示（图 5.9）。

不同元素表现不同，并能够通过技术方法而显示出来，如磷酸盐分布。通常应用氢核，因为它能够产生比 CT 图像更加清晰的软组织图像，而且不需要患者暴露于放射线中。

MRI 在颅内损伤的诊断方面非常有用，但在缺少水分或氢核的骨骼检查中用处不大。MRI 能显示骨损伤后的血供变化，也能显示椎间盘和韧带的退行性变化。目前，MRI 广泛应用于关节周围软组织损伤的检查，可评估软骨关节面、半月板及韧带等结构的损伤情况。对于良、恶性骨肿瘤的评估，以及肿瘤的性质、扩散情况和其他组织受累情况的评估也具有重要意义。MRI 目前已经是一种常规检查手段。

放射性同位素扫描

放射性同位素可用于"标记"原子团,如在骨组织和其他骨结构中代谢活跃的磷酸盐。通过这种方式制成的放射性复合物注入静脉后,能够到达靶组织,通过扫描身体的放射活性可显示出靶组织的位置。

可使用的放射性同位素

放射性同位素的选择依赖于其个体组织特异性、半衰期和可获得性。

放射性同位素的制备是一个很实际的问题。大多都必须在原子反应堆制备,并在放射性衰减之前应用。如果放射性同位素半衰期短可使患者所受辐射量最小化。但半衰期也不能太短,若半衰期过短,就不可能在其衰减前应用于患者。锝-99m被广泛应用,其半衰期只有6h,但锝-99m可以每天在医院里用盐溶液洗脱含有钼-99m离子交换柱制备而得。

患者经常关心的是"全身骨扫描"检查中的"辐射剂量",这是可以理解的。比较不同检查中的放射剂量并不如表面上看起来那么简单,因为皮肤、骨髓和深部组织所接受的辐射量并不具有绝对的可比性。简单来讲,骨扫描时的放射剂量要高于拍摄胸片或者骨盆片所接受的放射剂量,但低于钡餐检查或静脉尿路造影。

锝-99m

锝-99m和磷酸盐复合物可沉积于成骨活跃区域,通常应用于骨组织病变的检查。此混合物仅被正在沉积或吸收的骨组织摄取。死骨或硬化骨区域看起来就是冷区域(图5.10,图5.11)。尽管这限制了它的应用价值,但目前没有其他办法可显示局部骨的代谢状态,因此这项技术是常规X线平片的补充(图5.12)。在儿童急性骨髓炎患者中,锝元素扫描在

图5.10 同位素扫描显示一名小孩不同部位骨骺生长的活跃程度。可以看出膝关节较髋关节和踝关节生长活跃,肩关节较肘关节和腕关节生长活跃

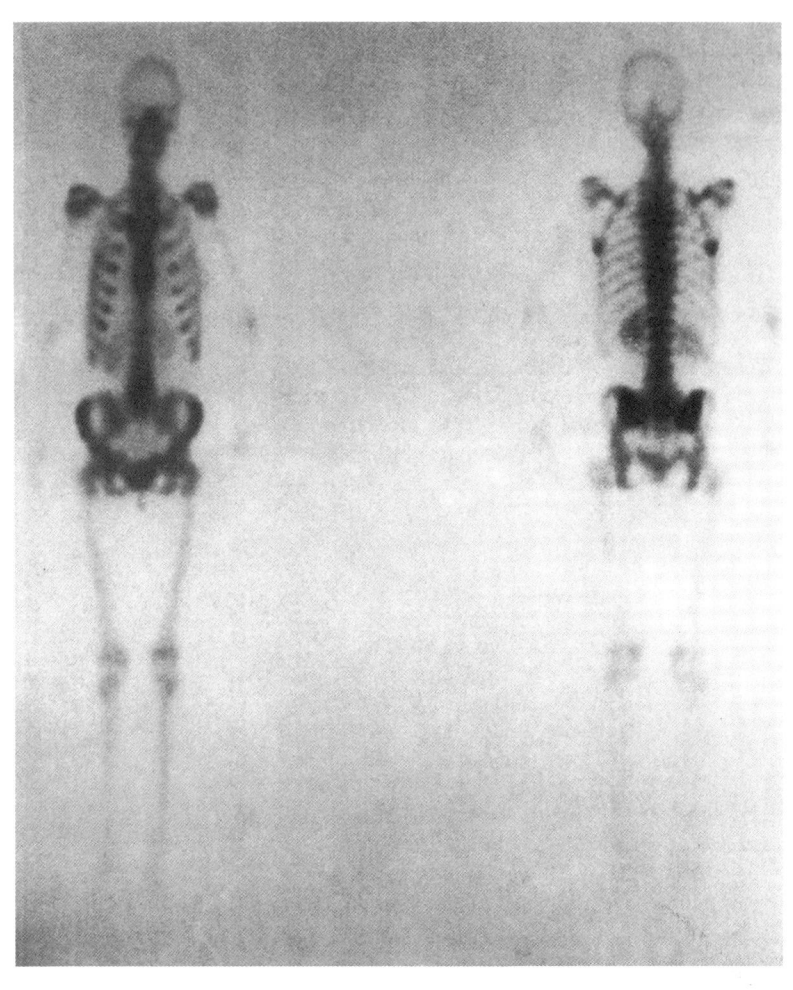

图 5.11 同位素扫描。一位正常成年人骨骼前(左)和后(右)方锝-99m 扫描

时间上可远早于普通放射影像而显示出阳性病变部位。

镓-67

镓-67 与骨亲和力较小，但骨愈合过程中的一些蛋白和一些肿瘤可吸收镓-67。虽然镓-67 在脓肿的诊断方面特异性远不如锝-99m 在骨病诊断中的特异性那么强，镓-67 对于显示感染性病变仍具有一定的指示意义。

铟-111

铟-111 可标识感染部位的白细胞。它应用于软组织感染检查的效果要比镓-67 好一些，但在骨感染方面不如镓-67。

"血池"影像

为从检查中获得尽可能多的信息，将身体扫描两次，一次是刚注射完放射性同位素后，第二次扫描在第一次扫描稍后一些。第一次"血池"影像显示放射性同位素以多快速度到达病变部位，可显示出病变部位的血供状态。几个小时后获得的延迟图像，显示病变部位同位素残留时间和其成骨能力。

适应证

同位素扫描在对于临床或放射学检

清晰地作为一个热点显示出来；小血管损伤也一样，如骨样骨瘤(图 5.13)。反之，如果正常同位素扫描结果能明确局部无异常成骨活性，而患者确实处于病理状态时，病变或许位于其他部位。

骨扫描的一个特殊用途是在关节置换后局部疼痛时对人工关节进行评估。如果假体松动了，并且假体周围有异物反应，受累区将会在骨扫描时形成一个热区。锝扫描不会对假体松弛或者感染有反应，但镓扫描则会有些提示。

热 成 像

热成像所形成的图像可代表关节周围的温暖区域，此图像可反应局部的血液供应及炎症或血管疾病的部位。

因为仪器的灵敏程度很高，所以必须注意如何避免人为干扰所形成的假象。必须小心地控制室温，在进行检查前受累区要求达到一个稳定的温度，尤其

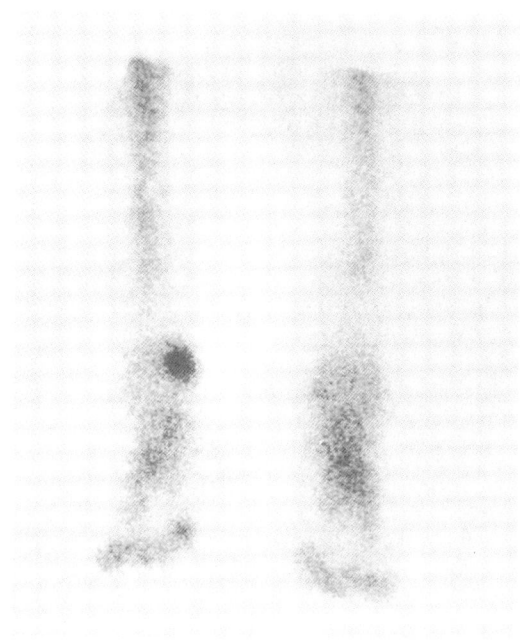

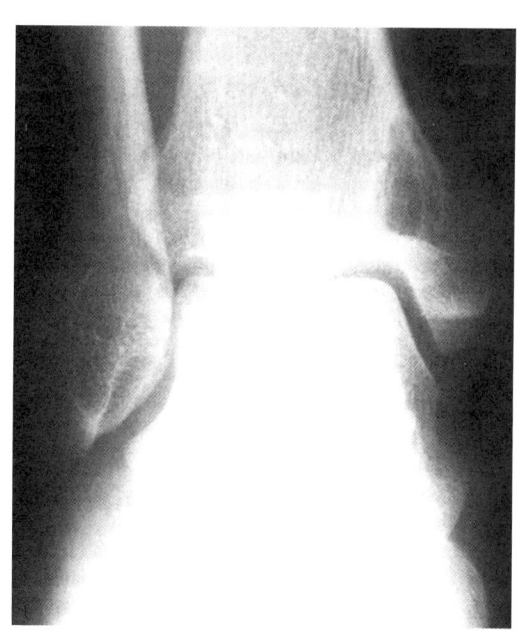

图 5.12 (a)同位素扫描显示骨骼破坏性病变；从放射影像学图片上也可观察到(b)

查不能发现原因的持续性疼痛具有很好的作用。例如，胫骨疲劳骨折普通 X 线可能发现不了，但用同位素扫描就会很

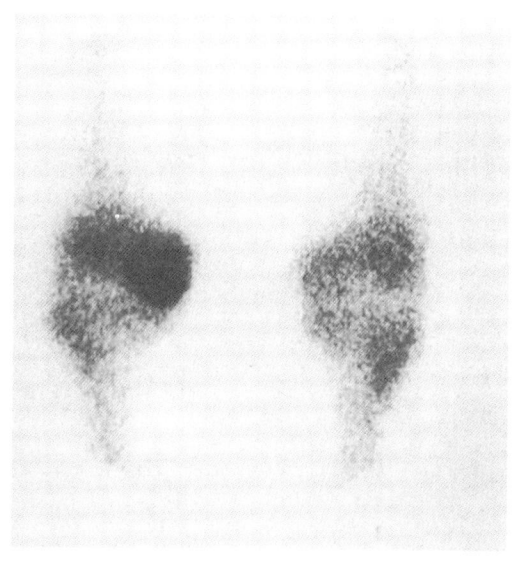

图 5.13 同位素高聚集区。同位素扫描显示股骨内侧髁的成骨活性增强区域

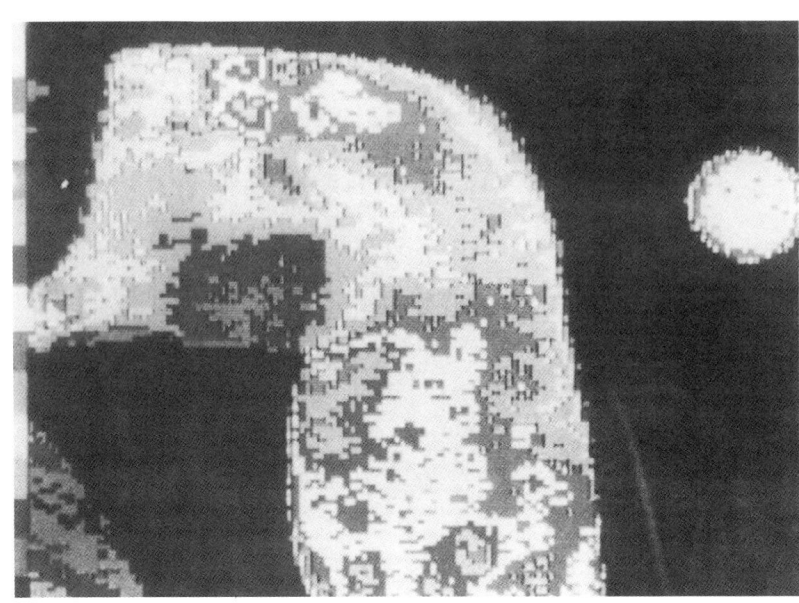

图 5.14 热成像图显示下肢皮肤的温度分布

是患者有包扎或者穿衣服时。肢体位置必须放置正确并保持不变。

热成像常用于评价慢性关节疾病的进展,特别是类风湿性关节炎及对治疗的反应,但它是非特异性检查,仅可决定炎症部位,并不能分辨其病理原因(图5.14)。与同位素扫描类似,热分析图提供了一个用其他方法难以获得的组织活动的提示。

关 节 镜

关节镜就像是观察关节内部的望远镜,能够检查即便完全关节切开下也难以看到的隐匿处和裂缝。包括滑膜毛细血管等精细结构都能被看清。关节镜并不仅仅是关节内可视检查。关节内的各结构都可用探针或钩操作,并可在活动关节的时候检查关节内各组织结构间相互运动情况(图 5.15)。

关节镜最主要应用于关节内紊乱,主要是膝关节内紊乱的治疗。关节镜手术可代替关节切开术的长切口,仅通过两个小切口便可在膝和其他关节进行广泛手术操作。目前,关节镜技术已经发展到很少再需关节开放手术的程度,除关节置换术、髌骨切除术和韧带重建术外的一些主要重建手术也可通过关节镜相对容易的完成。

像所有的内窥镜操作一样,关节镜的主要缺点是通常需全麻状态下的有创操作,而这是一个技术难题。

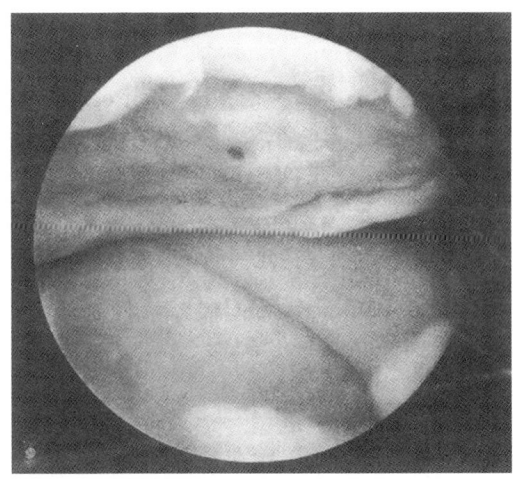

图 5.15 关节镜下股骨内侧髁骨软骨损伤

麻醉下检查

患者完全清醒状态下检查疼痛关节是很困难的，特别是在怀疑有韧带失稳的情况下。患者睡眠且完全放松情况下，可以充分评估韧带完整性，精确测量运动范围。实际操作中，麻醉下检查和关节镜常常同时进行，很少作为一个孤立的操作来完成。

实验室检查

骨科医生很少有常规性实验室检查需求。

尿酸或者尿酸盐测定在痛风鉴别诊断时会被需要，但并不是骨科常规检查。要记住尿酸浓度变化较大，单次正常浓度水平并不能除外痛风诊断。

各医院间的类风湿关节炎试验各不相同，与当地风湿科医生使用同样的试验较为明智。玫瑰环试验或绵羊细胞凝集试验(SCAT)和胶乳凝集试验都是常用的检查，但与尿酸检查一样都不是常规检查。

生化检查，包括血清钙、磷和碱性磷酸酶，在代谢性骨病检查时是基本检查。

检查滑液主要看是否有结晶、细胞或血液，有时也可能需要对滑液进行黏度和生化检查。

术前评估

骨科患者术前常规检查和其他外科患者没什么不同。

血红蛋白测定

若有可能失血或者存在贫血可能性，每一个骨科患者都应进行血红蛋白测定和白细胞计数，但在那些小型择期手术患者中可以省去。

交叉配血试验

在通知实验室后，用适当数量的血液做交叉配血试验。

尿液及电解质

年龄超过60岁、长期服用利尿药以及非甾体类抗炎药的患者，或者有肾脏疾病史的患者，都应该做尿液和电解质检查。

红细胞沉降率

对于一名将进行全关节置换的患者，红细胞沉降率检查非常有用。因假体松动或者感染的患者常使血沉升高，术前血沉检查将会为术后比较提供一个基线数值。这项检查对急性感染以及肿瘤的检测也是有用的。尽管血沉正常不能完全排除异常，但在血沉正常情况下，患者几乎不可能患骨感染、肿瘤以及类风湿性关节炎等疾病。

血气分析

那些遭受严重创伤的患者应当进行二氧化碳分压、氧分压和PH值检测。

心电图检查

男性年龄超过55岁，女性超过65岁以及患心血管疾病的人都应该行心电图检查。

胸片

在以下情况须行胸片检查：

- 年龄超过65岁
- 有呼吸或心血管系统疾病症状或体征的患者
- 有胸部疾病病史的患者
- 有恶性疾病的患者
- 近期移民

X线检查

手术部位需要近期的X线平片，若病变仅为软组织部位的则可省略。

电生理检查

神经传导检查

神经传导检查操作起来较为单调沉闷，对患者来说也不舒服，其结果可能难以解释。如果没有充分的理由最好别做。

将电极置于体表，通过用50~250伏的方波持续刺激外周神经0.05~0.2ms，在神经远端或它所支配的肌肉记录冲动到达的时间，这样就可以测定外周神经有髓纤维的传导速度。

外周神经卡压可以导致局部神经脱髓鞘或轴突变性，受损段神经传导速度减慢，所记录波幅下降，从而提供出神经功能的信息。

脱髓鞘变性减慢了神经传导速度，或者完全阻滞了冲动传导，这可使所记录的神经冲动的波幅减小。

神经传导异常在外伤性病变时，或笼统地讲在某一外周神经病变时，可被定位。但像多发性硬化症等中枢神经系统病变时，外周神经不会表现出异常。

运动神经

手臂外周运动神经的正常传导速度大约是50m/s，腿部的外周运动神经传导速度约为45m/s，但是这些速度也受温度和患者年龄影响。在新生儿和老年人的运动传导速度较慢，温度每下降1℃速度会降低2m/s。运动神经传导数值因技术和设备不同而有差异，因此很多实验室都有自设的正常值。

感觉神经

外周感觉神经的传导速度和外周运动神经相似，相对稍快一些，也受相同变量的影响。

感觉冲动传导可通过顺行传导进行检测，也就是冲动是传向中枢神经系统的。在逆向传导时也能被测量到，逆向刺激较容易实施并可获得更大波幅，如在腕部刺激正中神经并在食指记录冲动到达。

肌电图(EMG)

可于肌腹放置针样电极来探测肌肉的电活动性，并在示波器上把它转化成可见波，也可以利用扬声器把它转化成声音。在静息状态下，正常肌肉是静止的。但如果其支配的神经轴索变性，那么该神经支配的肌纤维就会产生自主、节律性收缩。在松弛肌肉中是很容易记录这种收缩的，此种波形被叫做正尖波或者纤颤电位波，说明该肌肉支配神经受到严重损伤，但是通常在伤后3周才能出现(图5.16)。

不同的损伤有不同的波形表现。所形成的单波被称作一个"单位"。大的"单位"波形提示脊髓前角疾病，而多相波形

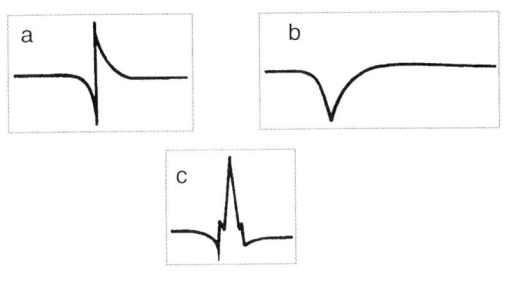

图 5.16 肌电图描记：(a) 正常波形表现；(b) 去神经支配时的正尖波；(c) 肌强直时可见的多相波

出现在肌肉炎性疾病和外周神经疾病。波形持续时间和稳定程度也可提供有用信息，但是需要仔细的解读。

细 菌 学

细菌培养和药敏试验

临床工作中真菌或外源性细菌感染时有出现，这时就需要和细菌学检验科室进行紧密合作。由于有些细菌培养起来非常困难，所以必须首先保证将适宜的标本在最佳状态下通过正确的培养介质运送到实验室。在很多情况下，仅有一次机会可获得好的样本，在送出样品之前最好给检验科室打个简短电话，以避免所送标本达到检验科室时才发现不对而导致无可避免的后果。以不能用的状态送达实验室。聚合酶链反应能提高常规培养方法的敏感度。

涂片

不要忘记简单的涂片和革兰染色或许能在短短的十分钟内收获到很重要的信息。

血清学

感染性血清学试验也会被用到，如抗 O 试验和抗葡萄球菌溶血素滴度试验。但相关病例相当罕见，在确定检查之前应与检验科室预先讨论该检查的必要性是明智的。由于新检查方法与新抗生素的不断引进，对于临床医生来说完全紧跟它们的更新步伐是不可能的。

病 例

以下是一个骨科患者如何被检查的例子。

病史

一个 68 岁的退休农民，和他妻子住在两层的农舍，因全髋关节置换术后腹股沟区疼痛两年入院。腿部负重时疼痛加重，髋部在最大运动范围时疼痛。其他未见明显异常。

查体

临床查体，患者健康状况良好，髋部运动如下：

- 屈曲 80°
- 伸展 −30°（即 30°固定屈曲畸形）
- 内旋 20°
- 外旋 30°
- 外展 20°
- 内收 20°

视诊、触诊和关节加压无异常。

检查

X 线平片

X 线平片显示假体位置良好，但是在骨水泥和股骨假体顶端的骨之间存在一透光的狭窄缝隙。

实验室检查

血红蛋白和白细胞计数正常，ESR 升高，是 45mm/h，术前是 15mm/h，这与假体松动或假体周围感染是一致的。由于患者年龄大于 60 岁，所以被要求查血尿素和电解质，结果正常。

同位素扫描

给患者行同位素锝骨扫描，结果显示在假体下段周围有一个热点。行同位素镓扫描也在这个地方发现热点，这提示该部位可能有感染。

手术

由于患者症状加重，决定手术探查髋部假体，如果有可能就更换它。心电图正常，4 个单位血液交叉配血，500mg 氟氯青霉素术前肌肉注射，通知细菌学家术前已经给药。

细菌学

细菌学家要求从热点区取骨水泥标本，从股骨髓腔及周围组织拭取标本。术中未发现明确感染灶。用刮匙彻底刮拭髓腔并将新鲜标本再次送检验科室。30min 内将收集物做需氧、厌氧、兼氧菌培养，更换的新假体采用混有抗生素的骨水泥以确保安全。

实验室从标本中培养出白色葡萄球菌，它通常寄存在皮肤中，不是常见致病原，但在假体这种异物存在时可引起轻度感染。它对氟氯青霉素敏感。

进展

患者恢复满意，两年后髋部仍无痛。

穆尚强　译
刘建　白峰　校

第 6 章 治疗方法

当医生被问及可能的治疗方法时，既比较符合原则，又比较保险的回答就是保守治疗和手术治疗均可。对于骨科医生来讲就更是如此，常需提供给患者很多手术以外的东西。对于每位患者个体而言，在选择正确的治疗方法之前，工作需要、家庭环境、治疗动机、治疗和康复配合程度等都应该被考虑到。

必须明白有些疾病自己就会好转，医生需时时面对"把自然愈合时间因素归功成自己的技能"的诱惑。

物 理 疗 法

物理治疗

通过有计划的分级锻炼，通过增加关节的活动范围，在病房或健身馆内用重物、弹性装置和其他设备来增加肌肉的力量，损伤的肢体可重新恢复功能。按步骤进行每日康复和管理是骨科治疗师的基本治疗方法，但这仅是理疗师部分的角色。一个好的理疗师能帮助患者建立实现原本认为是不可能的目标的信心。

理疗师也能通过超声、电疗和小心应用冷敷、热敷的方法，减少受伤区域的炎症和肿胀。电疗法包括脉冲电磁场和介入治疗，通过治疗区域两个略有差别的电波在治疗局部产生交叉，使交叉点局部温度升高来达到治疗目的。短波透热疗法曾一度广为使用，但目前已较少应用了。

如果患者的肌肉不能进行自主收缩，就可通过间断电流使肌肉收缩（感应电刺激或感应电疗法）。肌肉如已经失去神经则无法使用感应电疗法，但间断直接电流刺激或其他类型电疗法仍然有效。

如果需要的话，理疗师也可以对脊柱和其他关节进行治疗。

矫正体操这种治疗曾需要治疗者具有物理治疗的独立资格，该方法在恢复患者功能方面比常规理疗更进一步，适用于有运动和体力要求的年轻患者。

职业疗法

职业疗法的通俗概念基于手工业者为中心的椰子纤维和柳条制品制作。但现代职业疗法与其已无相同之处，现代职业治疗关注于通过与工作和日常生活相关的任务来恢复患者功能。

职业治疗部包括一个小厨房，一个沐浴室和一个洗漱间，使患者在离开医院前就能克服这些问题，而不是出院后无所依靠。

职业治疗也包括一个小打字机，通过患者敲击键盘能恢复手指运动；一个脚踏木工机床，能帮助患者提高下肢的协调性和腿部力量；另外也需要木工操作技术。除了能改善身体协调性,生产出有用的实物于患者来说也是看得见摸得康复证据,将极大增加他们的信心。

职业治疗师为手部畸形患者提供特殊的刀叉餐具；为不能弯腰者提供"拾物器"；或者是帮助穿衣服和料理日常生活的简单小物件(图6.1)。

指压按摩师和正骨师

指压按摩师和正骨师的按摩手法技术性非常高,但仅止于此,通常都在医院系统外工作。"整复医学"仅是物理疗法的一种,并且最好作为其他治疗的补充。

辅助器械

辅助步行器

支架

支架提供了一个强有力的支撑,对上年纪的人尤其有用,但由于较为笨重,大多数患者都想尽快恢复,以便能从支架过渡到拐杖。轮式助行架(滚动助行架)在医院内较为有用,但这仅限于平整路面(图6.2)。

拐杖

拐杖能减少骨折或者关节疼痛患者的下肢负荷,并且帮助平衡。常用三种类型(图6.3)。

腋杖：传统腋杖有一个主要缺点就是腋杖末端抵住肱骨可能压迫桡神经,引起"拐杖性麻痹"。在使用腋杖的时候,肘部必须保持伸直状态。腋杖末端并无承重作用。

肘杖：为解决这个问题可以使用肘杖,且比腋杖要好,但也有一个缺点就是很容易折断,尤其对肥胖患者。

凹槽拐杖：对于手部畸形的患者腋杖和肘杖都不能使用,因为患者可以用前臂来承重,这时就推荐使用凹槽拐杖。

步行手杖

步行手杖可减轻患肢的承重,患者

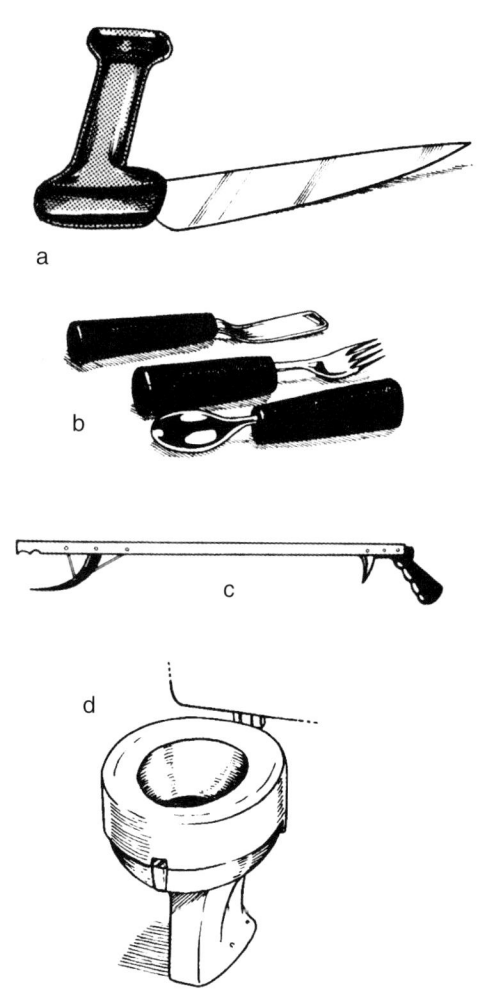

图6.1 (a)为手部患有类风湿性关节炎的患者所制作的刀；(b) 为夹持能力差的患者设计的带有粗大手柄的餐具；(c)拾物器；(d)为髋部活动功能差的患者设计的能增加马桶高度的环形垫

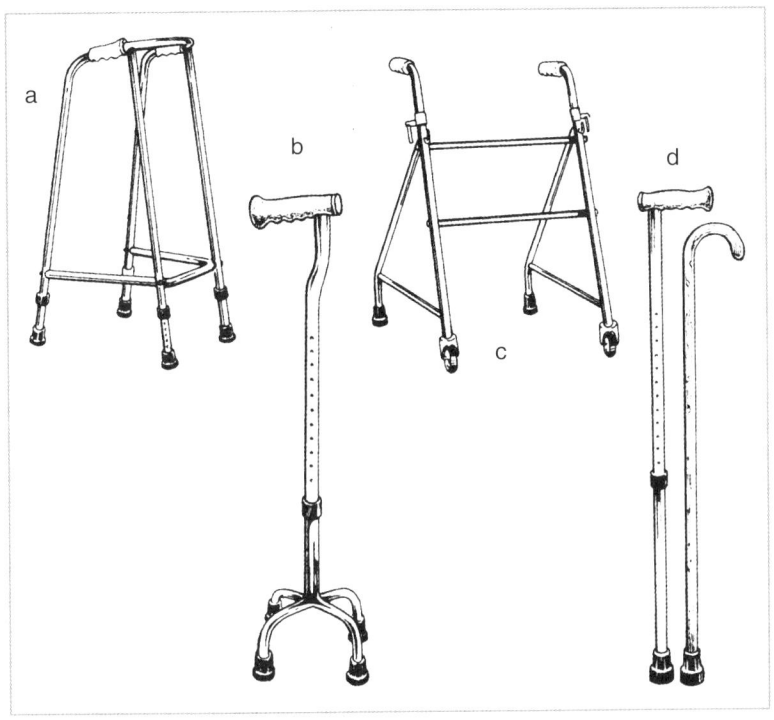

图6.2 (a)步行练习器或操控架。(b)"四角"步行杖。(c)轮式助行架或前方带轮的助行器。(d)两种样式的步行杖

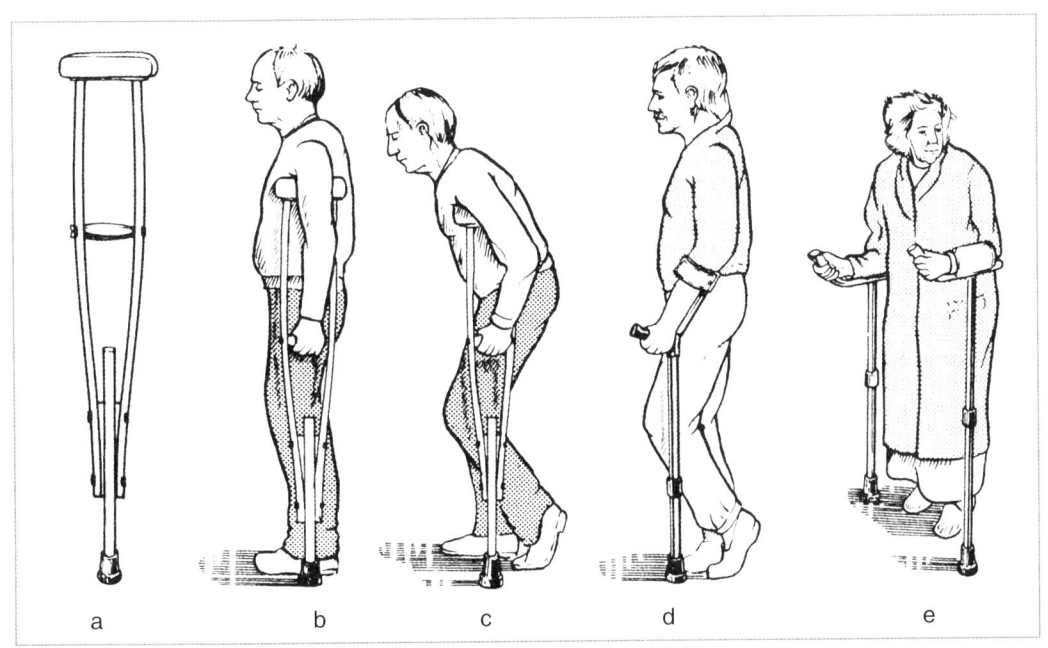

图6.3 (a)腋杖；(b)恰当的腋杖使用方法；(c)不恰当的腋杖使用方法；(d)肘杖；(e)带槽拐杖

可用步行拐杖推地面来减轻患肢负荷。站在浴室里放的磅秤上，用步行拐杖推地，就可以知道拐杖撑地有多大力量了（图6.4）。拐杖使用得当时，当患肢与拐杖同时负重时，手杖可成为除双腿外的第三个身体重量支撑点。通常是患者用患肢对侧手来把持拐杖，但是右利手者恰好右下肢受伤时会有不便。

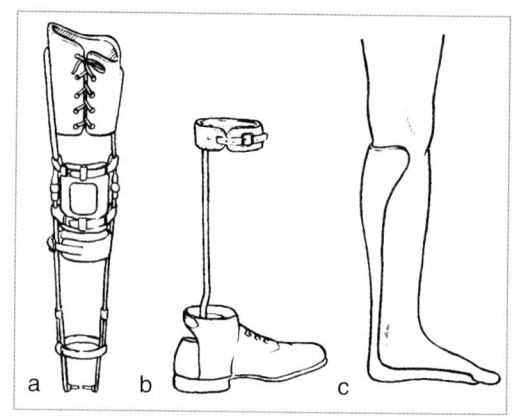

图6.5 现在矫形器的类型：(a)免荷支架；(b)带有T型皮带的膝下支撑器；(c)美容性足下垂夹板

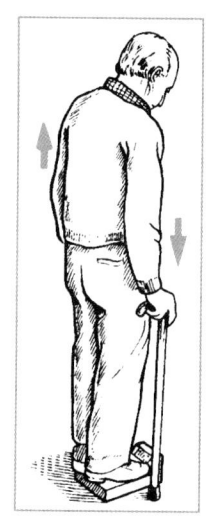

图6.4 拐杖的工作原理。当拐杖支撑地面的时候，患肢负重减少，减轻了关节的压力

器械

骨外科器械包括支托四肢的夹板和支架、代替身体缺失部分的假体，外科用鞋和脊柱支具等。尽管对比住院的花销要经济，矫形器械仍比较昂贵的。

支具

矫正器或支具，被用于支撑肢体（图6.5）。没有踝关节背伸功能的下肢装上这种装置，可帮助踝关节抬脚。对于膝关节失稳的患者，可以用简单外骨骼或支具进行稳定。支具的设计和研制近年来取得极大进展，许多过去笨重和不美观的装置已被轻便美观的支具淘汰（图6.6）。如果患者要想获得他所需要的最好的矫正器，与装配者或者支具师紧密

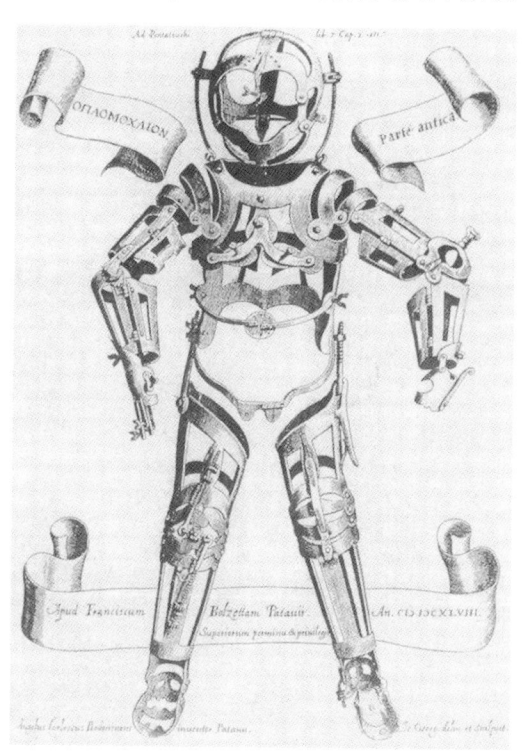

图6.6 早期矫形器 [引自 Fabriciusab A-puapendente 歌剧 Chirurgica (1647)，经伦敦 Wellcome 研究所图书馆特许使用]

合作十分重要。

也可以为截瘫患者制作复杂支架来支撑下肢站立，在有些病例甚至可以独立行走(图6.7)。

减轻负荷

过去认为对于一个受伤或病变肢体减轻负荷是非常重要的，并设计制造出多种具有此功能的器具(图6.8)。目前，完全免负荷在某些情况下，比如骨折愈合过程中，仍然非常重要。

假体

人造肢体或"外部假体"，近年来也有一些改良(图6.9，图6.10)，并且安装假肢已成为有自己规则的独立专业。此服务由假肢和矫形器械中心提供，通常

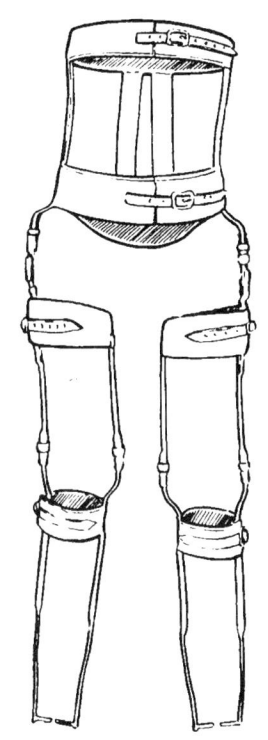

图6.7 腰部带有皮革衬垫和钢制肢体支架的现代矫形支架

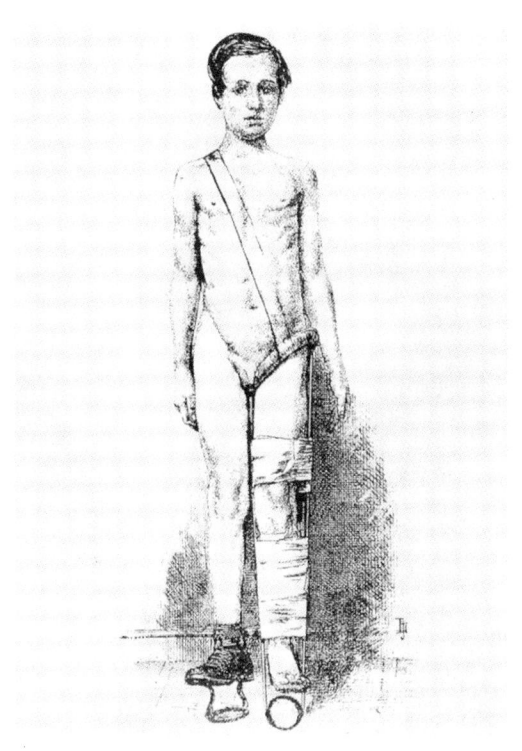

图6.8 坐骨支承免负荷支具，其顶端的夹持部分取自托马斯架(1876)，应用于髋、膝、踝关节疾病(经伦敦Wellcome研究所图书馆特许使用)

建立于特定地区，不是所有城市都有。

佩戴假肢的日常问题包括修理和更换假肢，还有一些实际的问题比如残肢压痛等最好由假肢中心处理，与假肢中心专家来共同讨论这些疑难问题极有价值。假肢中心也可在术前向患者解释截肢的实际问题，这不仅可帮助她(或他)调整那些不可避免的问题，也可协助外科医生对每一患者选择最佳假肢，来确保残肢能获得最好功能。

上肢的假肢目前还有些不同的问题。代替手的工作假肢如果需要实际功能时，通常包括某些类型的钩状物，看上去并不美观。美容假肢手的功能很少。许多患者有两个假体，一个工作用，另一个则应用于外观要求远比功能重要的社交

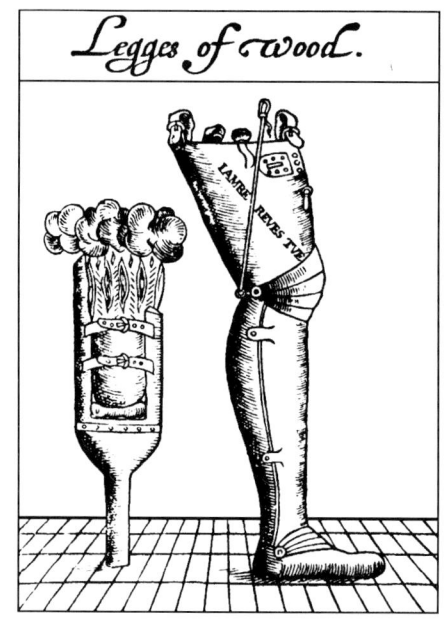

图 6.9 早期假肢[引自歌剧 Chirurgica(1612 年)的描述,经伦敦 Wellcome 研究所图书馆特许使用]

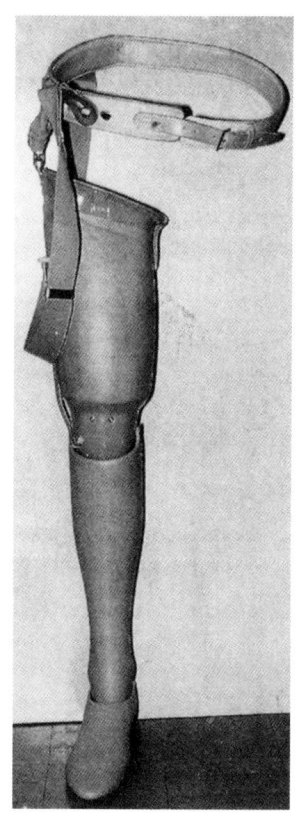

图 6.10 带有腰带和大腿插槽的现代假肢

场合。

假体的设计和选择都是独立专科。

脊柱支具

脊柱支具曾一度广泛应用于脊柱结核和其他感染的患者。这些疾病现在已经很少见,取而代之的是下腰痛,并成为腰骶支具(腰围)最普通的的适应证(图 6.11)。脊柱支具限制了腰骶部运动,应该较为保守的使用,特别是对肥胖患者,腰骶支具(腰围)因脂肪堆积无法作用于骨盆,往往起不到什么作用。

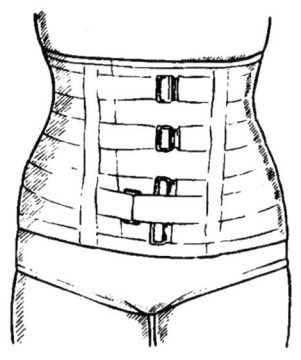

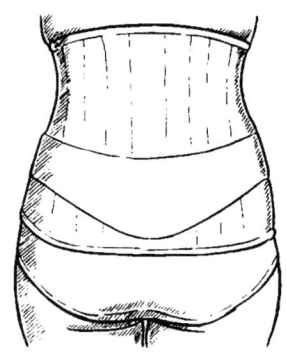

图 6.11 腰骶支具(腰围)

颈围

颈围被用于损伤以后支撑颈部和颈部剧烈疼痛的患者。

矫形鞋

外科鞋或靴用于脚部畸形患者。普通的鞋只适用于正常脚,脚部畸形患者有时仅因不能找到适合他们脚的鞋子而致残。许多脚部严重畸形的患者应设法穿软鞋,如软运动鞋。但如果不满意的话,可以定制特制矫形鞋,并有多种型号可供选择(图6.12)。

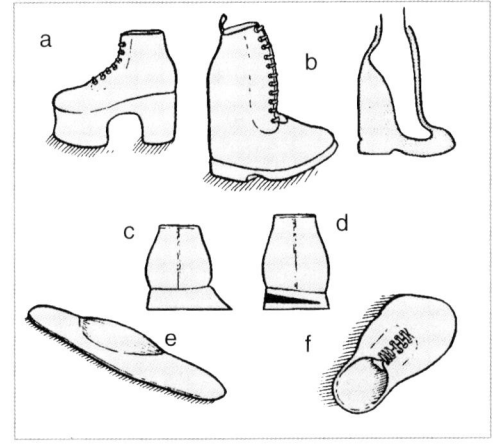

图6.12 鞋、靴的矫形改装。(a)升高鞋底和脚后跟;(b)适应马蹄足的鞋子;(c)悬跟鞋;(d)楔形跟鞋;(e)鞋内软垫;(f)用于足部畸形的外科鞋

- 特殊用途鞋是通过足部取模,并依照模型做鞋。
- 踝关节失稳患者需要提供踝部具有坚强支撑的靴子。
- 足底和足跟悬浮的鞋子适用于行走时足部容易发生颠簸的患者。
- 鞋垫:软鞋垫对跖骨头突出有帮助,硬塑形鞋垫用于支撑扁平足。
- 抬高脚底或足跟可弥补肢体的不等长。

这些简单装置足可使患者避免不必要的手术。

社 区 服 务

社会服务

相比医院治疗,许多患者更多地得益于社区服务或是家庭的改善。有些老年患者不能自理,帮助他们需要来协助完成家务和购物,而不是依靠全髋关节置换等手术。爬楼梯困难的问题可通过安装坚固扶手来解决。

患者的这些问题不能仅因发生于院外就被忽视。

监护住宿为许多老年人或虚弱患者所提供,并且允许他们在家里独立生活。在人口老龄化不断增长背景下,特别为老年人设计的单层楼住宅越来越常见。

那些不能应付监护住宿的患者需要长期的家政照顾。此类住宿可由当地政府或私人提供,但通常争议较大且照顾水平参差不齐。

假如患者将要由其家人照料,则需要在出院之前妥善考虑此举对其家人的实际影响。来自社工、职业治疗师及当地健康访视人员所进行的家访十分有用。

再安置

不能再从事以前工作的患者需要进行再安置教育。重体力劳动者在背部受伤后无法再抬东西,必须找另一份工作,拖着僵硬足部的建筑工人也不能在崎岖地面上从事劳动。这些问题常出现在学历较低的患者身上,他们再选择一份新工作可能有困难。

建议患者放弃原工作而进行再教育需要考虑很多问题,并对患者的特殊技能进行富有同情心地评估(图6.13)。这

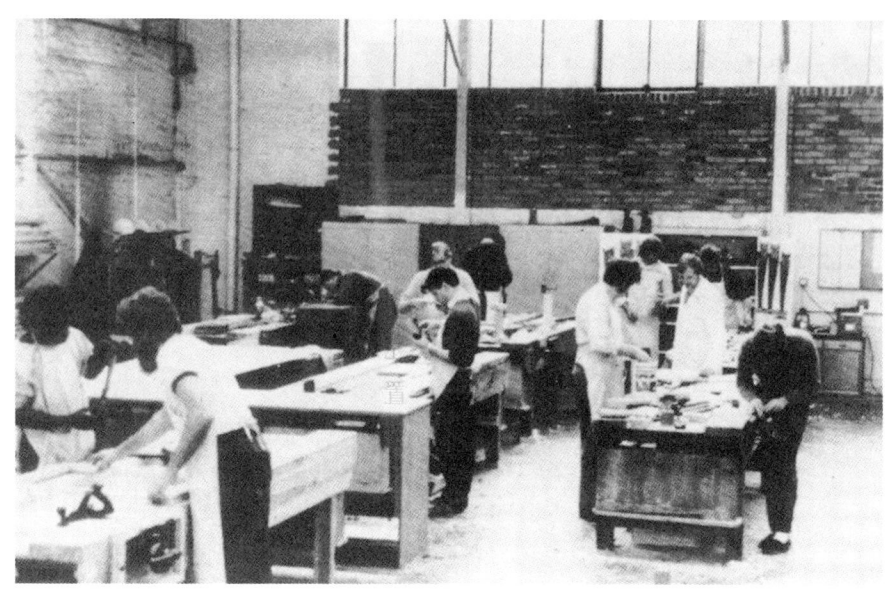

图 6.13 受伤患者的再培训中心(经 sheffield 培训机构的许可)

些工作最好在再安置或再训练中心进行,可以与当地的残疾人士安置人员联系。再安置患者能在新工作岗位上赚得更多或做得更好是很常见的。但另一方面,通常"户外人士"在面临坐在室内进行重复性手工工作时都不会愉快,需要给予更多的鼓励。

康复中心

一些严重外伤患者在康复方面需要有一个协调计划,并让他们的康复计划有种方向感。因为当他们出院成为门诊患者后,在等待职业再训练时,有时在一个地方做些物理治疗,有时在另外的地方再做些职业治疗。综合所有这些措施成为一体,使患者接受比普通医院更为集中和持续的治疗,使患者的康复任务成为全日制工作,这可取得患者自己在家仅仅愁容满面而无所事事所不可能达到的结果。

药 物

非甾体抗炎药(NSAIDS)

非甾体抗炎药通常用于关节疾病的保守治疗。有许多这样的药物可供选择,且选择差别不大,但治疗效果不能预期。对一个患者可完全缓解病情的药物对于另一个情况相同的患者可能无效。因此有些患者在找到合适自己的药物前往往经过多次的选择尝试。

非甾体抗炎药对于大多数关节疼痛是首选药物,但并不是个万能药。它们或许无效,且有一个共同副作用就是胃肠道刺激,如果长期服用可能会损伤肾功能。患者口服 NSAIDS 超过一个月,在术前应作尿常规和电解质检测。

类固醇

类固醇、金制剂、羟化氯喹、柳氮磺

吡啶、甲氨蝶呤和青霉胺都用于治疗类风湿性关节炎。需要接受这些药物治疗的患者最好由风湿科医生治疗，而不是由骨科医生治疗。

秋水仙碱

秋水仙碱治疗痛风急性发作有效，但大剂量非甾体抗炎药也同样有效，且副作用更少。

抗生素

抗生素通常应用于关节感染治疗和内植物操作前，如关节置换。也用于治疗包括骨髓炎在内的急性和慢性感染。

预防性应用抗生素

一个比较合适的关节置换预防用药方案是术前氟氯青霉素500mg，麻醉室静脉内给药或术前肌肉注射，可连续使用三个剂量。24h内每6h给1g亦可。在切开前应用抗生素较为重要，可以保证切口处较高的药物浓度。

如果患者对青霉素过敏，头孢菌素或许合适。但大约10%患者对青霉素过敏对头孢菌素也过敏。超过60岁的患者应用头孢菌素会有较高的艰难梭状芽胞杆菌的感染率。单纯静脉内给予万古霉素也是可以的，但应在监视血药浓度下使用。

抗生素治疗

急诊感染时抗生素的选择依地方不同而有所不同。在儿童治疗方面，在实验室结果没有出来前应用氟氯霉素500mg或氨苄青霉素500mg,4/d，静脉滴注或口服应该是"最佳经验试验治疗"方案，成人时剂量可增至1g。

抗凝药和深静脉血栓

超过40岁的患者在骨科手术后大约有60%出现不同程度的深静脉血栓，大部分处于"沉默"状态，无明显临床症状。

髋或膝关节置换术后患者大约有1%死于肺栓塞，这个令人焦虑的比例多年来一直没有变化。骨科手术后的风险远远大于其他操作，一部分是因为损伤了深静脉周围组织，另一部分原因是难以活动受伤肢体以维持静脉血流动。

预防性抗凝

关于骨科术后预防性抗凝的方案仍有争议，主要有以下几个原因：

1. 预防性抗凝可以减少术后深静脉血栓发生率，但这并没有减少致死性肺栓塞的发生率。

2. 抗凝药本身有其并发症。这包括增加术前和术后失血。伤口内血肿易于引起感染和伤口延迟愈合、失血增多需要额外输血所导致的并发症危害均超出应用抗凝药物的好处。

3. 由于肺栓塞发生率很低，在得出确定统计学结论前必须对大量病例进行研究。

已有许多预防性方法被应用，包括弹性袜、术中健侧肢体感应性电刺激、手术过程中间断性压迫小腿、口服小剂量华法林和皮下注射肝素等。至今没有任何一种方法被证明完全有效。近来引进了低分子肝素，或许会减少与抗凝有关的并发症的风险。

如果怀疑深静脉血栓形成，最初应

行浅表和深静脉超声检查。在觉得可疑时可使用静脉造影,但这是有创的操作,会引起患者的疼痛。静脉的近心端有大血栓的患者则需要全面抗凝。

深静脉血栓形成

已确诊深静脉血栓形成的患者需要应用抗凝药,最好在血液病医生指导下进行全面的抗凝治疗,并在出院后继续治疗。

关节内激素

诊断明确后才能关节内给予类固醇激素,未经谨慎考虑时最好不用,最好由风湿科医生而不是骨科医师来应用。对药物控制良好的患者应用激素的效果最好。

常见方案是醋酸氢化可的松 25mg 疼痛部位注射,特别是在骨(或肌肉)或韧带(或骨)界面处。其他方案,如氟羟氢化泼尼松也用于关节内注射,但如果注入皮下可引起脂肪坏死和皮肤萎缩,所以不能用于皮下注射。

手术治疗

骨科手术要比其他任何外科专业的手术更具有多样性。

肌腱手术

肌腱可以做如下处理(图6.14):
- 切断——肌腱离断术
- 延长——肌腱延长术
- 移动——肌腱转移术
- 松解——肌腱松解术
- 固定于骨以稳定关节——肌腱固定术
- 修复术

肌腱切断术

切断肌腱是中止肌肉运作的简单方法,可经皮肤、小切口或开放切口切断。

例如,脑瘫患者内收肌痉挛可做经皮肌腱切断术。

肌腱延长术

肌腱延长可通过"Z"字形切开后连接断端,或将肌腱劈成两半并在肌腱腱鞘内相对滑动重叠进行延长。不同于肌腱切断术,肌腱延长术可在不失去肌肉功能前提下减轻固定性畸形。

例如,跟腱延长术可减轻马蹄足畸形(图6.14)。

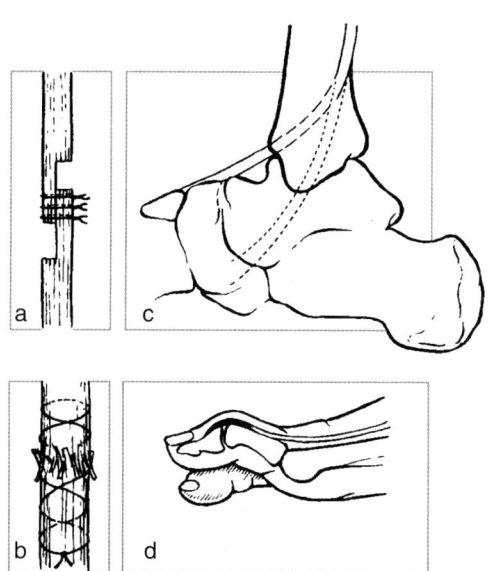

图6.14 (a)肌腱延长;(b)肌腱损伤修复;(c)肌腱转移;(d)肌腱固定

肌腱转移术

肌腱转移术可改变肌腱止点，使其由正常位置转移到另一个位置，从而改变肌肉活动力线，或恢复失神经支配的某肌群的功能。

例如，可通过胫后肌自小腿后侧向前侧移位，使其等同于背伸肌的作用，可缓解腓总神经麻痹引起的足下垂。

肌腱松解（肌腱粘连松解术）

穿越纤维鞘的肌腱可在纤维鞘入口部发生炎症，或在伤后粘连于腱鞘。

例如，屈指肌腱增厚的结节在进入手掌的屈肌腱鞘时，可引起手指"闭锁"于屈曲位，可通过腱鞘切开松解。

肌腱固定术

肌腱可被改建为韧带，通过将肌腱附着于最靠近能发挥作用的关节近端的骨组织的方法，可以稳定失稳的关节。

例如，由𧿹长屈肌失去拮抗作用而导致的大𧿹趾固定性屈曲畸形，可通过将𧿹长展肌腱固定在第一跖骨颈部来充当"背侧韧带"的方法得到控制（图6.14）。

肌腱修复

如果肌腱撕裂或切断可被修复。

例如，修复断裂跟腱。

骨性手术

骨骼可以做如下处理（图6.15）：
- 切断——截骨术
- 连接——接骨术
- 植骨
- 延长术
- 修复平整——外骨切除术
- 引流术

截骨术

截骨术可用于矫正骨骼畸形或改变关节的应力（图6.15）。截骨术是一种手

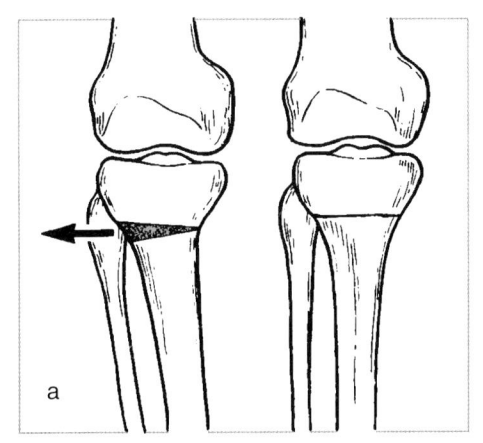

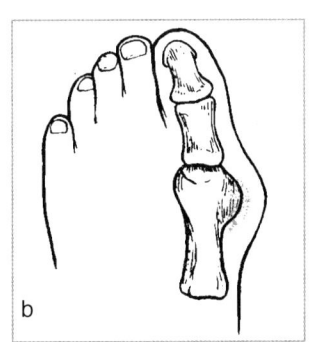

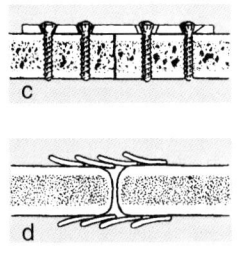

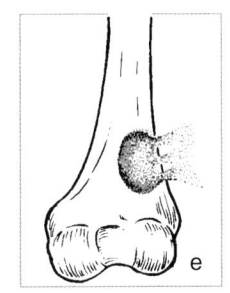

图6.15 （a）截骨术矫正下肢力线；（b）外骨切除术切除多余骨性突起；（c）使用钢板及螺丝钉促进骨折愈合；（d）骨移植术；（e）骨脓肿减压术

术性骨折，并像骨折一样再次愈合。但"骨折"位置是小心选择的,术后其最终顺利愈合的机会最大。

例如，胫骨截骨术纠正膝关节内侧室磨损后的内翻畸形，减轻膝关节骨性关节炎引起的疼痛。

接骨术

骨折或截骨后骨组织都能用钢板、螺钉或髓内钉连接起来(图6.16,图6.17)。固定材料并不能促进骨折愈合,固定材料只是维持骨对合于正确位置使骨自然

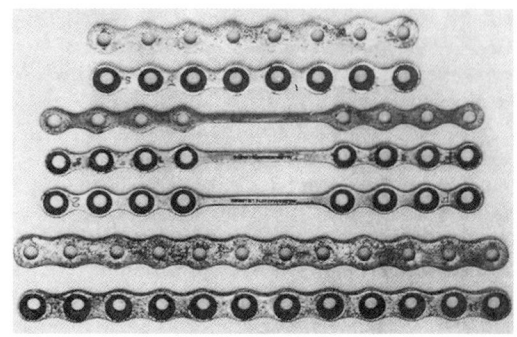

a

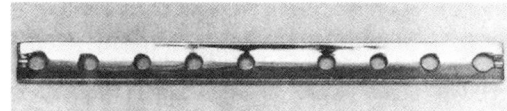

b

图6.17 不同型号的接骨板。(a)很古老的接骨板。处于被腐蚀状态,脆弱易破坏。这种板不能提供足够强大的内固定力量。(b)现代ASIF接骨板

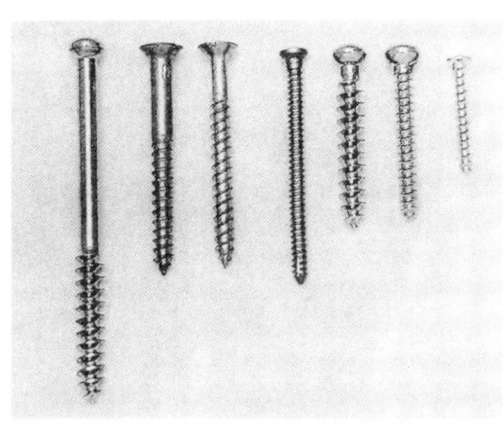

图6.16 不同类型的螺丝钉。自左至右:ASIF松质骨拉力螺钉；逐渐变细的普通木板螺钉；螺钉侧面平行的纸板螺钉；自攻型接骨螺钉；ASIF松度骨钉;ASIF皮质骨钉;ASIF小型骨折块钉(与图9.22相比较)

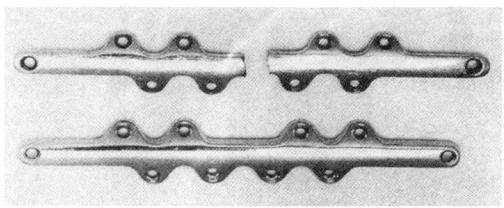

图6.18 折断的胫骨接骨板；下图是完整的接骨板。注意折断的接骨板尾端有变形

1. 自体骨移植——来自患者其他部位的骨
2. 同种异体物移植——来自他人的骨
3. 异种移植——来自其他物种的骨

愈合。若骨质未愈合,即使最结实的钢板螺钉也会折断,或被从骨内拔出(图6.18,图6.19)。

例如,不稳定性骨折的内固定。

骨移植术

有三种骨组织移植的类型：

自体骨移植：自体骨移植常用于促进骨愈合或填充骨缺损。过去曾常切取一条状皮质骨条(如胫骨),并跨越骨折端用螺钉固定,以"皮质骨嵌入植骨"固定断端。这尽管是一个精巧的外科操作,

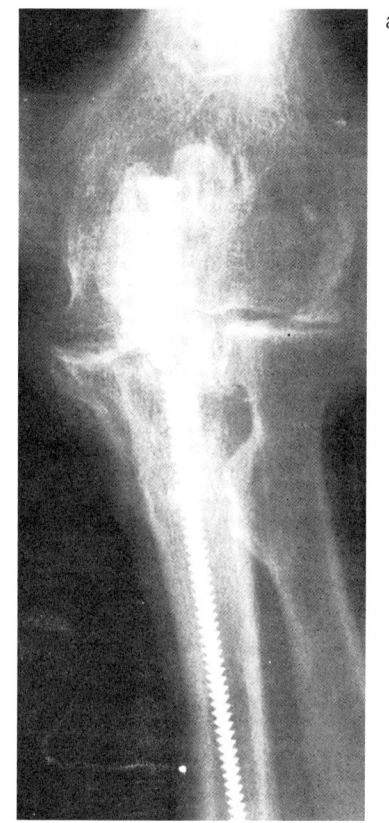

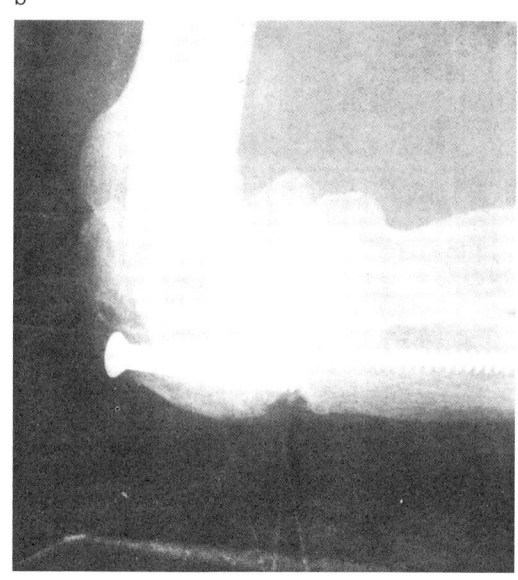

图 6.19 内固定折断。固定尺骨鹰嘴骨折的螺钉由于骨折块未愈合而自行发生断裂

但该皮质骨条仅作为内固定材料使用，而不是一种活组织。

现代金属接骨板远比过去使用的没有生命的皮质骨坚硬的多，几乎替代了皮质骨移植。

相反，常取自于髂骨嵴的条状或片状松质骨含有成骨细胞和骨髓，可被放在骨折周围，在不干扰骨折端的情况下诱导骨化。这种技术将骨作为生物成分，在其他外科分支中没有类似情况。

例如，取自体髂骨嵴松质骨放在横突和骶骨间用于横突间腰骶融合术。

同种异体骨移植：自体骨不足或者需要整段结构骨时，同种异体骨常被用来填充骨缺损。关节置换翻修术时的大量骨缺损常需使用同种异体骨。

若能解决某些应用中的实际问题，同种异体骨可能会被更为频繁的应用。同种异体骨必须无菌贮藏，且依据储存方式不同有不同的储备时限。当需用大段骨时，则必须储备左侧、右侧等多种尺寸的骨组织。

跟腱、髌韧带和胫后肌腱都能用来代替前交叉韧带和其他损伤韧带。

特别引人焦虑的是，所有捐赠组织普遍都可以传播疾病，如肝炎和 HIV 病毒。这种担心是正常的，曾有患者因这种方式感染过 AIDS。冷冻干燥和辐射可以减少这种危险，但会降低移植物的力学强度。

异种骨移植：异种骨移植通常需要做去蛋白质和去脂肪处理，仅留下完整的矿化组织。这种移植物本质上是爬行替代的骨架，而不是真正意义上的成骨性骨移植物。它们几乎没有什么成骨活性，更常被用来填充空腔及撑开截骨部位。

其他材料：许多含钙的海绵状物质

已经被作为爬行替代的支架。其中的最新通用材料是珊瑚，它被机器加工成精确的尺寸，消毒灭菌后包装，备作填充物。

骨延长术

有很多种方法可以延长骨。过去人们采用很多技术，包括骨膜剥离、体外材料植入、改变血液供应、交感神经切除、生物电刺激、激素疗法以及外科手术。但许多技术都不可靠，尤其是使用生长激素可能导致灾难性后果。一些生长激素从人脑垂体获得，可能被克亚病（creutzfeldt-jakobdisease, CJD）病原体污染，已有数位患者因此感染此病。

延长手术相对可靠。该方法较为可行，先简单切断骨组织，然后将两骨端距离延长到所需长度后重新固定。这种方法一次延长长度较小，被延长部分骨质也较正常薄弱，康复时间较长。

未成熟骨可通过牵张生长板来延长（骺延长）。使用外固定架跨过生长板并缓慢牵张骺板可以实现骨延长。该法能够达到的延长程度变化很大，只限定于生长板未闭合仍具生长潜能的患者。此法并发症多见，结局难以预料。

一个更容易、更可靠的方法是骨痂延长术，基本由截骨和逐步延长愈合骨痂两部分组成。皮质骨截骨术后大约7~10d，骨痂以每天1mm的速度牵开，牵引由单臂外固定器或环型外固定器完成（见图9.20b）。一旦达到了理想的长度，就把外固定架牢固固定以强化骨痂（图6.20）。患者可以带着外固定器在原地练习活动直到骨塑形完成和获取足够强度。在整个过程中，软组织、神经和血管最让人担心。针孔需细心护理，患者还应为延长的治疗周期做好准备。因吸烟会干扰成骨作用，治疗期间建议患者戒烟。

外生骨疣切除术

外生骨疣和其他肿块可被削平，最好在原肿块位置形成轻微凹陷，以便术后形成的纤维组织处于此凹陷处。

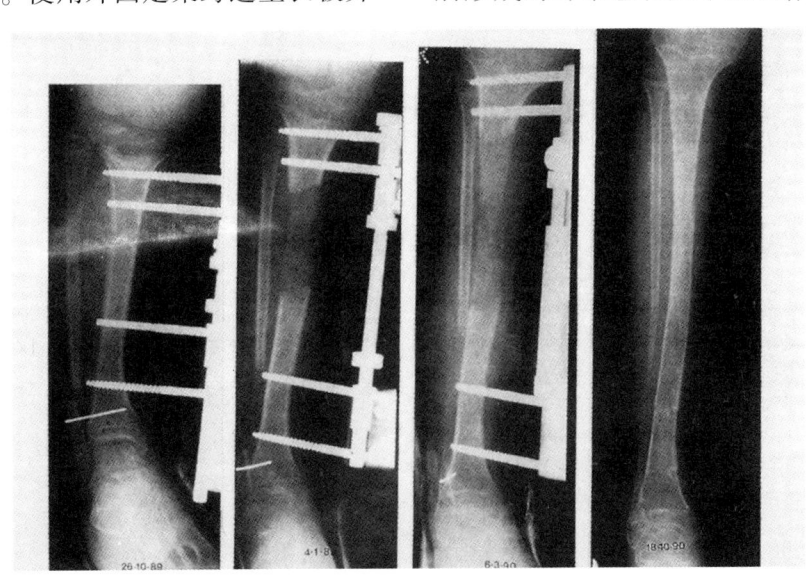

图6.20 使用外固定架行骨痂延长术的X线平片

例如，修平足背部的骨疣。

感染引流

过去，骨感染是一个普遍的问题，骨科医生花很多时间从脓肿中排脓并去除死骨。所幸的是，虽然这些操作目前很少需要用到，但现在偶尔仍需做死骨清除术和感染骨开窗术。

例如，急性骨髓流术。

关节手术

关节可以做如下处理（图6.21, 6.26）：
- 固定——关节融合术
- 开放——关节切开术
- 再次成形——关节成形术
- 将滑膜切除——滑膜切除术
- 使关节活动——关节松解术
- 观察内部——关节镜
- 关节抽吸
- 手法操作

关节融合术

融合关节或关节融合术是通过移除关节面，把骨端固定在一起，使其像骨折样愈合来完成。这种手术的指征是不可修复的关节损伤或关节失稳，这种可靠、无痛的肢体将持续一生，但大关节运动功能的缺失是一个严重的缺陷，如髋关节和膝关节（图6.22，图6.23）。

关节融合术的影响通常是不可逆的，但用石膏固定关节后可以预见术后效果。因此在术前，采用这种方法可帮助患者决定是选择有轻微活动但疼痛的关节，还是选择无痛但永远也不能再活动的关节融合手术。

如果其他关节有强直可能的话，则不要实施关节融合术。因为患者可以应付一个融合的髋关节，但应付两个融合的关节是非常困难的。如果同侧肢体的髋关节和膝关节都被融合，那问题则是不可避免的。保持自己的髋关节和膝关节僵硬不动，试着去感受这种困难的程度。

例如，第2趾的近节趾间关节融合术。

关节切开术

开放关节的操作就是关节切开术，但这个名词通常用于关节切开探查术。随着关节镜和其他现代探查技术的应

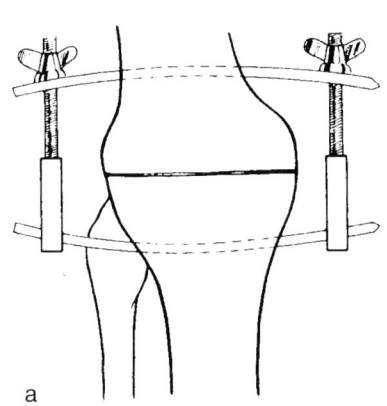
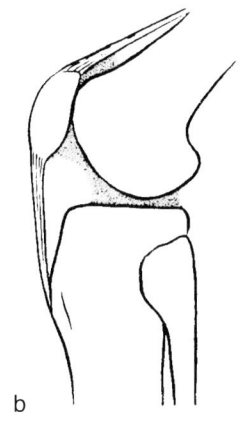

图6.21 (a)关节加压融合术；(b)关节内粘连可用关节松解术进行松解

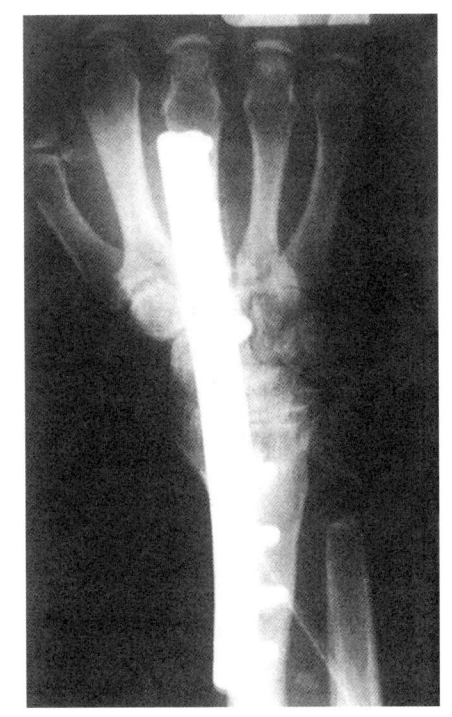

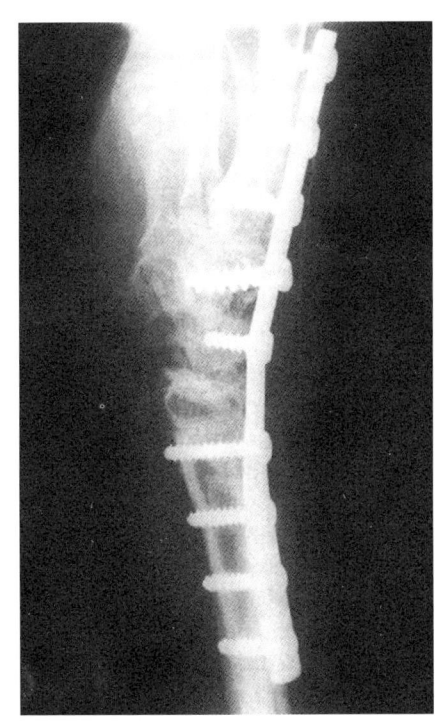

图 6.22 将 ASIF 内固定接骨板用于腕关节融合,在术后可立即行 X 线平片检查,前后位(a)和侧位(b)视图,引流管还在原位

用,关节切开术很少单独应用,大多数情况下已经废弃了。

例如,髋关节由于不明原因疼痛而进行髋关节切开探查术。

关节成形术

任何创建和重塑关节的手术都是关节成形术。有以下几种类型(图 6.24)。

关节切除成形术:关节切除成形术的这种手术中骨面被切除,骨与骨之间的空间由纤维组织填充。此法最为简单,有时也最令人满意,但关节常不稳定。

例如,关节切除成形术是全髋关节置换失败后的补救方法。

关节间隙成形术:与关节切除成形术切除两侧骨后旷置不同,假体或有机材料被放置于两者之间。如在做全髋关节置换术前,先用一个不锈钢杯或模具插入髋关节,膝关节成形术也是如此。

例如,类风湿关节炎手术时掌指关节之间插硅胶垫。

半关节置换术:如果一侧关节表面被人工材料如金属取代,这种操作就是半关节置换成形术或简称半关节成形术。

例如,股骨颈骨折可以用金属假体来代替股骨头。在髋臼被硬金属假体磨损之前,效果还是令人满意的。

全关节置换术:在骨关节炎或其他疾病时,金属假体会磨损骨组织。因此,骨关节炎时通常将行全关节置换。全髋关节置换术,此手术是骨科最为成功的手术之一(图 6.25)。

如果关节感染或假体松动就会出现问题,有时候需要去除假体,将全关节置换转变成关节切除成形术。

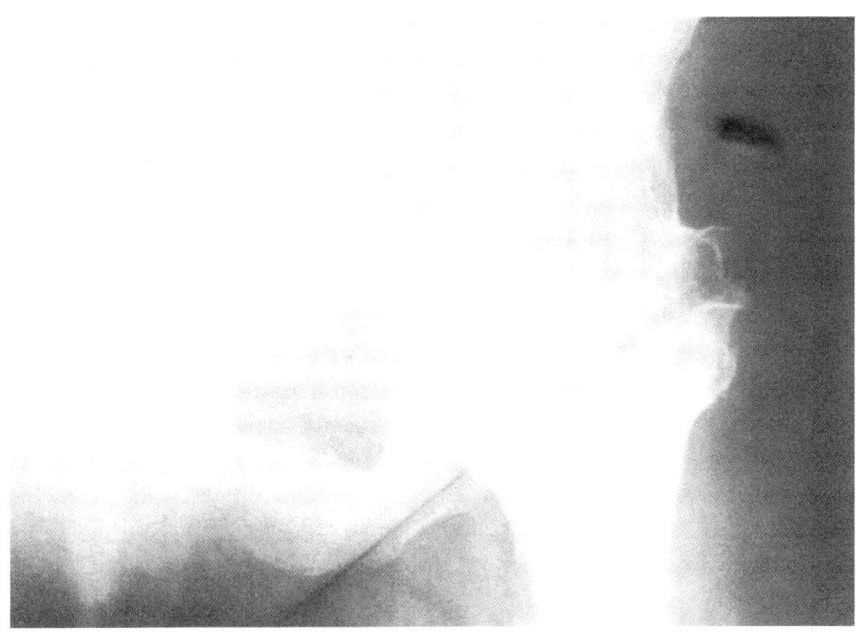

图 6.23 髋关节固定

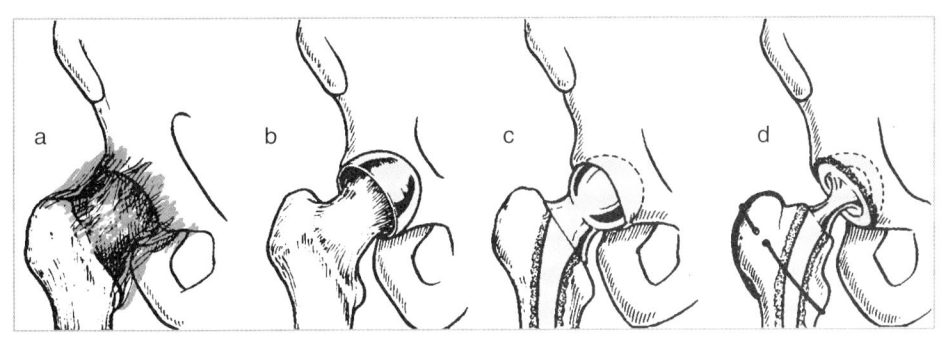

图 6.24 以髋关节为例,关节成形的不同类型:(a)切除后关节成形;(b)插入植入物后成形;(c)半关节成形;(d)全髋置换

例如,骨关节炎的全髋关节置换术。

滑膜切除术

类风湿性关节炎或慢性关节炎的滑膜有时需要切除。失去滑膜后,关节能长出与原先滑膜略有不同的新内膜。

例如,肘关节的类风湿性关节炎行滑膜切除术。

关节松解术

一个功能正常关节的骨表面必须可以自由的相对滑动,其滑膜腔必须无粘连。如果关节出血或感染,在滑膜之间、关节面软骨和滑膜之间就会形成纤维粘连,严重限制关节运动。分离粘连可以恢复关节的运动,但粘连可再次形成。

例如,膝关节损伤后需要功能锻炼。

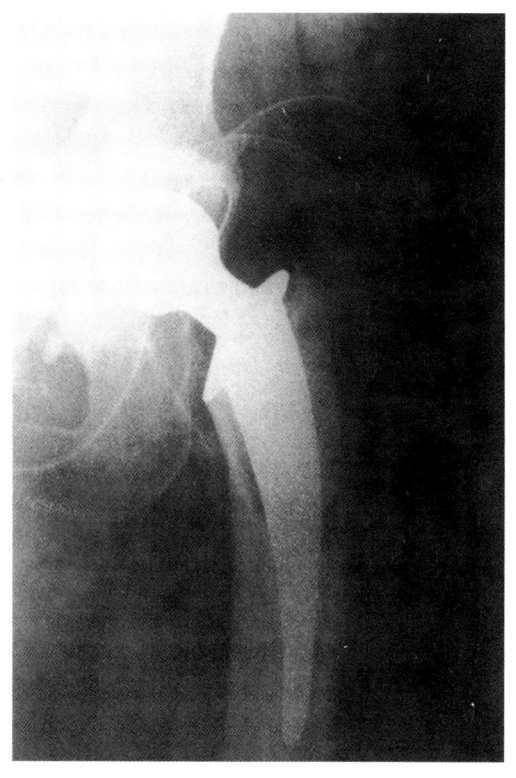

图 6.25 全髋关节置换后立即行 X 线检查,可见负压引流管

关节镜检查

关节可通过一种内窥镜检查观察内部,这通常是在全麻状态下进行的一种有创操作(图 6.26)。

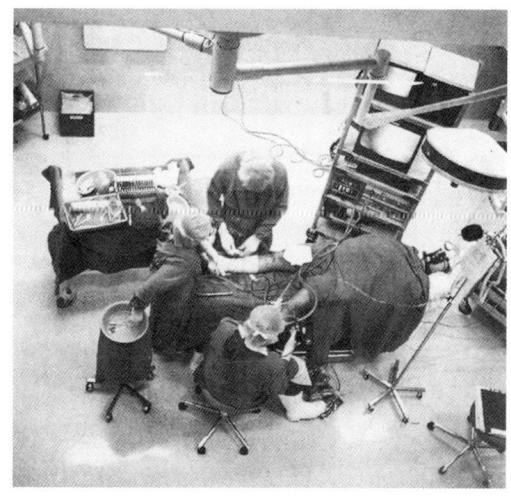

图 6.26 膝关节镜

关节穿刺术

关节穿刺,也即从关节内抽液,可以①减轻关节内积血的张力;②获取积液进行培养;③取滑液化验。

尽管关节穿刺术并不比普通注射需要更多技术,但它必须在严格无菌条件下进行操作以防感染。在皮肤、关节囊和滑膜未被累及的情况下关节穿刺可在局麻下进行。

例如,无痛性关节肿胀可进行诊断性穿刺。

麻醉下操作

在麻醉状态下可以松解关节内粘连或评估关节运动。这种操作对于关节积血或关节置换后恢复运动都是有帮助的,但是过于积极地关节内操作也会撕裂韧带或引起骨折。

例如,骨折后关节僵硬的手法松解。

韧带手术

> 韧带可进行如下操作(图6.27):
> - 撕裂时修复
> - 置换或重建
> - 反折紧缩或关节囊缝合

修复

韧带是结实而又复杂的结构。如果韧带长了 1mm,那么它控制的关节可能会出现不稳定;如果韧带短了 1mm,那么它所控制关节的运动将会受到限制。即便受伤韧带被精确缝合、有恰当的长度、处在恰当位置,修复韧带达到原牵张性能的机会也不大。因此,修复破裂韧带是不容易成功的。

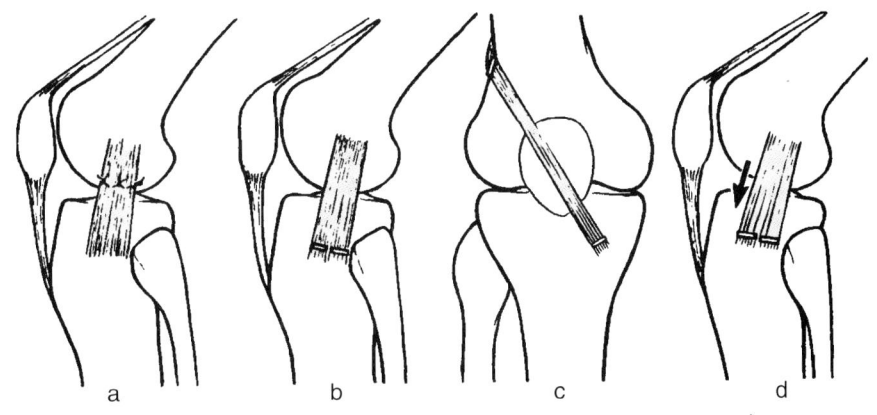

图 6.27 韧带手术(a)修复；(b)重新附丽；(c)肌腱或假体置换；(d)肌腱附丽点前置

例如，第一掌指关节尺侧副韧带的修复。

置换或重建

因为修复的困难，韧带有时可以用一定长度的肌腱或假体材料来替代，但是没有哪一种方法是完全令人满意的。

例如，膝关节失稳时前交叉韧带重建。

折叠和关节囊紧缩术

将韧带骨附丽点前移可拉紧韧带，或通过折叠关节囊来限制其关节运动。

例如，膝关节不稳定时将内侧韧带远端附丽点向远侧移位。肩关节习惯性脱位的 putti-platt 术也是如此。

神经手术

神经可做如下操作(图6.28)：
- 减压
- 修复
- 神经松解
- 移植

减压术

最常见神经手术是针对神经外周压迫所致功能障碍的减压手术。

例如，腕管综合征的正中神经减压。

修复

外伤断裂神经可以被修复。

例如，手腕切割伤时正中神经的修复。

神经松解术

神经被密集的瘢痕组织包绕会影响功能。

例如，腕部切割伤后正中神经和尺神经的松解。

移植

大段神经缺损可以取皮神经做神经电缆移植。这些方法虽然不可靠，但有时是避免严重残疾的可选方案。

例如，腓肠神经移植替代臂丛上干。

皮肤手术

皮肤可做如下操作：

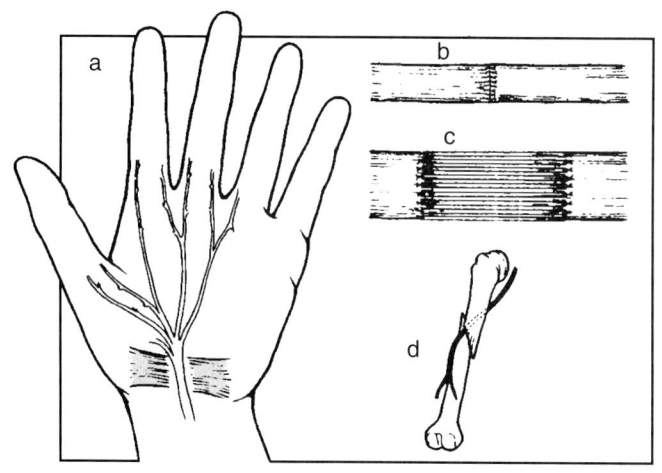

图 6.28 神经手术。(a)受压神经的减压；(b)神经束膜缝合修复；(c)较大神经缺损电缆式移植；(d)神经松解。神经与骨或其他组织粘连在一起时可行神经的松解

- 修复
- 移植
- 改变形态——整形外科

修复和移植见第 9 章。

整形手术

小面积皮肤可通过改变形状以释放张力，但是复杂的整形手术最好还是由整形外科医生进行。如果你发现这些操作难以理解，可以尝试在一张纸上切出如图 6.29 的形状，移动皮瓣然后观察效果。

例如，Z 字成形术治疗 Dupuytren 挛缩。

病 例 报 告

假设有三位虚构的身高和体重相同的 78 岁老太太，她们患相同的骨折，并且在同一天接受了相同手术。通过对比她们遭遇，将示范骨科患者治疗过程中必需的不同医疗服务方式。

患者 A（图 6.30a）

这位患者是一位乐观积极的老太太，没有亲戚，术前自己照顾自己，独自居住在平房。她的手术顺利，术后第一天，尽管她有些不情愿，就坐在床边上，第 2 天在保护情况下借助步行练习器开始行走。两周时间内她就扔掉步行练习

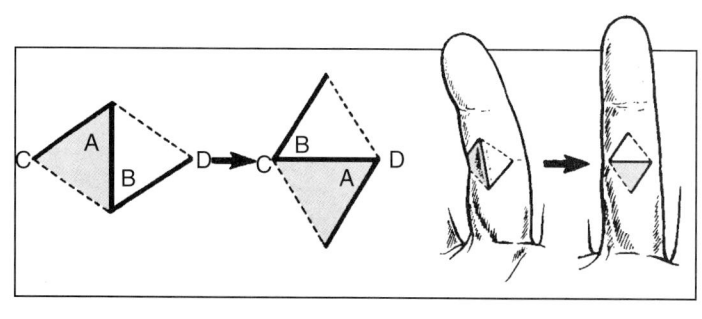

图 6.29 Z 字成形术。Z 字成形可改变皮肤形状及皮肤挛缩的方向

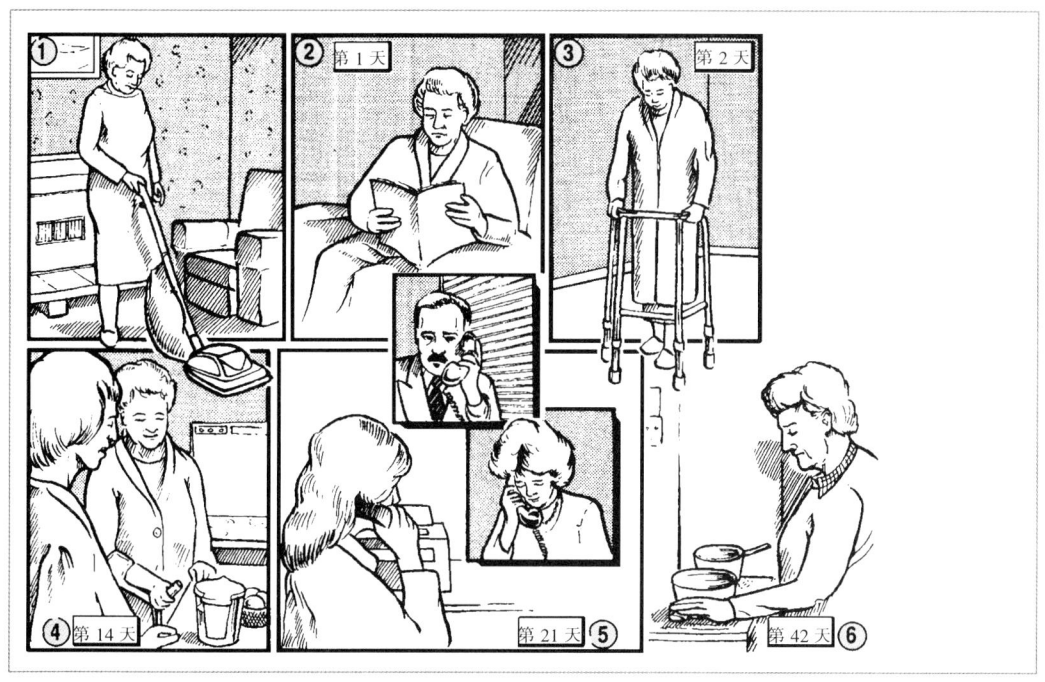

图 6.30a　患者 A

器而用肘拐了。同时在医院里,职业治疗师明确了该患者可自己穿衣、洗漱、使用卫生间,可在使用拐杖时自己做饭。她需要一些简单辅助才能自己穿衣,但经过练习后就能够处理得很好。

社工到医院看望患者,并且安排家政人员在她出院后帮忙料理家务。她即使不能自己做饭,所谓"轮椅饮食"也可保证她每隔几天至少可吃到一顿热饭。社区护士也来看望她,并安排联系出院后的保健随访人员。患者的家庭医生被告知其出院时间和日期,电话通知患者的邻居,以确保当她回家时有暖气和新鲜食物,保健随访人员当天去她家里看望她。第二天看望她的是家庭医生。

患者术后 6 周扔掉了拐杖,数周后就可不用帮助,自己照顾自己了。

患者 B(图 6.30b)

这也是一位居住在平房的 78 岁开朗老太太。她术后 X 线片非常理想,以至手术医生认为她实际上不需要职业疗法和物理治疗。患者术后感到疲乏,好心的手术医生让她在床上休息了整整一个星期。此后,她每天花很长时间坐在床边上,直到术后三周给了她一双拐杖,然后在一个下午带着拐杖被救护车送回家。她家里很冷,食物也仍是术前买的,现在已经变质。家庭医生和保健随访人员不知道她会回家,邻居们也没有看到救护车的到来。患者不能照顾自己,无法引起别人注意,也不能自己上床。第二天,邻居们看到她家的灯亮着,然后发现她坐在手扶椅上已经昏迷了。她又被送进医院,体温过低,经过老年病科的重症康

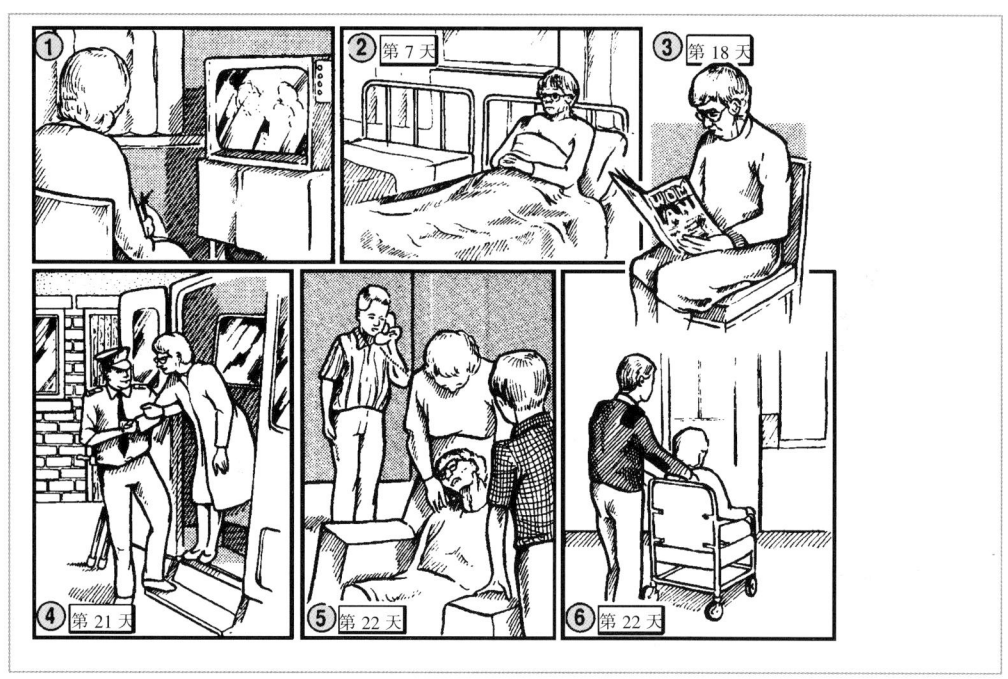

图 6.30b　患者 B

复才完全恢复,但她有可能不是如此幸运的。

患者 C(图 6.30c)

这位老太太住在老房子里,一幢她摔坏髋关节之前也无法应付的杂乱无章的巨大建筑。她无法很好的照顾自己,所以不像前面两位老太太那样健康和精神。可能就因为这样,她没有很快从手术的影响中恢复过来。尽管经过了良好的物理治疗和职业疗法,可是她仍然不能恢复到事故发生前的状况,仅能在支架帮助下行走。理疗师和社工造访了她家,并且和她的家庭医生共同讨论,所有人都认为她不能再回到家里,应该找一个由社工安排的监护住宿。患者看了新住处,非常喜欢,而且住宿监护者也认为她是个合适的住户。社工帮助患者处理了老房子,患者扶着步行拐杖住进了新家。

医德

在三位老太太的处置过程中只有手术室是最直截了当的部分。那些认为患者一出手术室就与自己无关的医生不配做骨科医师。

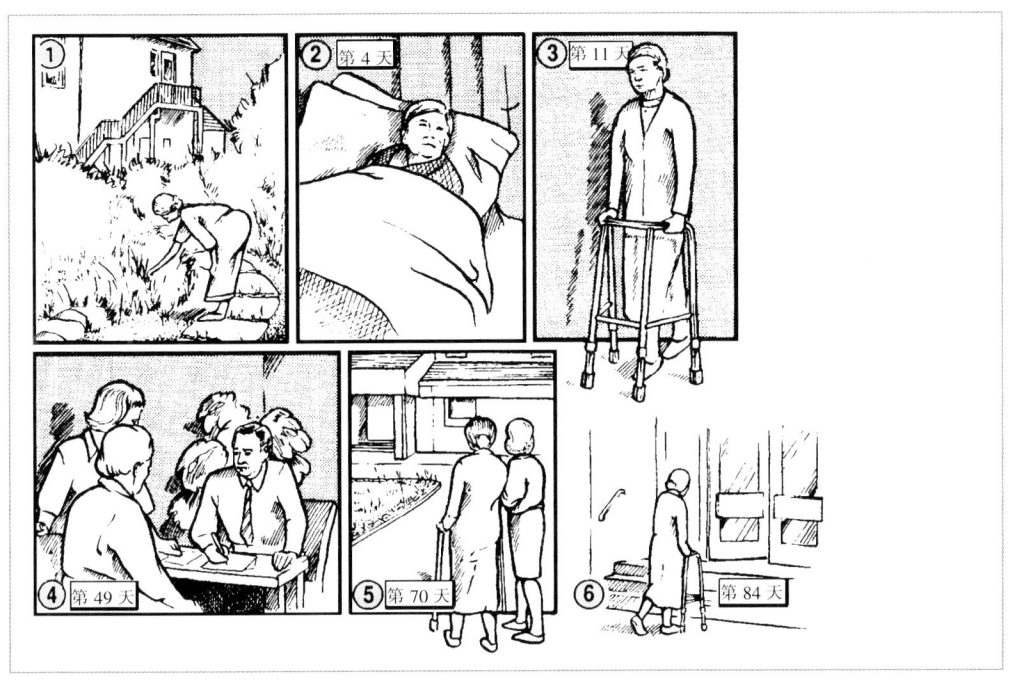

图 6.30c 患者 C

穆尚强 译
刘 建 白 峰 校

第 **7** 章 骨创伤处理的原则

骨　折

创伤和骨折并不总是一回事。当一个肢体发生骨折时,所有的组织都受到伤害。事实上影像检查只能看到骨损伤,所以没有凸现其他组织损伤的严重性。影像检查无法显示已断裂的神经、压碎的肌肉、破裂的血管及撕裂的韧带,更不能确定伤口是否被污染,损伤如何发生以及该如何处理。

一个损伤的严重程度与碰撞时的暴力关系很大。一个被时速 60 英里行驶的汽车撞断的腿部骨折比被猫绊倒所致的骨折要严重得多(图 7.1)。在高速损伤时骨及其他组织都将会受损伤,并且很可能有血管损伤。骨折端会被压碎并且失去活性,神经被拉长或断裂,肌肉被压碎。虽然骨可以在良好位置上完全愈合,有时甚至比起损伤前更牢固,但肌肉的损伤不能被修复,断裂的神经不论如何细致修复都无法恢复得和原来一样。

为了解软组织损伤的情况,可以设想一下在碰撞发生时,当骨折断端发生明显错位时肢体的姿势(图 7.2)。患者到

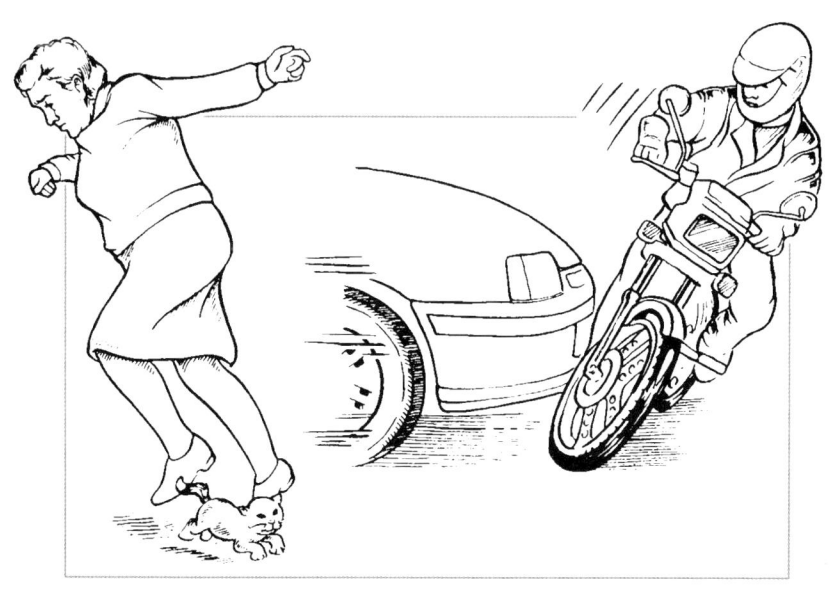

图 7.1　撞击暴力损伤。被汽车撞要比被猫撞后果严重

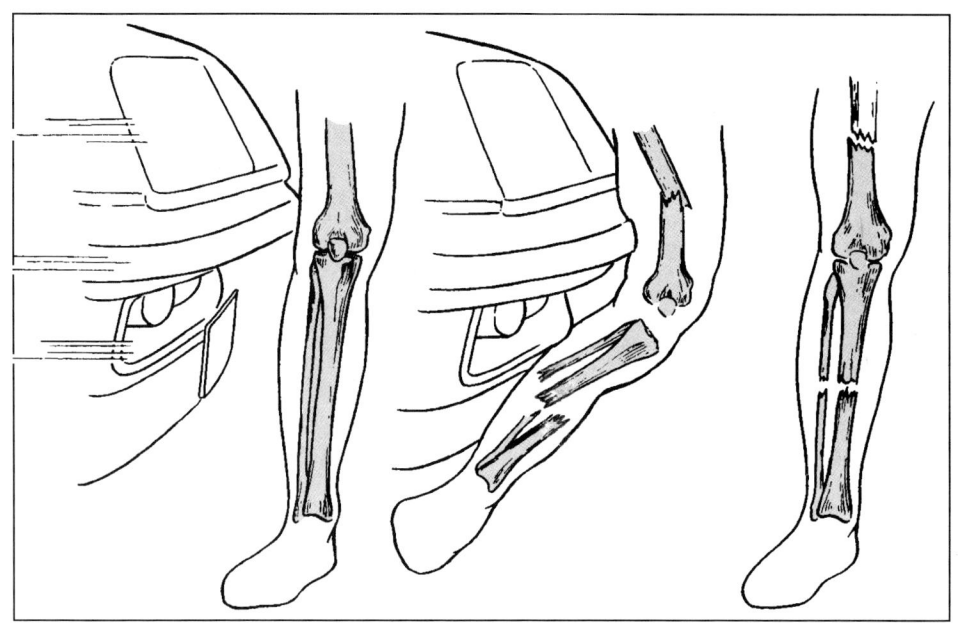

图 7.2 骨折块移位。撞击伤后软组织回缩,带动骨折块一起移位。想象一下在最大骨折移位时骨折块和软组织所处的状态

达医院的时候,软组织回弹至几乎正常的位置,影像检查并不能提示软组织被牵拉的程度。这并不是一个难以理解的概念,然而没有经验的创伤处置人员常仅根据放射线检查就来决定如何处置患者,这可能导致严重事故。

当患者坐在骨折诊室伤肢被隐藏于石膏管型时,即使骨折在急诊科得到恰当处理,软组织损伤仍可使那些已采用最恰当骨折处置方法,本可以达到的效果化为泡影,这一点很容易被忘记。如果 X 线检查看上去正常,可能会认为只需移除管型外固定就可使肢体重新恢复正常活动。但事实并非如此。

骨折治疗的三个阶段:
1. 处理开放伤口;
2. 关注骨折直到骨折愈合;
3. 活动关节,康复肢体。

因此,骨折的处理可分为三个阶段。早期处理要变污染伤口为清洁伤口。第二阶段将那些断裂组织连接起来,特别是骨。第三阶段包括分离那些本应分开但却粘连的组织,特别是肌肉和关节面。

即使骨质于 X 线平片上完美复位,但若肌肉不能活动关节也没有意义。另一方面,早期开始康复锻炼促使肌肉功能良好但骨折愈合不良,也是同样有害的。必须在两个互相矛盾的目标间谋求平衡。正确的处理方式是,只要安全准许就可以开始功能锻炼和积极的物理治疗。但选择恰当的时机需要丰富经验。

识别骨折

尽管骨折发生时容易识别,但众所周知漏诊骨折也极其容易,有时甚至是多次被漏诊。

如果具有下述前两个体征中任何一

骨折体征：
- 肢体骨折部位有异常动度
- 骨折断端摩擦音或研磨感
- 看到或摸到畸形
- 骨折周围有擦伤
- 骨折部位有压痛
- 肢体压痛或纵向叩击痛
- 功能受损
- 骨折部位肿胀

个，说明有骨折。但两断端嵌插的骨折则没有这些体征，无移位的骨折无畸形，淤肿在伤后数小时才出现，并且昏迷的患者不能说出疼痛或压痛。

下列骨折经常被漏诊(图7.3)：
1. 股骨颈部嵌插骨折；
2. 肋骨骨折；
3. 颅骨骨折，尤其是颅底骨折；
4. 颜面部骨折，尤其颧部骨折；
5. 桡骨小头骨折；
6. 骨痂出现前的疲劳骨折；
7. 舟状骨骨折；
8. 腕骨骨折脱位，尤其是月状骨；
9. 第七颈椎骨折；
10. 骨盆无移位骨折；
11. 齿状突骨折；
12. 跗跖关节骨折脱位；
13. 距骨骨折。

骨折自然病程

没有园丁草也可以生长，同样没有骨科医生骨也可以愈合。像园丁一样，骨科医生设法使其自然过程更容易，但如果环境不对，无论如何操作也不会愈合。

未处理骨折可以是以下几种结果中的任何一种。最好的是能在良好位置上完全愈合并有完美结果，但它们可以愈合得很慢(延迟愈合)，根本不能愈合(骨不连)，或在错误位置愈合(畸形愈合)(图7.4)。

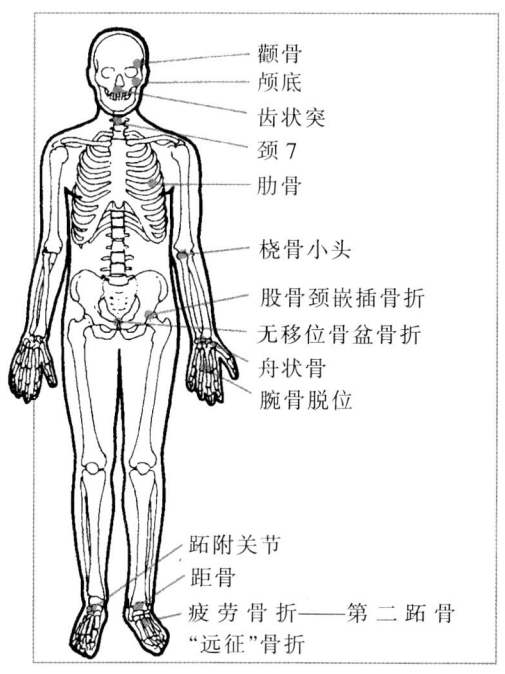

图7.3 最容易漏诊的骨折

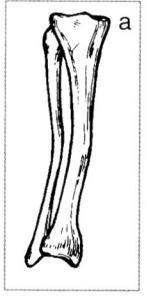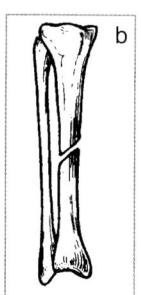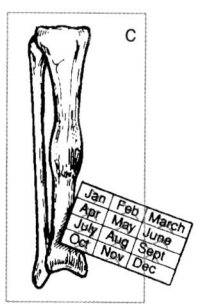

图7.4 (a)畸形愈合；(b)骨不连；(c)延期愈合

不存在可描述所有无治疗的骨折将如何表现的固定规则，但一般来说松质骨骨折可完全愈合，尽管有畸形愈合，但骨不连很少见。相反，长骨易发生骨不连，尤其是在广泛的软组织损伤导致骨断端血运很差时。

患者渴望知道骨折何时愈合是可以理解的,但医生通常不可能给出准确答案。不同骨之间变化很大,大多数骨愈合需八周,下肢骨时间翻倍,儿童时间减半。

> 一个非常粗略的骨折愈合指南：骨八周愈合,下肢翻倍,儿童减半。

骨折愈合

在46页叙述骨愈合,可解释骨折愈合的临床表现。骨折发生后骨断端即相互摩擦并产生摩擦音,这对患者来说十分痛苦。大约14 d后,纤维组织取代了骨断端间的血凝块,骨摩擦音消失,但骨折端仍可以活动。

大约在第四周时,骨折端被粘在一起且骨折端活动已经非常不明显。在接下来的两个月,骨会变硬但不一定有足够强度完成功能,尤其是下肢的负重骨。

在愈合的过程中,骨折周围的团块样组织变硬形成梭形骨痂。患者经常被隆起物所惊吓,认为得了肿瘤。患者须被明确这是骨折良好愈合的征象。骨痂永远也不能完全消失,但会随软组织肿胀消退而逐步变小,并重新塑形。

畸形愈合

畸形愈合是指骨已完全愈合,但位置不合适(图7.5)。这听起来是吓人但并非总是麻烦事。锁骨骨折几乎都有短缩或重叠愈合,不影响功能时完全可以接受,但粉碎骨折后肌群牵拉造成骨折块间发生分离错位时,畸形愈合的功能较差。

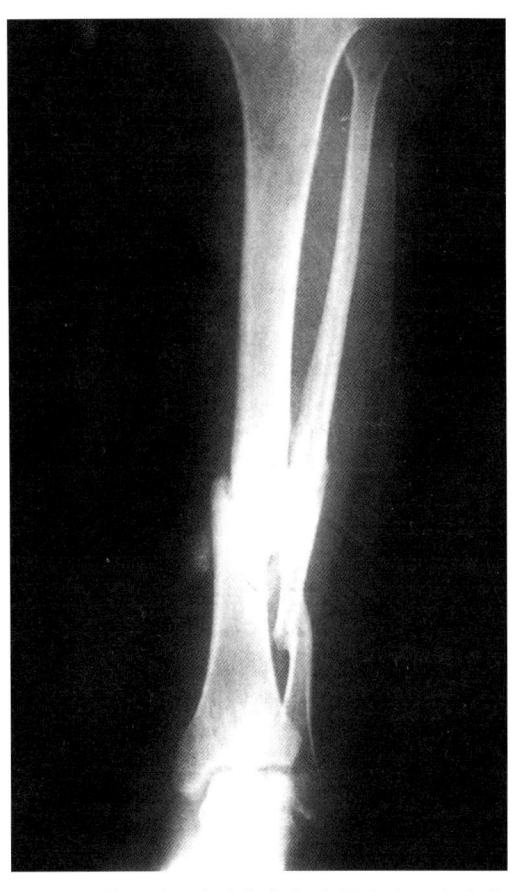

图7.5 骨不连,畸形愈合与交叉愈合。患者存在胫骨骨不连、腓骨畸形愈合以及胫腓骨交叉愈合

如果骨折手术固定预防畸形愈合的并发症低于畸形愈合的并发症,那么手术仍是值得的。反之,畸形愈合也许比让患者接受结局可疑的手术更好些。

交叉愈合：交叉愈合是畸形愈合的变异,指两相邻骨被一新骨连接。前臂交叉愈合阻碍其旋前和旋后功能。

骨不连

如果愈合过程失败,则骨断端不能连接并且保持分离状态。这在负重骨则是很严重的问题,但在其他部位导致的残疾可能要轻一些,比如掌骨骨折。

有两种类型的骨不连：肥大型和萎缩型。

肥大型骨不连的特征，是在骨折断端周围大量产生袖套状增生骨，使它看上去有点像大象脚（图7.6a）。此类骨折虽努力尝试愈合但没有成效，经过重新对线、制动后多可以愈合。可用坚强内固定或髓内及髓外固定防止活动。

萎缩型骨不连显示骨断端变圆（图7.6b），有时骨断端变尖如铅笔那样，并且髓腔可能也闭合。这表明骨断端血供很差。

有些患者会有假关节形成（图7.7）。如果没有成骨发生迹象，须通过移植新鲜松质骨或骨髓的治疗来启动成骨过程。

延迟愈合

骨折延迟愈合是指其愈合时间比正常骨愈合的时间长，但最后仍可以愈合。区分延迟愈合与骨不连非常重要，延迟愈合在适当加强固定后会随着时间愈合。而骨不连时则可能需要手术介入才能愈合。有时区分这两种类型十分困难，除非有明确的骨不连征象，如骨折端髓

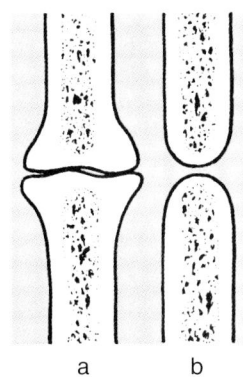

图7.6 骨不连导致骨形态的改变：(a) 断端肥大；(b) 断端萎缩

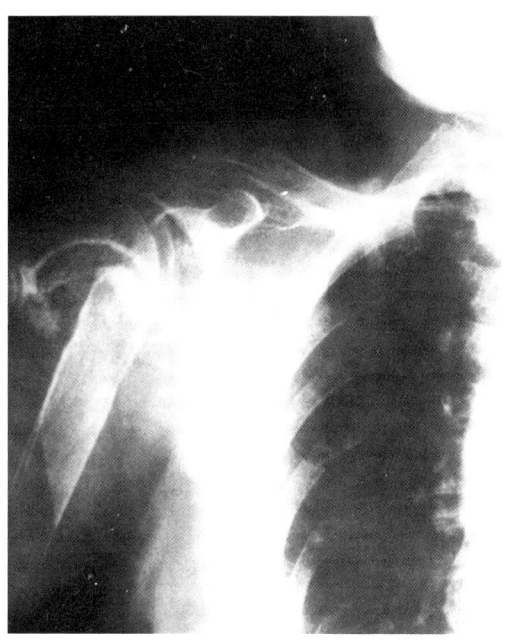

图7.7 肱骨外科颈骨折后骨不连。骨折处形成假关节

腔闭锁，或是比较两张放射线照片的改善情况，诊断依赖于将骨折愈合的概率与同一条件下骨折正常愈合的几率进行对比的基础上。

骨折分类

单纯骨折和复合骨折

骨折有很多种分类方法，但以过去老军医那种分类方法最为简单实用，他们将所有骨折分为单纯骨折和复合骨折。

复合骨折有软组织损伤和开放伤口，均立即截肢；而简单骨折皮肤覆盖完整，并不需要如此。此种悲壮的激进治疗方法的根源在于感染，尤其是破伤风。没有抗生素或没有正确处理感染伤口的方法，伤口已污染的患者往往最终死亡，截肢往往是更可靠的选择。

现在已能治疗潜在感染的骨折，紧

急截肢方法已成为历史，但厌氧菌感染仍然和过去一样致命。任何污染伤口下的骨折都将按照旧时"复合骨折"看待，并积极治疗。

开放和闭合

现在治疗"复合骨折"已很有效，以至于这个名词已不再适用。除此之外，皮肤完整的骨折的治疗可能远非"简单"，"复合骨折"一词容易，和复杂骨折、粉碎骨折或者多发骨折混淆。"单纯"和"复合"的概念，现已被"闭合"和"开放"所取代，但"复合"一词有时被用来描述皮肤是如何被损伤的（图7.8）。骨折后被内部骨片穿透皮肤时，这种骨折称为"自内而外的开放骨折"，以区别真正开放骨折，并强调其潜在危险性。

形态

骨折也可根据骨折片形态进行分类，此分类对决定治疗方案有所帮助（图7.9）。

横行骨折：是直接暴力或单纯成角应力作用于骨的结果。横行骨折断端形态使其比其他断端匹配程度差的骨折更容易保持力线。

斜形或螺旋形骨折：大多骨折是由沿骨长轴扭转暴力造成的，而不是会引起横行骨折的侧方暴力。当脚卡在兔子洞时的腿部急剧扭转往往引发胫骨的螺旋形骨折，而放射线提示为斜形的骨折线。实际上，斜形骨折非常少见，几乎都是放射线检查造成的一种人为假象。

相比横行骨折的平整断端，螺旋形骨折端之间更难以平衡，通常极不稳定。尖锐骨折断端可能损伤血管、神经或皮肤，本身也可破裂成为三角形碎片，即

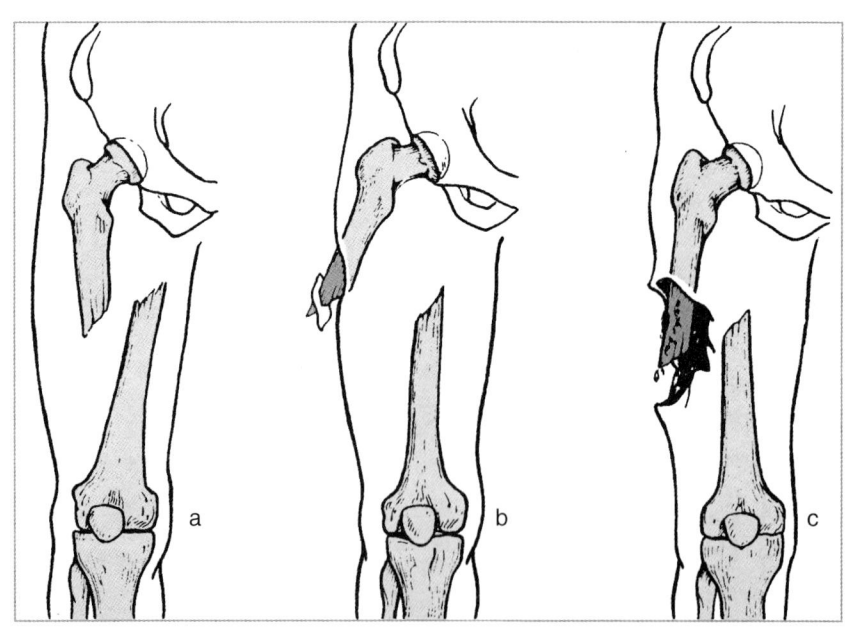

图7.8 开放性与闭合性骨折：(a) 闭合性骨折；(b) 由内向外的开放性骨折；(c) 开放性骨折受到污染

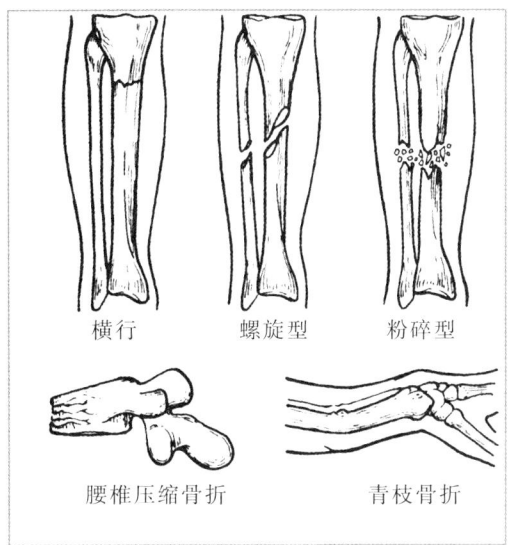

图 7.9 骨折的模式

"蝶形"碎片。

粉碎骨折：粉碎骨折是指骨折端碎片多于两片，粉碎意味着完全解剖复位非常困难或不可能。粉碎骨折通常由直接外伤引起。

压缩骨折：骨折时若松质骨被压扁或压缩，则会因没有骨片可用于复位而出现难题。当显露骨折端将骨折处皮质骨复位后，患部会残留一个巨大空腔，只能通过骨移植填充缺损或者外固定架支撑空腔侧壁。

压缩骨折常见于腰椎、胫骨平台和跟骨等处。

青枝骨折：青枝被折断时，折弯处不完全断裂，一侧"皮质"褶皱而其余部分完整。若暴力很大，一侧可断裂而另一侧保持完好。这样的青枝折断在被伸直后会轻度回弹，但不能维持于正确位置。

儿童长骨骨折常是青枝骨折。皮质骨部分首先褶皱弯曲，产生"褶皱"骨折。如果暴力持续，紧张状态下的皮质骨将会折断（图7.10）。由于骨的弹性作用，此种青枝骨折若想完全复位，只能将骨完全折断或者使用三点压迫应力。幸运的是，儿童骨折有良好塑形能力，多能恢复正常解剖结构，因此大多数青枝骨折的畸形是可以接受的。

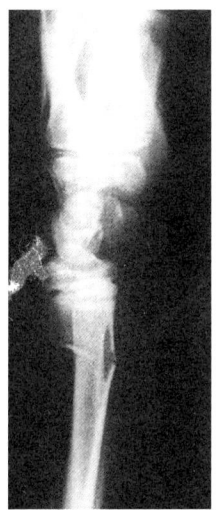 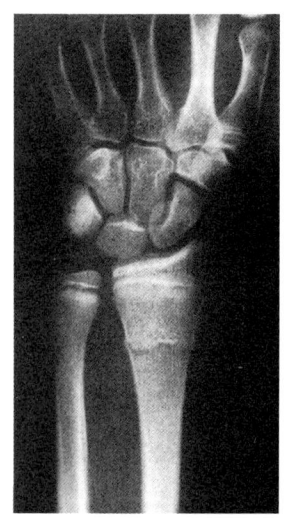

图 7.10　桡骨青枝骨折，背侧皮质出现皱曲，前侧皮质出现裂缝

骨折的机制

骨折有数种成因（图7.11）。

直接暴力

骨折可由直接暴力造成，多种模式如图所示（图7.11）。膝前部的剧烈撞击可致髌骨粉碎骨折，许多小碎片由软组织连在一起，就像一个在包装内破碎了的糖果，而交通事故所致的胫骨粉碎骨折碎片常常会严重移位。

间接暴力

更多的骨折是由间接暴力引起的，而非直接暴力。在此类创伤中，扭转暴力较为常见，并没有暴力直接作用于骨折处。尽管骨折片可以从体内穿透皮肤，即

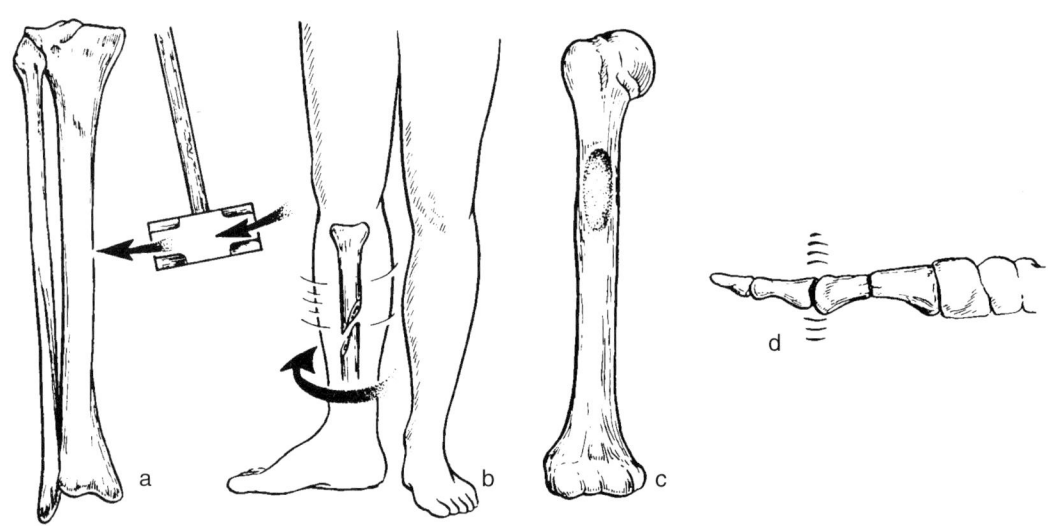

图 7.11 骨折成因:(a) 直接暴力;(b) 间接暴力;(c) 肿瘤引起的病理性骨折;(d) 疲劳性骨折

"内部复合骨折",但扭转暴力导致的开放骨折较为少见。

病理性骨折

病理骨折发生于骨质异常薄弱处。肿瘤、囊肿和骨质疏松骨是病理骨折的好发部位(图 7.12)。

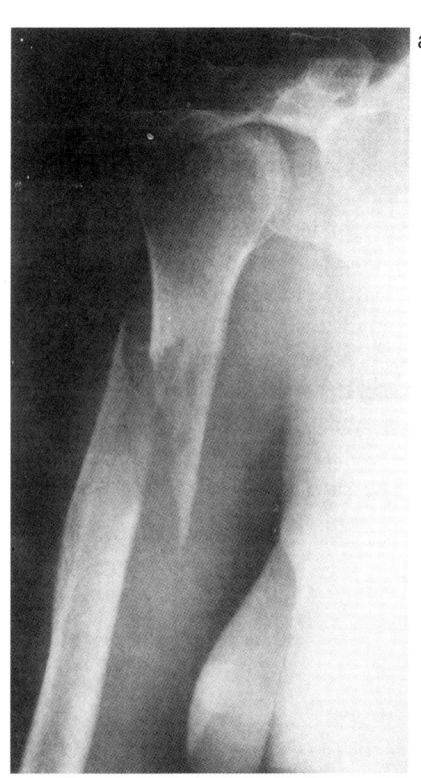
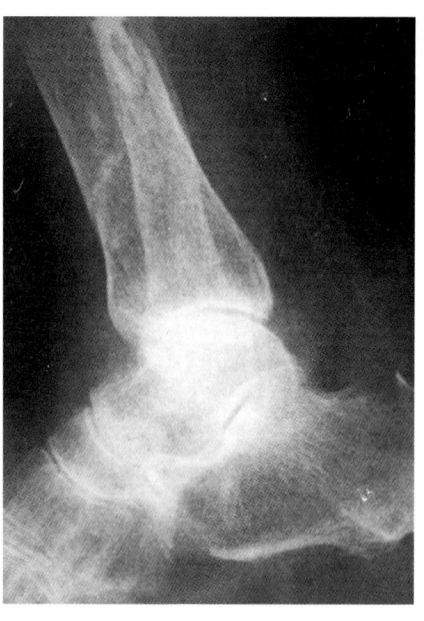

图 7.12 病理性骨折:(a) 肱骨转移瘤所致;(b) 胫骨骨质疏松所致

疲劳骨折

反复性微小弯曲应力能使任何材料断裂(图 7.13),包括骨。最常见例子是长距离行走所致青年第二跖骨骨折。这种经典骨折易见于军队新兵长途行军训练后,在英语中常被称为"行军骨折",在法语中则是"迷彩骨折"。胫骨疲劳骨折常见于长跑运动员和跨栏运动员,脊椎峡部疲劳骨折常见于板球快投手和标枪运动员。

其他

无移位骨折

无移位骨折的骨折端几乎处于解剖位置,因此不需要手法复位(图 7.14)。

嵌插骨折

如果松质骨沿长轴压缩,两骨折断端将被牢固、紧密地嵌插在一起,除非两个骨折端被牵开,骨折通常稳定。在放射线照片上,与正常情况下的放射片上透亮的骨折线相反,骨折压缩区域骨密度

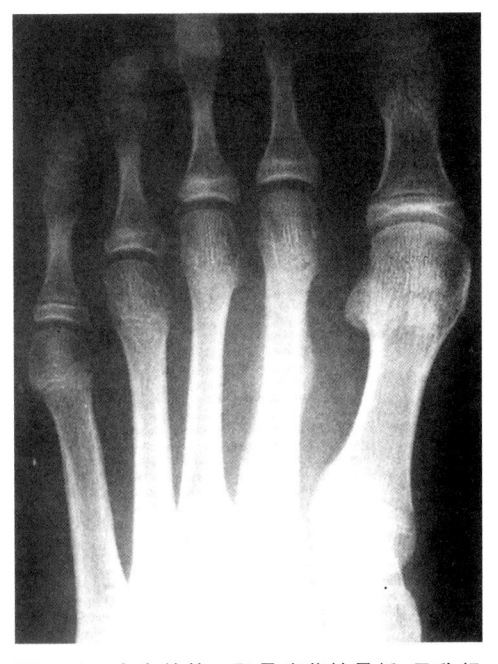

图 7.13 愈合的第二跖骨疲劳性骨折,又称行军骨折

反而增高,容易被漏诊。偶然情况下,嵌插骨折会在几天后分开,形成令人头痛的畸形并带来一定麻烦,此时须给患者做小心认真地解释。

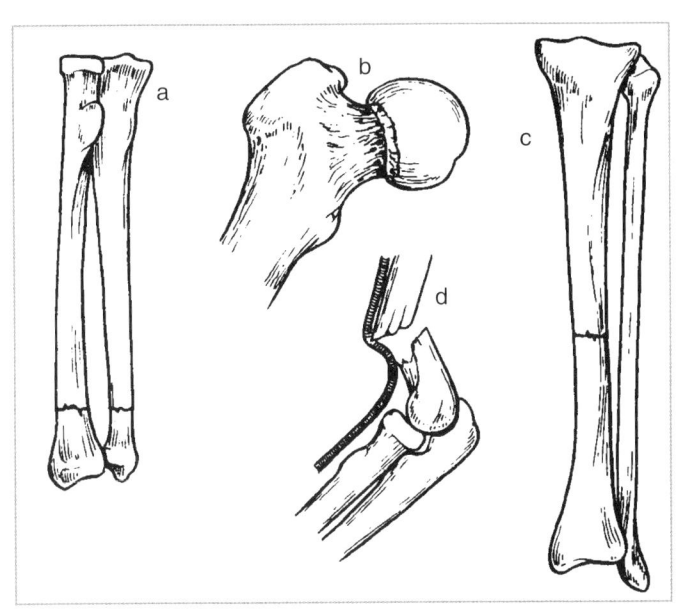

图 7.14 描述骨折的词汇:(a)未发生移位;(b)插嵌骨折;(c)稳定性骨折;(d)骨折并发症

节段性骨折

节段性骨折是指长骨两处骨折产生大块游离骨，与其他骨质都不连续。若不使用内固定则很难固定此游离骨段。

稳定性骨折

稳定骨折是指骨折断端的位置不容易发生移动。稳定骨折通常没有移位，但有些移位的骨折端也可以是稳定的。

复杂骨折

复杂骨折是指骨折时有合并症出现，比如感染或血管损伤。这个词很少用，但必须与复合骨折和粉碎骨折相区别。

多发性骨折

多发骨折指几处独立骨折发生在同一个患者身上。它不能与复合骨折和粉碎骨折混淆。

骨骺损伤

如果生长期骨骺损伤形成跨骨折的骨桥，阻碍了一侧骨的生长发育，则可能日后引起严重畸形。

下列是由 Harris 和 Salter 描述的五种损伤的类型(图7.15)：

1. 骨骺线骨折。
2. 骨骺分离，且骨干侧有三角形骨片连于骨骺(图7.16)。
3. 骨骺骨折，部分骨骺和骨干相连。
4. 骨折线经过骺板和骨干。
5. 骨骺的压缩性损伤(图7.17)。这种损伤不论在临床上还是放射线片上都很难识别，常导致后期生长停滞或延缓。

学生常难于对所见骨折放射片进行精确描述。如前所述，有许多常用术语并且容易混淆。你可设想一下向电话另一端的某个人描述放射线图片的情况，电话那边的人对图片的了解显然不如去直接阅片，因此当你面对着一个骨折或者骨的时候，你会发现你必须有套方法去进行精确的描述。

一个有效的方法分以下几点：

1. 这是一张X线平片……(描述是哪个患者的哪块骨)；
2. 有……(横形/斜形/螺旋形/旋转/节段性/青枝等骨折的类型)；
3. 位于骨的……部位(如胫骨中段)。

然后你再描述骨折移位的程度或骨折远端的成角的度数。

仅通过阅片并不能确定骨折是开放

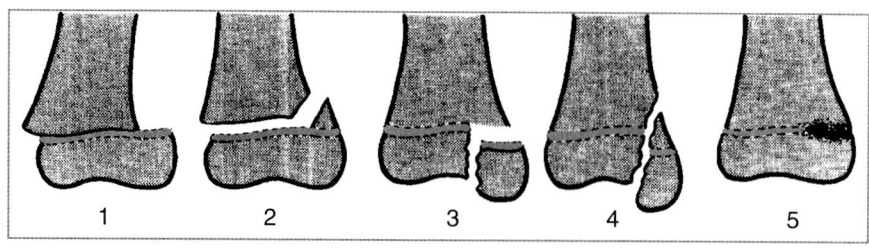

图7.15 骨骺损伤的Harris-Salter分类：(1) 骺端滑动；(2) 骺板骨折带有骨干三角形撕脱；(3) 骺端破裂延及骺板；(4) 骺端与骨干同时断裂，骨折线穿越骺板；(5) 骺板缺失

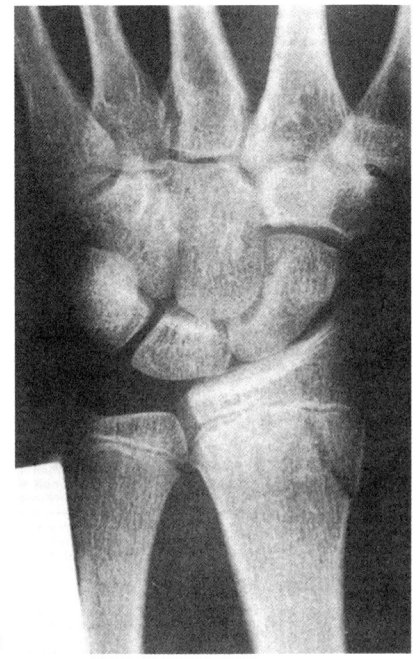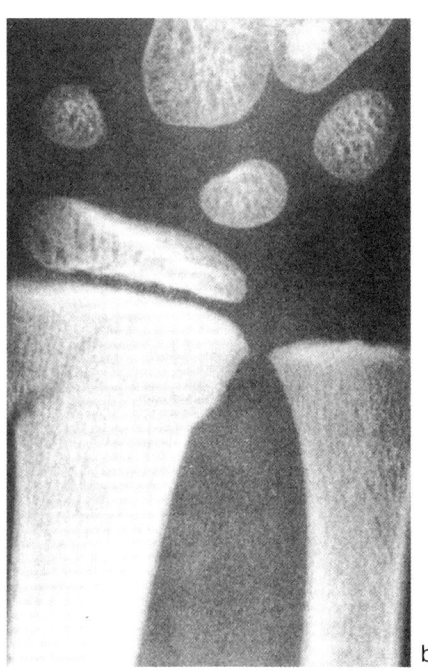

图 7.16　Harris–Salter II 型骨折：(a) 桡骨骨骺下端骨折；(b) 轻微变异的青枝骨折，皮质完整，略有皱曲

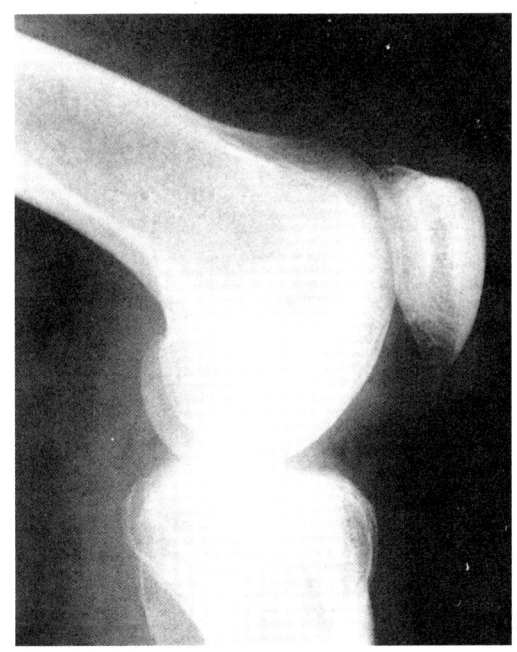

图 7.17　创伤后胫骨上端骨骺前部生长停滞

的还是闭合的，但这在详细查体时是不难明确的。

并　发　症

骨折和软组织损伤的并发症可有两种分类方法：

1. 即时——数小时内发生；
   早期——数周内发生；
   晚期——数月和数年后发生。
2. 局部的；
   全身的。

即时并发症

- 出血
- 动脉损伤
- 周围软组织损伤

出血

骨是血管化结构,因此骨折后会出血。一部分失血来自骨本身,另一部分失血由于骨尖端损伤周围肌肉、血管所致,并且软组织内可大量失血(表7.1)。

表7.1 各部位损伤引起的出血量(单位/升)

1~3单位 (0.5~1.5)升	2~4单位 (1~2.5)升	3~5单位 (1.5~3)升
胫骨	股骨	骨盆
踝	膝	髋部
肘	肩	
前臂	肱骨	

正常的血容量大约是5L或8个单位,若多于1/3血容量从循环中丧失,将导致严重后果。据此,如果不采取紧急措施,双股骨骨折或骨盆骨折患者可能会出现低血容量性休克或失血性休克。在没有一滴血离开身体的情况下,一个患者也很有可能因骨折而流血致死。

动脉损伤

外伤时最常见的动脉损伤有:
- 颅骨颞顶部骨折时的脑膜中动脉
- 儿童肱骨髁上骨折时的肱动脉
- 膝部骨折和脱位时的腘动脉
- 第4、5胸椎骨折时的主动脉
- 股动脉伤仅出现于股骨骨折时

周围组织结构损伤

内脏:软组织损伤也会造成多种内脏并发症,难以全面罗列。只能靠细致认真的工作态度来发现或避免潜在的并发症。

邻近组织结构损伤也可引发严重问题:
- 肋骨骨折—穿破肺组织—气胸
- 胸骨骨折—主动脉破裂—大出血
- 肋骨骨折—肝脏破裂—大出血
- 颈部骨折—截瘫伴有膈神经麻痹(C_3、C_4、C_5)—窒息
- 颅骨骨折—脑损伤
- 面部或下颌骨骨折—气道梗阻—窒息

早期并发症

- 伤口感染
- 脂肪栓塞
- 休克肺
- 肺部感染
- 弥散性血管内凝血
- 全身性疾病的加重
- 间室综合征

伤口感染

开放性骨折的伤口感染可能导致败血症,厌氧菌感染可致破伤风或气性坏疽。

脂肪栓塞

脂肪栓塞是较少见的并发症,它会引发肺功能不全导致的缺氧状态。脂肪栓塞综合征似乎与损伤严重性不成比例。一个简单的有轻微移位的胫骨骨折也可导致患者死亡。尸检后会发现,肺泡内充满脂肪小球。

原因:两种机制被提出。最显然的机

制是来自骨折部位的脂肪滴的直接栓塞,但这种解释过于简单。另一种解释是血液循环中的甘油三酯分裂成甘油和脂肪,形成小的循环脂肪微球。无论什么原因引起的,脂肪栓塞综合征造成的缺氧是一个严重问题,并且暂时无有效预防措施。

临床特征如下:

1. 患者表现缺氧症状,包括情绪改变,嗜睡,最后意识丧失。
2. 呼吸急促。
3. 皮肤淤点。

检查显示:

1. 动脉血氧分压降低。
2. 胸片显示斑片状实变(图7.18)。
3. 血小板计数降低。
4. 血清脂肪酶升高。
5. 尿中可出现脂肪球。

治疗:一旦确诊,吸氧是最重要的治疗措施并需要辅助通气。全身和气管内应用激素较为有用。

休克肺

休克肺也称湿肺或成人呼吸窘迫综合征,可能继发于少量的液体过剩,而且任何肺部损伤、误吸或是输血过多均可使休克肺症状加重。外伤后的水肿和电解质潴留也可促成成人呼吸窘迫综合征。

治疗主要是吸氧和换气。不要输入过多的晶体溶液!

肺部感染

肺部感染对于老年患者或休克肺患者是致命的(图7.19)。早期活动和胸部理疗是最好的预防措施。

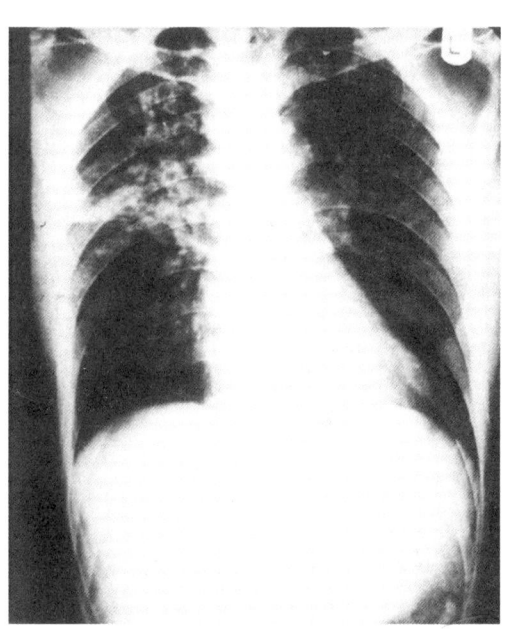

图 7.19　右肺上叶吸入性肺炎

弥散性血管内凝血

弥散性血管内凝血(DIC)可继发于任何损伤,是由于凝血机制紊乱所致。治疗过程中需血液科医生帮助,可能需要新鲜冷冻血浆、血小板或者肝素。

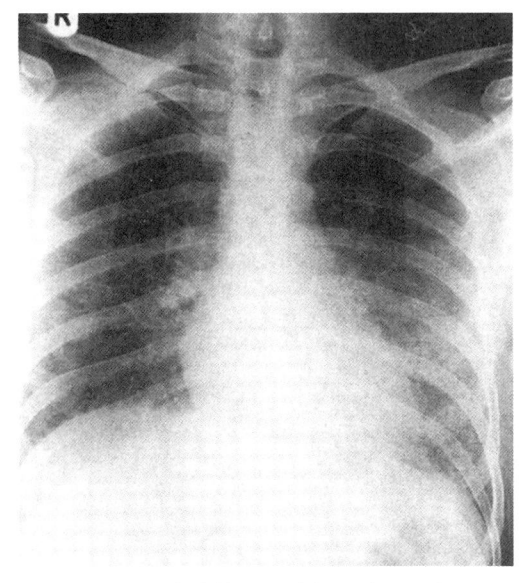

图 7.18　脂肪栓塞时肺部斑片样实变

患者原有全身性疾病加重

糖尿病、肺部疾病、冠状动脉功能不全和任何其他以前存在的问题都可能因骨折而加重。

骨筋膜间室综合征

详见相关章节。

感染

上世纪骨科教科书上认为，闭合骨折感染可能由菌血症引起，患者常死于败血症。值得庆幸的是，这类并发症在现代很少见。

晚期并发症

- 畸形
- 邻近或远隔部位关节的骨关节炎
- 无菌性坏死
- 创伤性软骨软化
- 交感神经反射性营养不良

晚期并发症包括延迟愈合，不愈合和畸形愈合。

畸形

畸形愈合所致的畸形可能需要晚期矫正。大于5°的畸形可引发骨折上下邻近关节的退行性骨性关节炎改变。因此除非骨折确定有再塑形可能，否则处理骨折时成角畸形是不能接受的，这一点十分重要。9岁以下患者生长板附近的畸形，若与关节运动轴线一致，可经过一年到两年时间重新塑形到较满意位置，而大于此年龄的患者或者其他平面畸形则不能。

畸形可通过截骨内固定或者使用外固定和骨延长器械矫正成角畸形。肢体延长术也被用于矫正骨缺损所致短缩畸形。

在大块骨缺损或确定骨不连时，新骨可通过骨缺损部位并与骨折远端愈合(骨转运)。这种技术使用一种环形外固定架，通过牵引健康骨组织，可使正常骨穿过缺损区，随后与骨折远端愈合。对于成角畸形，用环形外固定架缓慢矫正成角，可同时在三个平面上纠正肢体的力线。传统单臂外固定架置于骨的一侧，仅能在两个平面上纠正旋转畸形。

邻近关节的骨性关节炎

骨折的同时伴有关节面破坏的关节比完整关节更容易发生骨关节炎，这是由于粗糙的关节面在异常机械力线上活动时磨损造成的，而不是骨折直接损伤造成的。

远隔部位关节的骨关节炎

骨性关节炎并非仅仅在关节面遭到破坏时才会形成，关节面没有破坏也可形成骨性关节炎(图7.20)。如果胫骨有畸形愈合会使膝关节和踝关节过度负重，这样会引起关节的早期退行性变。同样的机械损伤也可发生在远隔部位的关节。如果患者骨折后下肢变短，他(她)走路时身体会向一边倾斜，并依赖脊柱弯曲来进行代偿。这将会引起骨折对侧的脊柱关节突小关节过度磨损，接下来就会发生退行性骨关节炎。

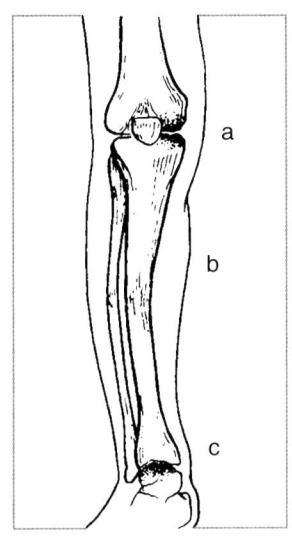

图 7.20 畸形愈合的并发症:(a) 膝关节骨性关节炎;(b) 骨折处畸形;(c) 踝关节骨性关节炎

无菌性坏死(缺血性坏死)

如果骨折使骨血供中断,受累骨则会坏死并塌陷,关节被破坏,关节逐步疼痛和僵硬。

一般骨无菌性坏死的形成需 2 年,但有时 8 年才发现,即使超过这个时间也不能完全排除。如果损伤涉及法律诉讼则这点非常重要。若一个患者受伤后 12 个月时功能良好并被确诊完全康复,并在此基础获取了索赔,倘若他过 12 个月后出现无菌性骨坏死,他将非常失望。

- 股骨头——股骨颈骨折后。
- 手舟状骨——舟状骨近端,因舟状骨血供常通过远端进入。
- 距骨头——因距骨头血液供应需穿过跗骨窦和距骨颈部。如果距骨颈部骨折,其体部会发生无菌性坏死。

骨无菌性坏死常出现大部分血供来自髓腔而不是周围软组织或骨膜的骨。三处骨特别容易发病(图 7.21)。

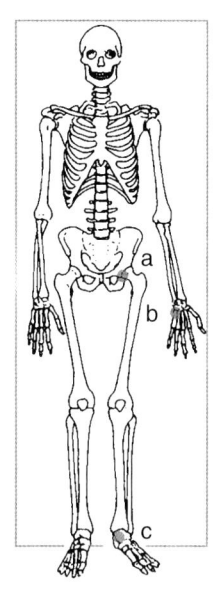

图 7.21 无菌性坏死的易发部位:(a) 股骨头;(b) 手舟状骨;(c) 距骨

放射线照片上显示受累骨的密度比周围骨的密度高,有三方面原因。

- 骨塌陷——钙化组织被挤压在一个缩小区域。
- 失用性骨质疏松——因为没有血供,钙不能从坏死骨中转移出来,但周围骨组织会发生失用性骨质疏松并且脱钙。这将使有生命的骨组织在放射线照片上显示为低密度。
- 钙沉积——像其他坏死组织或者异物一样,细胞外液钙盐会沉积于死骨上。

创伤性软骨软化

撞击后关节软骨可能受损,但骨未受损。关节软骨软化并且最终分解。患者当感到疼痛并且闻及捻发音时，他可能已经发展了两年时间。该病一经形成,创伤性软骨软化很可能发展成骨关节炎。髌骨损伤是引起创伤性软骨软化的最常见原因。

交感神经反射性营养不良

交感神经反射性营养不良是一种类似灼性神经痛的少见情况。它累及骨组织并可继发于任何损伤,尤其是骨折。临床症状是皮肤感觉发冷,青紫或颜色改变,且肢体明显压痛。患者不能正常活动肢体,重症患者皮肤薄而发亮。放射线照片显示斑片状骨质疏松(图7.22)。

交感神经反射性营养不良的发病机制不清楚,但可能由于感知温度的感觉纤维将温度的变化曲解为一种疼痛刺激。这种情况在腕部称为 Sudeck 萎缩或痛性肌营养不良。

关 节 损 伤

关节损伤发生时的三个类型（图7.23）：
1. 半脱位（不全脱位）
2. 脱位
3. 骨折脱位

半脱位

关节半脱位或是关节面仅部分接触,很少需要积极治疗。当关节周围组织痊愈后,关节通常也能恢复正常的稳定性。若再出现关节不稳症状,则需要干预以稳定关节。

脱位

相对关节半脱位,完全脱位（关节面间没有接触）必须积极处理。关节必须被复位和固定,直到周围软组织痊愈。有些关节,比如膝关节,可能需要切开复位。

并发症：脱位后可能会再发生习惯性脱位、无菌性坏死、长期失稳,关节面损伤时有可能形成骨性关节病。

骨折脱位

关节周围骨折伴有脱位常比单纯关节脱位愈合得更好,因为骨愈合比韧带

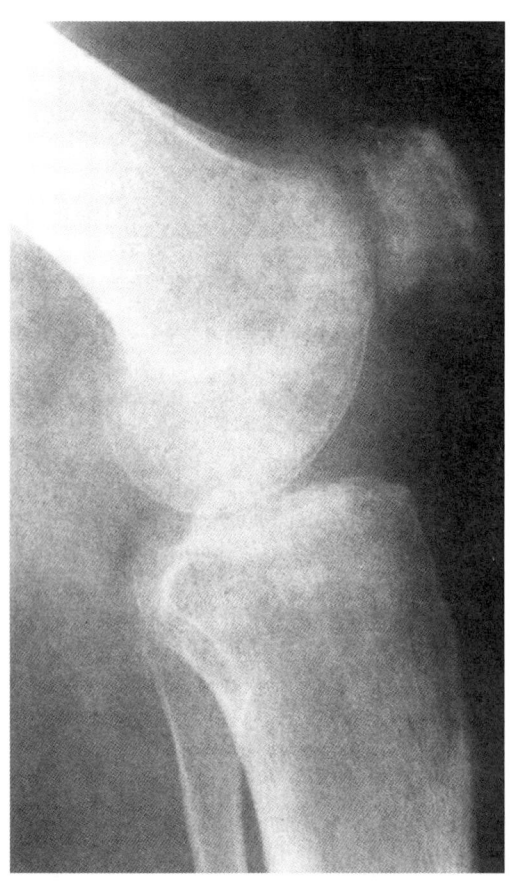

图7.22 膝关节交感神经反射性营养不良。注意髌骨与股骨髁的斑片状疏松骨

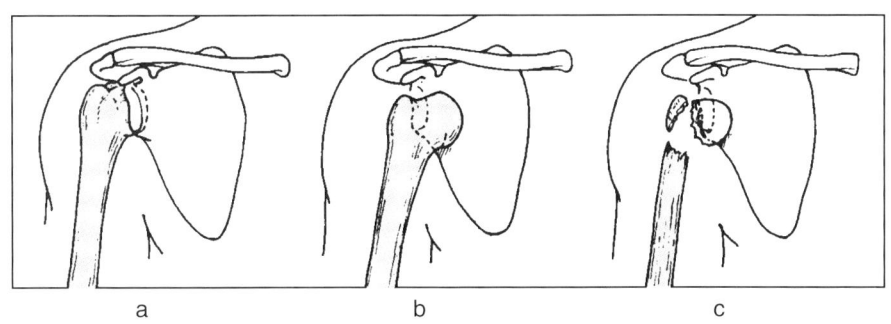

图 7.23 关节损伤的类型：(a) 半脱位；(b) 脱位；(c) 骨折脱位

愈合更好，但其早期处理更为困难。关节内可能被碎骨片填塞，或因骨连续性丧失变得极不稳定。

治疗常涉及碎骨片的固定，相应的处理在适当章节叙述。

韧带损伤

韧带损伤被分为三级(图 7.24)：
1. 拉伤 可维持其稳定性
2. 部分断裂 有部分稳定性丧失，但部分纤维仍保持完整
3. 完全断裂 稳定性和韧带连续性都丧失

拉伤

拉伤或劳损，是韧带或关节囊的部分撕裂伤，关节稳定性未受到破坏。撕裂部位有压痛，可能有擦伤以及类似无移位骨折时体征。

拉伤主要是对症治疗，但必须避免受力直到完全康复。

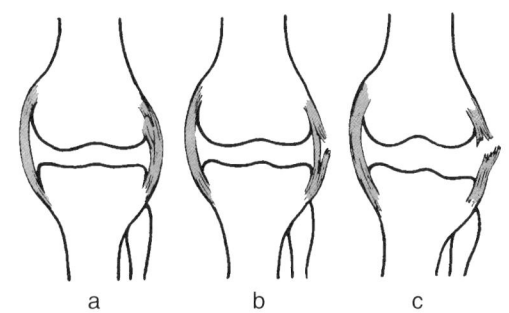

图 7.24 韧带损伤分级：(a) 拉伤；(b) 部分撕裂；(c) 完全破裂

部分断裂

如果确定不完全断裂，韧带部分断裂可能仅需要保守治疗。管型固定 6 周是必须的，并需要给予足够的休息和镇痛药物，复发较为常见。

完全断裂

断裂韧带不能被完全治愈，因为被修复部位有瘢痕组织形成，即使它们被精确修补，也永远不能像原先那么强韧。虽然经常采用手术修补，但保守治疗可能同样有效。

软组织损伤

血管

血管损伤有四种方式(图 7.25):
1. 离断
2. 牵拉
3. 痉挛
4. 挤压

完全离断

血管可能被尖锐金属物或骨尖端完全切断,这种血管损伤相对少见。

牵拉

如果骨折后形变暴力持续存在,会使血管及其他软组织发生牵拉损伤。这种情况可引起血管内膜损伤,可并发血管内凝血,常发生在靠近肘和膝处。

痉挛

血管痉挛可继发于血管内膜损伤,在儿童肱骨髁上骨折时尤为常见。动脉灌注罂粟碱可解除痉挛,但血管内膜损伤也必须同时进行治疗。

挤压

直接暴力可致血管内膜损伤,有时血管会破裂,在严重损伤时血管可完全断裂。

神经

神经功能麻痹、轴索断裂和神经断裂是大家都知道的。现实工作中很少将神经损伤这么明确的分类。

像血管一样,神经可因切伤、牵拉或挤压而损伤,但大多情况下是三者的复合伤。

当神经被一片玻璃或是金属整齐切断时,伤后应立即尝试精细的手术修补是神经愈合的关键问题。常见周围神经

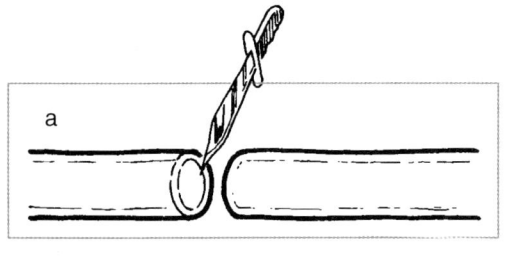 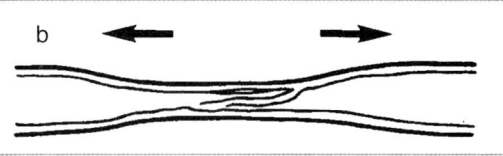
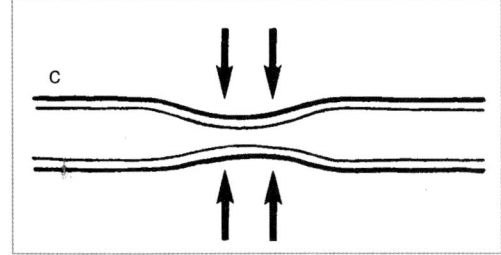 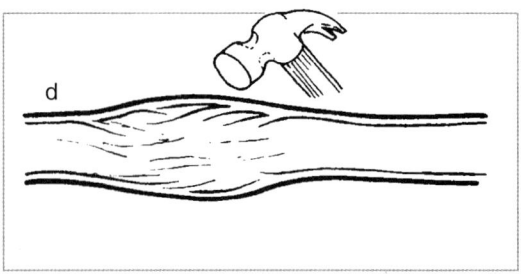

图 7.25 血管损伤类型:(a) 完全离断;(b) 拉伸伴内膜狭窄;(c) 痉挛;(d) 管壁软组织受损

神经损伤：

- 神经麻痹——由外界压力引起的短暂性功能缺失，可早期恢复
- 轴索断裂——更严重的压迫所致功能缺失，但没有丧失神经连续性。可在数周或数月后恢复
- 神经断裂——神经离断，丧失连续性，除非修复否则永远不能恢复

损伤的部位详见图 3.24。

缺血

缺血也可损害神经功能，如整个肢体出现感觉的逐渐丧失提示可能是缺血所致。骨筋膜间室综合征或直接压迫是最常见的原因。

肌肉

肌肉损伤有四种方式：

1. 挤压
2. 撕裂
3. 缺血
4. 异位骨化

挤压

直接暴力所致肌肉挤压伤由纤维组织修复，它将会使肌肉萎缩，并限制关节的活动。

撕裂

肌肉被横形断裂时难以缝合，缝线常无法阻止肌肉断端回缩。肌肉周围筋膜可以修复，但有引发骨筋膜室综合征的危险，因此这样做并不明智。

缺血

肌肉有很多血管，其血供尤为关键。在骨筋膜室综合征或石膏管型过紧时，缺血肌肉会被纤维组织取代，并收缩牵拉邻近关节到一个反常位置。这在骨折的处理时是一个现实难题。

异位骨化

骨折时的血肿骨化通常是局限在骨周围，在此处骨化用处很大。然而，有时骨化却可以发生在肌腹血肿中，此处骨化则会限制关节活动（图 7.26）。异位骨化有时会被逐渐吸收，但若不能吸收，则可能严重限制关节活动。异位骨化可以反复形成，因此把它从肌腹中切除少有帮助。

异位骨化也可远离肌肉，而在关节

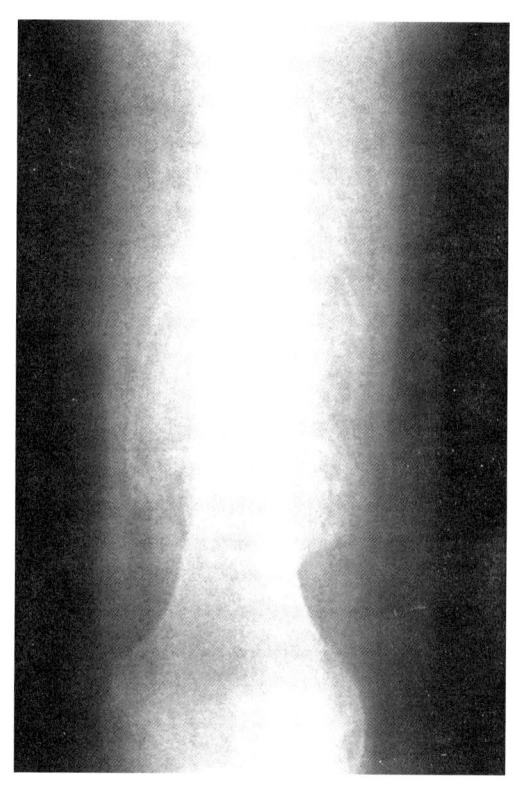

图 7.26 骨折后肌肉内异位骨化

周围形成(图 7.27)。在肱骨下端可以形成大的鹿角状的异化骨,呈毛刺状紧紧包绕在血管和神经周围。这些碎骨可被清除,并部分恢复关节功能,但该手术在技术上难度很高。

这些异位骨化必须与进行性骨化性肌炎相区别,进行性骨化性肌炎是一种原因不明的疾病,它可使许多肌肉都形成骨化,在麻痹肢体的关节周围可以看到骨化形成。

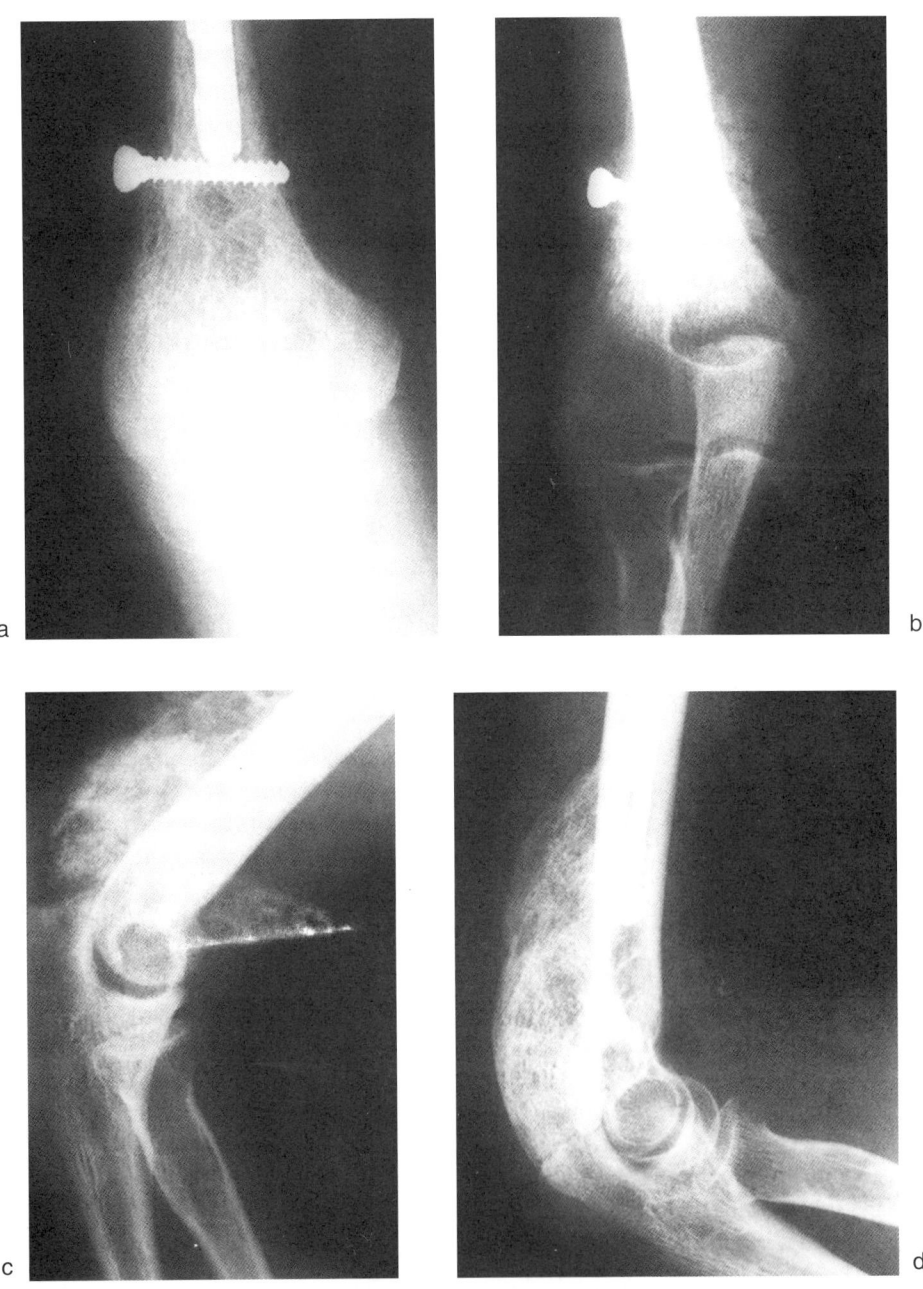

图 7.27 (a) 肱骨下段骨折内固定术后;(b) 同一骨折 8 周后;(c) 骨折 12 周;(d) 骨折后 1 年

皮肤

皮肤损伤方式有以下几种：
直接创伤
牵拉
脱套
术中破坏

直接创伤

如果肢体遭受导致骨折的强烈外伤，碰撞点的皮肤一定会被损伤。所幸直接外伤所致皮肤损伤的面积通常较小，但因位于骨折附近，使得闭合伤口有时较为困难。

牵拉

像其他软组织一样，皮肤在碰撞当时也会被牵拉，损伤皮肤可能失活，但多数情况下牵拉只引起皮肤短暂缺血，导致"骨折水疱"。

骨折水疱在伤后48h内出现，因其可能是潜在感染源，会使骨折内固定手术复杂化。

脱套

如果外伤发生时肢体被坚实持握和剧烈牵拉，皮肤可能被剥脱很长距离，甚至可能是整个小腿或前臂（图7.28）。这些损伤称为"脱套"伤，该皮肤皮下剥脱不能像手套那样简单回复，从而引发问题。这种类型脱套伤在胫腓骨骨折时较为常见。

处理：皮肤脱套伤能导致皮肤坏死，应作游离皮片移植。如果移植皮肤没有存活，皮肤覆盖问题最好由整形科医生处理。

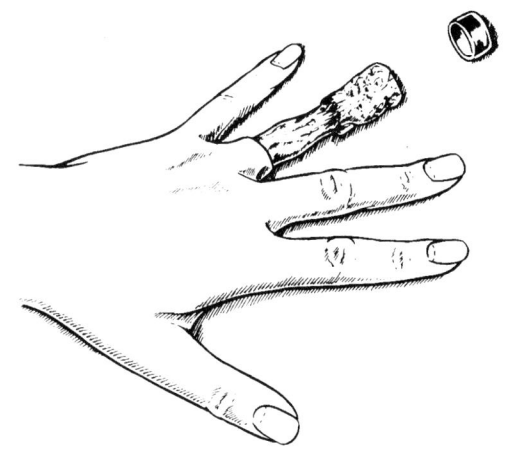

图7.28 手指脱套伤

手术：伤后存活皮肤在手术时会重新受到损伤，尤其是在不必要的广泛与深层组织剥离或者缝合张力过大时。

如果皮肤不容易对合，应减张缝合，通过延期缝合关闭伤口。

内脏

软组织器官，如肝、脾、心、肺和脑，都可能受损于直接创伤。这种可能性绝不能被忽略。内脏损伤的方式很多，难以一一分类。

骨筋膜间室综合征

任何组织损伤后都会肿胀，并且必须有一定的膨胀空间。若没有膨胀空间，组织就会缺血。

肢体或指头被挤压后会出现类似问题。例如手指被卡在两滑轮间时，手指被挤压伤、皮肤撕裂（图7.29）。如果皮肤被缝合得过密，软组织就会坏死。最好敞开伤口并抬高患肢，以促进肿胀更快消退。

随着致密筋膜间室内的压力不断上升，可能会影响静脉回流，并最终阻塞动

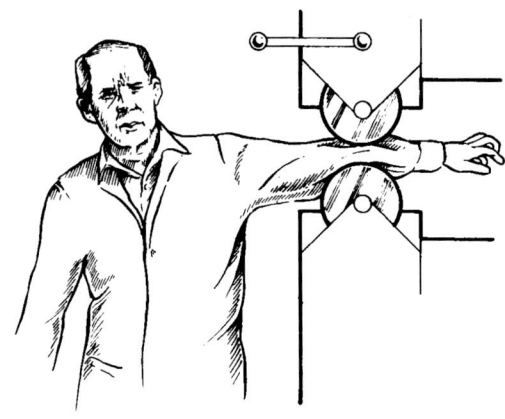

图 7.29 滚轮伤。滚轮间压力可引起手臂广泛软组织损伤而不发生骨折

脉灌注。这种肌肉和神经的灌注改变会导致细胞死亡,这种情况下肌肉只能纤维化愈合。这种纤维愈合会影响肌肉收缩。

临床特征

> **肢体缺血症状和体征:**
> - 疼痛,比预期剧烈。
> - 肢体皮肤苍白,通常是斑片状。
> - 肢体发凉。
> - 脉搏缺失。
> - 活动时极其疼痛,尤其被动伸展肢体时。

处理

必须切开筋膜间室和皮肤以允许肌肉肿胀,敞开伤口直到肿胀消退。伤口直接缝合或行皮肤移植覆盖。不同部位的骨筋膜间室综合征处理方法于专门章节中描述。

病例报告

以下这三个病例说明对肢体存在潜在威胁的这种情况的处理方法。

患者 A

一位 23 岁的摩托车司机在一次道路交通事故中侧方受力,造成左胫腓骨中段横行骨折,没有其他部位的损伤,被急救车送到交通事故急诊中心。

急诊室工作人员检查后记录有小腿的肿胀,临床检查和放射学检查都证实有明显的骨折。因为骨折相对为闭合性,故其腿部用反斜位跨膝关节的石膏固定后收住骨科,并在那里过夜,没有做进一步的监测和观察。次日晨护理人员发现该患者需要大剂量的麻醉性镇痛剂,并且由于剧烈的疼痛和不适而辗转反侧。

临床检查发现被动伸展踇屈肌时患者有明显疼痛,并发现在踇趾和第二趾之间的皮肤感觉迟钝。急性筋膜间室综合征的临床诊断成立。患者立即送进手术室行广泛的前外侧筋膜切开术。手术中证实有前外侧筋膜间室内肌肉坏死,必须切除。胫骨随后也被固定,但不幸的是这位摩托车司机失去了胫前大部分肌肉,导致其将来脚的背屈功能障碍。

患者 B

一位 55 岁的男性患者跌伤后,左胫骨前侧受了相对较小的创伤。他胫前上段的疼痛和不适明显加剧,尽管应用镇痛药物也不能缓解。

他就诊于交通事故急救中心,在那

里因小腿疼痛、肿胀而随后收入院。这时体格检查明确显示，他曾因心脏异常而服用华法林，但监测发现其凝血酶原国际标准化比率（INR）明显增高。

临床检查发现其前外侧肌肉非常肿胀并且被动屈踝时有显著疼痛和不适。他被密切监测循环功能，并检查了末梢神经功能，证实可触及脉搏搏动，神经功能正常。

由于肿胀没有消除，患者停用抗凝血功能的华法林。这个过程持续大约3d，在此期间患者一直有显著的疼痛和功能障碍。决定行筋膜切开术，术中证实有因大量出血而导致的肌肉坏死，大量肌肉被切除，造成踝关节背屈无力，并有大片皮肤瘢痕形成，这需要以后到整形外科矫正。

患者C

一位30岁的棒球运动员发生了右小腿下段的扭伤，被诊断为右胫骨中段1/3螺旋形骨折而收住骨科。

因为考虑到筋膜间室内压力，其一入院就安装了筋膜间室压力监测器并证实有压力增高。在这个阶段，他的末梢血灌注和感觉都正常。决定立即实施手术，用非扩髓髓内钉固定骨折并做广泛的筋膜切开术。

手术过程中发现肌肉稍有"灰暗"的表现但有活性。这位患者得到很好的康复，尽管他不得不接受筋膜切开切口关闭的二次手术。

教训

筋膜间室综合征对患者来说是毁灭性的。医护人员对此应高度重视。这种综合征并不总是并发于高能损伤，有些患者可能受很小的创伤，但其有引起筋膜间室内的压力增高的因素（如出血）也可引发筋膜间室综合征。

早期发现，并适当采用筋膜切开术可缓解筋膜间室内压力，避免肌肉坏死及其所致的长期功能障碍。

刘建敏　译
孟国林　段春光　校

第 8 章　重大事故和紧急救治

多发性损伤紧急处理

处理多发性损伤有一套条理化和规范化方案。最引人注意的损伤很少是最危险的，那些隐匿的损伤往往会使患者致命。如果遵循下列的"ABC"常规程序，首先处理有生命危险的情况，将会使漏诊最小化。

应急措施：
A——气道
B——出血
C——循环

检查气道

气道梗阻可引起快速死亡，必须首先处理。气道完全梗阻很容易发现，但部分梗阻时因缺氧进行性加重，直到氧分压降低到临界水平并丧失意识前，都不易引起注意。所以一定要检查气道。

气道阻塞可能由血液、呕吐物、断掉的牙齿或义齿、颈部或喉周软组织损伤肿胀、或是颜面部骨折所致(图 8.1)。复苏的第一步就是要检查口腔和咽喉部是否通畅(图 8.2)。

即使气道通畅，呼吸衰竭也可由胸部损伤引起，比如气胸或连枷胸。疼痛也

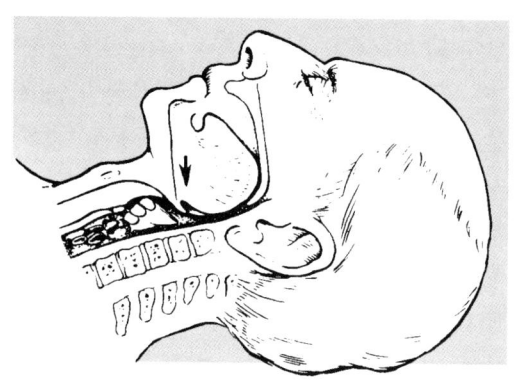

图 8.1　气道阻塞。舌头、破损的义齿、血液、呕吐物及破损的颚部都可能阻塞气道

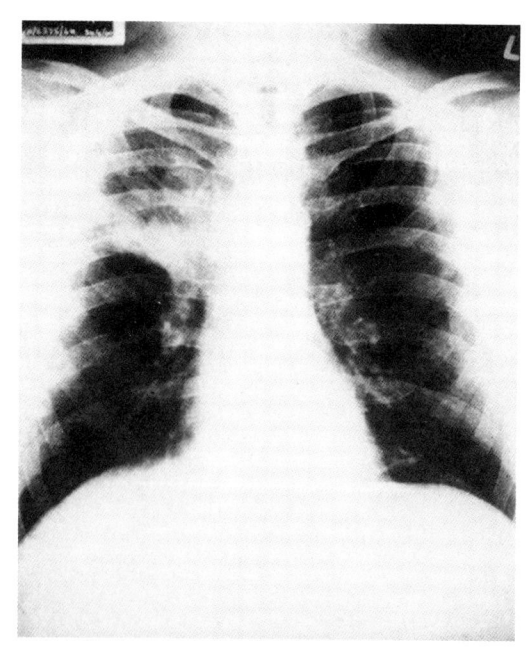

图 8.2　昏迷患者吸入异物后引起右肺上叶实变

可抑制呼吸并致呼吸衰竭，可能继发于 C_3 以上颈椎骨折的膈神经(C_3、C_4、C_5)

伤。这种并发症较为严重,以至于很少有患者能被送到医院。常规检查胸廓活动和呼吸频率。

建立气道时可能需要气管内插管、经鼻气管内插管、甚至气管切开。

止血

最好用拇指或拳加压出血点止血,止血带也可在需要时控制肢体出血。无论什么时候应用止血带,都必须注意记录使用时间,在有效控制失血后要放松止血带以防止坏疽,一般每小时放松1次。

如果肢体是静脉出血,抬高出血部位至心脏水平面以上,能止血并改善血压。

补充血容量

气道建立和控制出血后,应立即建立大口径静脉通路。因血管萎陷、深度休克或血容量不足者静脉通路的建立较为困难。如果不能扎入前臂常用静脉,可试用头静脉或颈外静脉。如果这些都不能进入,则要静脉切开。踝部大隐静脉较为方便,较恒定发现于内踝尖端上约3cm、胫骨前内侧缘后1/3处(图8.3)。

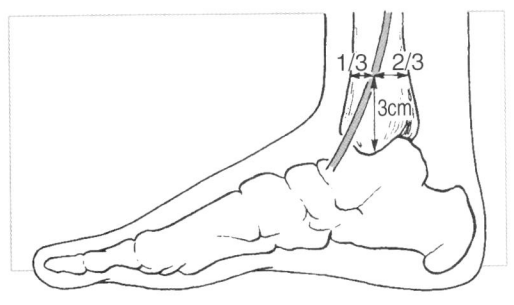

图8.3 大隐静脉切开处。于内踝上3cm,胫骨前1/3与后2/3交界处切开

在一个组织严密的急诊科,需要有足够的人员立即进行上述所有操作。当除去患者衣服时,如有肢体骨折可能,最好剪掉衣服而不要脱。

一支熟练的复苏团队能在患者进入复苏室数分钟内,即可迅速建立气道,止血,去除患者的衣服并且建立静脉通道。

监护和完善检查

当这些步骤完成后,复苏团队已控制了局势,可处理那些不太紧急的问题。

当应急措施完成时:
1. 开始制表
2. 系统检查患者
3. 记录心电图
4. 建立中心静脉压检测
5. 再次检查患者
6. 通知适当的专科医生
7. 损伤分级

制表

一有可能就要建立一个脉搏、血压、呼吸频率和神经体征等的记录,神经体征包括意识水平和瞳孔大小。

全面检查

全面检查患者以发现伤口,包括背部。如果有任何脊柱损伤可能,直到有放射线照片前,患者应"滚原木"样整体搬动,可将骨折移位危险性减到最小。颈椎在任何时候都要保护。

如果不尽早做全面检查,很容易漏诊损伤。这不仅令人难堪,还会受到谴责,医生虽然挽救了患者的生命,但却会发现患者可能因手指畸形愈合而丧失劳动力，而该手指原本只需要几次弹性胶布处理就可获得完美结果。

测量伤口。擦伤和裂伤应被检查、测量且记录。尤其应注意观察腹部的皮肤，擦伤或衣服的印迹意味着腹部曾受过暴力打击，有腹部内出血可疑。也要观察安全带的擦伤情况(图8.4)。

要检查身上的每一块骨。这不会花费太长时间。包括颅骨和锁骨的浅表骨能用手指感觉到，肋骨和骨盆用"挤压"试验检查，长骨用应力试验检查。手指足趾可做纵向应力检查。在可疑部位做放射线检查。

记录心电图

若未连接心电图电极片应予以连接，并在监视器上显示心电图。

中心静脉压检测通路

如果有严重的血容量不足，应建立中心静脉压检测通路。中心静脉压正常是 $4\sim8cmH_2O$ 并应维持在此水平。在某些医疗中心，恢复血容量时首选肺毛细血管楔压监测。

再次的检查患者

为确定病情没有恶化，应再次检查患者。肺挫伤呼吸衰竭和腹内出血低血压可能在这个阶段被首次明确。

其他专科医生

如果一些损伤需要专科诊治，应通知相关专科医生。颌面外科医生、胸外科医生、神经外科医生、眼外科医生、整形科医生或者治疗腹部伤的普外医生都可能需要。

进一步生命支持(ATLS)

进一步生命支持教程现在已提供于紧急救治的所有人员。该教程讲授国际认可的高水平有效技术。

这些教程建议初次检查和再次检查。初次检查时要注意气道、呼吸和循环，同时确保脊柱没有受到损伤等。再

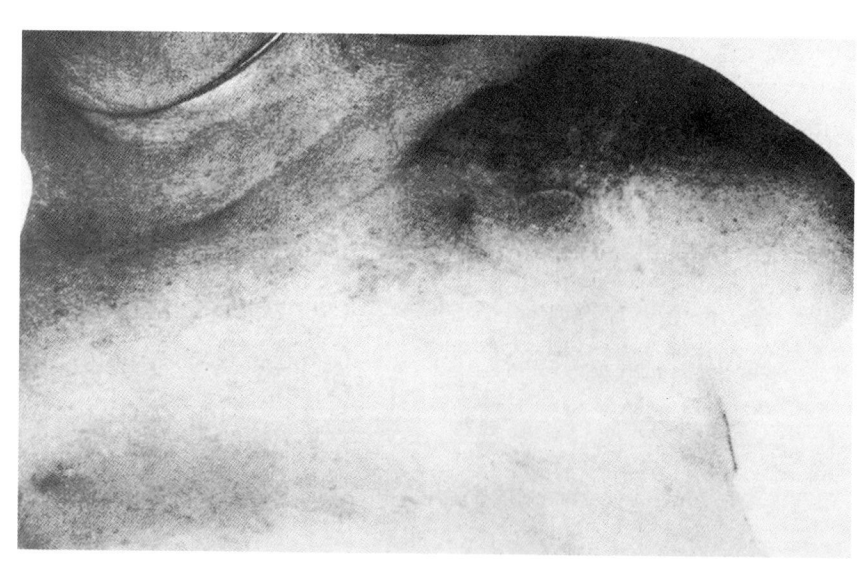

图 8.4 安全带造成的擦伤

次检查涉及全身各部分,即全面、系统的检查。

分级

严重损伤的分级有数种系统,能给出评分用于判断预后。计算这些评分并记录。

现场急救

医生,尤其是医科学生,有一种不顾现实地竭力于事故现场进行抢救的倾向。事实上,很少有事故受害者需要紧急抢救,即便需要抢救,也需要救护车和急诊室里才有的仪器进行辅助。

如果你是到达事故现场的第一个人且没有帮助,采取以下步骤。

检查气道

检查患者气道,若有阻塞清除它。

摸脉搏

如果摸不到桡动脉脉搏,应摸颈动脉。

恢复体位

如果患者意识丧失,应将其置于恢复体位。若有任何脊柱损伤可能,应予以特殊注意。任何时候都要保护颈椎。

阻断迎面过来的交通

首先阻断迎面的交通,防止其碰撞发事车辆或患者,并向交警和急救部门求助。

处理患者

做好上述步骤后,可以花更多时间在患者身上。用可获得的最清洁物品覆盖暴露骨,止血并安慰患者。

除非患者被火烧或已开始明确治疗,如复位骨折,不要试图将困在车里的患者拖出来。确认急救人员就在路上,等待救护车并给救护人员清楚描述事故。

当患者被抬进救护车后,第一急救者的任务就此结束。陪伴患者到医院既不必须也不合时宜。急救组人员在处理道路交通事故方面经验丰富,并且非常熟悉自己的装备和工作流程。他们不需要陌生者的帮助,不管其多有才能。

被困患者

如果交通事故受害者被困陷于车内,在救护服务人员到达前不要动他。因发事车辆的门通常被挤死,接近患者会有困难。仅当车辆有燃烧危险时,才值得将肢体或是脊柱骨折的患者从破裂的窗户中拖出。救援人员应戴厚手套,以保护自己的手不被破裂的玻璃片或撕裂的金属划破。

如果发动机舱已被撞得后移,患者的大腿可能已骨折,并被汽车方向盘卡住。营救工作必须有装备可切断车窗立柱,移除汽车顶篷,以容易接近患者(图8.5)。患者可由背后支撑物保护,后直接抬入救护车,若有需要可先气管插管和建立静脉输液通路(图8.6)。

医疗救护组

在许多乡村,全科医生参与事故救援,可协助救护组成员。全科医生的车上装有无线电话可与急救中心联系,拥有专

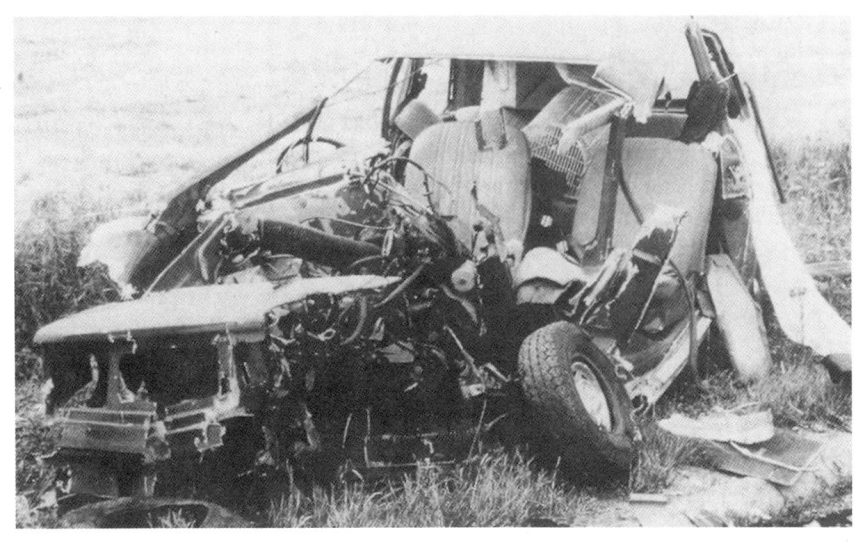

图 8.5 道路交通事故造成的车辆毁坏

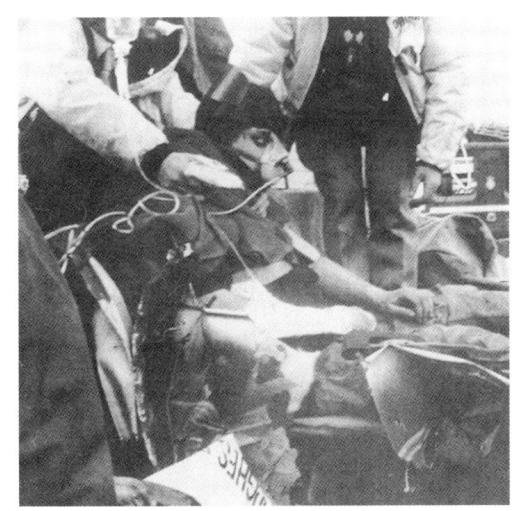

图 8.6 紧急救援。一个困在车内的患者已在吸氧并已建立起静脉通道。为了救出患者,救援人员卸掉了车顶

用器械,在救护车到达前可给患者气管插管或建立静脉输液通路,可提供麻醉药品使患者在车祸搬运中不觉得疼痛。

重大事故和灾难

重大灾难可能要广泛动员多种急救机构(消防、警察、救护),重大事故动用医院和急诊科的资源。并非所有较大灾难都是重大事故。例如洪水后撤离群众可能不会有一个患者。

重大事故程序

所有急诊部门都有处理较大事故的应变计划,并实施常规演练。因多发伤的成功救治取决于良好计划和严密实施。

重大事故处理程序的确切细节在不同地区有所不同,但典型如下。

定点医院

通常最早知道重大事故发生的人是警察。他们制定事故处理常规,将伤病员送往选定的医院,又称定点医院。尽管不同地区标准不同,15 个或更多的需入院治疗患者常足以启动重大事故处理预案。

重大事故的处理预案不能由政府的相关人员制定。

通知医院

医院应被通知，并由医院总机接线员启动该应急预案，这几乎涉及医院的每一个部门。病例工作人员、搬运人员、停尸房人员、保卫人员、管理人员和护理人员都要各司其职，医务人员仅是该团队的一部分。

个人职责

每一位可能参与突发事故处理的医务工作人员都有一张工作卡片，上面写明他们的工作职责，一旦被征召就根据此职责开展工作(图8.7)。

具体职责如下：

主管医生：总有一个医生负责协调医疗服务，通常是急诊科顾问医生。

内、外科顾问医生：将去事先约定病房，组织一定数量的病床(可能是20张)，诊治某定号码的患者，运送可搬动患者。

医务人员重大事故工作指导

1. 接到重大事故消息时，向上级事故处置机构汇报，并依据专业选择适当的工作卡片。
2. 如果工作卡片用完，听从协调指挥人员安排工作。
3. 如果你不是值班人员，尽快通知值班相关人员并等待安排工作。

确保电话线路畅通！

时刻随身携带本卡片！

图8.7 为参加重大事故救援人员制定的行动卡(剑桥卫生局授权使用)

急诊科负责医师及资深骨科医生：接管急诊科，负责分派工作人员到其他部门。此后，由资深医生具体负责。为避免命令混乱和矛盾，资深医师穿着颜色鲜艳的短袖衫或戴一个有色帽子来进行识别。

手术室工作人员：所有被通知的护士和手术室辅助人员应去手术室待命。

病案部门：所有伤者都要给一个急诊科记录编号并有一套病案记录。通过识别受伤患者佩戴的腕带可以得到特殊病例记录。在某些地区，受伤患者的记录是由警察完成的。

医务人员：所有有关的医务人员必须立即为突发事故服务，并且服从资深医生的指导。他们通常被给予一个适合他们等级的工作卡片。

医科学生：在处理重大事故期间很少短缺医务人员，未受过训练的医科学生可能是真正的麻烦，他们仅能做些简单准备工作，如跑腿去试验室送标本或帮助搬运患者。

医院的组织

当患者到达医院，首先被医务人员评估，并按下列三种情况分类(图8.8)：

1. 需要立即积极处理；
2. 受伤轻微或根本没伤；
3. 不适合任何上述一类，受伤严重但不需紧急处理。

"分类后送"伤员分类方法由拿破仑战争时期的外科医生设计。尽管比较古老，但仍是处理大量伤员的最佳方法，并最好由资深外科医生执行。

事故现场组织

事故处理主任：事故现场情况由事

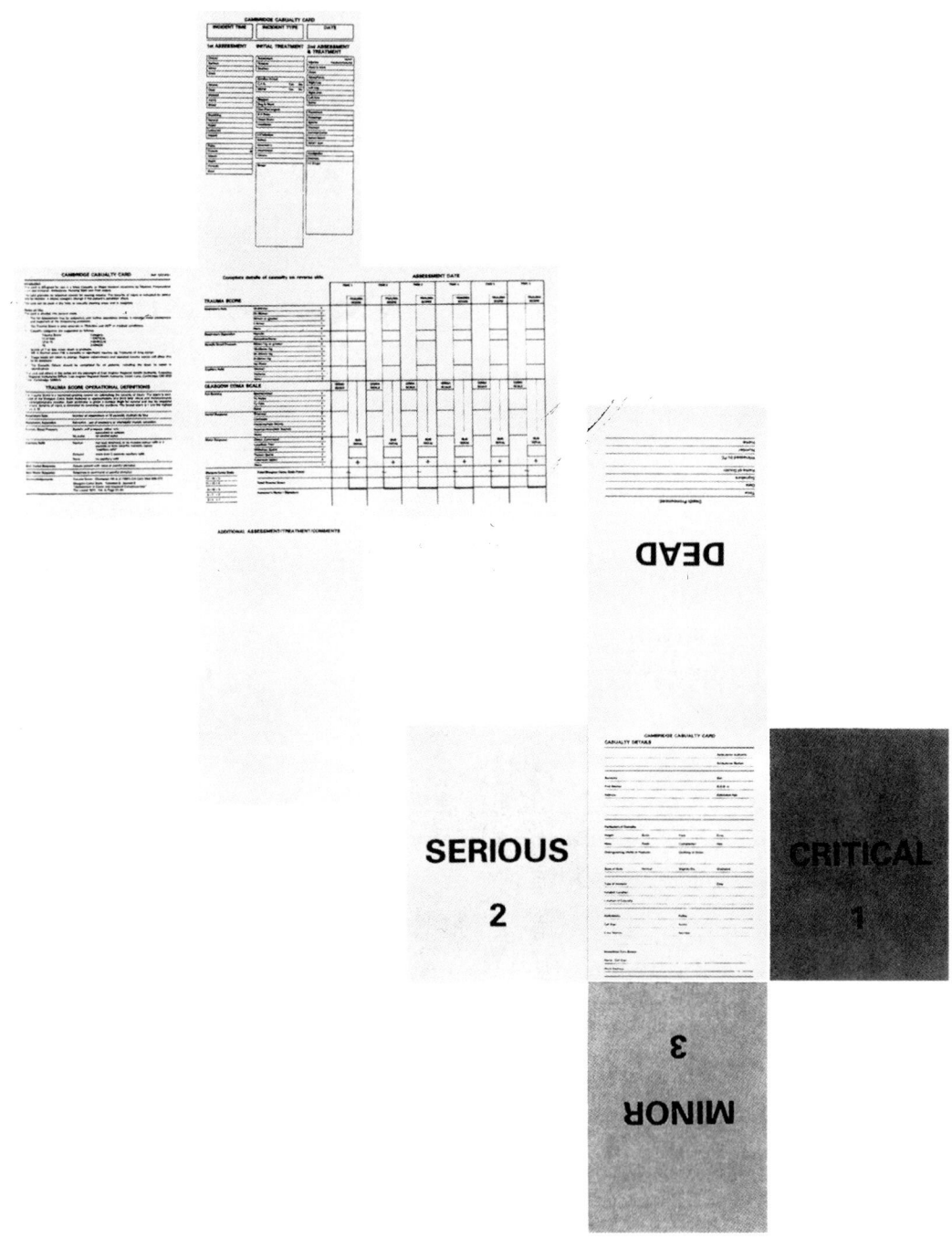

图 8.8 剑桥伤员状况卡。卡片的一面记录伤员的病历,其他各面用醒目的颜色标注伤员状态,并可通过折叠选择不同状态。填写完毕后经塑封随伤员运送(Carl Wallin 顾问公司授权使用)

故处理主任直接指导，通常由在场的资深警官担任，在火灾事故时是资深消防警官。消防、公安和急救等每一在场机构都应有自己的事故控制办公室。

应急医疗官员：只要有伤亡人员出现，事故控制办公室都会要求应急医疗官员到现场。只要有可能，紧急救援部门的急诊顾问或事故救援机构的全科医生因不必在定点医院工作，是最常见的选择。应急医疗官员负责评估患者、准备转院工作、进行必要的现场治疗。应急医疗官员并不负责组织救援，该任务由事故控制办公室负责。

在有些情况下，应急医务官会要求派遣一个机动外科手术小组去事故现场。这个机动外科手术小组包括急诊科相关护士和其他携带设备的工作人员。

一线和二线医院

定点医院难以处理的过多伤员的情况较为罕见，但重大事故处理预案都要求在遇到伤员超过一定数目时，需指定二线或备用医院（通常30名）。在指定医院配额已满前，患者不会被送往二线医院。若配额已满，所有后续患者都将被送往二线医院，若备用医院也满员，则在必要时送往三线医院。

因定点医院大多先接受容易接近和搬动的患者，送往二线医院患者通常比送往定点医院者受伤更严重。

战伤外科学

尽管仅有少数外科医生会直接处理战伤，但因外科军医的大部分工作是在没有现代医院资源的情况下，处理健康男青年的污染软组织伤口，所以，使所有疗伤人员都了解基本治疗原则将非常重要。

常规战争环境下伤口经常被土壤污染，延误会引发感染，尤其是厌氧菌感染。一旦感染，所有这类伤口将具潜在致命性，这也正是旧时军医治疗开放性骨折须立即截肢的原因。

现代运输使治疗延误减少到最少，可避免这些问题。战伤时通常由伤者战友最先处理，然后被附近卫生员处理，再被送到几英里外称为"战地医院"的简易医院。如果伤势严重，患者将被撤到后方医院。在患者接触到拥有精良手术室的专科医生前，仍会耽搁相当长的时间。

在城市战争中情况完全不同。理想条件下，患者在受伤后1h内就可接受专科医生检查。无论患者多快接受治疗，但处理枪伤的主要方式仍是广泛切除和延期缝合。

刘建敏　译
孟国林　段春光　校

第 9 章 骨创伤处置方法

骨 折

骨折处理的原则：
1. 骨折复位；
2. 骨折端足够长度的固定以促进骨折愈合；
3. 软组织和关节康复。

复位固定方法：
1. 牵引；
2. 外夹板/支具；
3. 外固定；
4. 内固定。

有些骨折发现时并没有移位，因此不需要复位。而另一些骨折为保持正常位置则需要复位。

牵引

就像在一串珠子两端牵拉可使其变直一样，牵拉骨折肢体可使骨被牵拉到一条直线上。除非有骨对抗肌肉两端的力量，否则任何断肢都会由于肌肉收缩而变短，因此牵引必须足以克服肌肉力量，但牵引力量也不能太大使骨折端分离(图 9.1)。

肢体牵引方法有许多种。

骨牵引

通过穿骨钢针牵引。尽管金属针直接穿骨看上去可能不人道，但这样比皮

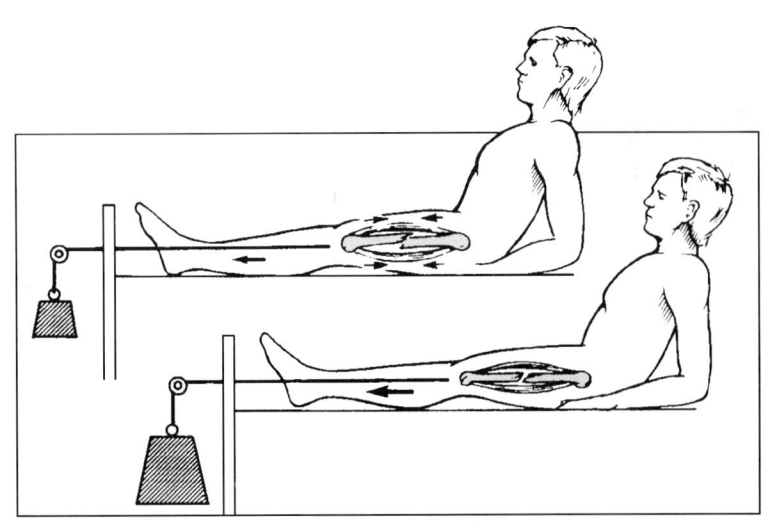

图 9.1 牵引。牵引可有效地使断骨恢复原长，并能避免肌肉收缩

牵引更舒服,并且允许足够负荷精确作用于骨本身。穿针最常见的部位是胫骨上端、跟骨、股骨远端或是尺骨鹰嘴处,这种牵引还可应用于颅骨、骨盆和许多其他部位。

两种类型骨针最为常用(图9.2)。

斯氏针:骨圆针有一尖锐顶端和圆滑侧面。尽管插入容易,但一周或更长时间后容易向一侧滑动,既不舒适也不卫生。

螺纹针:比如Denham针,具有螺纹,会紧紧固定在骨内防止两侧滑动。尽管插入时稍微困难些,但远期效果更好。

皮肤牵引

皮肤牵引是应用黏性胶布直接粘在皮肤上,但这也有许多实际问题。胶布下面的皮肤通常会发汗,皮疹非常常见。重量通过软组织间接作用在骨上,如果施加重量过大会使软组织断裂。通常12磅(5kg)是最高上限。由于这些原因,皮肤牵引实际仅适用于儿童,或作为成人在确定治疗前的一种暂时措施。

牵引的机制

牵引的机制比较简单。每个力都有一个相等的反作用力,牵引也不例外。牵引的反作用力作用有以下三种方式,描述如下。

用夹板固定牵引:固定牵引最简单的一种形式是将肢体绑靠在夹板上,比如托马斯架。托马斯架起初由Hugh Owen Thomas设计,用来固定牵引下肢,直到现在仍被广泛应用(图9.3)。托马斯架在远端有V形凹槽,用于固定皮肤牵引的牵引带,或者作为初步救治方式,系住患者的鞋子。然后患肢被类似西班牙绞盘的结构牵拉(现在多用两个木制压舌板作绞盘使用),托马斯架近端由皮垫圆环顶在坐骨结节处对抗。由于托马斯架的牵引作用是自主完成的,不需

骨牵引操作容易,使用方便,须注意以下几点:
1. 要先用手摇骨钻或T形把手。
2. 如果穿针时使用局部麻醉,必须在骨针进、出点处充分浸润皮肤和骨膜。
3. 决不能试图用锤子敲打——不仅没有效果,且会使骨破裂。
4. 保持进针点处清洁以避免针道感染,但要不像夹板那样在针周围缠绕绷带,这样可引起皮肤坏死。
5. 在移出骨针之前要核查是带螺纹的还是圆针,圆针可沿直接拔除,但带螺纹者必须被拧出。
6. 如果针区有疼痛,且骨叩击痛,应怀疑要针道感染。

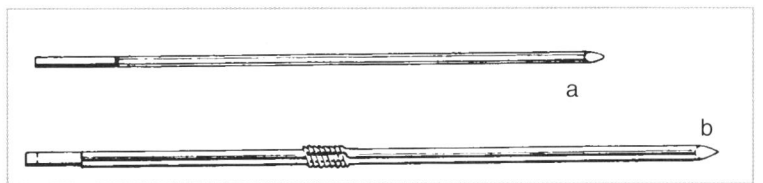

图9.2 牵引针的分类:(a) Steinman针;(b) Denham针,针体突出部带有螺纹

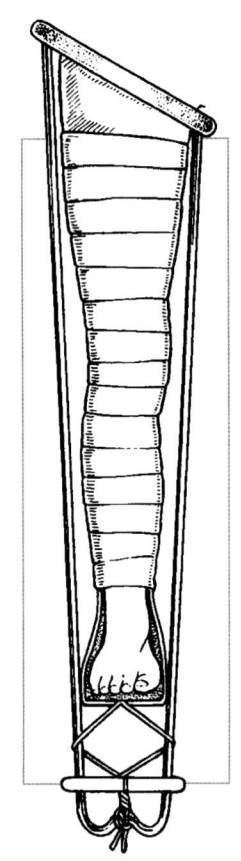

图9.3 骨折固定,使用勒绞式止血带与托马斯夹

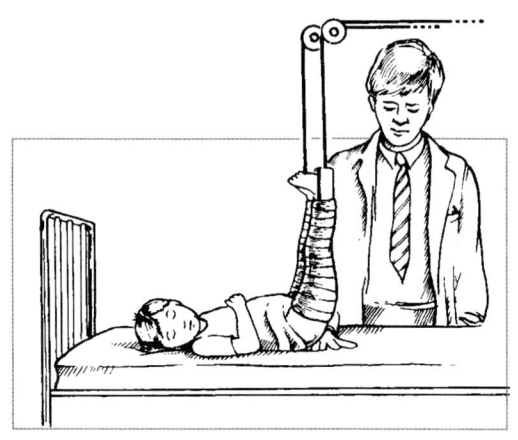

图9.4 悬吊牵引。依靠儿童的重力牵拉,使下肢恢复原长。牵引时儿童臀部应离床一掌

要滑轮和砝码,因此用托马斯架搬运患者十分理想。

重力固定牵引:这种类型牵引的基本原理是悬吊患者的受伤肢体,维持悬挂直到骨愈合。Gallows 牵引适用于 3 岁以下儿童股骨骨折,是这种类型牵引的良好范例。在这一年龄段骨折愈合所需的 2~3 周内,儿童能令人惊讶地耐受这种牵引体位(图 9.4)。

可通过固定患者腿到床脚,然后抬起床脚使身体向头侧下滑,利用这种方式可使重力应用于肢体(图 9.5)。

肱骨骨折时应用悬挂石膏的原理较为类似,使用前臂石膏管型、颈腕悬挂,利用手臂和石膏重力将肱骨拉直(图 9.6)。手臂必须悬挂,吊带需支撑肘部,预防牵引力作用于骨折部位。

滑动牵引:悬吊和脚固定在床头会限制患者的活动度,使护理较为困难。这些缺点可通过砝码和滑轮克服,但这种装置较为复杂,并且需要定期调整。

除了滑动牵引可使患者在床上自由活动,最简单的滑动牵引与固定牵引方式差别不大,但有时需要更复杂装置。Hamilton-Russell 牵引是用一根细绳,可在水平方向上产生两倍于垂直方向上的力,此细绳水平走行时将会穿过三个滑轮系统,这将使转动比率为2。这意味着一个 1kg 砝码,在这种牵引架上除了可以施加一个 1kg 的向上拉力外,还可施加一个 2kg 的纵向拉力(图 9.7)。

平衡牵引:断肢若被放在床上,无论怎么翻身,骨折片间都会互相摩擦,这将很不舒服(图 9.8)。将骨折的肢体放置在夹板上并悬吊可能会舒服许多,此举实际上使患肢处于无重力状态。

最复杂的一种牵引方法是将腿置于托马斯架,并用砝码和滑轮固定末端。如果砝码被正确的调整,患肢可被用一个

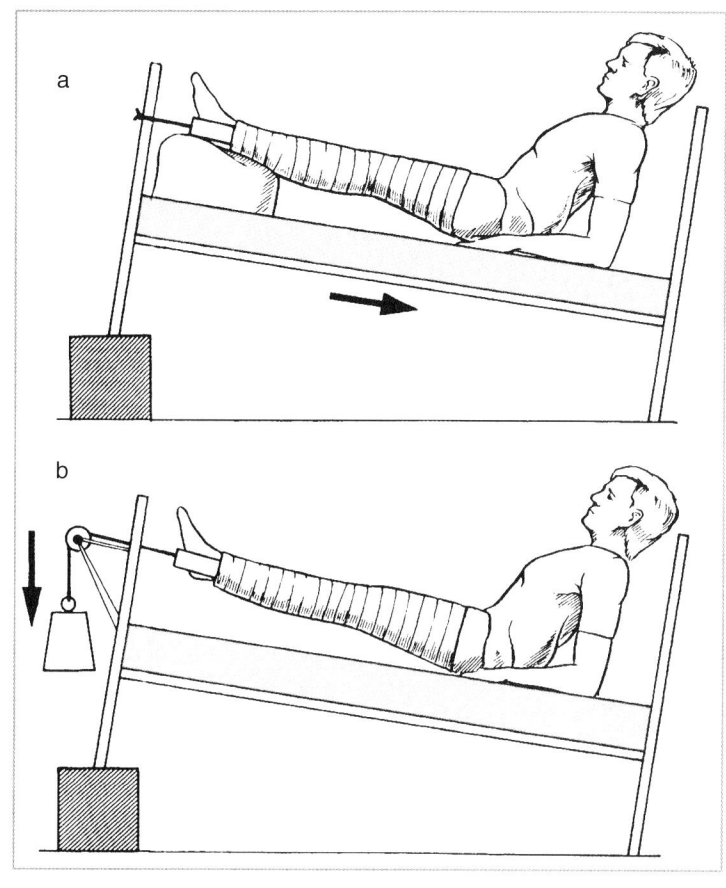

图 9.5 (a) 固定牵引：依靠患者自身重力提供牵引力。(b) 滑动牵引：患者自身重力仍提供牵引力，但通过外加滑轮和钢索平衡其重力

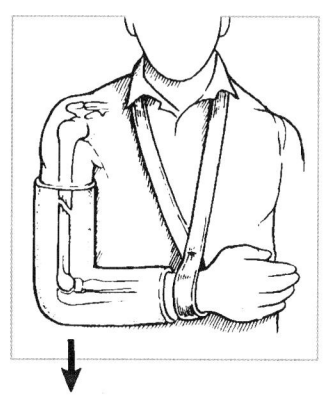

图 9.6 悬挂石膏支具。上肢与支具的重力将肱骨断端拉直

指尖轻松抬起，使护理更加容易，并可以避免压疮。这些砝码没有一个作用在骨折上，骨折必须通过纵向拉力来控制。

尽管这种复杂平衡牵引系统有很多优点，但其维护较为困难，因此一个简单平衡牵引方法常常更为有用。

牵引类型：
- 皮肤或骨
- 固定或滑动
- 固定牵引可应用夹板或重力
- 滑动牵引可以是平衡牵引，也可以不是

外部夹板/悬吊/支具

任何维持骨折稳定的装置都是夹板，围绕肢体凝固变硬者即为管型。管型

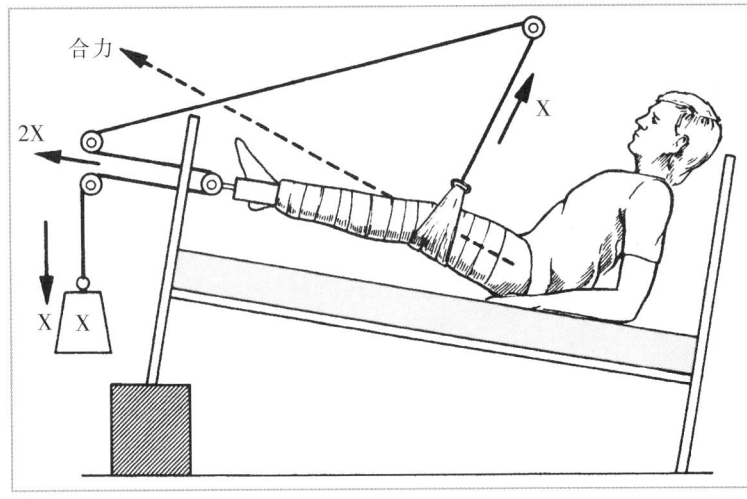

图 9.7 Hamilton-Russell 牵引。将重物与水平线成 27°角的方向固定，其纵向牵引力为 2 倍，垂直牵引力为 1 倍，总牵引力为重物的 2.24 倍

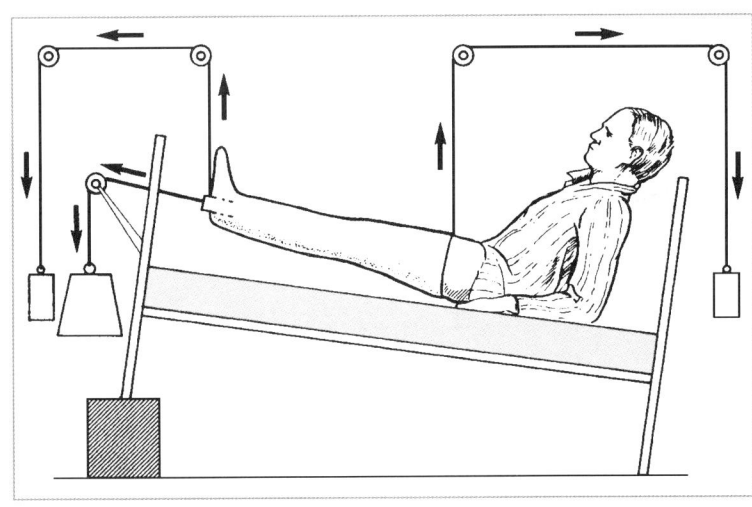

图 9.8 平衡滑动牵引。一个重物提供纵向牵引力，其余在肢体上端与下端的重物平衡肢体重力，造成"漂浮"的效果

将会保持肢体挺直和静止，但不能维持其长度。因此石膏管型不适合用于肢体短缩的骨折。

为保持骨力线，不能仅让石膏缠绕在腿周围后就凝固，在凝固同时要在管型上施加一定压力，以通过三点压迫维持精确对位(图 9.9)。

在大多数骨折中，固定骨折上下的关节是很必要的。

应用

夹板不能提供坚实固定。如果骨折后立即应用，当创伤肿胀消退和肌肉萎缩时就会变松，须经常检查骨折位置，作出调整。

如果骨折错位有几种情况
1. 位置可接受(图 9.10)。
2. 骨折需重新整复。
3. 不得不放弃保守治疗。

材料

所有的管型绷带都是由固体成分覆盖的纤维性材料组成。固体部分为了保持硬度，而柔软部分是防止其断裂，强化混凝土包含钢筋也由于类似原因。

最初的管型材料是由古埃及人发现的。据说他们如此治疗骨折,将患肢放置在含有尼罗河泥和稻草的盒子中,使其凝固成形,待骨折愈合后再打破拆除。阿拉伯的外科医生最早于公元970年首次描述了用石膏来处理骨折,但在欧洲则直到本世纪早期石膏才被广泛应用。

熟石膏

最有名的管型材料是熟石膏,一种最初来自于法国蒙马特尔的高质量石膏。熟石膏绷带是在粗糙的有孔编织物上涂上一层半水化硫酸钙粉末。平纹细布或硬衬布都曾被用作纤维织底物。将石膏绷带浸入水中时,石膏会变硬成为水合的晶体硫酸钙。这个化学反应是个

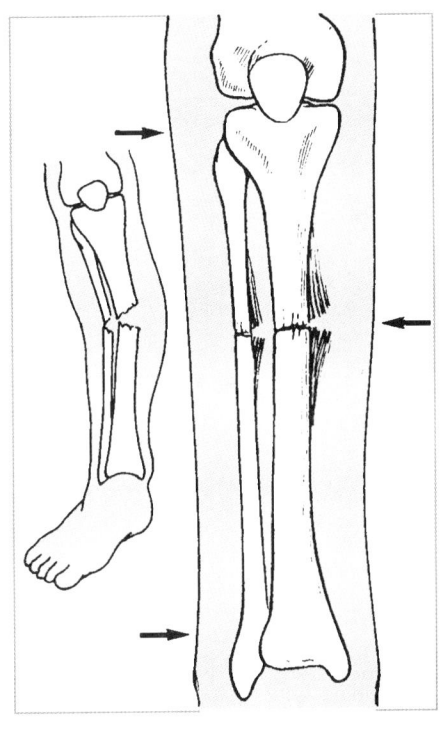

图 9.9 三点压力。通过三点压力使骨折线闭合

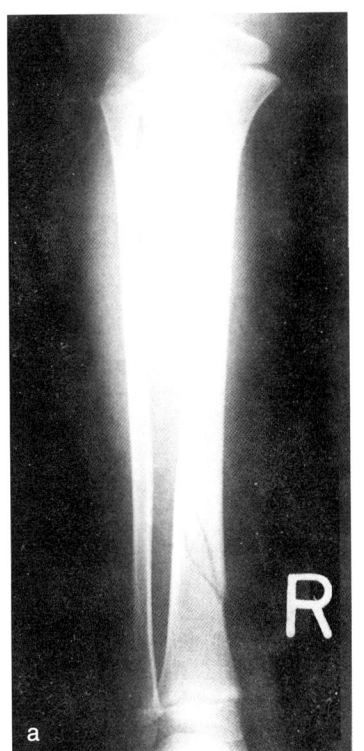 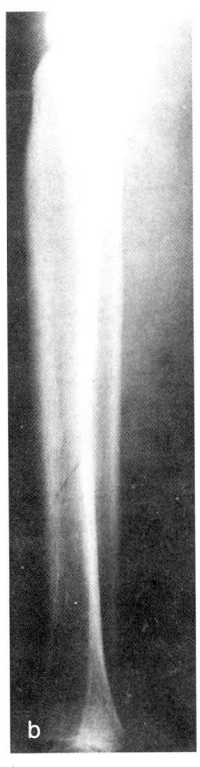 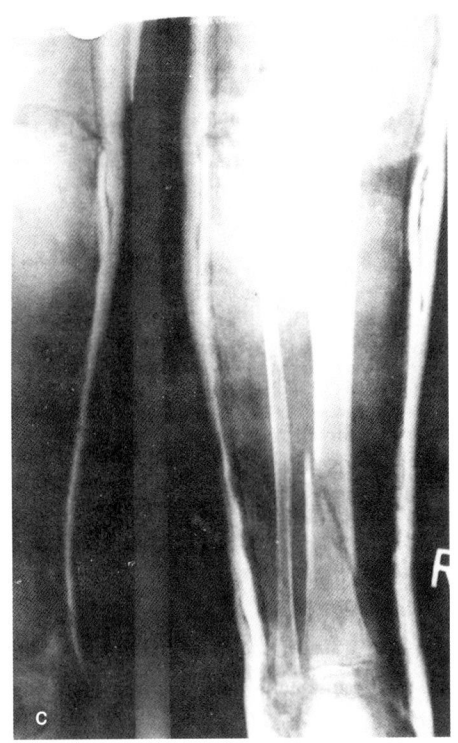

图 9.10 骨折对位不良:(a,b) 胫骨螺旋骨折当天,可见断骨最小程度的移位;(c) 10 d 后的位置。断骨发生了移位,但仍在可接受的范围内

放热反应，因此石膏变硬时会变暖。$(CaSO_4)_2H_2O+3H_2O\rightarrow 2(CaSO_4\cdot 2H_2O)+$ 热。熟石膏是相对轻便柔软、多孔"透气"、拆除容易，已经受了时间的考验。它的最大缺点是：受潮后会断裂，要 24~48h 的凝固时间才足够支撑患者体重。

现代的常用材料包含有树脂和玻璃纤维。它们重量轻、使用方便。缺点是它们不像熟石膏那么容易塑型并且拆除困难。然而患者喜欢用它们。

正确操作石膏需要一定练习，以下几点尤其重要(图 9.11)。

衬垫：在骨突部位用柔软羊毛或棉质衬垫可避免压疮发生，最好是附在袜套上，以免于管型内卷起形成不舒服的皱褶。

水温：水越热，石膏凝固越快。用冷水时准许更多的操作时间，推荐初学者用冷水。

浸泡：浸泡石膏绷带时，轻轻地握着它以便水能渗透到中心。将其放在水里直到没有水泡冒出时，然后将石膏出水并让水自石膏流出至没有无水滴自行下滴为止(图 9.12)，不要像拧抹布一样将石膏拧干。

操作：小心地将绷带缠绕在患肢周围，不要拉得太紧(图 9.13)。

"100°–90°的技巧"：如果一个关节要保持 90°屈曲，在打石膏时让关节多屈曲 10°，打上石膏后再将肢体放回正确的位置(图 9.14)。这样可避免石膏上形成坚硬的皱褶，并可避免皱褶处压疮的形成。

劈开管型：如果石膏是在伤后打上的，或是手术时打上的，劈开石膏管型及衬垫至皮肤，这样在肢体肿胀时能快速撑开和拆除。

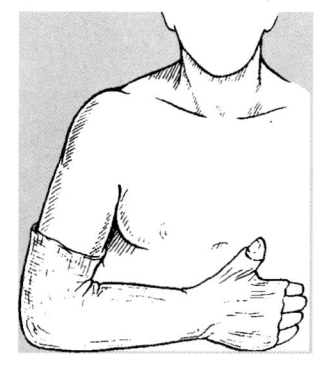
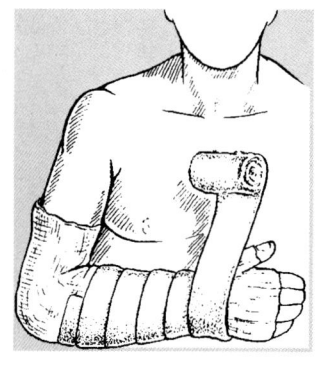

图 9.11 石膏固定术。首先在手臂缠上衬托物，再将石膏绷带缠在衬托物上

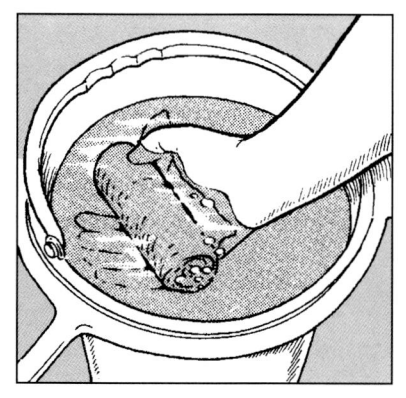

图 9.12 浸湿石膏绷带。在水中轻轻托住绷带，不要挤捏，将绷带头分离

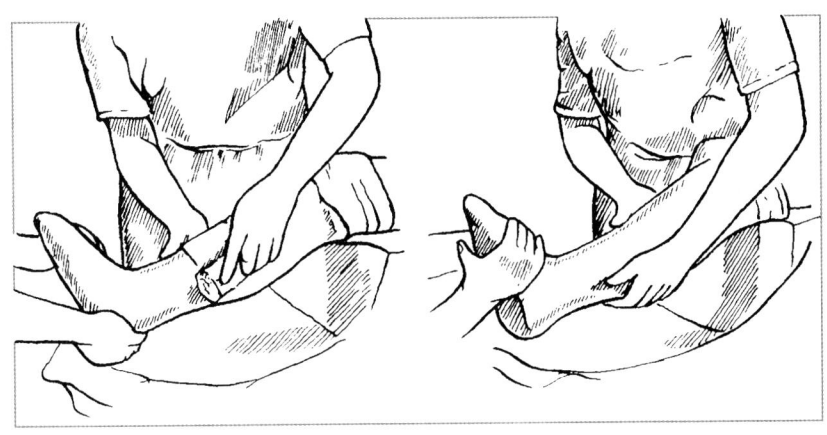

图 9.13 仔细、轻柔地缠绕绷带

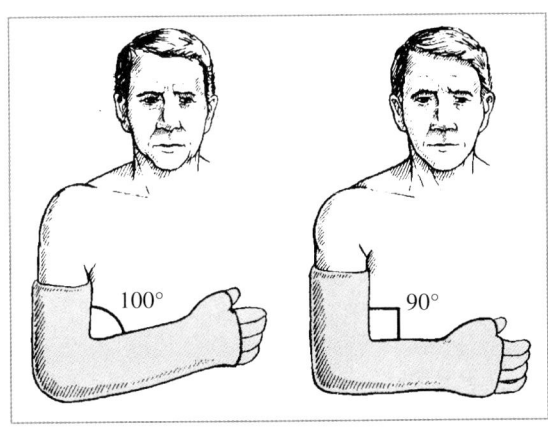

图 9.14 "100°-90°"技巧。为了避免关节受压，缠绕绷带时肘关节呈 100°，固定后再调整至 90°

石膏一旦使用并凝固，检查以下几点：

1. 边缘：检查其边缘是否太锐利，是否挤压皮肤？如果有上述情况，折弯边缘但不要切开，以防石膏松动并导致问题更加严重（图 9.15）。
2. 循环：检查外周血液循环是否良好，足趾和手指能否充分伸展且感觉、颜色和循环是否正常。如果不正常，石膏可能需要被剪开或拆除。
3. 忠告：告诉患者，如果肢体有疼痛、麻木、发凉或颜色改变，应立即求助。

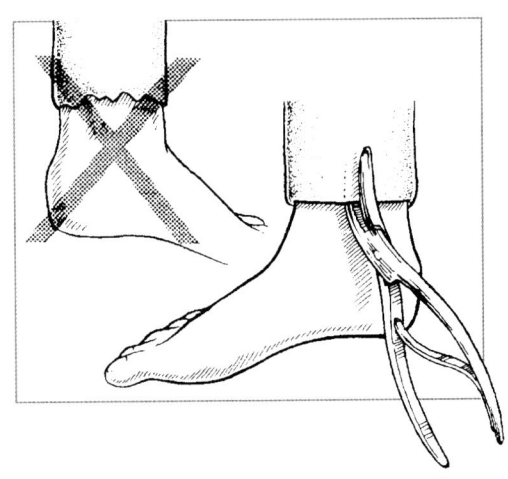

图 9.15 封闭石膏。这种石膏的边缘不应裁剪，否则锋利的边缘可能造成损伤。使用石膏钳松解石膏

拆除石膏也要注意：

锯开：如果用摆锯来切开石膏，使用时只能"上下"压迫切割，而不能沿管型长轴拖曳切割(图9.16)。沿皮肤拖曳切割会产生严重刮伤，钝锯片也能引起灼烧伤。在用锯前，要在自己前臂皮肤上先实验一下锯片，这样将会消除患者的顾虑，并提醒你自己这个工具的潜在危险。

剪切：如果使用石膏剪，尤其是昏迷患者，要确定剪切的仅是石膏，而没有损伤皮肤(图9.17)。令人沮丧的皮肤损伤常常发生，尤其是老年患者。

忠告：告诫患者肢体强直的可能，需艰苦锻炼才能恢复正常功能。如果未提及此点，患者将会对治疗感到失望并丧失信心。

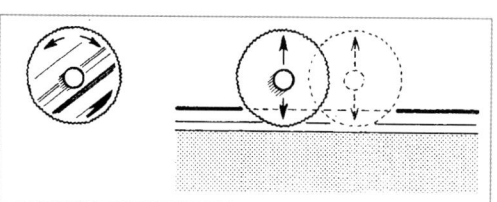

图9.16 使用电锯拆除石膏。圆形电锯成90°置于石膏上，上下移动即可切断石膏

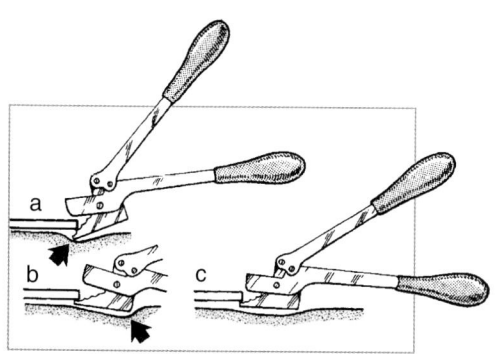

图9.17 使用石膏剪拆除石膏：(a) 用石膏剪的前端下压皮肤，至于石膏下方；(b) 将石膏剪的根部压住皮肤，翘起石膏；(c) 石膏剪的刀口与皮肤平行，就可以安全的剪开石膏

悬带

悬带用于支承受伤手臂或肩部。有四种主要类型(图9.18)。

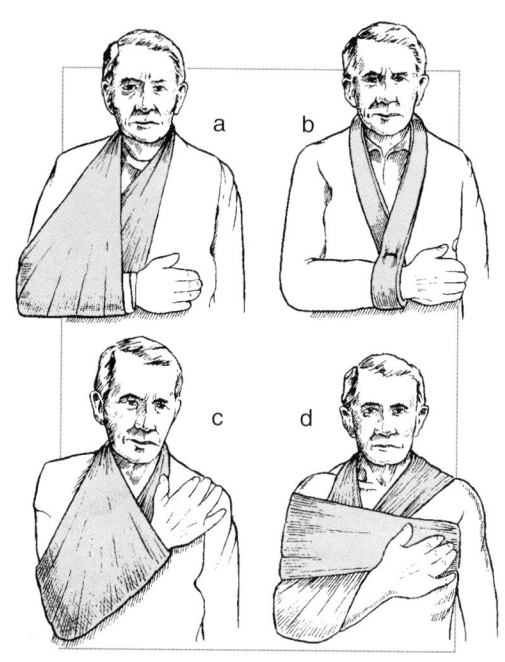

图9.18 四种悬吊的方法：(a) 使用三角巾；(b) 领腕悬带；(c) 高位悬吊；(d) 悬带加裹带

- 宽悬臂带：由三角巾制成，这种悬带支撑前臂和肘部，并承担上臂重量。
- 领腕悬带：领口和袖口间悬带不支撑肘部重力，并允许上臂自由下垂。这种悬带用于肱骨骨折和其他损伤，靠肢体的重量维持骨折对线。
- 高位悬带：使用高位悬带时要保持手适当向上，常用于手外伤。如果肘部有软组织肿胀，这种姿势较不舒服。有时可能会引起尺神经的损伤。
- 悬带加裹带：悬带加裹带，或是躯体绑带(贴胸吊带)，是戴于衣服里面的。这种固定可以阻止手臂任何方向的运动，对肩部手术很有益。

管型支架

管型支架与肢体之间非常帖服,并可安装铰链允许关节的活动,这对于关节软骨的营养很重要(图9.19)。应用管型支架患者能比用传统夹板者能更快达到患肢完全负重,但管型支具应用起来有一定难度,某些细节方面需要特别注意。以股骨为例,管型要紧密贴合大腿上部,这样肌肉筋膜鞘可像液压腔一样维持肢体长度,铰链放置必须准确,否则就没有作用。

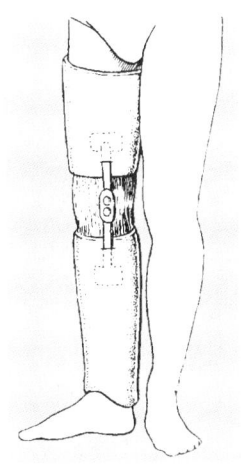

图9.19 允许膝关节活动的管型支具

外固定架

在牵引或管型固定不能维持复位时,需要使用内固定或外固定架进行固定。伤口严重污染或皮肤缺损时存在感染危险,不能使用内固定,必须改用外固定架。

外固定器是连接在骨折端带螺纹的骨穿针上的支架或台架(图9.20a)。最简单的外固定器就是骨针与连杆相连,象丙烯酸骨水泥固定人工关节那样予以固定,但很多常用外固定架都采用灵活的万向关节来固定。一种老的外固定技术是在管型石膏固定时合并使用骨圆针,但管型不能紧紧把持骨圆针,难以维持骨折于正常位置。

外固定不仅用于长骨骨折,也用于颌面骨折和脊柱外科,头盆环牵引用头部和骨盆间的连杆支撑脊柱。

外固定有两大优点:
1. 可用于皮肤缺损或感染患者。
2. 骨折端位置容易调整。

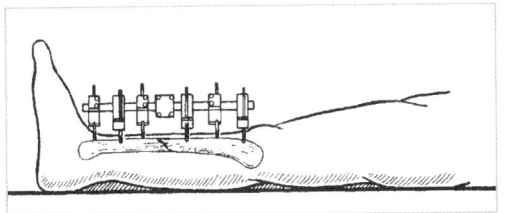

a

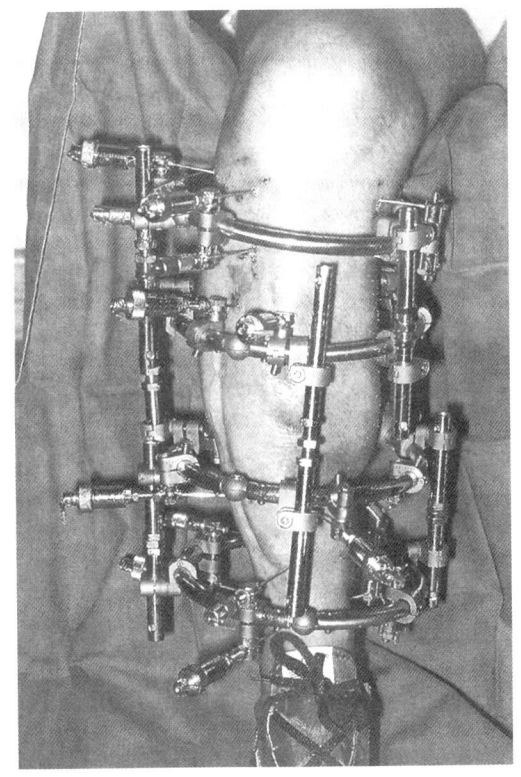

b

图9.20 (a)胫骨外固定;(b)安装好的外固定环

一些类型的外固定器提供刚性固定,使骨折部应力遮挡,实际上会造成骨折延迟愈合。另一些设计允许少许活动以避免上述问题,称为外固定架的动力化。

最近,"环形固定器"变得越来越流行(图 9.20b)。利用纤细光滑的贯穿针固定在圆形环架上,外固定环可置于近关节部或骨干区。这类装置设计复杂,但可以对骨折端精确复位,尤其适用于处理成角畸形、骨不连或畸形愈合。

内固定

内固定时骨折端能重新对位,并通过螺钉、钢板、钢丝和髓内针固定在正确位置上(图 9.21)。尽管完全解剖复位很重要,但并非所有骨折都必须内固定,良好的肢体功能比完美放射线片更为重要。

> **内固定主要适应证:**
> 1. 采用其他方法不能控制的骨折。
> 2. 多发骨折患者。
> 3. 骨折端危及肢体血供,血管须进行保护。
> 4. 关节内移位骨折。

> **内固定缺点:**
> 1. 手术有感染危险。
> 2. 增加了手术的创伤。应用螺钉和钢板时需要广泛暴露,这必将会使部分骨和软组织失活。若以死骨代替健康骨折,即使位置几乎达到完美解剖复位,也将毫无价值。

下述几种常用内固定器。

螺钉

骨螺钉跟木螺钉和金属螺钉是不同的。木材是一种纤维材料,木螺钉设计使其拧入钻孔时会自攻螺纹。因木材是较柔软的纤维结构,除非原始孔太小,木螺钉逐渐变细的钉体结构不会使木材裂开。与之相对,金属螺钉穿过金属时不能自发寻路,在拧入前必须用丝锥攻出螺纹。骨和木材或金属都不相同,根据需要有不同类型的螺钉。

除了有专门用途的螺钉外,两种类型的骨螺钉较为常用(图 9.22)。

皮质骨螺钉:首先要选择一角度钻孔,拧螺钉前要攻丝。也可用自攻螺钉,但其自攻螺纹精确度较差。

松质骨螺钉:有较宽螺纹,样子好像开瓶椎,能紧紧地把持松质骨。

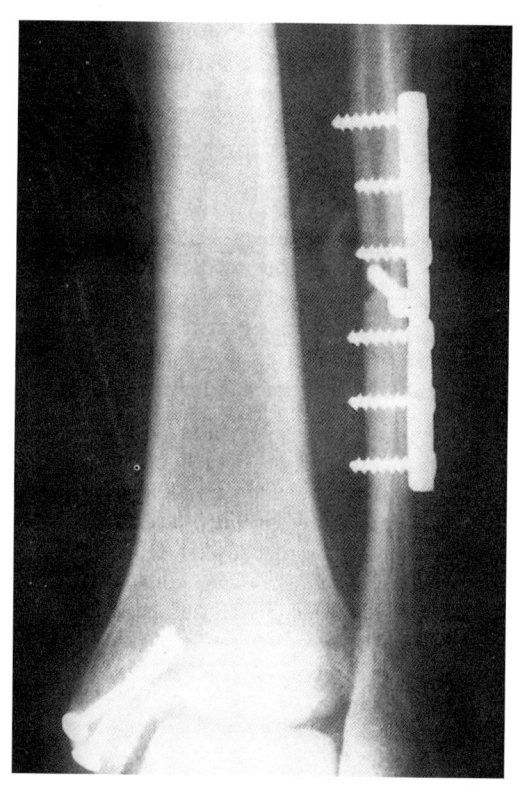

图 9.21 使用钢板和螺钉对踝关节骨折脱位进行内固定

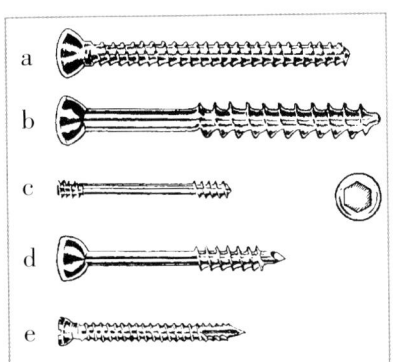

图9.22 5种螺钉：(a) 皮质骨螺钉；(b) 松质骨螺钉；(c) Herbert 舟骨钉，注意：各种螺钉的螺距是不同的；(d) 尖端突起的踝关节螺钉；(e) 自攻螺钉，注意螺钉上部的凹槽

螺钉可在钢板与骨面之间进行能够加压，或者在骨折端之间进行加压。用于固定骨折端时，螺钉仅能抓紧较靠近螺钉帽部的骨端。如果螺纹连接两个骨折端，它们是将两个骨折端分别把持住而不是在两个骨折端之间相互加压。为了避免此问题而达到两骨折端加压的目的，在靠近螺钉头部的骨折端过度钻孔，使螺钉不能抓牢近端骨折端，或使用加压螺钉（见图 6.16）。

接骨板

接骨板不但能保持骨的正确位置，还可在骨断端间加压。接骨板要尽可能加压置于骨折张力侧，即畸形使软组织处于牵张状态的一侧。加压方式有三种：

1. 首先将接骨板固定在骨折的一断端，然后用小型螺丝钳将两断端拉拢。接下来再将接骨板固定在另一断端，结束后移除螺丝钳。

2. 先拧钢板上离骨折最远的两颗螺钉，在接骨板与骨间预留一个小间隙。当逐渐拧入剩下的螺钉时，该间隙会在应力提升作用下逐渐复位和消失。

3. 可使用动力性加压钢板。动力性加压钢板的螺钉会压缩钉孔边缘，在骨折断端间产生压力（图 9.23）。

钢板的缺点如下：

1. 需广泛的暴露以接近骨折。

2. 钢板可能很大，以至于关闭皮肤时会很困难。

3. 钢板刚性较大，在末端形成应力提升作用，容易引发骨折。将末端螺钉仅穿过单皮质可减小这种应力，逐步降低应力集中效应，但不能完全消除。

4. 钢板太硬可能导致其下面的骨发生失用性骨质疏松。

5. 因为上述的 3、4 两点的原因，纵使二次手术或者钢板取出后有立即发生

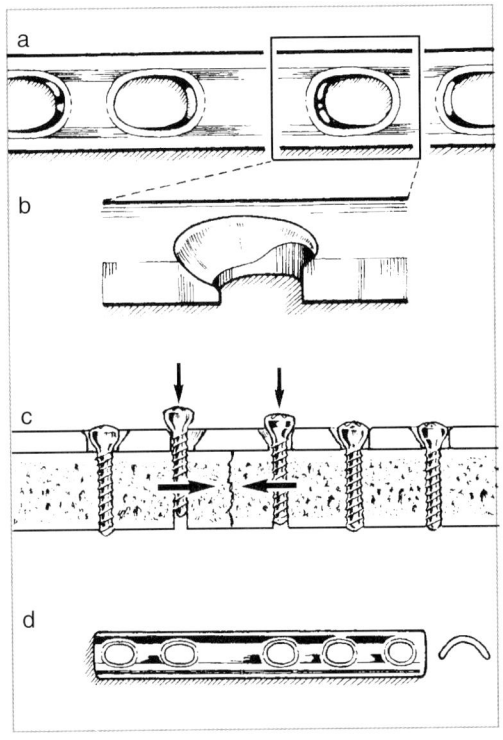

图9.23 钢板。(a~c) 动力性加压钢板（DCP）。钢板上特殊形状的孔径可使螺钉压紧钢板，对骨折部位加压。(d) 半管状钢板

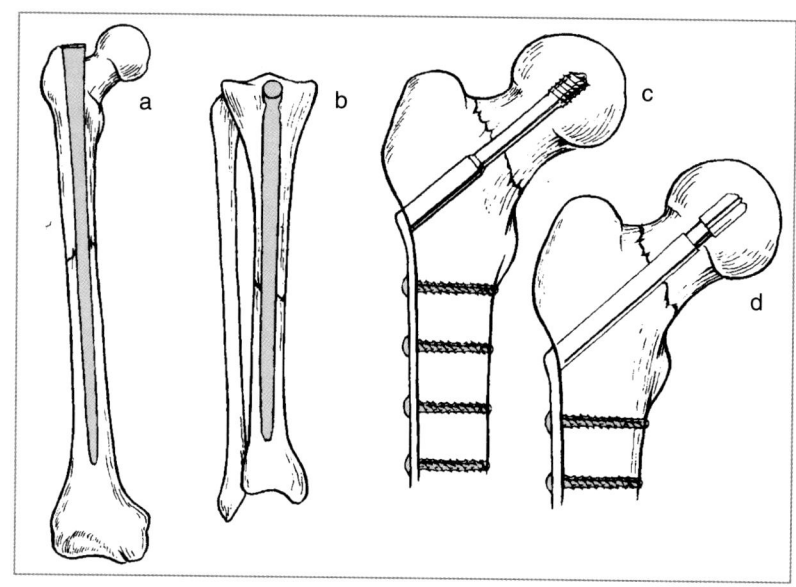

图 9.24 内固定的类型:(a,b) 髓内针;(c) 固定股骨颈的加压钉;(d) 固定股骨颈的滑动螺钉

螺钉孔骨折的危险，钢板也应该从股骨和胫骨取出。

髓内针

髓内针不仅用于骨干骨折，也用于近关节处骨折。这些植入物设计有锁定钉，能维持骨正常位置，防止短缩和旋转（图 9.24）。

髓内针的一些缺点：

1. 因髓腔宽度变化，且在骨干中心处最狭窄，骨干必须小心扩髓形成精确容纳髓内针的机械通道。否则，当插入髓内针时可能使骨劈裂。

2. 尽管髓内针可以维持骨长度和对线，除非应用交叉螺钉，其控制旋转能力较差。

3. 骨剥离显露以及扩髓操作有导致骨坏死危险。因此，应用闭合技术于透视 X 线机辅助下打入髓内针更为有利。

锁定髓内针

插入髓内针并将骨折端固定于髓内针本身是可行的(图 9.25)。此髓内针可保持对线、长度和克服旋转，对长骨节段性骨折非常有用，尤其是在股骨。在某种

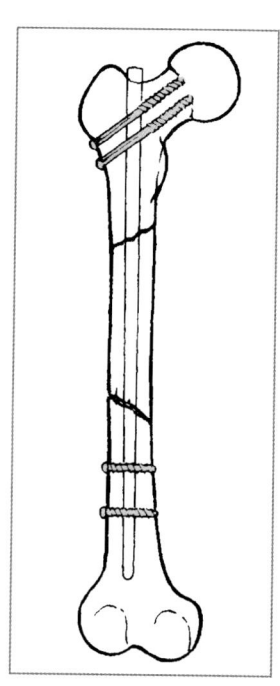

图 9.25 固定节段性骨折的锁定螺钉。骨折复位后，在断端的上下方分别使用锁定螺钉固定骨与髓内针

意义上,它们的目标与外固定架类似,只不过被包裹在骨内而已。

为了减少对骨内膜周围血供的损伤,现代设计的髓内针植入时不需要扩髓。这些坚固的髓内针被引导过骨折部位,并用锁定螺钉维持位置。

钢丝

钢丝固定骨折有两种方式(图 9.26):

张力带钢丝:钢丝环应用在骨折端外侧,在关节屈曲时产生张力。该技术在髌骨和鹰嘴骨折时尤其有用。

环扎钢丝:用于移位轻微的螺旋形骨折。这种技术仅需很小的手术暴露。

直接固定:钢丝将骨折端像烤肉样串接固定。

钢丝有下列缺点:

1. 张力带钢丝可能错位,钢丝可能断裂,金属丝可于皮下触及,且有时不得不移除。

2. 钢丝环扎不能提供牢靠的固定,并且可能"勒断"骨,引起骨折片尖部折断,甚至整块骨横断。

3. 没有旋转稳定性。

髓内针-钢板系统

一些骨折,尤其是关节囊外的股骨转子部位的骨折,可用髓内针和钢板来协同处理。现在采用的系统是一个带有滑动槽的钢板和可以在槽内滑动的螺钉。

髓内针紧抓骨折近端,钢板则用螺丝紧紧固定在股骨干部(图 9.27)。髓内针目前已被换成螺钉,这使其植入更加容易和精确。

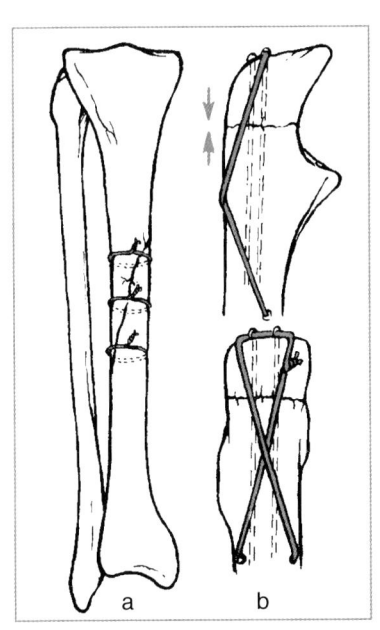

图 9.26 骨折钢丝固定法:(a) 钢线环扎胫骨;(b) 钢线张力带固定鹰嘴

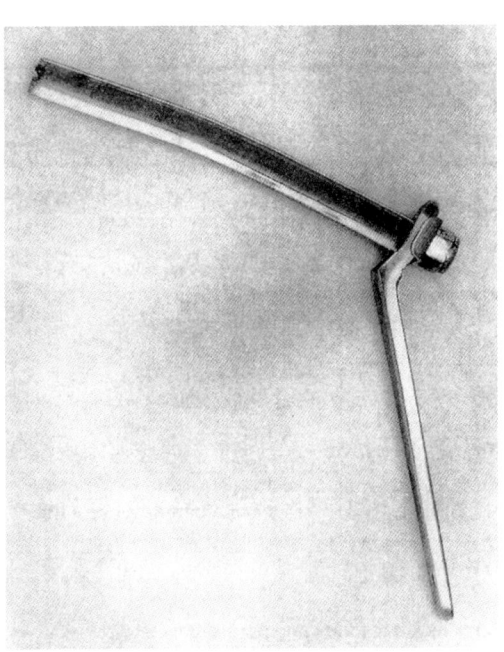

图 9.27 钢钉-钢板。由于设计陈旧,钢钉-钢板不能支持患者的全部重量。图中的钢钉由于骨折未愈合而过度承重、变弯

选择处理

选择正确的骨折处理方法并不容易,有些极不稳定且需内固定,有些保守治疗很好,不需要考虑手术。

选择一种治疗方法必须考虑皮肤情况、患者年龄、骨折移位程度和患者能否配合这种治疗。

多发骨折需特殊考虑(图9.28)。

1. 同一肢体上的两处骨折:同一肢体上两处骨折时应用牵引方法很困难,最好两处均固定;如果不行,固定一处骨折而另一处保守治疗。

2. 两侧肢体同一骨的骨折:若将一侧内固定以便另一侧能进行牵引,则处理较为容易。

3. 节段性骨折:是指一块骨有一处以上的骨折。这种情况除非将两骨折处都固定,否则几乎不可能稳定。

当上述情况与皮肤情况,伴随软组织损伤以及患者具体情况一同考虑时,骨折处理不像某些人想得那么直接和机械。

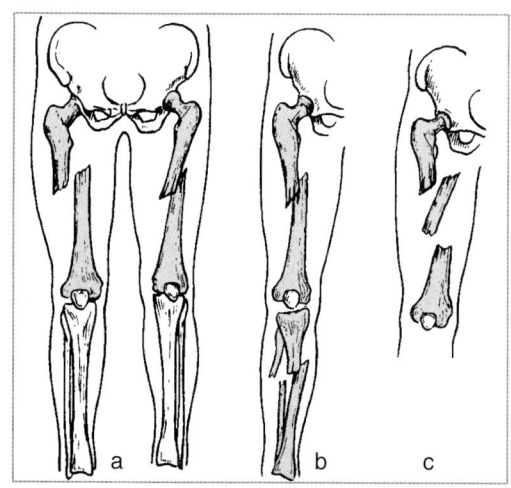

图9.28 多发性骨折:(a)双侧肢体同一骨骨折;(b)一侧肢体不同骨骨折;(c)节段性骨折是同一长骨两处骨折

治疗的并发症

牵引并发症

- 过度牵引
- 移位
- 压疮
- 钉道感染

牵引并不是"简单选择"。如果患者牵引后直到骨折愈合时都没有人照顾,一定会发生问题。建立牵引需要注意许多细节,维持牵引要求更高。在骨科医院,许多患者使用牵引,那儿通常有"牵引护士"负责每天检查医院里所有的牵引,确保避免并发症(图9.29)。

过度牵引

骨折牵引时如果拉力太大会引起循环障碍,神经牵张和损伤,并且会使骨折端分离导致不愈合。作用在骨折处的重量必须注意调节,尤其在前10d,以便使骨恢复长度但不过度分离。

错位

必须注意骨的位置,确保它们不滑动或重叠。应用可移动X线机在患者床旁进行放射线检查,直到骨痂形成前要保持骨在正确位置。

压疮

夹板的下方或大腿夹板的环或是束带等在皮肤经常受压的地方很容易发生压疮(图9.30)。这些需要仔细的观察。

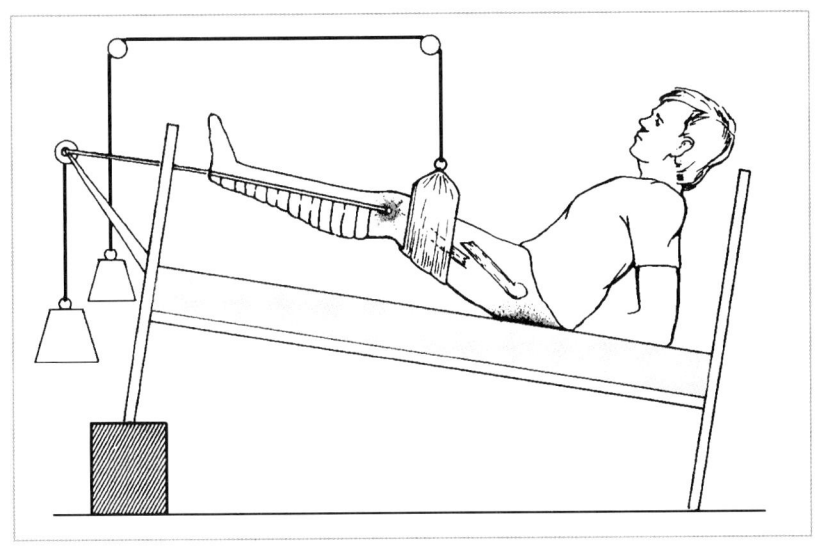

图 9.29 牵引并发症：针孔感染、骨折移位、压疮

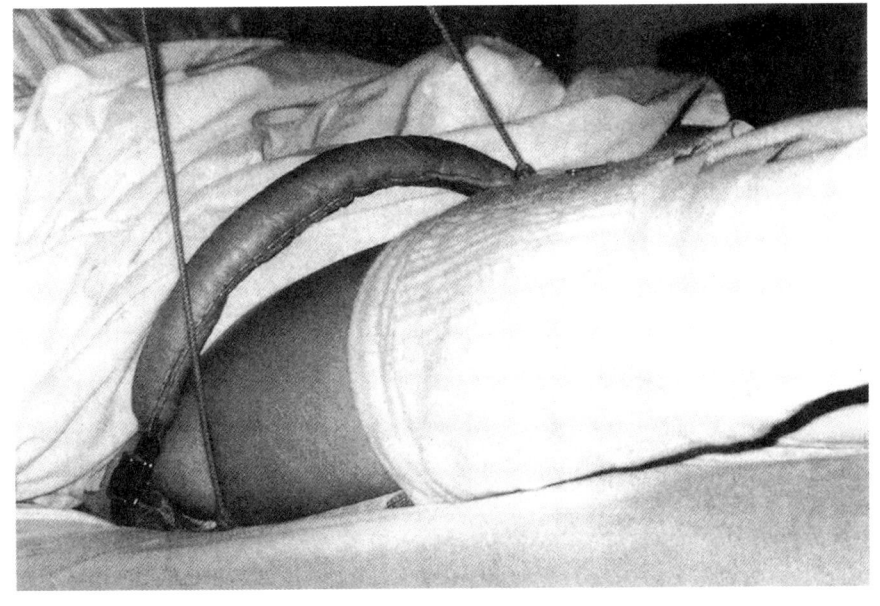

图 9.30 牵引绷带对皮肤的压力可能引起压疮

钉道感染

尽管骨牵引和外固定针通常是没有麻烦,但针穿透皮肤的地方易发生感染,并会沿钉道向内发展。若发生此情况,骨针周围的皮肤会疼痛,骨轻度叩击也会有明显疼痛。可细致清洁周围皮肤和抗生素治疗,并持续到拆除骨针时。

管型并发症

- 循环障碍
- 压疮
- 未诊断的伤口感染
- 关节强直

循环障碍

管型是一坚硬外壳，肢体在其内部肿胀不能释放（图9.31）。肢体于管型内肿胀会引起类似骨筋膜间室综合征的问题。肢体血液供应受损，有时甚至引起需要截肢的坏疽。但通常是肌腹局部缺血坏死和纤维组织愈合，引起致残性挛缩。

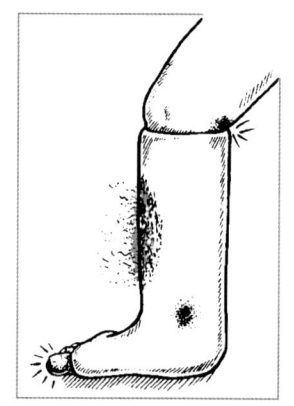

图9.31 石膏支具的并发症：软组织肿胀、感染产生臭味、血迹以及皮肤褶痕处压疮

足趾畸形（趾长伸肌或趾长屈肌肌肉挛缩）或前臂骨折后所致的手指畸形是最常见的例子。

为避免这种并发症，管型固定后24h应检查患者，确认没有如下症状出现：

1. 指（趾）的肿胀；
2. 手指或脚趾不能伸展；
3. 感觉减退；
4. 皮肤发凉或灰暗。

如果有上述的任何症状或任何有关血液循环的可疑症状，管型应当剪开至皮肤或是完全移除。只剪开管型的外层是不够的，绷带和敷料也可能束紧肢体，尤其是出血使它们变硬时。

如果管型里有出血应特别警惕。为了辨别出血是否在继续，用毡尖笔在血迹周围画一条线并记录这条线的日期和时间。如果血迹在扩大，石膏应被移除。

压疮

在石膏管型较紧的地方可能引发压疮，因此任何可疑的区域都应在石膏上开窗或移除石膏管型来检查。如果石膏管型是开窗的，窗口部切下的石膏必须放回原位并且用绷带包扎这个地方以便下面的软组织不肿胀且通过石膏上的孔向外凸出。

感染

确定石膏管型里是否有感染是困难的，但气味是很好的指导。对于嗅石膏不要感到尴尬，尤其是有血迹的石膏管型。

不建议用尺子和弄直了的金属丝衣架在石膏管型下搔刮皮肤。

关节强直

管型固定的目的是使骨折固定，但临近关节也同时被固定了。有些患者认为他们必须要拘谨地维持肢体其他部位的姿势，但这可能导致永久性运动功能损失。患者必须被鼓励尽可能活动每一个未被固定关节，尤其是手和手指。

用Colles骨折患者为例，患者常倾向于使手臂悬吊于休息位直到石膏管型被移除。到那时，其手指，肘部和肩部都将会发生严重强直，需要数月的理疗才能恢复运动功能。

内固定并发症

- 感染
- 皮肤坏死
- 神经血管损伤

感染

开放骨折的感染前面已经讲述过，内固定治疗的闭合性骨折的感染甚至更严重，因为它是治疗所致的直接结果，且可能是在手术本身造成的。

慎重的手术技术和预防性应用抗生素使感染的发生率降到最低，但仍会有感染发生。一旦发生必须积极治疗，必要时可去除内固定物。

皮肤裂开

骨折手术暴露时会切割和牵拉皮肤，可能导致皮肤不愈合。植入物通常很大，会使皮肤关闭困难，尤其在软组织肿胀时。如果伤口崩裂使植入物和骨折外露，很可能发生感染性骨不连，这种并发症可能导致截肢。

血管神经的损伤

暴露某些骨折时需牵拉或活动血管神经，骨折处的肿胀和出血使得辨认血管神经更加困难，在手术中容易引起损伤。

软组织损伤

皮肤

切口Ⅰ期直接闭合

如果伤口处皮肤缺损很少，最好将伤口用缝线、缝合钉或胶带直接闭合，切口此时较清洁且边缘容易无张力的对合。暴露部位的伤口的边缘必须被整齐闭合。

颜面部的损伤理论上最好由整形外科的医生去缝合。有些伤口不能被切除或清创，尤其是眼睑或嘴唇等部位，口唇、眼睑和鼻孔的损伤或裂伤，必须由有经验的外科医生处理。如果可能有腮腺、鼻泪管和面神经损伤，手术时必须特别小心。

所有的颜面部伤应尽可能小心的闭合。可用纤细的6/0尼龙线或是5/0的可吸收线，2~3d后拆线。面部伤口不能用粗线行深部缝合。

压碎的组织

如果手指或四肢挤压伤被缝合，缝线将会有很大的张力，软组织肿胀可引起组织坏死（图9.32）。肢体挤压伤伤口的最好治疗就是抬高患肢。

大约在7~10d后肿胀消退，必要时缝合伤口。尽管无经验的外科医生或急诊科人员试图谨慎关闭所有能发现的伤口，但对于手指或四肢的挤压伤口，这样做会导致严重的后果。

皮肤缺损的闭合

闭合皮肤缺损方法：
- 减张切口
- 薄层皮片移植
- 全厚皮瓣移植
- 皮瓣转移
- 异种皮肤
- 游离皮瓣

复合骨折伤口必须彻底清创，决不一期缝合。

如果有皮肤缺损，伤口不能用缝线、缝合器或胶带闭合，必须用下列闭合伤口方法中的某一种来代替。

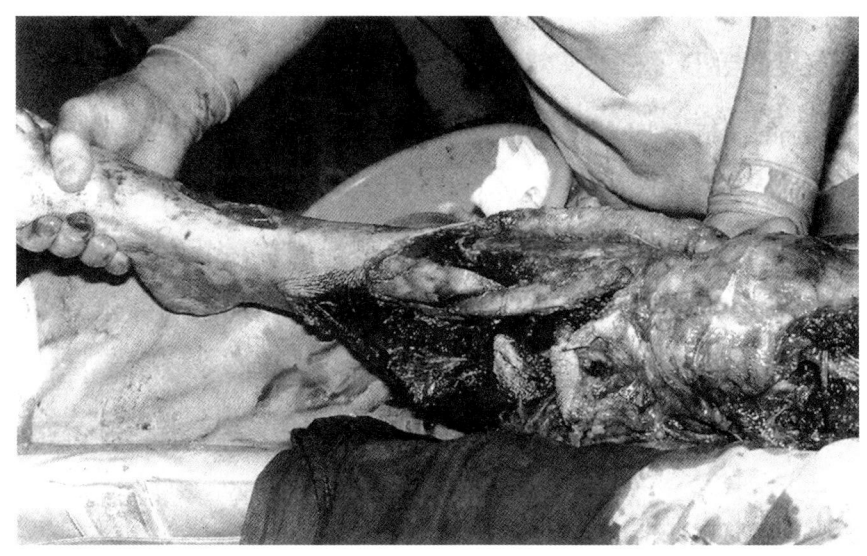

图 9.32 货车车轮从腿上压过造成的广泛软组织撕脱伤

减张切口

在有些情况下，在其他部位做减张切口减轻伤口的张力后伤口可以闭合。

分层皮瓣移植

从未受损的区域取得薄层皮片（半厚）可直接应用于缺损区。这些移植容易做到，但移植皮片质量较差。

全厚皮瓣移植

全厚皮瓣移植可提供柔软的移植皮片，但可靠性较差，且在供区会留下一伤疤。这种方式最好用于小面积的缺损。

皮瓣转移

皮肤、肌肉、筋膜皮瓣或是复合皮瓣能在局部或远距离转移，用于覆盖大面积缺损。皮瓣转移较为困难，因此最好由整形科医生去做。

异种皮肤（异种移植物）

异种皮肤如猪皮，可作为暂时性生物辅料用于非常大的缺损。异种移植物应用 1~2 周后会脱落，但缺损区通常是清洁的，可直接被移植或一期缝合关闭。

游离皮瓣

以取皮肤游离皮瓣，其血管可以通过显微外科手术与裸露区血管吻合。这些移植物在血运良好时是很成功的，但手术冗长，若移植物坏死，必须寻找另外可行的解决办法。

伤口清创术

伤口清创术意思是将伤口上的所有碎片、杂质、坏死肌肉和坏死皮肤边缘彻底切除，即完全分离所有污染的组织和杂质（图 9.33）。该操作结束时只能看见健康组织，应保护血管和神经。清创通常需要全身麻醉。在急诊科局麻下关闭开放性骨折伤口虽然可行，但在局麻下的彻底清创术几乎是不可能的，应尽量避免。

最常见的需要清创的伤口由高速交

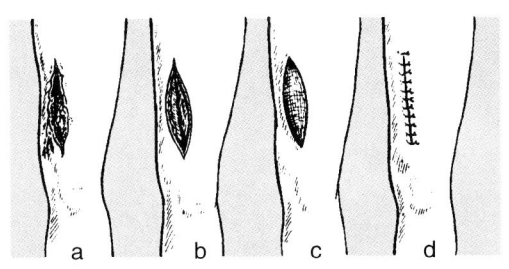

图 9.33 初次延期缝合：(a) 伤口受到污染；(b) 清理伤口，切除坏死组织；(c) 填塞伤口；(d) 关闭伤口

通事故引起的，并且由路面引起的组织污染是很难清洁的。骨断端沿柏油路面擦伤时会有石粒、灰尘深深嵌入，这些必须注意移除。因为任何遗留下的颗粒都将会进入皮肤，皮肤应在全麻下被刷洗，以移出所有的灰尘颗粒。决不要关闭污染伤口。

初次延期缝合

因有感染风险，立即初期闭合污染伤口并不合理，初次延期缝合是必要的。这已是来源于战伤外科学的确定技术，并且至少需要两次手术：

1. 伤口要彻底清创，并且用油纱轻轻填充。
2. 3~5d 后移除油纱和敷料，并且用缝线闭合伤口。

再次延期闭合

如果缺损太大或太深要再次延期缝合，再次延期闭合可能需要分层皮片移植或皮瓣移植。

枪弹伤

枪弹伤的预后不好，且有很高的坏疽和厌氧菌感染发生率。常见三种类型的损伤①低速损伤，②高速损伤，③霰弹伤。

低速损伤由低速运行的重型弹引起，例如西方有名的 Colt 45 子弹，它可将人射下马。这些投射物的速度大约是 200m/s，只要它们保持稳定则很少损伤软组织。如果子弹不稳定并翻滚前进，则会有更大的损伤。

高速损伤是由运行速度大约是 1000m/s 的步枪子弹引起的。它们引起的损伤比低速的损伤更严重，部分原因是伤口里的杂质，部分原因是因为如此速度的子弹由于会在后面形成一个空洞，这个空洞会吸附尘土、衣物和其他有害物质进入肢体内，导致伤口不可能是个清洁的伤口。组织内的空腔容易导致感染，其结果类似肢体内的小型爆炸。

霰弹伤是不整洁的，并会引起广泛的软组织损伤。衣物、子弹碎片和弹药填充物在爆炸驱使下进入软组织，需要仔细清创。移除所有碎片是不必要的，并且通常是不可能的。

在日常工作中，枪弹伤变得越来越常见，必须像治疗战伤一样要彻底的清创并且要延期缝合。

高速交通事故出现一种不同的问题。因为很少有杂质并且没有来自投射物的空腔，假如伤口被细致清创，且所有沙砾、灰尘和污染软组织都已经被移除，则有可能一期闭合伤口。

枪弹伤是不同的，它决不能一期关闭，并且必须清创得十分彻底，特别注意从伤口中移除衣物碎片，灰尘和弹药填充物。

骨筋膜间室综合征

骨筋膜间室综合征必须迅速处理。

神经

神经损伤可按下列的一种方式处理(图9.34)：

- 一期缝合术
- 二期缝合
- 电缆式神经移植

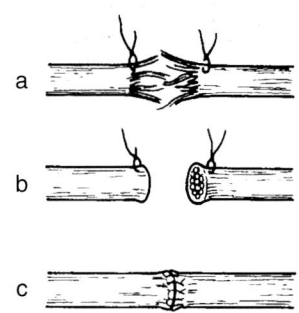

图9.34 神经的二期修复：(a) 标记受损神经末端；(b) 10d修齐神经断端；(c) 缝合神经外膜完成神经修复

一期缝合

因为神经损伤的方式，所以很少有神经损伤适合一期缝合。整洁的神经切割伤，例如由玻璃片穿过手部引起的损伤，适合一期缝合，并且应在手术显微镜下尽可能小心的修复。

二期缝合

除非是在理想的条件下，也就是清洁和新近切割伤，可由有经验的外科医生在设备良好的手术室里处理，神经损伤最好二期修复，这将涉及两次手术。第一次手术要清理伤口并清创，辨别神经断端并用缝线作标记以便下次手术时识别，并关闭伤口。

第二次手术至少要在2周后，辨认神经的断端并将其末梢切割成新鲜端面，然后游离神经使其有足够长度吻合。

缝线被放到神经末端的增厚神经外膜内。

电缆式神经移植

由挤压或撕裂引起的长段神经缺损，要么旷置不处理，要么移植一段不太重要的神经桥接，比如隐神经或小腿的腓肠神经(图9.35)。其结果不像一期缝合那么好，但比不处理要好些。

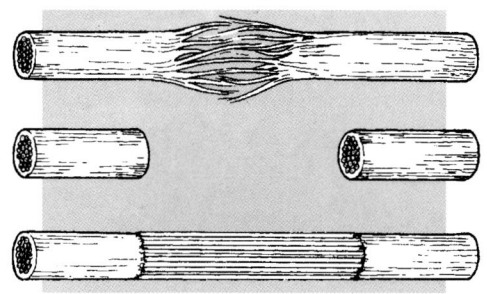

图9.35 电缆式神经移植，切除神经受损部分，用几段小神经连接断端

血管

动脉切割伤需精确缝合，但那些由于撕裂或挤压引起的损伤，只能切除损伤节段缺损并通过短缩肢体、动脉改道，或血管移植的方法来克服。

因静脉壁薄，其血流缓慢容易凝血，所以静脉损伤治疗的难度更大。

断肢再植

已经离断的肢体能被重新接到身体上，该手术技术要求很高而且非常耗时。

血管修复较为简便，但数量必须足够肢体存活可能。肌肉、皮肤和肌腱等软组织需要重建，骨也需复位内固定。术后肢体看上去可能跟原先很像，尽管初期是成功的，但后期可能不得不被截去。

此令人失望结局的原因在于神经修复不充分。神经不能精确修复，肢体可能既没有感觉也没有运动。一个没有感觉和运动的手臂可能和假肢差不多，而如此状态的下肢充其量也就是一个笨重且不听使唤的失稳柱子，假肢对患者的实际价值更大。

尽管这些报告令人沮丧，再植肢体可以行使相当的功能，并且手术技术也在不断提高。

刘建敏　译
孟国林　段春光　校

第10章 颜面部、头部和脊柱损伤

颜面部损伤

颜面损伤复杂而危险，一般最好由颌面外科或整形科医生处理，但骨科医生必须在急诊科就识别出此类患者。

鼻部

鼻软骨和鼻骨骨折较为常见，如果处理不当将遗留畸形。骨折有数种不同类型，并非所有"鼻部骨折"都相同（图10.1）。如果鼻部骨折可疑，轻轻捏起患者鼻子并稍微活动，有疼痛或反常运动则提示骨折。

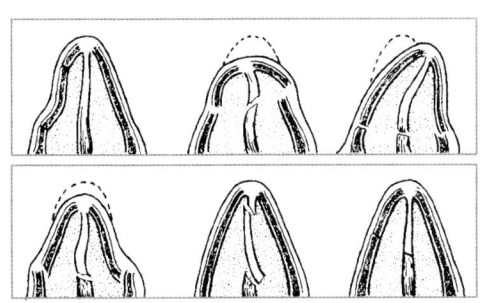

图10.1 鼻骨骨折的六种类型。每种骨折的处理都与其他略有不同，其预后也不同

处理

按照骨折不同类型处理。鼻骨错位或骨折移位需要精确的复位。若要避免日后畸形，此类骨折最好由颌面外科、耳鼻喉科或整形科医生处理。

颧骨

颧骨骨折由面部直接暴力所致，这种损伤常因软组织肿胀而漏诊。可从额头开始检查面部或者通过触诊来鉴别颧骨凹陷性骨折（图10.2）。医生需始终提醒自己，几乎每张脸都有轻微的不对称。

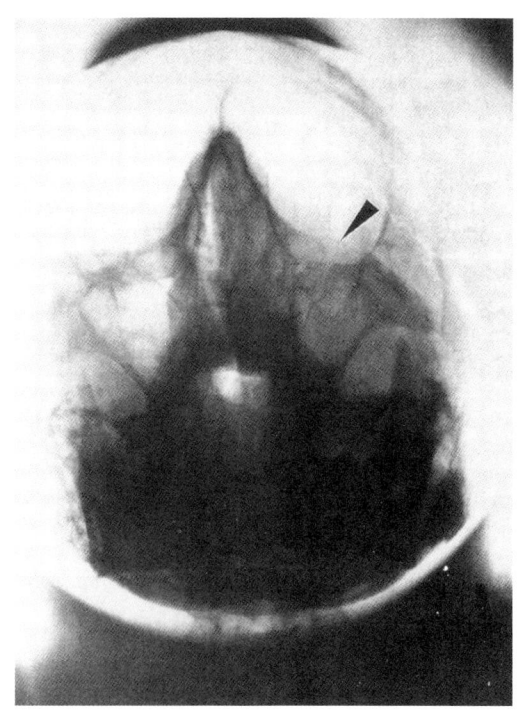

图10.2 颧骨受压出现不透明小窦

颧骨骨折若不处理，会遗留颧骨扁平和眶底凹陷，可引起复视和眶下神经损伤。当颧骨部擦伤或一侧结膜出血时，

医生须留意是否存在颧骨骨折。

处理

一旦确诊即需要复位骨折，有时需钢丝或外固定架固定。

眼眶的骨折

识别眼眶部骨折较为困难，若眶部或眼部有直接外伤，则可怀疑眶部骨折的存在。眼部小肌肉受累的眶底"突眼"骨折是极其严重的，复视和眼球移位有助于确诊。

处置

治疗应由颌面外科医生来执行。

下颌骨

颞颌关节脱位可能源于直接或间接外伤，有时甚至由打哈欠时张口过大引起。只要下颌骨完整，复位通常较容易。

下颌骨骨折可能通过其颈部、体部、纤维连接处或分支处（图10.3）。识别该骨折可通过触摸或挤压疼痛，或通过牙齿排列紊乱来判断。下颌骨骨折通常发生在打架后，有时是酒后。脾气很大的醉鬼很少乐意别人摸他们疼痛的下巴，所以常常漏诊骨折。如果怀疑下颌骨骨折，放射线检查十分必要（图10.4）。

下颌骨骨折周围的软组织肿胀可能阻塞气道。而醉酒者常常会呕吐和丧失意识，此时这种气道梗阻就将极为危险。

处理

此类骨折通常应由颌面外科医生负责，需要内固定、齿间钢丝固定（图10.5）或口腔专科处理。

上颌骨

上颌骨折的 Le Fort 分类

Le Fort 是20世纪早期一名法国外科医生，他通过研究棍棒打击尸体面部造成骨折的骨折线，将上颌骨骨折分为三个主要类型，其分类如下（图10.6）：

- Le Fort 1——骨折线通过上颌骨，鼻部和眶部未受损。
- Le Fort 2——骨折线通过上颌骨，横过鼻骨进入眶部，面部的中间1/3可活动。
- Le Fort 3——骨折线通过眶部外侧壁并横过鼻部。

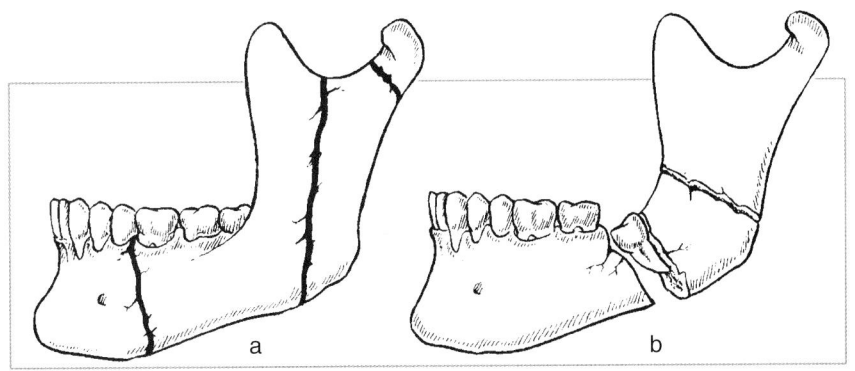

图10.3　下颌骨骨折：(a) 下颌支、下颌体、下颌颈无移位骨折；(b) 阻生齿导致的骨折错位

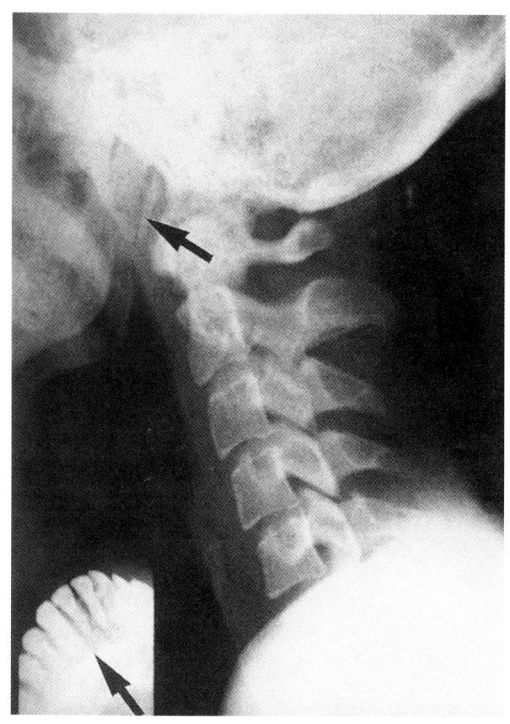

图10.4 颏部受暴力导致的下颌支（箭头所示）与下颌弓骨折

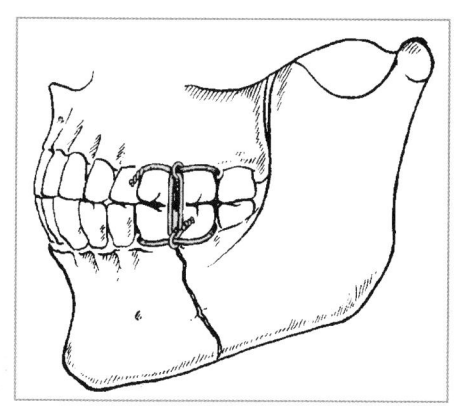

图10.5 下颌骨骨折后行齿间钢丝结扎固定

所有上颌骨骨折都需要高度重视，因为面部中的1/3可能极不稳定并可能向后下坠，导致气道阻塞。可能需要紧急气管切开术。

因为颜面部损伤被定义为头部损伤，因此常见于意识丧失的脑外伤患者。

一般颅脑外伤患者的X线平片上总能看到上颌窦，如果上颌窦不可见，则可能被血液充满并伴发上颌骨骨折。

处理

当气道安全后，骨折可由合适的专科医生处理。一般常需要颅骨外固定以维持移位的骨折于正确位置。

颅 脑 损 伤

头部损伤可引起脑损害，其严重性取决于大脑吸收的能量，而不是颅骨所吸收的能量。颅骨被两固定物体压碎可能只有令人惊讶的轻度颅脑损害，但剧烈减速伤，尽管仅有未移位的线性骨折，但是却可能伴有严重的颅脑损伤（图10.7）。

病理学

外伤可能引起原发性和继发性颅脑损伤（图10.8）。

原发性

- 脑和颅骨间剧烈碰撞引起脑挫伤或裂伤，在受伤处和伤部对侧都有可能出现，即对冲性损伤。
- 颅骨穿透性损伤可直接损伤脑部。

继发性

- 脑水肿
- 硬膜外出血
- 硬膜下出血

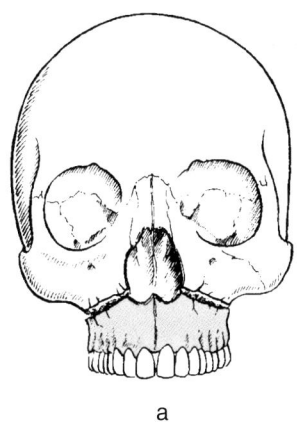 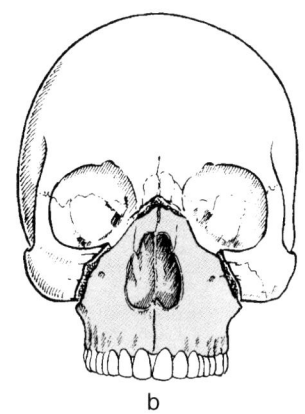 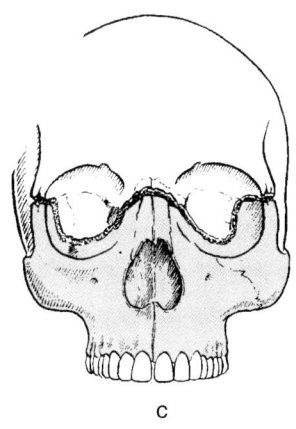

图 10.6 面部骨折 Le Fort 分型：(a) Le Fort 1 型；(b) Le Fort 2 型；(c) Le Fort 3 型

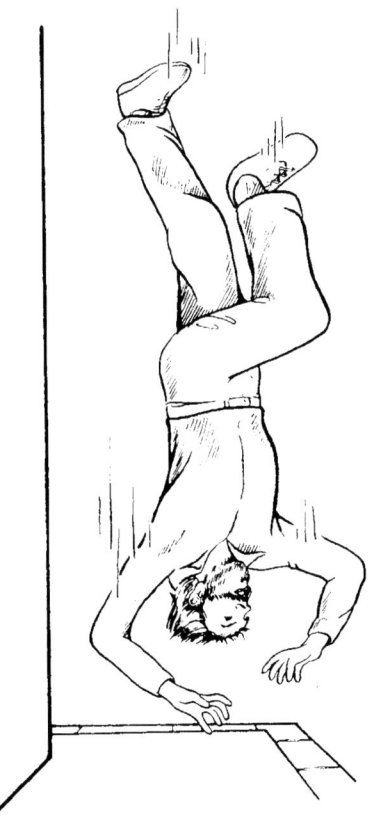 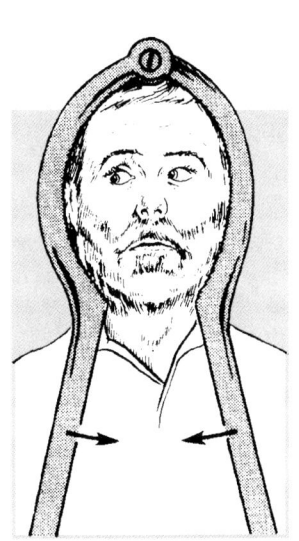

图 10.7 颅脑损伤，剧烈减速伤比无明显减速的压缩骨折对脑的损伤要大

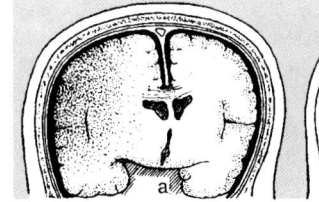 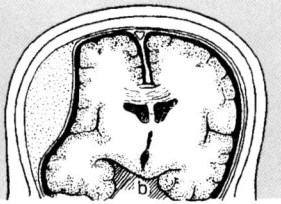 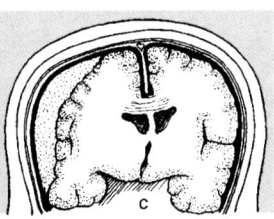

图 10.8 颅脑损伤类型：(a) 脑挫伤伴出血、水肿；(b) 硬膜外出血；(c) 硬膜下出血

临床表现

从临床角度,颅脑损伤有三种主要类型:震荡、挫伤和压迫。

震荡

脑震荡是指头部受到打击后出现暂时性的意识丧失,常能完全康复。伤后昏迷时间是颅脑损伤严重程度的良好提示。比赛时被击昏的拳击手就发生了脑震荡。

挫伤

脑组织局部出血或水肿所致的损伤,其康复较脑震荡慢且可能不完全,遗留某些神经症状。

压迫

脑组织压迫通常由颅内出血引起,若颅脑持续出血则颅脑受压,临床症状将不断恶化,须颅脑减压和控制止血以挽救生命。

脑震荡和脑挫伤受伤当时最严重,然后逐渐恢复。而颅脑压迫尽管存在短暂清醒期,然后会进行性恶化并难以恢复。

颅脑损伤的处理

区别脑震荡、脑挫伤、脑压迫依赖于颅脑功能的细致监测。意识水平和眼部体征是最可靠的临床体征。

意识水平

必须详细地记录意识水平,以便迅速辨别任何病情恶化。仅记录患者是"清醒"或"意识丧失"是不够的。一个神智完全清楚患者应是清醒的,并且有时间和空间定向能力,例如他知道自己在哪里,现在是什么时间,并且能维持正常交谈。

与清醒相对的极端情况是患者不能被叫醒,且对疼痛刺激没有反应。在两个极端间,意识水平可分为下列几个等级:

- 清醒可定向
- 昏睡
- 对活动有反应
- 对疼痛有反应
- 昏迷

更加精确的评估可以用 Glasgow 昏迷评分(表 10.1)。

表 10.1 Glasgow 昏迷评分

		得分
睁眼反应	能自行睁眼	4
	呼之能睁眼	3
	刺痛能睁眼	2
	不能睁眼	1
言语反应	能对答,定向正确	5
	能对答,定向有误	4
	胡言乱语,不能对答	3
	仅能发音,无言语	2
	不能发音	1
运动反应	能按吩咐完成动作	6
	刺痛能定位	5
	刺痛肢体回缩	4
	刺痛时双上肢过度屈曲	3
	刺痛时四肢过度伸展	2
	刺痛时肢体松弛,无动作	1
总评		
	Glasgow 昏迷指数得分	
	14~15~5	
	11~13~4	
	8~10~3	
	5~7~2	
	3~4~1	

眼征:颅内压升高后会使患侧虹膜功能受损。记录瞳孔大小和对光反射作为颅内出血的征象。瞳孔散大、固定表明病情危急。

体温:脑损伤后可能会损害温度调节机制,体温可能上升。体温可能需要吹风或温水擦浴来控制。

颅骨的开放性骨折

穿透性颅脑损伤总是需要神经外科医生探查，以去除死骨、异物和坏死脑组织。如果伤口下有凹陷性骨折，在急诊科不要缝合头皮伤口。

脑水肿

脑水肿（图10.9）继发于多种颅脑损伤，可通过利尿剂，如甘露醇，或控制性过度换气来减轻水肿。这种治疗最好在专门的神经外科病房里实施。

意识水平慢慢恶化，直到他们不能被唤醒。只要诊断及时，血肿可通过头颅钻孔减压并结扎出血动脉来解决。

在过去，医生进行颅骨钻孔术往往比冒险漏诊硬膜外出血更安全，但随着CT扫描出现，意外漏诊情况就比较少见了。颅脑CT扫描现在是处理颅脑损伤必要检查，除了能显示脑受损情况外，还能显示硬膜外血肿及位置（图10.10）。

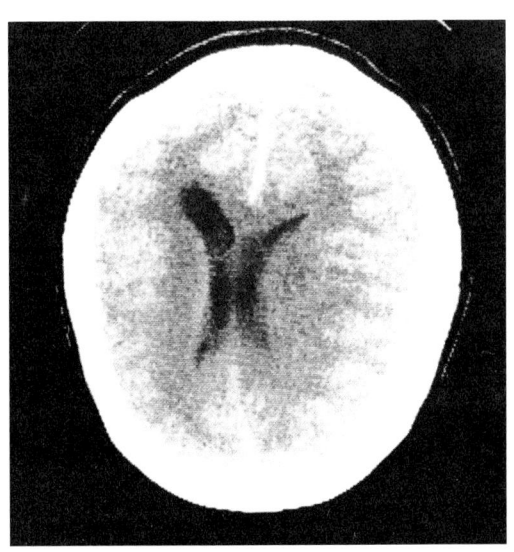

图10.9 CT显示由脑水肿导致的中线偏移

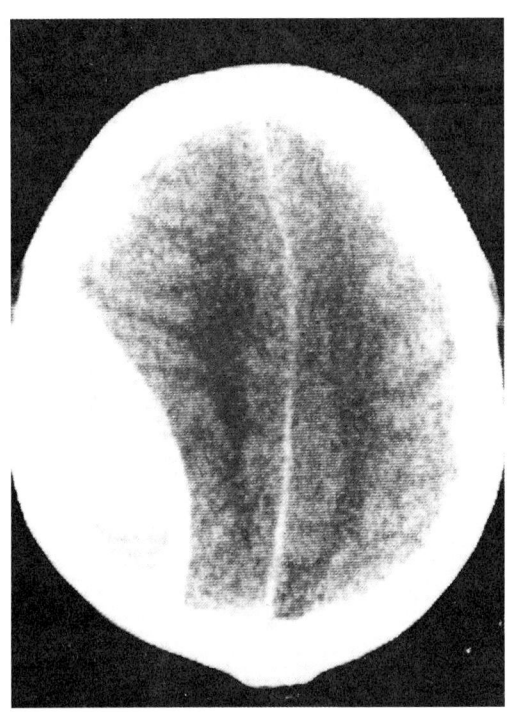

图10.10 CT显示硬膜外血肿，伴中线偏向健侧

硬膜外血肿

硬膜外血肿的典型病程是：患者轻微头部外伤后，自己走到医院并能清楚明确的叙述病史，放射线显示颞部有小骨折，患者被打发回家，慢慢丧失意识，第二天被发现死亡。这对头外伤处理者来说就像一个永远挥之不去的噩梦。

硬膜外出血可由脑膜中动脉损伤引起并形成血肿，使脑部逐渐受压。患者的

尽管CT检查准确可靠，但有时脑膜中动脉结扎术可能性命攸关。所以，对于每位可能手术治疗硬膜外血肿的医生来讲，牢记头颅钻孔位置十分重要。脑膜中动脉通过翼点，即在颧骨颧弓上两横指和眶后三横指（图10.11）。这个动脉可通过暴露骨折并咬去颅骨骨缘找到，或直接于翼点钻孔。

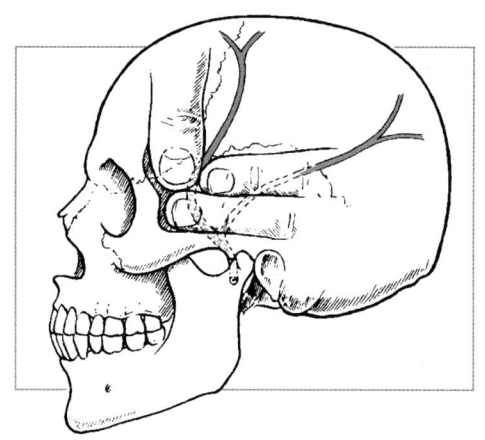

图10.11 翼点。脑膜中动脉经过翼点,可由图示的手指位置定位

硬膜下出血

急性硬膜下血肿通常积聚缓慢,意识丧失也比硬膜外血肿更慢。原因在于硬膜下血肿是逐渐扩大的。当血凝块液化时,血清会被吸附进去并使其体积逐渐增大。慢性硬膜下血肿没有临床急性症状,但任何颅脑损伤数周后意识水平降低的患者都应做颅脑CT扫描。

外伤后遗忘症

事实上,患者看似清醒且有定向力,也不能排除脑损伤,此情况在临床上并不罕见。患者仅有几分钟的意识丧失,却在事故发生后数天都不能回想起事故的经过。

外伤后遗忘症的时间长短是判断颅脑损伤严重性的可靠指征:

1. 患者外伤后遗忘症持续时间不超过24h,可完全康复。
2. 外伤后遗忘症持续时间达一周,患者通常有某些永久性缺陷。

脑脊液鼻漏和耳漏

如果骨折进入硬膜下腔,脑脊液可能从鼻子或耳朵中流出。这种渗漏通常可自行停止,但如果渗漏大量或持续时间超过两周,则可能需要用筋膜修复硬脑膜的缺损。

后遗症

颅脑损伤后的远期结果包括持续性神经缺陷、性格改变、癫痫和严重躯体残疾,需要长期的照顾和康复训练。

处理时的决策

处理颅脑损伤时有三个非常现实的决策:何时要拍颅脑影像检查?何时收患者入院?何时请神经外科医生会诊?

颅脑的 X 线平片

要求做颅脑影像检查适应证如下:
- 任何时间有意识丧失或失忆。
- 异常神经症状或体征。
- 怀疑穿透性损伤,或头皮肿胀划伤而非简单撕裂时候。
- 嗜睡。
- 临床判定困难,例如,癫痫、精神失常和年龄太小。

脑外伤住院适应证

有如下情况时入院:
- 在检查时有意识错乱或意识受损。
- 颅骨骨折。
- 异常神经体征,头痛或呕吐。
- 判定困难,如癫痫、精神失常和年龄太小。
- 其他医学问题,如血友病。
- 社会条件差,无成年人监护或无亲属。

神经外科的协助

出现下列情况应请神经外科医生会诊：

- 颅骨骨折伴有意识错乱和损害，或伴有神经定位体征或症状。
- 意识错乱或神经体征持续超过12h。
- 清醒后再次昏迷。
- 怀疑有颅底开放性骨折。
- 颅底凹陷性骨折。
- 意识水平或神经体征恶化。

颈椎棘突的损伤

"颈部损伤"有不祥之意，但并非所有颈椎损伤都有严重并发症。一些颈椎骨折没有移位，少数幸运的患者存在严重骨折，但却没有神经学上的损伤。

脊柱骨折的处理跟其他骨折一样，但移位脊柱骨折的后果更为严重。

医生处理颈椎损伤必须谨慎，预防脊髓的进一步损伤。纵使最大的损伤发生在外伤当时，颈部如果再次受到足够强度的力量，仍会导致进一步的骨折和软组织撕裂，因此必须避免粗暴搬运。

如果患者清醒并且有保护性肌肉痉挛，谨慎处理不会加剧原始损伤。意识清醒患者脊柱外伤后继发性颈髓损伤较为罕见。

但是，昏迷患者并不是这样。许多神经未受损者会由于粗心及过分热心的急救而导致瘫痪。

引起颈部损伤有四种方式：

1. 屈曲
2. 伸展
3. 垂直压缩
4. 旋转

屈曲性损伤

屈曲性损伤是最常见和最严重的颈部损伤，常见于颈椎下部。下列损伤最常见（图10.12）：

- 椎体的压缩骨折（图10.13）
- 棘上韧带断裂，脊柱不稳定
- 小关节突脱位
- 椎体骨折合并脱位

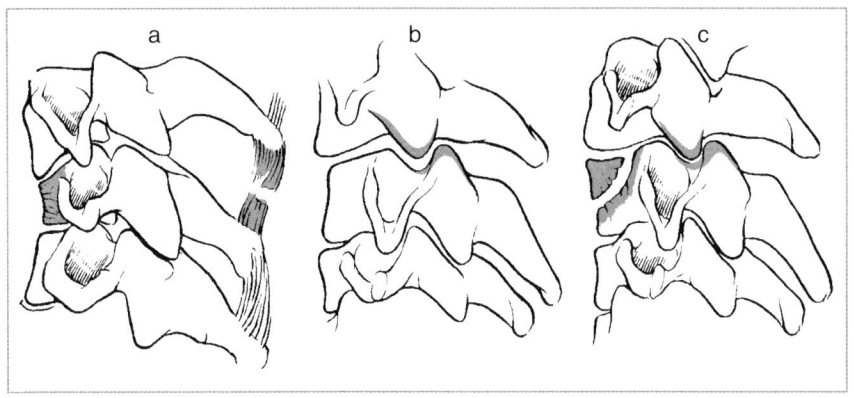

图10.12 颈椎棘突损伤：(a) 屈曲性损伤导致的椎体压缩性骨折和棘上韧带损伤；(b) 小关节绞锁；(c) 小关节绞锁伴椎体骨折

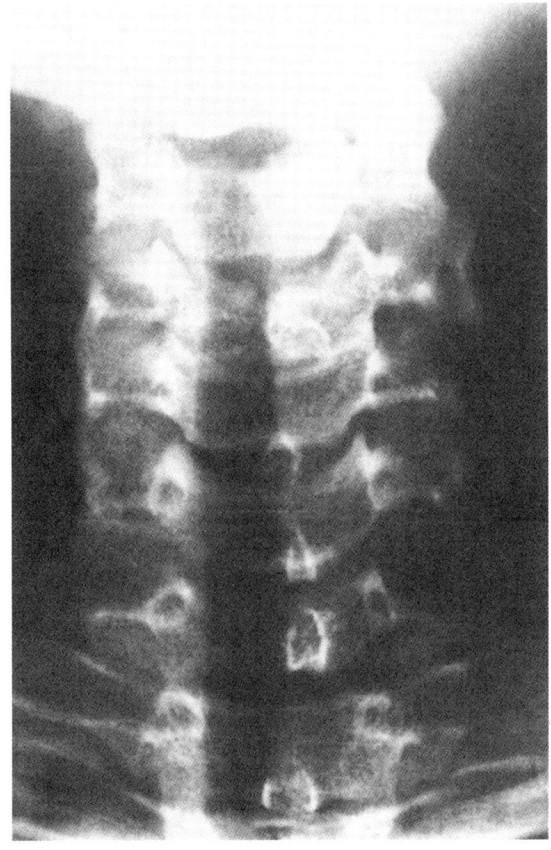 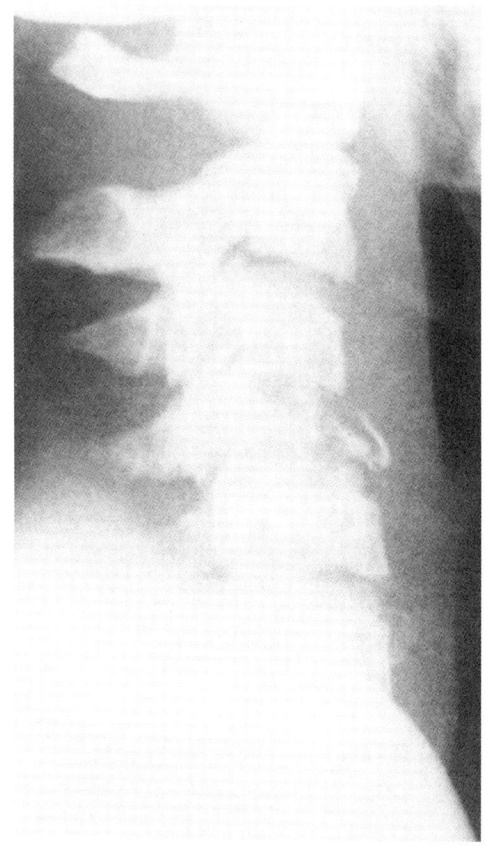

图 10.13 椎体压缩骨折的正、侧位 X 线平片。注意:(1) 颈椎棘突不能处于一条直线;(2) 正位片上 C_3 椎体的裂缝

压缩骨折

压缩骨折是屈曲和垂直压缩的混合结果,较为稳定,但颈部有严重疼痛。

治疗:用四柱颈托或石膏管型来缓解症状,疼痛消失需大约 6 周时间(图 10.14)。

棘上韧带断裂

颈部猛烈屈曲可能会使棘上韧带撕裂或撕开棘突。事实上,由于放射线仅有轻微骨损伤容易使医生麻痹大意。颈椎后柱将失稳,若重复遭受屈曲力量可能发生神经损伤。

治疗:颈部支具维持颈椎于伸展位

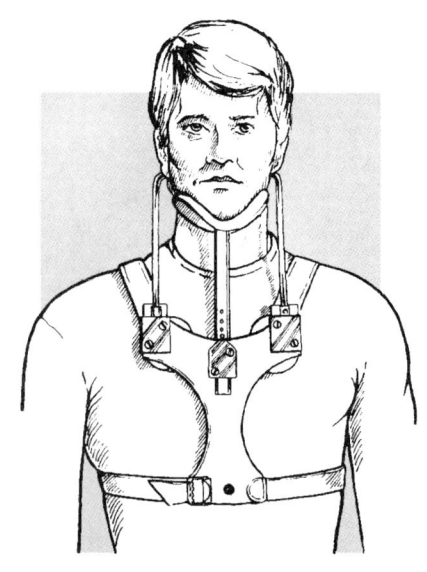

图 10.14 四柱的颈托

直到软组织充分愈合。

脱位

颈椎前屈时旋转可能引起单侧或两侧小关节面跳过下一关节面边缘而引起脱位(图10.15)。关节突脱位时不会没有软组织损伤，但单纯关节突脱位时很少有神经损伤。

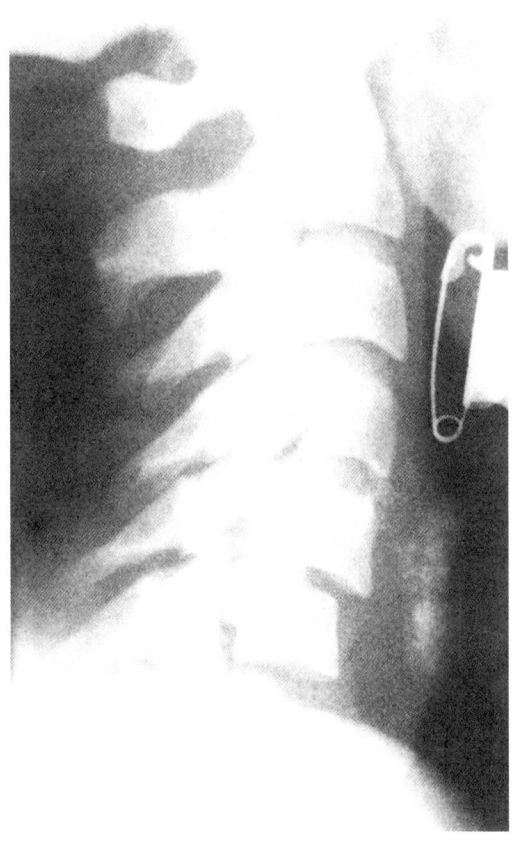

图10.15 小关节绞锁。在椎体前缘从上向下画一条线，可见 C_5、C_6 间有明显的阶梯状

治疗：单纯脱位可通过牵引或谨慎手法复位来治疗，但必须由具有专业脊柱知识且经验丰富的医生来操作。

骨折脱位

骨折脱位时椎体和关节面断裂常导致截瘫，通常由于头部着地跌落引起，如从马上跌落。

治疗：必须复位骨折和维持稳定，持续牵引或固定直到骨折愈合。在 X 线下做屈伸运动对判断骨折愈合非常有用。因有引起颈髓损伤可能，所以伤后6周内不要尝试。

颌枕带牵引属暂时性的有效措施，长期应用会压迫下颌部造成不适，妨碍患者进食。类似于普通骨牵引，颅骨牵引通过牵引弓直接联接于颅骨上，更容易被患者所接受。

必须避免过度伸展，应用牵引作用于脱位节段轴线，而不是正常颈部轴线。

颈部外固定是将一圆环用螺丝拧紧固定在颅骨皮质上，并用支撑金属杆与硬质背心相连接(图10.16)。"头环-肩胸背心"牵引常应用于不稳定骨折，稳定性骨折常用牢固的四柱颈托固定。

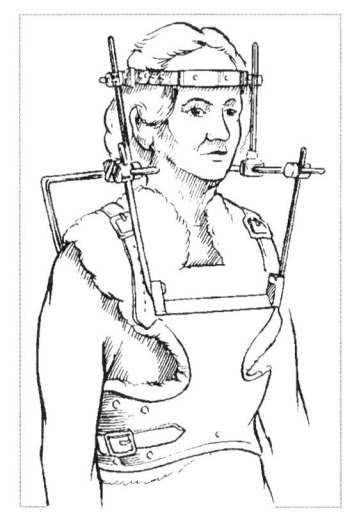

图10.16 "头环-肩胸背心"牵引，"头环"部固定于颅骨，并用硬质连杆与胸部硬质背心相连

颈椎不稳定节段可能需要内固定。这种手术必须谨慎计划，以免使颈椎完全失稳。例如发生过度伸展伤时，颈椎前

面的组织已损坏,若从后路手术则会破坏后路结构,使得脊柱失去连接组织,使头部丧失可见支撑方式。

也可采用Minerva石膏管型,但现在多被淘汰(图10.17)。Minerva管型来源于神话传说。传说半神Vulcan(他本人因马蹄足闻名)剖开朱庇特的头颅,并解除了他的头疼。女神Minerva激动得跳起来,全副武装,戴上沉重的金属头盔并歌唱胜利。

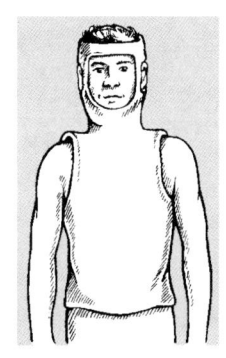

图10.17　Minerva头颈胸石膏

石膏管型依照头盔模型而来,更像巴拉克拉法帽式头盔向下延伸到胸部。石膏管型较为沉重,并且限制胸部和下颌活动。四柱颈托更为舒适和有效。

伸展损伤

伸展损伤在上颈椎损伤中更为常见。颈椎从下颌到胸部的屈曲度相对有限,但伸展却没有天然的保护。

伸展伤常没有屈曲伤严重,但有时也会相当严重。四种最常见的损伤如下:

1. 齿状突骨折。
2. hangman骨折。
3. 后纵韧带的扭折,可损伤脊髓前动脉,引发脊髓前动脉综合征。
4. 椎体骨折合并椎间盘突出(图10.18)。

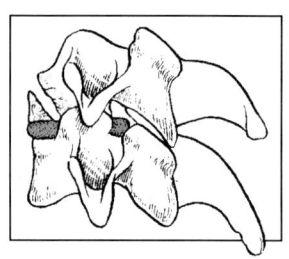

图10.18　过伸性损伤导致的椎体骨折,合并椎间盘突出

齿状突骨折

诊断齿状突或是齿突骨折很困难,在急诊科经常漏诊。这种骨折患者会感到颈部不稳和颅底疼痛,这些症状有助于诊断。

有三种类型的骨折(图10.19)。Ⅱ型骨折,即齿突中部骨折,大约50%发生骨不连,故需寰枢椎融合以稳定颈部。

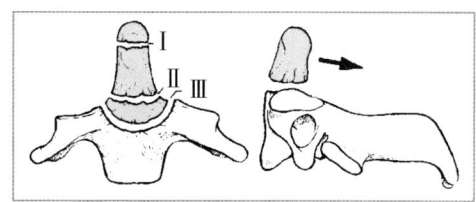

图10.19　枢椎齿状突骨折,骨折分累及基底部、中部和尖端三型

治疗:通常头环-背心固定4个月,但这并不能避免骨不连的高发生率。

hangman骨折

hangman骨折时椎体发生分离和过度伸展。相似力量可出现在患者安全带情况下跌倒时或滑倒时。骨折线常通过C_2椎弓根,发生C_2、C_3创伤性椎体滑脱(图10.20)。

处理:处理这种骨折要用最小的牵

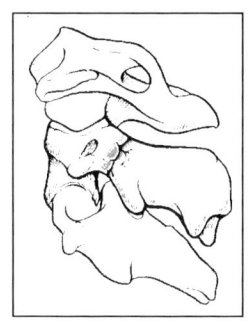

图 10.20 hangman 骨折，第 2 颈椎椎弓峡部骨折

引力量维持头部稳定。过大的牵引力量可能引起神经损伤，这也就是绞刑的致死原因。

脊髓前动脉综合征

颈椎退化的中老年人发生过度伸展时，可能会因扭折后纵韧带而压迫脊髓前动脉（图 10.21），导致脊髓损伤。其结果是上肢无力和感觉减退症状，而下肢症状不明显，有时伴发尿失禁。

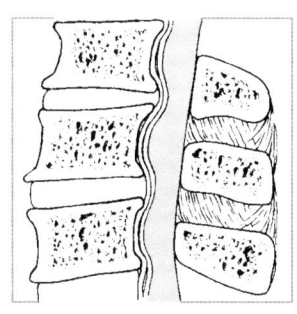

图 10.21 脊髓前动脉受压，老年人后纵韧带扭折会导致脊髓前方受压，造成脊髓前动脉损伤

治疗：颈围制动是医生能作的所有治疗。

骨折合并椎间盘突出

这些损伤可能引发脊髓永久性损伤。

处理：如果 CT 扫描明确诊断，则要求立即手术减压和固定。

垂直压缩骨折

事实上，中轴压缩暴力并不常见。大多数外力要么恰好在旋转轴前面引起屈曲损伤，要么是在旋转轴后面引起伸展损伤，两种骨折都可由垂直暴力引起。

寰椎的骨折（图 10.22）

垂直压缩力量可致寰椎环断裂，通常由某物砸在头上或是患者坠落时头顶着地引起。

处理：这种骨折要用头环-肩胸背心固定大概 6 周，然后再用颈托固定 2 周。

粉碎性骨折

垂直压迫可致椎体破裂，引发严重疼痛。这类骨折必须与楔形压缩或爆裂骨折相区别。

治疗：像寰椎骨折一样，如果没有神经损伤，头环-肩胸背心固定 6 周，然后换颈托。如果有神经损伤，仍需要头环-肩胸背心固定，同时也必须治疗截瘫，并尽可能早地开始康复锻炼。

旋转性损伤

多数损伤是复合力作用结果，而不是一简单矢状或垂直力。旋转暴力跟许多屈曲性损伤有关，尤其在那些跌倒时头颈部着地引起的损伤。

颈椎旋转并屈曲时常会伴有一个关节面的脱位，当旋转并压缩时可能引起椎体的破裂。颈椎旋转并伸展可见于 hangman 骨折损伤，该骨折损坏后柱组织结构，引起脊椎峡部和椎弓根部的复

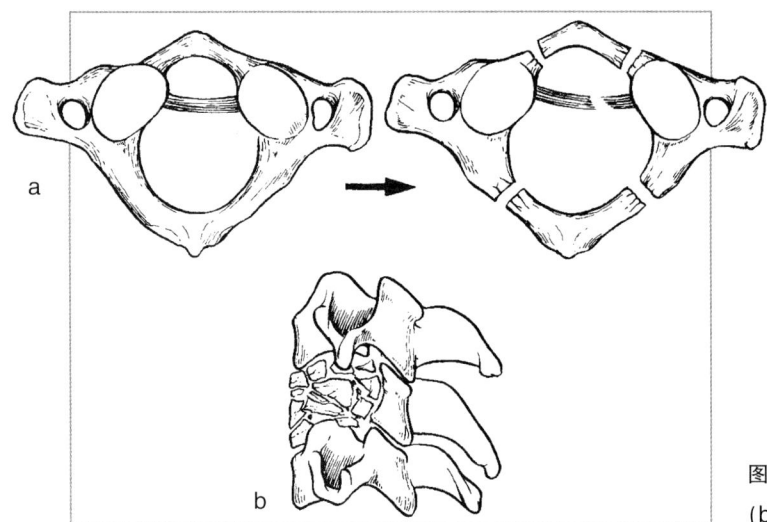

图10.22 寰椎(a)、枢椎(b)粉碎性骨折

杂性骨折。

治疗：取决于骨折稳定性和有无神经损伤。没有神经损伤的骨折需要头环-肩胸背心固定6周然后换颈托；有神经功能损伤时，需要同样的固定，并要针对截瘫问题早期康复锻炼。

"挥鞭"样(伸展-屈曲组合性)损伤

伸展-屈曲组合性损伤，常称为挥鞭样损伤，常见于道路交通事故。

当车辆被后面的车"追尾"时，患者的头部后仰并且颈部过伸(图10.23)。前纵韧带被撕裂并且在韧带和椎骨间会有出血；可能在伤后数小时引发咽后肿胀，进而引起吞咽困难。头部制动可限制过伸范围，使损伤效应减少到最小。

在交通事故中发生急速减速，头部前伸且颈椎屈曲。下颌击中胸部时将会限制屈曲，其损伤将会很轻微。如果头部运动极为剧烈，则会像绞刑那样产生纵向分离，这可能引起神经损伤。碰撞的反冲力作用于患者时，其头部后仰且可能发生过伸。

临床特征

交通事故后患者往往被立即送到医院，此时患者的症状往往并未形成，直到伤后6h甚至是12h都可能没有任何症状，放射线检查通常也正常。在症状出现之前，患者可能因一张正常X线平片就被从伤亡人员名单中排除。如果这起事故涉及官司，医生在很多情况下都难以向多疑的律师们解释清楚。

首先出现的症状是颈部疼痛和强直，伴随从肩部到手臂的放射痛，有时有吞咽困难。患者有时会出现刺痛或麻木等神经症状，但通常是暂时的。

众所周知，挥鞭样损伤的预后不可预知。90%的患者症状在2年内消除，但少数患者的症状可持续多年。有些患者不能把头转到能倒车的程度，这将严重影响日常生活和工作能力。

不幸的是，许多患者在寻求外伤诉

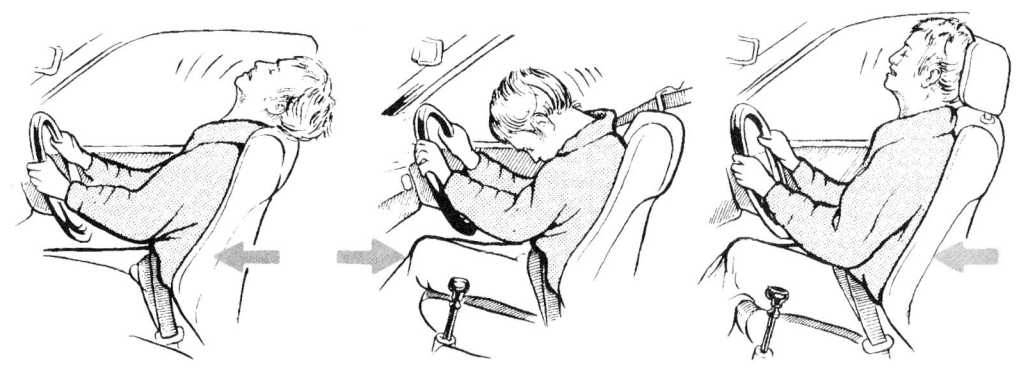

图 10.23 颈椎伸展–屈曲复合伤(挥鞭样伤),导致头部运动受限

讼赔偿时没有支持症状的可见性病理依据。

处理

在伤后头几天,柔软的颈部支具和镇痛药十分重要。如有可能,颈部支具应于 2 周内移除,并开始理疗恢复颈部活动。否则颈椎仍可能僵直疼痛。

胸 椎 损 伤

胸椎活动度很少,其稳定性在损伤时可起到一定的保护作用。挥鞭伤和小关节脱位一般不发生在胸椎。尽管胸椎损伤比脊柱其他部位少见,但胸椎损伤通常较为严重,常引起截瘫(图 10.24)。这是因为:

1. 椎管相对于脊髓较为狭窄。
2. 骨折移位可能相当严重,会损伤脊髓。

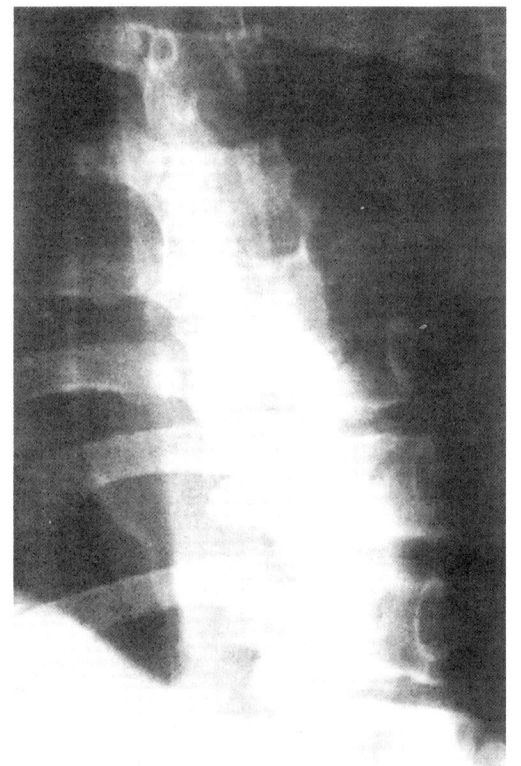

图 10.24 胸椎横断骨折,骨折移位同时伴有脊髓完全横断

骨折类型

骨折类型取决于碰撞时的屈曲轴心位置和暴力方向。有四种类型的骨折:

1. 压缩性骨折
2. 粉碎性骨折
3. 安全带(屈曲–分离)骨折
4. 骨折脱位

压缩性骨折

压缩或爆裂性骨折发生在胸腰椎接合处,即胸椎后凸结束和腰椎前凸开始的地方。它们可由脊柱正中线前方的垂直暴力引起,压缩所累椎骨的前唇(图 10.25,10.26)。

这种损伤最常见于骨质疏松老年患

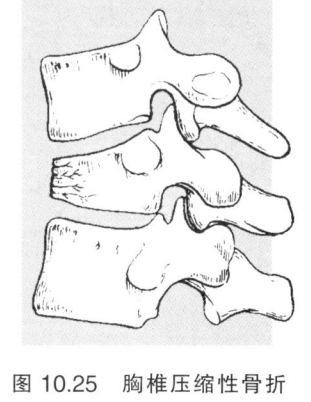

图 10.25 胸椎压缩性骨折

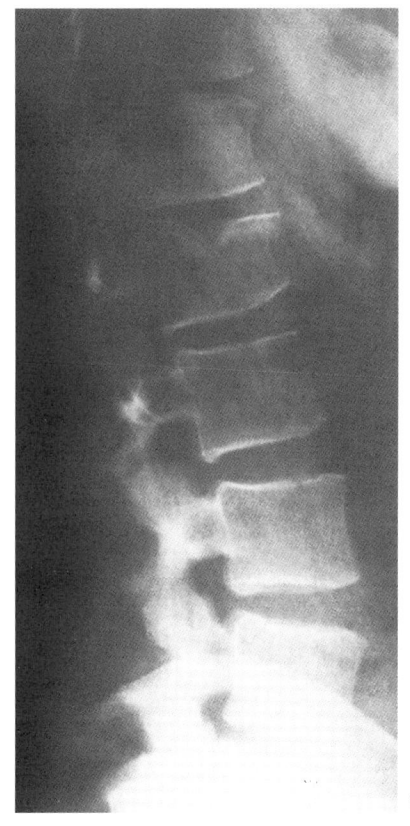

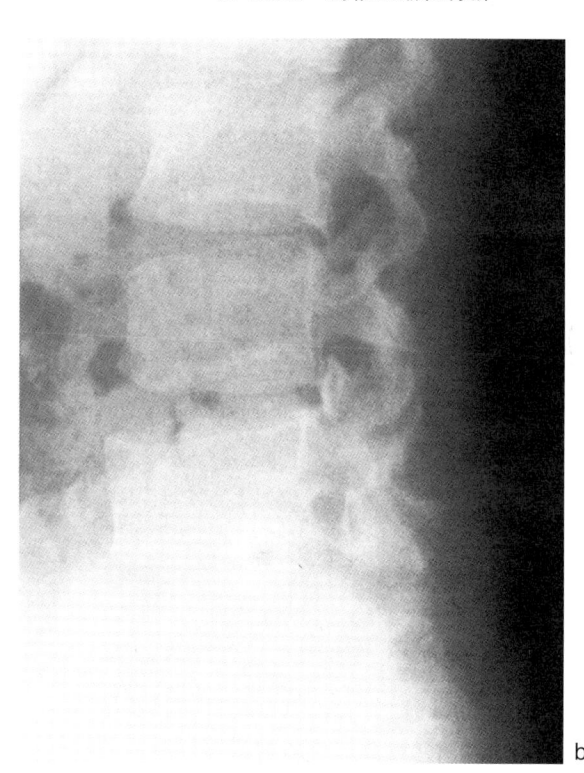

图 10.26 腰椎压缩性骨折,两个病例中椎体高度减少均小于 50%

者臀部着地滑倒时,也可发生于从高处坠落而脚后跟着地的年轻患者,通常伴有跟骨粉碎性骨折。飞行员从喷气式飞机中弹出时也可遭受这种骨折,因为弹射椅的向上力量足可将椎体压碎。

处理:椎体畸形通常是可以接受,但如果压缩超过椎体高度的 50%,则必须牵引和内固定(图10.27)。即使畸形很小,伤后背痛仍可能持续 2 年或 2 年以上,有时会一直痛下去。

如果椎体压缩高度少于 50%,患者可在疼痛准许范围内迅速开始锻炼。

粉碎性骨折

压缩骨折由椎体前缘轴向压缩引起,而粉碎骨折由纯粹的轴向暴力引起。

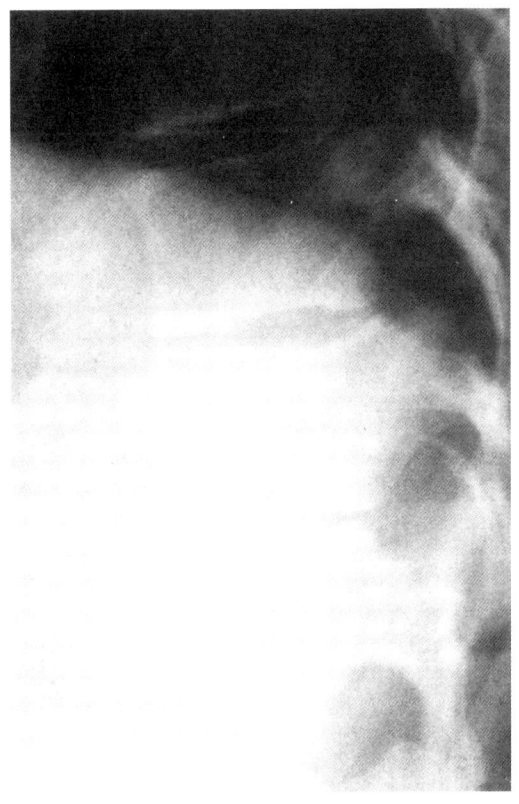

图 10.27 胸椎压缩性骨折,椎体高度减少 50%

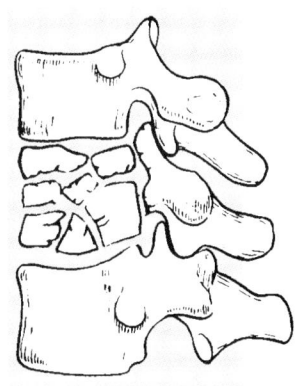

图 10.28 胸椎粉碎性骨折

椎体外壁被向周围爆裂，椎间盘可能被压进椎体或椎管（图 10.28）。CT 扫描的诊断价值很大（图 10.29，图 10.30）。

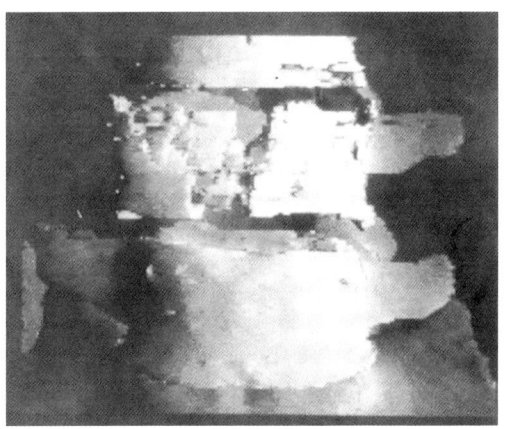

图 10.29 椎体粉碎性骨折,Philips 医疗系统授权使用

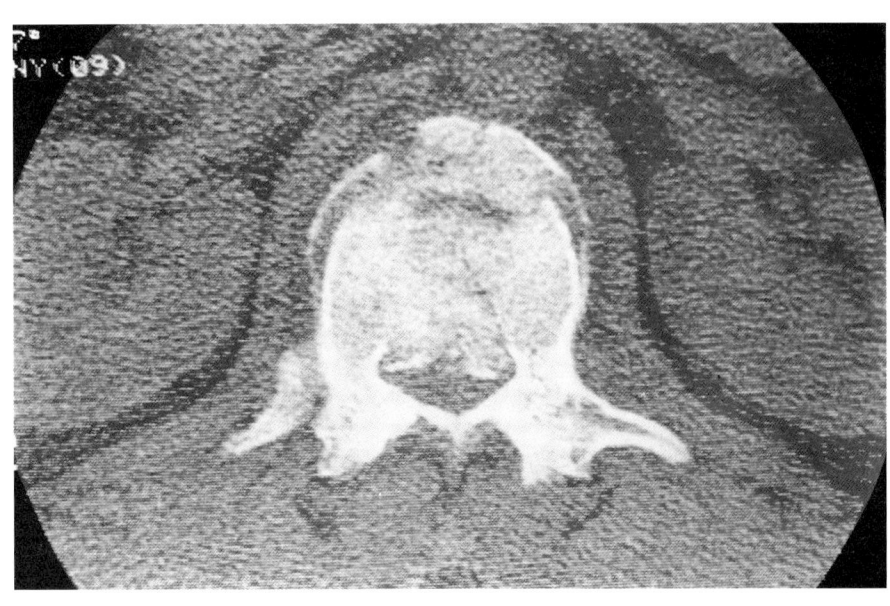

图 10.30 CT 扫描示胸椎粉碎性骨折伴骨片向后挤压进入椎管

稳定性取决于骨折的方式，粉碎性骨折可以是稳定的，也可是不稳定的。由于椎体向后移位或其本身的碎片，粉碎性骨折常伴有神经损伤。

治疗：不稳定骨折可采用胸腰背支具固定卧床休息，或采用手术内固定治疗。只要疼痛准许，稳定骨折患者可早期锻炼。

安全带骨折(屈曲-分离性骨折)

道路交通事故中急速减速时，会使背着安全带的受害者向前移动，可引起屈曲-分离性损伤。椎体可能破裂并且严重移位。

治疗：这类骨折通常是保守治疗，要卧床休息6周后石膏背心固定。护理时可利用枕头使脊柱处于伸展位，石膏管型也固定于伸展位。

骨折脱位

许多脊柱损伤是屈曲、压缩和旋转暴力综合作用的结果，包括石瓦匠的脊柱屈曲位高处摔伤(图10.31)。常见椎体破裂，椎弓根骨折和小关节脱位和截瘫。

治疗：骨折脱位可以保守治疗也可以手术治疗。如果患者已截瘫，早期脊柱融合可使得患者尽可能早的开始康复锻炼。出现瘫痪对患者来说是极其可怕，早期康复有助于给患者带来希望和树立目标。

如果患者没有截瘫，治疗目的就是稳定脊柱并防止神经损伤。可长期卧床制动或手术内固定，稳定脊柱直到骨折愈合。

腰 椎 损 伤

像颈椎一样，腰椎有一定活动性，轻微和严重的骨折都可能发生。

横突撕脱

横突上有强大的肌肉附着，因此在腰部猛烈扭动、屈曲运动、或肌肉强烈痉挛(比如癫痫发作)时易发生撕脱伤。横突撕脱伤不是很严重的损伤，但疼痛和肌肉痉挛会持续6~8周。

治疗：除了镇痛药物和逐渐锻炼外，不需其他处理。

压缩性骨折

胸腰段接合处的压缩骨折已在相关章节有描述。

屈曲-旋转骨折

就像我们描述胸椎的一样，扭动和旋转力量可使得腰椎的椎体破裂(图10.32)，可引起神经损伤。因为脊髓没有延伸到第一腰椎水平以下，一般损伤仅累及下位运动和感觉神经元，其神经症状跟颈椎、胸椎脊髓损伤不同。

治疗：像其他情况一样，可以保守治疗或是手术治疗，但因为此区域有马尾神经，且神经根比脊髓粗壮，所以保守治

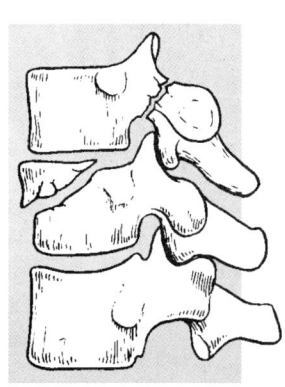

图10.31 胸椎椎体斜形骨折伴椎弓骨折

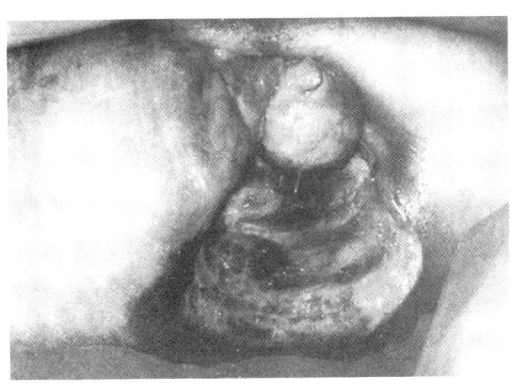

图 10.35 截瘫患者的深褥疮,透过疮口可见股骨头

关节强直

如果关节不经常活动就会强直。这在截瘫患者中是个值得注意的问题,因为即使患者康复,四肢强直也会使恢复运动功能变得不可能。因此,所有的关节都必须每天在最大范围内活动,以避免严重挛缩。

肌肉挛缩是另一个问题。上运动神经元损伤时肌肉会猛烈收缩,引起严重的抽筋样疼痛。肌肉弛缓药物有时会有帮助,但有时只有通过外科手术去神经化。

骨折

麻痹肢体的骨折有大量的异常新骨组织形成,可限制关节活动,此原因目前并不清楚(图 10.36)。

康复

截瘫患者的康复不仅包括躯体,也包括心理。制定明确清晰的项目计划书最为基础,看得见摸得到的进步比任何其他事情都更令人鼓舞。重返竞技运动的前景对患者特别有帮助,轮椅运动项

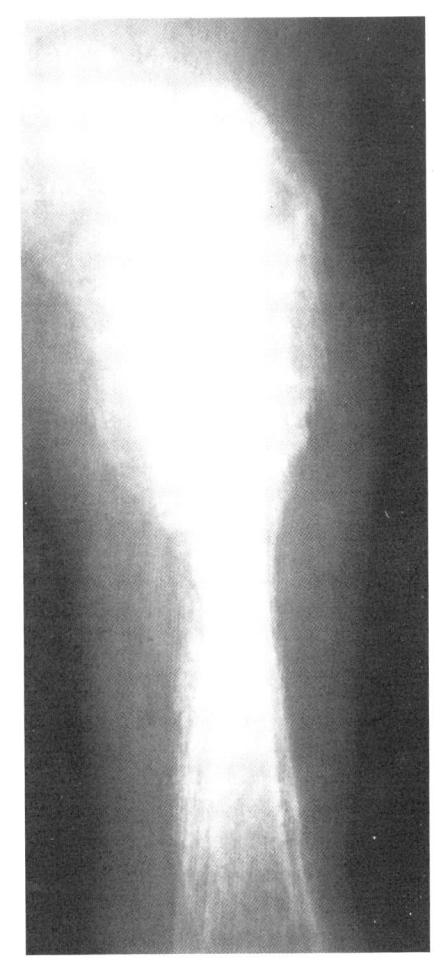

图 10.36 骨折后无神经支配的肢体大量新骨生成

目的价值不可限量(图 10.37)。

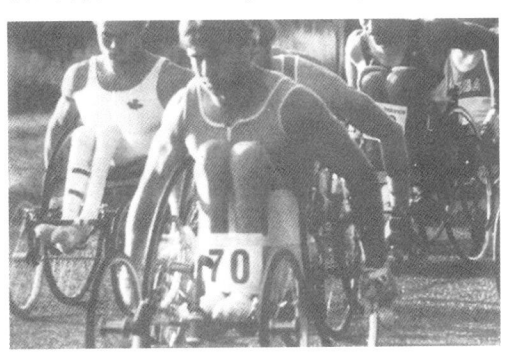

图 10.37 轮椅竞赛

刘建敏　译
赵广跃　吴尧平　校

第11章 躯干损伤

肋骨骨折

肋骨骨折的严重程度取决于损伤的数目及肋骨的稳定性。呼吸受限的多发性骨折常有严重并发症,单处肋骨骨折常被误诊为严重挫伤。

单处骨折

单处肋骨骨折常见于直接打击,在老年患者则可由剧烈阵发性咳嗽引起。在骨折发生的瞬间,病人感突发疼痛,随后深吸气时疼痛。查体发现骨折处局限性触痛,胸廓挤压试验阳性。

X线只有在适当角度才能显示骨折。仅因X线平片无骨折而向病人保证肋骨完整的做法并不明智。从临床实际来讲,伤后第1周的体征比X线更加可靠。

2周后骨折断端骨密度降低,骨痂初步形成,确诊骨折将更为容易。

处理

单处骨折几乎不需要积极的治疗,并可认为是"严重挫伤"。单处骨折若不处理,在前10~14天非常疼痛,在随后4周中有中度疼痛。在损伤后的8周内应该对症止痛,直到骨折处形成稳定骨痂。

最初几天的止痛治疗十分必要,甚至可能需要肋间神经的局部阻滞麻醉。在不止痛情况下,肋骨骨折时出现的呼吸疼痛,使胸廓移动受限,其下的肺组织会出现肺不张从而继发感染。如果病人体质虚弱,则很有可能死亡。

胸带曾是所有肋骨骨折的标准治疗方法(图11.1)。可通过限制肋骨运动来减轻疼痛,如今胸带疗法仅适用于身体强壮的体力劳动者,此类患者通常会假装没有受伤而坚持继续工作。

某些战场上的严重急症,如连枷胸,使用敷料衬垫减小胸廓异常动度,使潮气量受限最小化。如果胸膜有贯

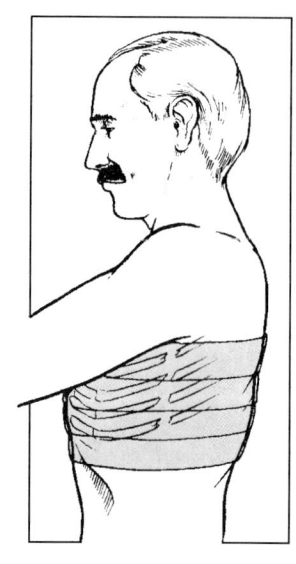

图11.1 胸带固定肋骨骨折

通伤，绷带衬垫也对关闭胸膜腔开口发挥重要作用。

尽管胸带制动这一应急措施很有价值，但它不能用于长期治疗。限制胸廓运动而仅依赖膈肌运动进行呼吸，会导致肺叶萎陷，进而诱发胸部感染和呼吸困难。需依据骨折类型及胸廓稳定性确定治疗方案。

多发性骨折

连枷胸：肋骨的主要功能就像运动着的笼子，由胸部肌肉抬起将空气吸入肺内。如果没有肋骨稳定性，部分胸壁将独立于其他胸廓而自由移动，将在吸气时内陷而在呼气时膨出（图11.2）。这就是"反常呼吸"，可急剧减少潮气量，并能引起呼吸衰竭。

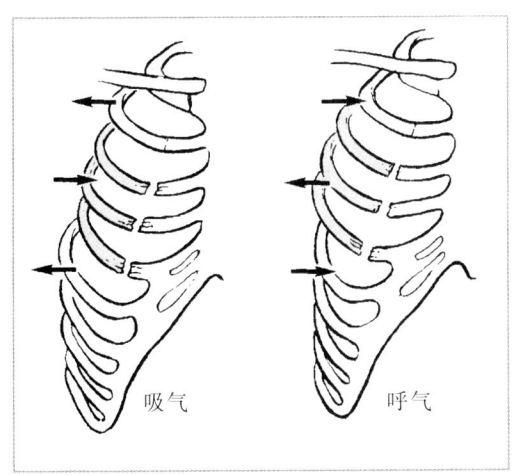

图11.2 连枷胸导致的反常呼吸。胸壁在肋骨断裂处失去支持，吸气时内陷，呼气时外凸

与压迫性损伤相比，连枷胸更常见于直接打击。马踢伤可形成直径约15cm的连枷胸。而方向盘对胸骨的撞击可使两侧所有肋骨骨折，形成包括纵隔在内的巨大连枷节段。

胸部挤压伤：胸部被挤压后，胸廓两侧都有可能发生肋骨骨折。一般很难出现胸廓一侧三根以上肋骨骨折而对侧完好的情况，所以无论X线片是否显示，挤压伤出现单侧三根以上肋骨骨折时，常意味着另一侧也有骨折。

胸廓挤压伤很少出现胸廓反常运动，但是骨折疼痛会严重影响呼吸，也会引起呼吸衰竭。

处理

多发性肋骨骨折的治疗依赖于其稳定性。

稳定性骨折：若肋骨稳定、无连枷胸、且呼吸自如，治疗稳定性肋骨骨折与单处肋骨骨折相似，但应更加积极。此时疼痛通常更加剧烈，触痛明显，吸气抑制更加显著，并随着呼吸运动而疼痛加剧。为保证呼吸顺畅，通常需要强效镇痛药或肋间神经阻滞。

不稳定性骨折：在病人到达医院以前胸带制动较为有效，正压通气是不稳定连枷胸的最佳治疗，可以抵消胸廓的"风箱"效应，使胸廓像"纸袋"一样膨胀起来（图11.3）。如果情况需要，正压通气可通过气管切开维持2~3周直到胸壁稳定。

与胸外科及麻醉医生联合商讨，确定是否给病人机械通气治疗，并最好在重症监护下处理。

病理性骨折

肋骨是常见的癌症转移部位，常发生病理性骨折。若怀疑肋骨骨折时，即便常常无法发现，也最好进行放射学检查。

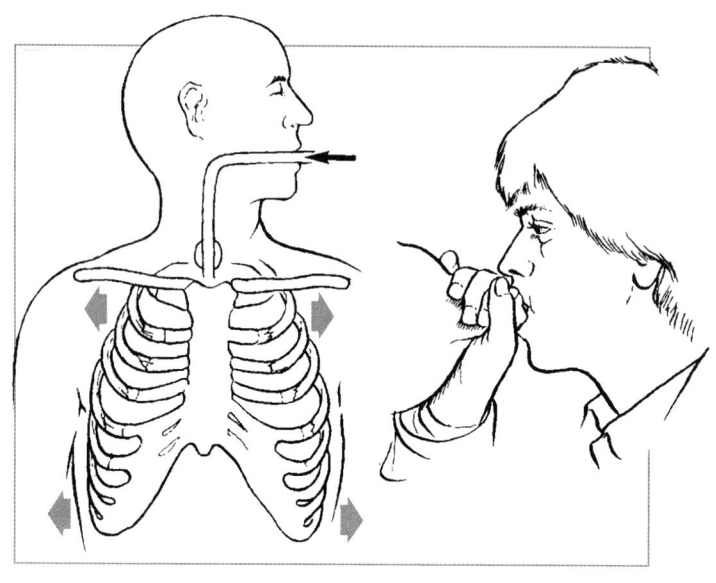

图 11.3 正压呼吸,肋骨多发性骨折时,胸壁像纸袋一样被动膨大

肋软骨的损伤

尽管肋软骨比肋骨更加柔软和富有弹性,但在直接暴力作用下亦可骨折。其临床症状与孤立性骨折相似,但疼痛相对较轻。

浮肋的肋软骨亦可损伤。其疼痛和压痛消退得很慢。

处理

注射氢化可的松有时有效。

老年骨折

老年肋骨骨折引发的疼痛可削弱呼吸功能。因此,减轻疼痛显得尤为重要,可在骨折处局部浸润麻醉或肋间神经阻滞。

涉及胸膜腔的损伤

闭合性气胸

大多数气胸都是由少量空气进入胸

> **气胸有三种主要类型**(图 11.4)
> 1. 闭合性
> 2. 开放性
> 3. 张力性
>
> 如果肺脏和胸膜的有损伤,可继发气胸、血胸或乳糜胸。

膜腔造成,这些空气可在数天内被吸收(图 11.5)。因为空气在胸腔内上浮,常规前后位 X 线平片上无法发现气胸,除非患者采用站姿或坐姿时,可在锁骨上方发现气胸。

若气胸范围很小,可能仅有肺尖叶纹理的消失。若患者无法采用站姿或坐姿拍片,侧位平片可能显示出紧贴胸外侧壁的气体。

处理

单侧胸廓超过 25% 的气胸会导致呼吸窘迫,此时可用导管闭式引流排气。

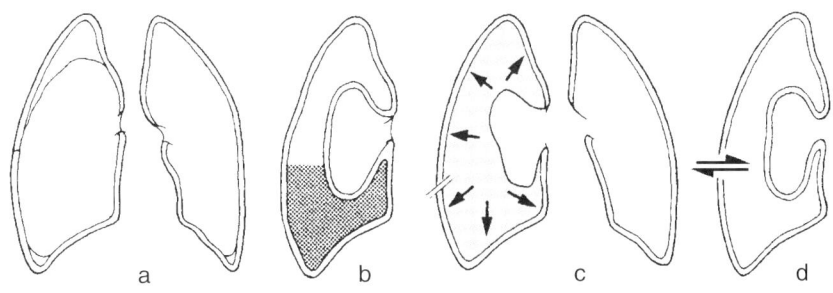

图 11.4　气胸类型：(a) 单纯性气胸；(b) 血气胸；(c) 张力性气胸；(d) 开放性气胸

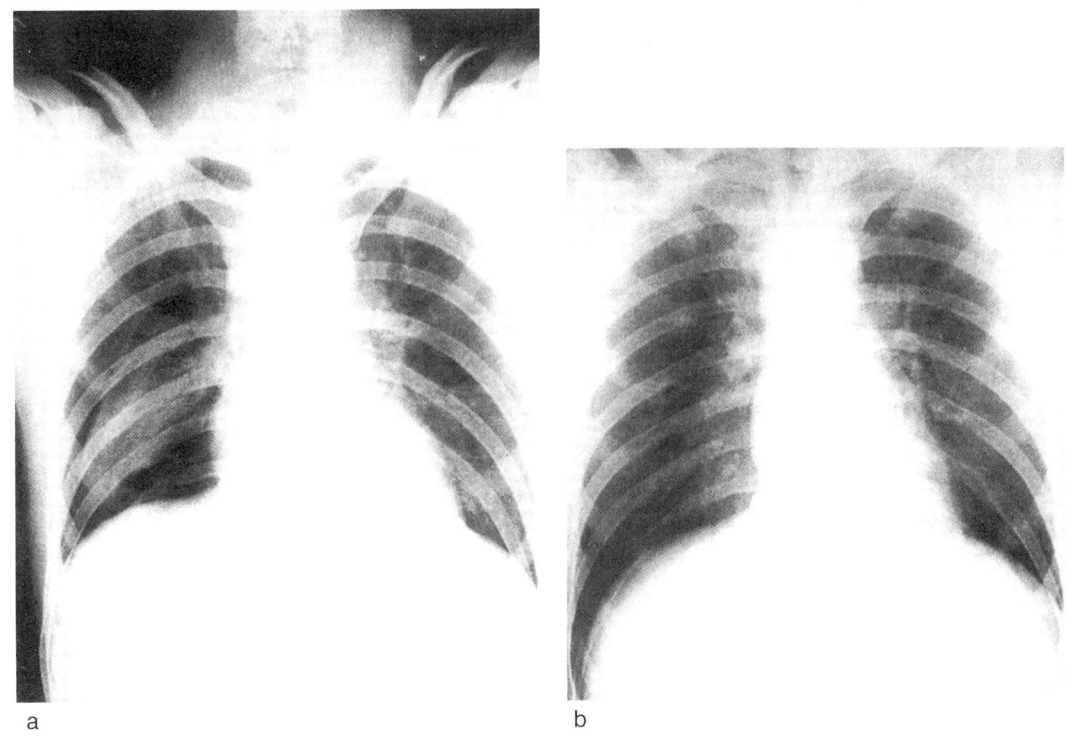

图 11.5　单纯性气胸：(a) 肺显著塌陷；(b) 右肺下叶轻微塌陷

开放性气胸

皮肤和胸膜壁层破损时，胸膜腔将与大气相通，此时空气将会随呼吸进出胸膜腔，除非关闭开口，否则会发生呼吸窘迫。感染是另一危险因素，如果能够保持肺扩张同时消除气腔，则感染将很少发生。

处理

急救时可用敷料垫于开口，或者使病人在胸腔闭式引流前伤口向下平卧。除非伤口很大或污染，否则没有必要闭合伤口。

张力性气胸

如果胸腔破口倾斜，则会像活瓣一

样在吸气时允许空气进入胸腔,而在呼气时不允许排出(图11.6)。使胸膜腔在压力作用下膨胀,造成肺组织压陷,纵隔对侧移位。如果不迅速的处理,患者将会在数分钟内死亡。这即是所谓张力性气胸。

张力性气胸急救措施

1. 气胸侧腋中线第四肋间做小皮肤切口(图11.8)。
2. 用解剖剪分离深层肋间肌及胸膜,撑开剪刀放气,可听到嘶嘶声,可极大改善病人症状。
3. 将胸腔导管穿过切口引入胸膜腔,以控制症状。
4. 固定导管并连接闭式引流。

将锋利剪子刺入病人胸腔或许很危险,但对于张力性气胸病人来讲,一些重要结构被推挤到远离进入点部位,因而较为安全。在张力气胸发生时,已没有时间做X透视以确诊哪一侧发生气胸,但可通过患侧胸腔大量含气致叩诊鼓音这一明显的临床体征进行判断。

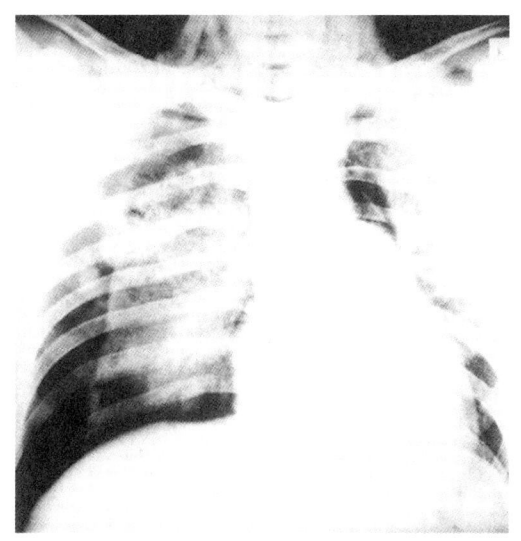

图11.6 双侧气胸,右侧为张力性气胸。注意颈部的外伤性气肿

如果同时伴有肋骨骨折,空气将会由骨折处进入皮下组织,从而造成外伤性气肿,从而延伸至整个胸壁甚至达颈部(图11.7)。肋骨骨折病人在过度正压通气后,亦可出现相似症状。

处理

对于张力性气胸患者,胸腔闭式引流是救命措施。气胸或胸腔闭式引流套装在所有急诊科中都有配备,每个医生都很可能遇到这种病人,都应该知道如何运用。

血胸

胸膜腔出血与气胸相比,更容易导

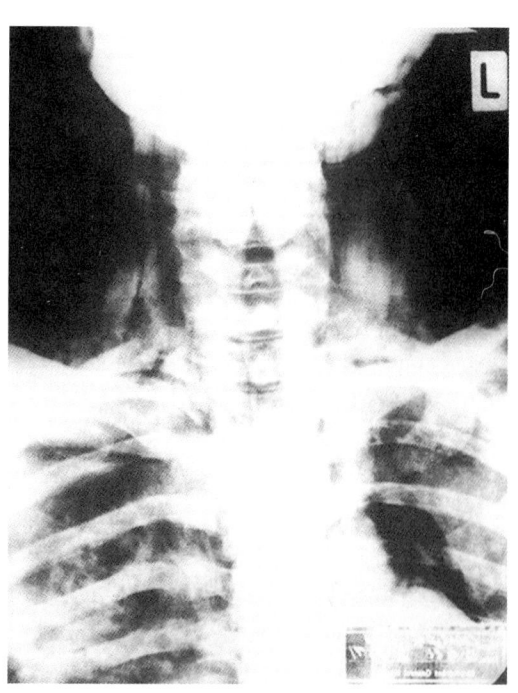

图11.7 主支气管破裂导致的广泛外伤性气肿

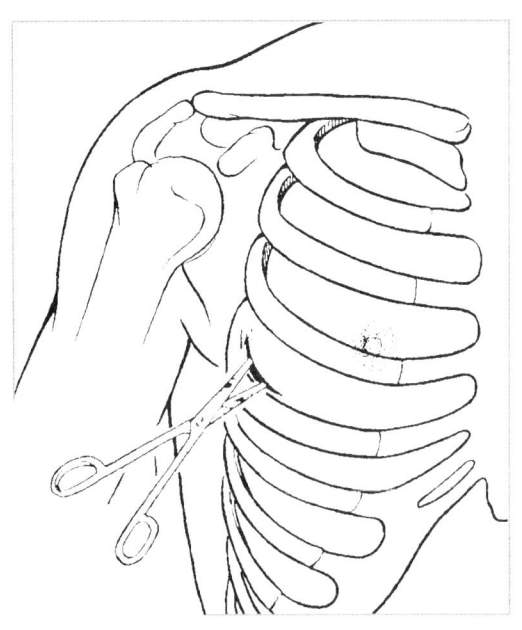

图 11.8 张力性气胸引流：于第四肋间腋中线处剪开，剪开时紧贴第五肋上缘

致病情恶化。此时患者脉搏增快，血压下降，胸腔叩诊呈浊音，可通过放射线检查确诊。

处理

血胸时可胸腔闭式引流治疗。如果出血无法控制，则需开胸止血。

乳糜胸

胸导管破损可引起乳糜液进入胸膜腔，从而导致乳糜胸，使病情恶化。

处理

处理乳糜胸较为困难，甚至需要胸外科医生协助关闭渗漏的胸导管。但也有许多病人通过胸腔置管闭式引流及肠道外营养支持而自发愈合。治愈通常需要数周，在此期间病人必须禁食。

纵隔损伤

车祸中时方向盘柱会像长矛一样撞击驾驶者的心脏及纵隔，是常见的死亡原因。尽管已经改进了许多安全措施，如可折叠式方向盘柱、配合胸廓外形的方向盘（图 11.9）及适宜的安全带，但迎头相撞所致的急剧减速依然可使方向盘顶向胸部，结果可能导致胸骨及附着肋骨骨折，或者使心脏、大动脉、主支气管及偶发食管破裂。近来，配备安全气囊的汽车越来越受到欢迎，车祸时气囊膨胀后可减少胸及头颈部的直接损伤。

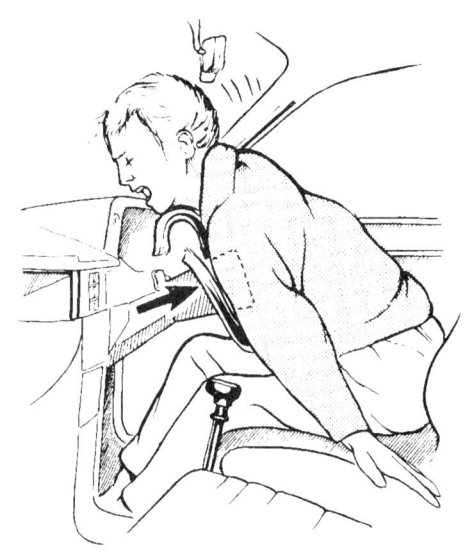

图 11.9 不系安全带的后果：头部撞向挡风玻璃，颈部过伸，方向盘撞击心前区

主动脉及心脏破裂

心脏破裂常快速致死，多不及等到急救人员和骨科医生。动脉弓撕裂及破损可使血液渗入纵隔并持续数天，或者突然增加引起大出血。主动脉破裂常见于近左锁骨下动脉端，即固定部与游离

部结合处(图 11.10)。

为了诊断这种严重的损伤,应当在放射线照片上记录每位遭受胸部打击患者的纵隔宽度,尤其是司机。

并非所有的心脏损伤都那么严重。心脏挫伤可能引起心律失常和瓣膜断裂,听诊可听到杂音。

处理

如看到纵隔阴影变宽,可推测由纵隔内出血所致,应尽快请胸外科医生会诊。CT 扫描和主动脉弓造影有助于明确诊断。

胸骨骨折

胸骨骨折可能是由直接损伤所致,常需要剧烈暴力,并且常伴有其他的损伤。胸骨骨折也可由胸椎剧烈屈曲引起,可伴随有胸椎楔形骨折。

胸骨骨折本身并不严重,通常可完全愈合。但有胸骨骨折出现,医生应高度警惕更严重损伤可能。包括纵隔的连枷胸可能很难控制,甚至要依靠呼吸机正压辅助呼吸。

处理

若胸骨骨折对位不好,可能需要复位和钢丝捆绑固定。

内脏损伤

肺脏

像其他组织一样,肺脏损伤会引发炎症并且充血。损伤肺的功能不可能像健康肺组织那样好,所以大面积肺组织的挫伤易导致呼吸衰竭。即使最初的复苏很成功,胸廓活动受限、疼痛、连枷胸和气胸等多种因素都可以

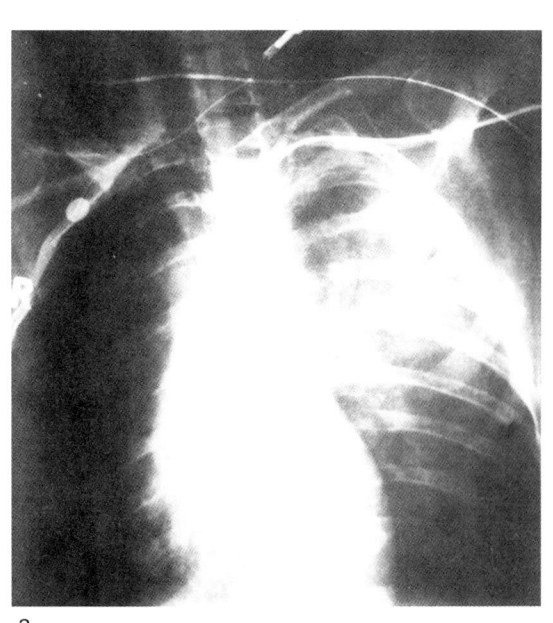
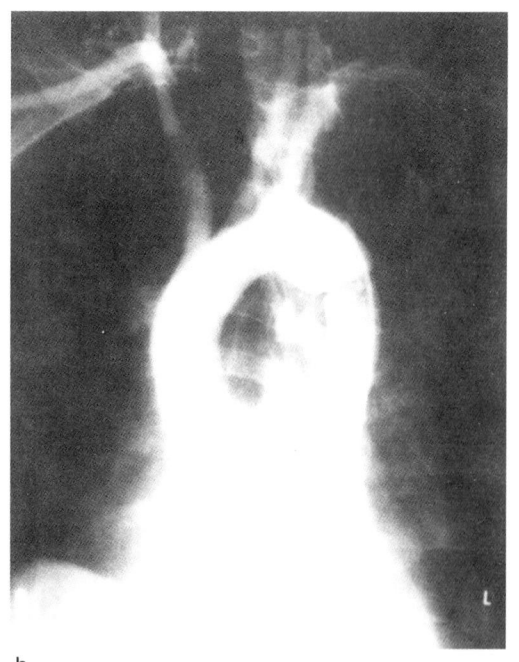

图 11.10 (a) 纵隔增宽。(b) 主动脉 X 线平片示主动脉完全横断,仅外膜残存,血液流于其中

导致呼吸衰竭。

这种结果就是大家常称的"休克肺",由几个混合因素所致:

1. 肺组织自身损伤。
2. 过度输液,尤其是生理盐水或是葡萄糖。
3. 胸廓活动受限。
4. 成人呼吸窘迫综合征。

最初损伤引起血小板聚集和中性粒细胞活化,血小板聚集堵塞小血管,导致血液分流和激素类物质释放,激素类物质会依次引发支气管痉挛和肺动脉高压;中性粒细胞还可释放超氧自由基,作用于肺泡上皮增加肺渗透性。

处理

需要充分吸氧、使用利尿剂及呼吸机正压通气。不能输入过多的晶体溶液。

支气管

急剧减速可能撕裂支气管,引发大量气体渗漏进入胸膜腔。

处理

这种损伤必须尽早由胸外科医生修复。

心脏

心脏破裂通常致命,但刺伤却没有那么严重。这是因为心脏在收缩期收缩,伤口在心脏压力最大时刻被关闭,使得失血量减少。如果心包完整,心包积血只会引发心包填塞(图 11.11)。如果心包破裂或被切开,如心脏刺伤时,心脏填塞的自动减压放血将十分危险。

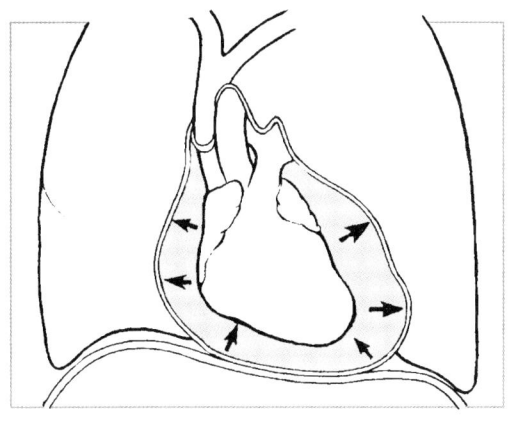

图 11.11 急性心包填塞

处理

开胸修复损伤,并行心包引流术。

创伤性窒息和挤压伤

躯干挤压伤使得胸、腹腔内气体或者液体内容物迅速受压,该压力峰值引起面部、手臂和腿部周围血管压力剧烈波动,可引发外周淤血点、肠破裂、膈肌断裂及肠管入胸(图 11.12)等症状。面、

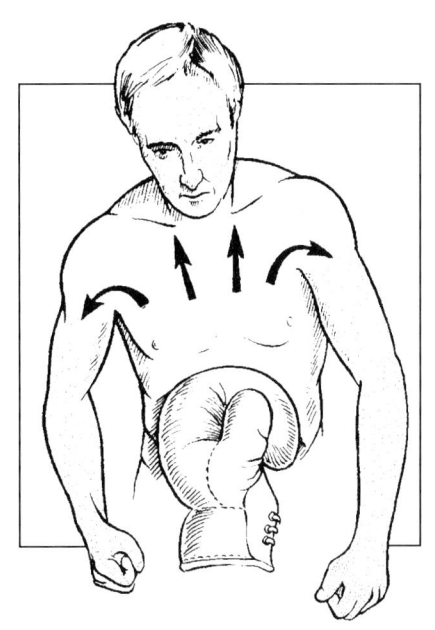

图 11.12 腹部受暴力击打可能在面部与手部出现淤斑

颈部和手臂出血点很像窒息后的样子，此情况被称为创伤性窒息。

处理

除了充足给氧和修复胸腹腔损伤，没有特殊的处理。

> **注意腹部的损伤**
> 小伤口或挫伤可能是下列损伤的唯一征兆：
> - 脾破裂
> - 肝破裂
> - 肠破裂

脾破裂

脾脏是血运丰富的组织，一般都很少有任何问题。脾脏最主要外伤结果就是脾破裂。脾破裂后血液流入腹腔并可以威胁生命，需要外科手术控制。尽管脾损伤多与强力钝伤有关，但有时脾损伤却不需要很大暴力，桌角撞击左季肋区就足够造成损伤。

因脾脏没有感觉纤维，患者常不感疼痛，但患者有明显的失血迹象，如脉速、血压下降和面色苍白。临床检查除了肠鸣音减弱外，腹部及其余检查均无异常。除非积极处理，否则患者可能会因失血而死亡。

有些脾破裂表现平稳。如果脾脏被膜完整，可限制出血范围。有些患者伤后24h后被膜可能破裂，因此腹腔内少量出血时的剖腹探查十分重要，必要时作腹腔灌洗术——将数百毫升温盐水灌注入腹腔，再将其抽出，检查是否有出血。

MRI有于诊断，但在患者急救过程中很难实施。腹腔镜检查也有帮助，但仍然只能在少数急救中心提供。

处理

急诊剖腹探查并行脾切除术是挽救生命的措施。任何怀疑有脾破裂的患者都应请普外科医生会诊。

肝破裂

肝脏比脾脏大，肝破裂也可引起腹腔内出血。最常见原因是急速减速伤和钝伤，常见于道路交通事故，一般伴有胸部损伤。肝破裂出血必须被控制而又不能外科手术摘除肝脏，同时肝脏质地柔软又易破碎，所以控制其出血十分困难。

处理

必须剖腹手术。通过缝合单个血管，填塞或选择性结扎肝血管来控制出血。必须切除坏死和可疑坏死组织，以避免败血症发生。

肠破裂

肠管和胃破裂可由直接创伤所致，暴力通畅很大。坐位或站立位X线片可显示腹腔内气体，膈下游离气体常表明胃或是肠管破裂。

处理

剖腹探查修复或切除受累肠管。

刺伤

在两乳头连线与耻骨联合之间的任何刺伤都可引起腹内损伤。伤口长度不能显示刀刃长度和损伤严重程度，主动脉甚至可能由狭长刀片或是碎玻璃片穿透。

处理

大多数伤口需要常规剖腹探查，有时仔细手术探查可证明伤口实际上并没有进入腹腔。

腹膜后血肿

腹膜后间隙是包括主动脉、腔静脉、肾脏、腰大肌和部分自主神经系统（图 11.13）的巨大腔隙。间隙内出血可继发于内容的任何组织结构损伤，也可见于腰椎骨折或是横突撕脱伤。

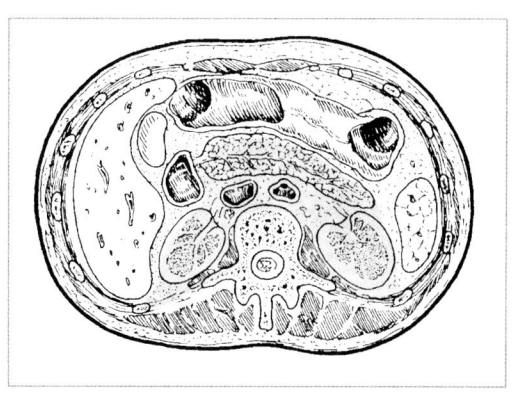

图 11.13　腹膜后间隙

腹膜后血肿引发疼痛，限制腰部活动，还会牵涉到自主神经系统，可能引起麻痹性肠梗阻。

处理

除了患者在直到肠功能恢复前不能进食外，不需要特殊处理。

肾脏

腰区创伤可能引起肾损伤，接下来会有尿潴留和腹膜后间隙出血。如果有血尿应怀疑有上泌尿道损伤，且要获得泌尿科医生的意见。排泄性尿路造影通常是必需的。

处理

处理方法取决于损伤的部位和范围，最好由泌尿科医生来完成。有可能需要缝合、肾部分切除或全肾切除术。

骨 盆 骨 折

像肋骨骨折一样，骨盆骨折的严重性变化很大。有些骨折损伤髋关节，但有些骨折仅仅比擦伤更严重些。如果有髂内、外动静脉撕裂的话，患者可能因骨盆骨折出血而死亡。

骨盆骨折往往容易漏诊。挤压伤时骨盆很容易骨折，严重骨折常伴有骨盆失稳。任何挤压性损伤后都应怀疑骨盆骨折可能。急性损伤患者的循环不稳定必须行骨盆 X 线平片检查。

大体上，骨折可分成：

1. 撕脱伤；
2. 单处骨折；
3. 复合骨折；
4. 髋臼骨折。

撕脱骨折

内收肌、股直肌和缝匠肌附着点处的撕脱骨折常见于年轻健壮的运动员。

处理

要根据损伤的严重程度和骨折分离程度来决定处理方法。有时大骨折片需要开放复位和螺丝钉内固定。

单处骨折

这类骨折发生于骨质疏松老年患者或常见外伤区域。骨折包括耻骨支骨折（图 11.14，图 11.15）和髂骨翼骨折。耻骨

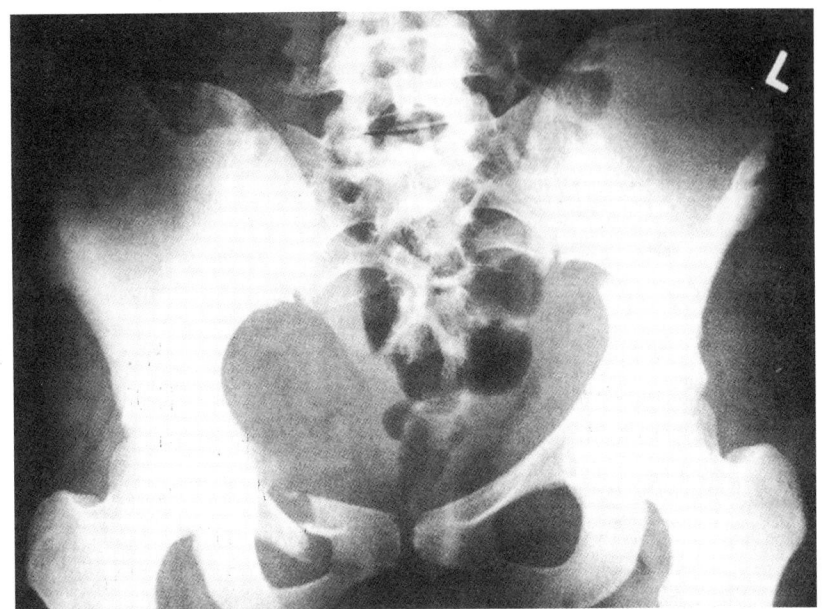
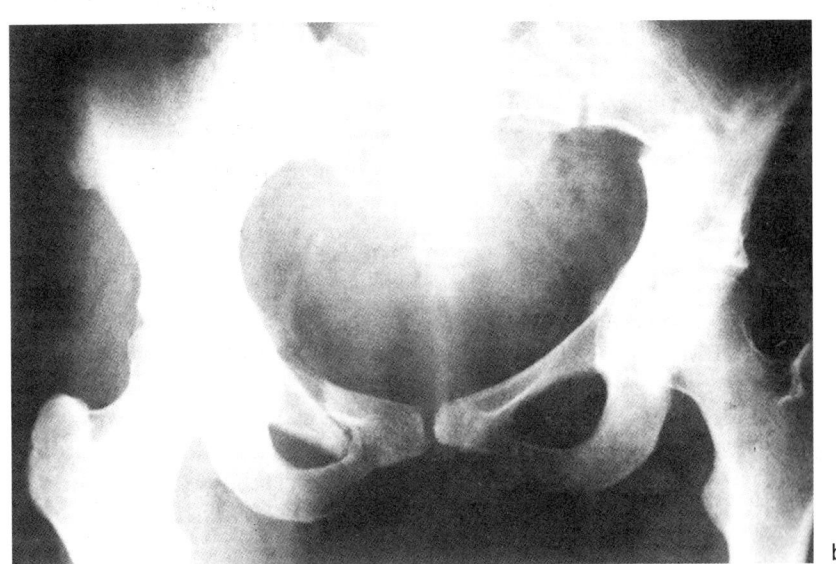

图 11.14 （a）右侧耻骨支骨折、左侧髂骨骨折伴断端移位至髋臼，伤后立即拍片；（b）同一骨折12周后拍片。注意耻骨支的改变

支骨折常是双侧，本质上属轻微外伤，偶尔伴发膀胱和尿道损伤。

处理

若骨折不复杂，推荐早期活动。在受伤起初几天疼痛较重，患者应在大约一周左右开始活动。

髂骨翼

髂骨翼的主要功能是为肌肉提供坚实的附着基础和保护盆腔内容物。骨折可由直接暴力或是挤压伤引起。

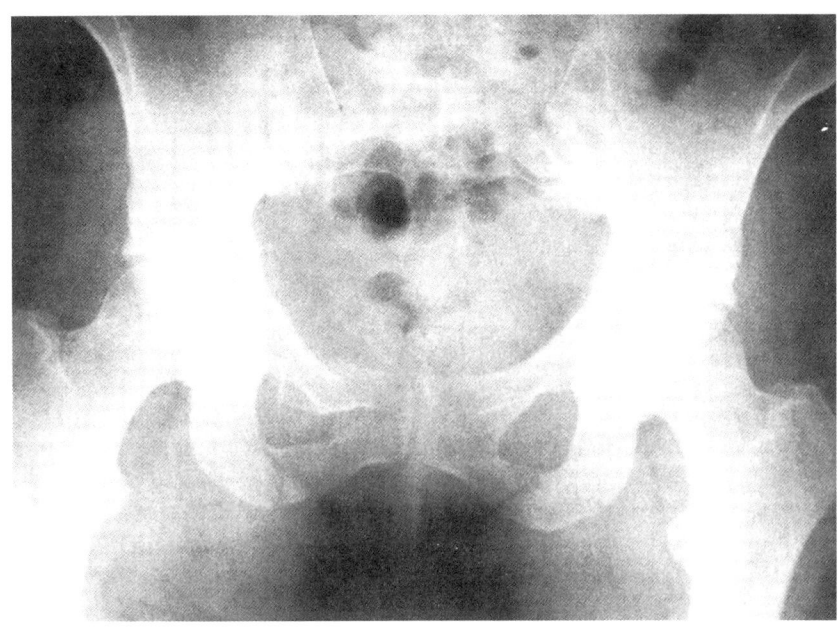

图 11.15 右侧耻骨升支、降支骨折

处理

因为髂骨有许多肌肉附着且血供良好,骨折常常愈合很快,但在初始几周内可能很痛。

复合骨折

骨盆可被视为一种环形结构。真正的单环断裂并不常见,骨盆骨折通常多发。取决于损伤的机制,有三种主要骨折方式。它们是:

1. 前/后压缩(像翻书样);
2. 侧面压缩;
3. 垂直压缩。

前/后压缩

前/后压缩不仅涉到耻骨分离,而且累及耻骨支、骶髂关节、髂骨或骶骨体。这种损伤可有髂动静脉撕裂伤,可引起严重失血。

处理:轻度损伤需卧床休息和逐渐锻炼。更严重损伤可能需要骨折复位(如"翻书样"骨折)。骨折复位需要骨盆牵引、内固定或外固定器来完成。严重失血患者早期及时外固定(图 11.16)可能挽救生命,若有条件,可在急诊室施行。

侧方压缩

可由骨盆一侧打击或是撞击转子处所致。损伤一侧内旋,导致耻、髂骨骨折、或骶髂关节分离、或骶骨骨折。

处理:轻度骨盆损伤可能不需要处理,适当卧床休息直到疼痛消退。患者要借助双拐活动直到骨折愈合(>6 周)。较严重损伤则要骨折开放复位内固定。

垂直压缩

这些损伤常是高处坠落伤的合并伤。不仅有骨盆环前部断裂,还有骶骨,骶髂关节或是髂骨骨折。骨折剪切骶丛常可能造成神经损伤。

处理:为稳定骨盆必需半骨盆复位。可牵引、外固定或内固定复位。

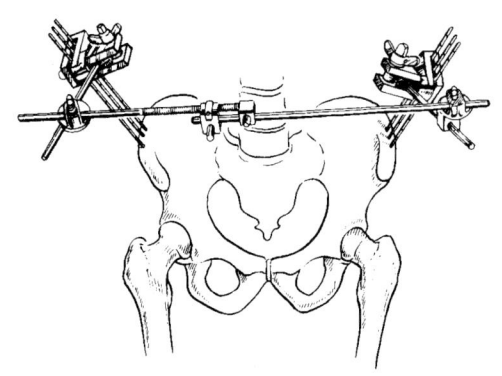

图 11.16　骨盆骨折外固定

髋臼

髋臼骨折会使得髋关节破裂（图 11.17）。多数关节破裂后远期退化，常导致骨性关节炎。治疗的主要目标是减少这种可能性，并早期恢复髋关节的主动活动。

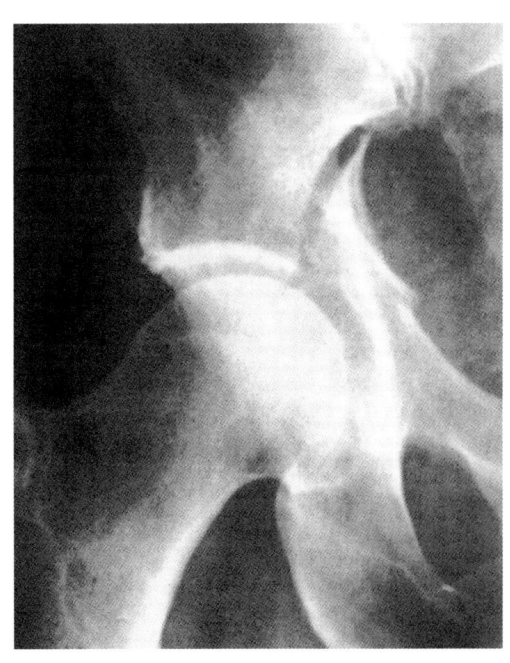

图 11.17　髋臼骨折平片

为了制定合适的处理方案，准确判断骨折十分必要。普通放射线片不能显示髋臼的足够细节，难以按骨折或移位情况进行分类。要达到此目的常常需要专门的 X 线体位（Judet 位）或 CT 扫描来显示前柱或后柱骨折，或是双柱复合骨折（图 11.18）。

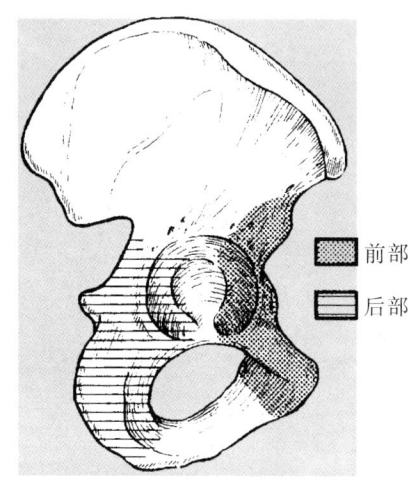

图 11.18　骨盆前部（点标识）与后部（线条标识）

处理

为了恢复髋关节运动功能，无移位髋臼骨折必须迅速开始早期锻炼（图 11.19）。起初为了稳定患者疼痛，应让其卧床休息数天，然后在不负重情况下活动至少 6 周。

严重移位的骨折需要复位，最好是切开复位内固定。有些骨折确实很复杂，手术复位将不太可能，这类患者要予以牵引治疗，并在牵引同时早期积极活动。

膀胱和尿道/直肠损伤
膀胱

骨盆直接创伤可能使得膀胱破裂，尤其受伤时膀胱处于充盈状态。除非伴随有腹腔的贯通伤，膀胱损伤通常处于腹膜外。

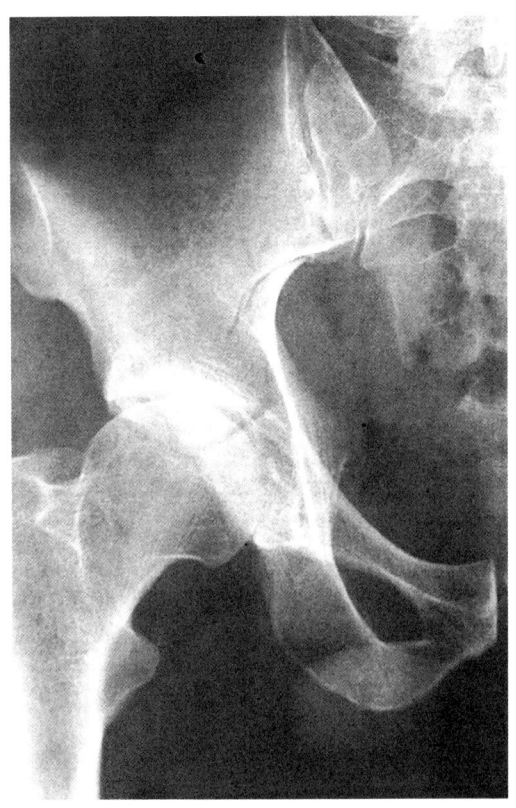

图 11.19　右侧髂骨骨折延伸至髋臼,伴轻微移位

尿道

任何严重骨盆损伤都可能损伤尿道。如果有血从尿道排出,或是会阴区潮湿肿胀,应请泌尿科医生会诊。

治疗:在治疗早期阶段就应邀请泌尿科医生会诊,并且在他们会诊前不要插导尿管。

直肠

直肠也可能被损伤,推荐医生直肠检查。这不仅能评估直肠伤情,也可评估泌尿生殖道情况。

髋关节后脱位

髋关节后脱位常见于道路交通事故,受伤时髋关节和膝关节均处于屈曲位置(图 11.20)。任何此类损伤的患者都应怀疑髋关节后脱位可能。外力通过髌骨、髌股关节、股骨和髋关节穿至髋臼后唇,此处骨质较为薄弱,不能承受巨大冲击力而发生骨折(图 11.21,图 11.22)。

这种损伤常伴有髌骨骨折,后交叉韧带断裂和股骨骨折(图 11.23)。

直到关节复位前,股骨头位于骨盆后侧,大腿内旋、短缩。

股骨头可有节段性或片状骨折。碎片可填塞在髋关节内妨碍关节复位,在

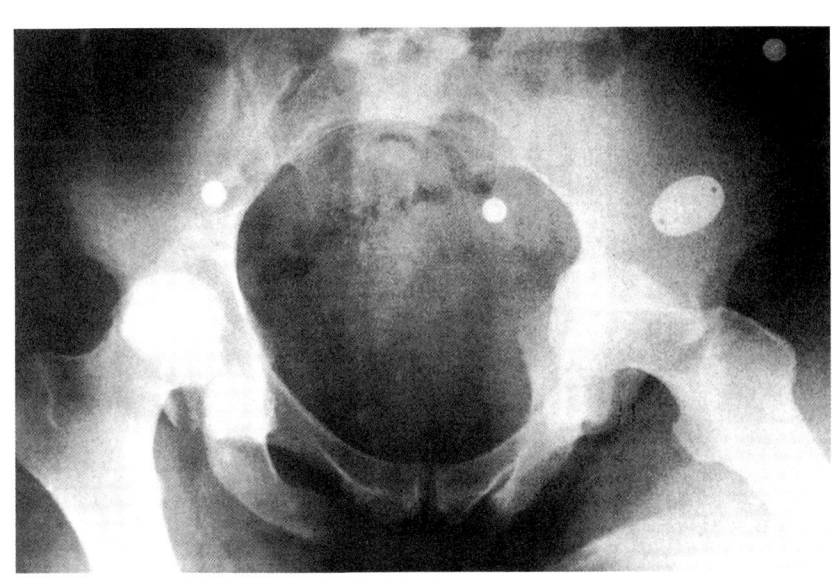

图 11.20　双侧髋关节后脱位伴右后关节唇骨折

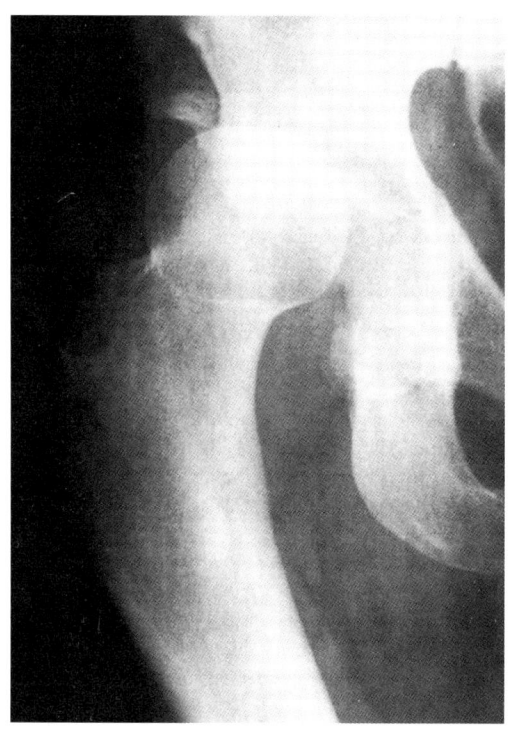

图 11.21　髋关节后方骨折脱位

更为糟糕的情况下，坐骨神经可能卡在股骨头碎片中间，髋关节复位时会受到损伤(图 11.24)。

并发症

髋关节后脱位并发症发生率高(图 11.25)。

髋关节后脱位并发症：

1. 坐骨神经损伤：紧靠在髋部后面的坐骨神经外侧支主要负责足背屈，髋关节后侧骨折脱位时常受损。
2. 股骨头无菌性坏死：髋关节后脱位时，股骨头无菌性坏死的发生率大约 20%；如果损伤后立即复位，其发生率会减少。无菌性坏死可能直到伤后 2 年都没有任何表现，在某些罕见病例甚至是 8 年。一旦交通事故中的骨折需要司法鉴定，这一点在评估远期预后时十分重要。
3. 骨性关节炎：如果有股骨头损伤或无菌性坏死，骨性关节炎几乎难以避免。
4. 异位骨化：可能发生于脱位髋关节周围，限制关节活动并且引起疼痛。

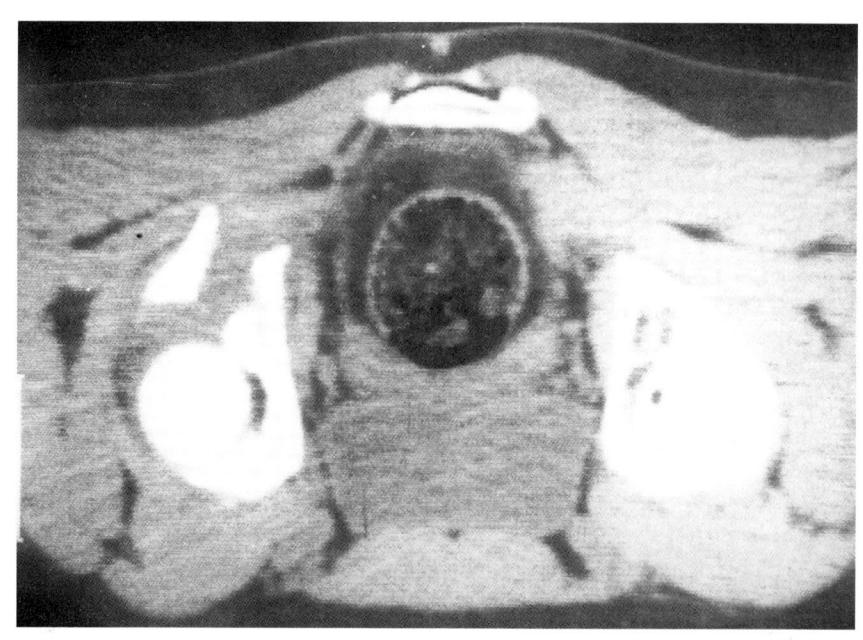

图 11.22　CT 扫描示髋臼后唇骨折移位

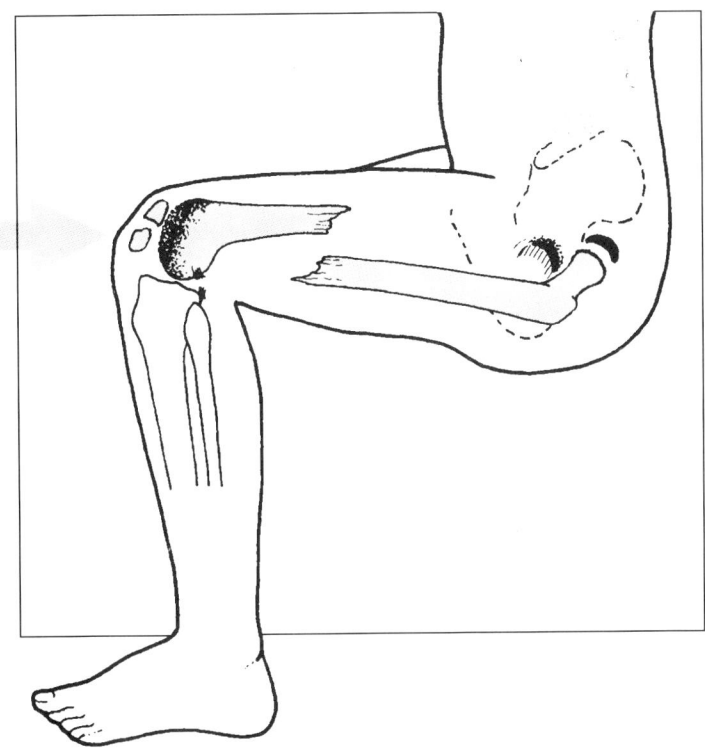

图 11.23 屈髋屈膝时髌骨受暴力所造成的损伤：(1) 髌骨骨折；(2) 股骨关节面损伤；(3) 后交叉韧带损伤；(4) 股骨骨折；(5) 髋关节骨折脱位

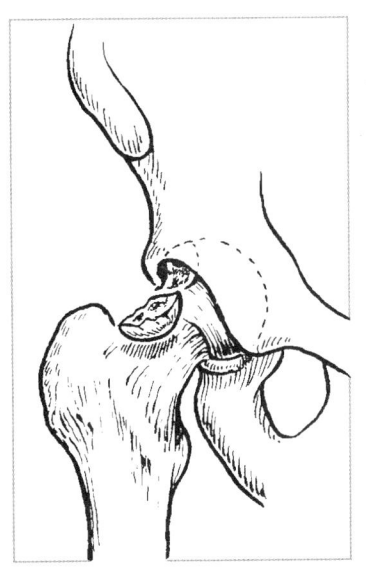

图 11.24 股骨头骨软骨骨折，本病常伴有髋关节脱位

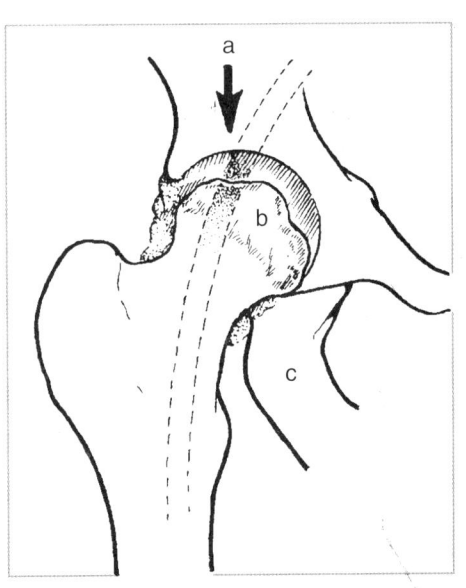

图 11.25 髋关节后脱位并发症：(a) 坐骨神经损伤；(b) 股骨头无菌性坏死；(c) 髋关节异位骨化

处理

脱位最好在伤后 4~6h 应尽早复位。复位通常较为容易，但如果患者伴有股骨头骨折或神经损伤，必须谨慎进行。在复位前后要始终记录患者的神经功能。如果复位困难，则必须切开复位以避免坐骨神经损伤。

明确的治疗方案取决于复位后的稳定性。如果髋关节稳定且髋臼碎片很小，卧床休息 2~3 周，并早期活动即可。

如果骨折不稳定但骨折片位置合适，可卧床休息 6~8 周。如果有单一大碎骨片、或骨片位置不当、或髋关节不稳定，应行切开复位内固定。

髋关节前脱位

前脱位较为少见，可继发于髋部猛烈外展。通常，此种暴力更容易使股骨骨折。

并发症

并发症包括股骨头无菌性坏死和骨性关节炎。

处理

治疗：闭合复位。

骶骨骨折

骶骨骨折并不常见，通常伴随于骨盆骨折。

处理

治疗取决于骶骨骨折所伴随的骨盆骨折，行内固定治疗既危险也很少有必要。

尾骨骨折

尾骨骨折由尾骨着地摔倒时的直接暴力引起，十分疼痛。

处理

除了镇痛药和软垫外，不需要特殊处理。这种损伤可能恢复得极为缓慢，并可能导致迁延性致残。

病 例 报 告

骨盆损伤的处理可能是困难的。以下这两个病例可体现这些困难。

患者 A

一个 30 岁行人在交通事故中被一高速行驶的汽车所伤。受伤机制不太清楚，患者被送到交通事故急救中心时意识清醒、血流动力学不稳定并伴有腹痛。

初步查体发现 Glasgow 评分正常，呼吸频率增快，血压 110/40mmHg 并有心动过速。腹部有触痛，耻骨上方区域最明显。阴囊有明显的擦伤，尿道外口有血液流出。双腿有轻度的外旋，小腿皮肤有擦伤。

尽管补充了足够的晶体液和胶体液，患者血压仍不稳定。拍了颈椎、腹部和骨盆的放射线片。骨盆 X 线平片证实骨盆明显分离。腹部 CT 证实没有肝脾损伤，但盆腔内有液体并且骨盆分离。

泌尿外科医生检查后证实尿道破裂，但此时患者没有大量的尿潴留。因为患者有休克症状，尝试骨盆悬吊复位。悬吊复位后休克症状好转，立即将其送进手术室，行骨盆前方外固定架固定。

在此病例中,患者骨盆外固定后,骨盆内容积减小,压迫后方动静脉控制了出血。

患者 B

一位 18 岁学生因一次考试不理想而抑郁,从三楼楼顶跳下,右小腿先着地,腿和骨盆都有损伤。

在急诊科查体发现右跟骨处擦伤,膝关节周围无疼痛,但右髋部活动时疼痛并伴有腰背痛。

放射线检查证实跟骨骨折、右半骨盆垂直剪切骨折伴前后柱断裂,但无胸腰椎损伤。

循环状况良好且血流动力学稳定。患者给予卧床休息及半骨盆牵引直到骨折愈合,并得到良好康复。

教训

评估骨盆骨折时,了解其受伤机制很重要。不同类型骨折伴随有不同的并发症。"翻书样"损伤常伴泌尿系并发症,患者可能有严重的休克症状,须急诊手术以稳定骨盆及抗休克。

侧方压缩骨折或垂直剪切骨折往往没有"翻书样"骨盆骨折严重,但因为创伤本身的严重程度和伴有其他部位的骨折,远期可引发迁延性疼痛,长期制动和相应功能障碍。

刘建敏 译
赵广跃 吴尧平 校

第12章 上肢损伤

臂丛损伤

臂丛损伤的伤情严重,结局较为悲惨。大多数患者都很年轻,常见的原因是从摩托车上摔下,这类患者常常会因臂丛损伤而失业。

闭合性损伤

两种原因可造成闭合性损伤:

1. 颈部受到侧方暴力时肩部受压或者上肢强迫外展。
2. 分娩时受伤,在发达国家已经很罕见,通常与难产或者滞产有关。

开放性损伤

过去,骑兵常以马刀作战,会砍断敌步兵臂丛上束而导致残废。现代,开放性损伤仍然存在且依然具有破坏性,更多情况下由高处坠落物体引起,如玻璃或钢制品。

臂丛神经损伤的类型:
- 锁骨上损伤,可有神经节前或节后的损伤。
- 锁骨下损伤。

锁骨上损伤
创伤

肩部和头部打击使颈椎强烈侧屈,肩部受压,导致臂丛神经上部的撕裂。在英国大约有90%损伤者,来源于摩托车事故中头、肩部着地的摔伤(图12.1)。

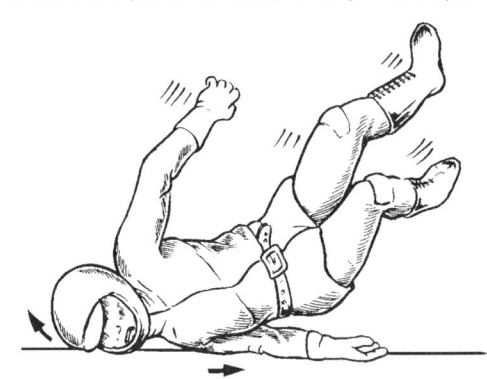

图12.1 臂丛神经牵拉性损伤。颈肩部的暴力外展可撕裂臂丛神经较高的束

产伤性瘫痪

若分娩时神经丛上部被损伤,旋后肌、三角肌、伸腕肌和屈肘肌无力,引起了"小费"手型(waiter's tip)。这种情况被称为Erb麻痹(图12.2)。常常被用来形容成人此种类型的神经损伤。

锁骨下损伤
创伤

手臂强力外展能撕裂低位臂丛神经。常见发病于肩关节前脱位,但也可发

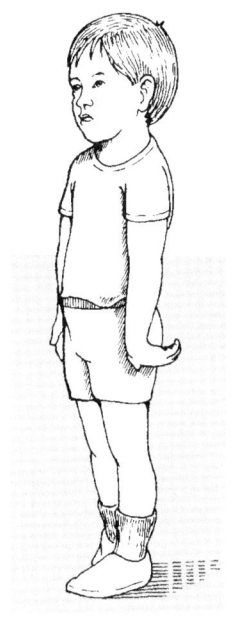

图 12.2 Erb 麻痹时手的形态

生于手部着地的高处坠落伤,在摔伤瞬间全部体重都作用于手臂。

产伤

产伤致低位臂丛伤的最终结果就是 Klumpke 瘫痪,包括手指屈肌和内在肌无力症状。

评估

系统评估的第一步就是界定损伤的解剖部位。臂丛神经的根、干或束可以被撕裂,或自脊髓根部断开。不同损伤的预后不同,须通过仔细的神经检查来确定损伤位置。

臂丛神经的解剖变异很大,虽然用臂丛神经解剖图谱来确定确切位置并十分可靠,但仍可明确一个大概范围(图 12.3)。一般来说,损伤越靠远端,其预后也就越好。

判定损伤位于脊髓和背侧神经节之间(节前)或背侧神经节远侧(节后)十分重要。神经节前损伤不可恢复,节后损伤有时可以恢复。

临床上可通过评定肌肉功能明确受伤位置。第一个离开臂丛神经的分支是菱形肌和肩胛提肌运动支,如果这些肌肉能够收缩并抬起肩胛骨,那么损伤一定远离该分支起始部,预后将优于不能抬起肩胛骨的患者。

一个有用方法就是观察自主神经活动。若出现 Horner 综合征,损伤必定靠

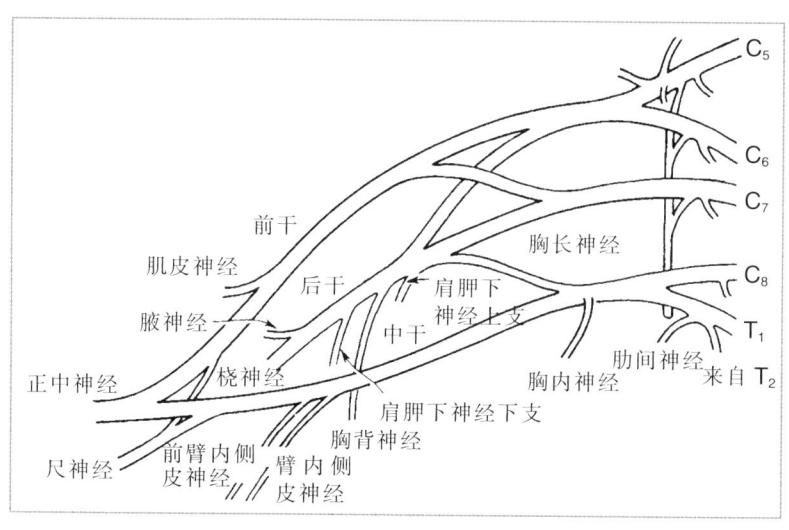

图 12.3 臂丛神经。解剖复杂

近脊髓,其预后较差(图12.4)。三联反应或者发汗反应等轴突反射都有提示意义,若轴突反射存在而背根神经节功能缺失,则损伤必定位于神经节前且靠近脊髓。

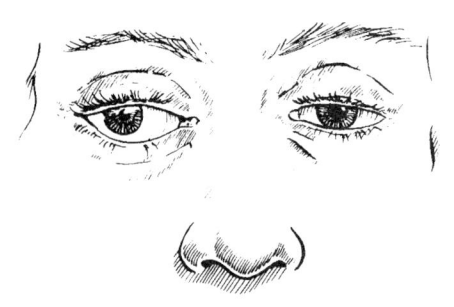

图 12.4　Horner综合征伴有睑下垂,瞳孔缩小,眼球轻微突出和皮肤无汗

辅助检查不如临床查体重要。神经诱发电位是常用的辅助检查,可以精确地鉴别受累神经根。神经根造影术可显示神经根是否仍与脊髓连结,指示沿神经根的外伤性脊膜膨出,对其他情况则较少显示。CT扫描对外周神经意义不大,MRI则可能有一些帮助。

治疗

如果神经根于脊髓部撕裂,则无法修复。如果损伤远离神经节或神经束支被切断,则有可能利用显微外科手术来修复。常采用电缆式神经移植修复锁骨上丛缺损,但其预后并不确切,有一些患者最后甚至自己要求截除沉重的废肢。

可以选用假肢,但许多患者发现这些假肢有些累赘,不愿意佩戴。

臂丛损伤治疗

1. 通过神经查体和神经诱发电位确定损伤位置。
2. 确定损伤属于神经节前型或神经节后型。
3. 神经节前型损伤(Horner's综合征,没有轴突反射)不能修复。
4. 神经节后型损伤预后稍好,越靠远端,预后越好。
5. 对于清洁切割伤和远端损伤,手术或移植修复较有希望。

锁 骨 损 伤

锁骨骨折是骨折中最常见一种。锁骨损伤包括(图12.5):
1. 锁骨中段骨折;
2. 锁骨远端骨折;
3. 肩锁关节脱位;
4. 胸锁关节脱位。

锁骨中段骨折

通常锁骨骨折是由向上和背向暴力引起,常发生在手部伸展摔伤或者肩部直接受伤时。如自马背上摔下或从自行车车把上摔落。因家猫的锁骨两端都可

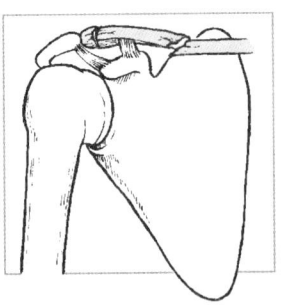

图 12.5　锁骨骨折的部位

自由活动，所以家猫不会发生锁骨骨折（图12.6）。人类的锁骨以韧带牢固附着在胸骨中段、肩峰和喙突侧面，韧带强度比骨骼还要结实，所以更易遭受锁骨损伤。

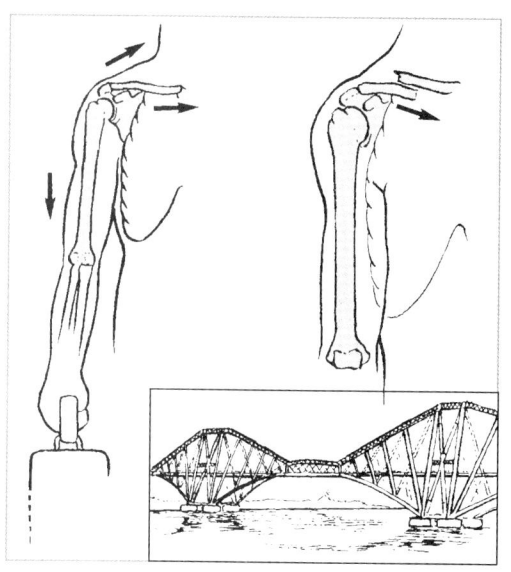

图12.7 锁骨悬架作用。锁骨骨折后，肩部失去支撑会向下向中间移动

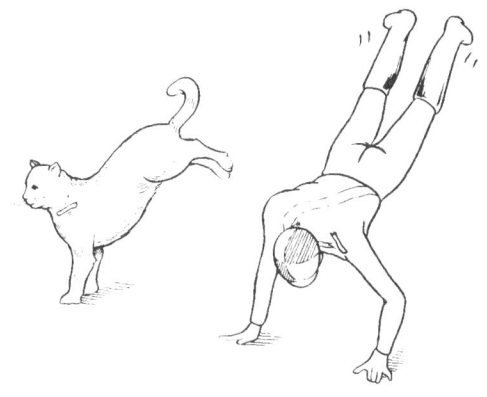

图12.6 手臂伸展自高处跌落。因为猫的肩胛骨不像人类与胸骨和肩相连，所以不会骨折

猫的锁骨适应了前臂负重行走，而人类锁骨偏重于搬运重物。人类锁骨作为将肩部和上肢撑离躯干的支撑点，功能上更像一个悬臂（图12.7）。这种功能只有在锁骨完整时才可能实现，一旦锁骨骨折，上肢重量会使断端重叠，导致畸形愈合（图12.8）。

在成人，锁骨骨折牢固愈合需要6周，但一般3周后则可恢复功能。儿童患者只要2~3周就较为牢固。如果骨折呈

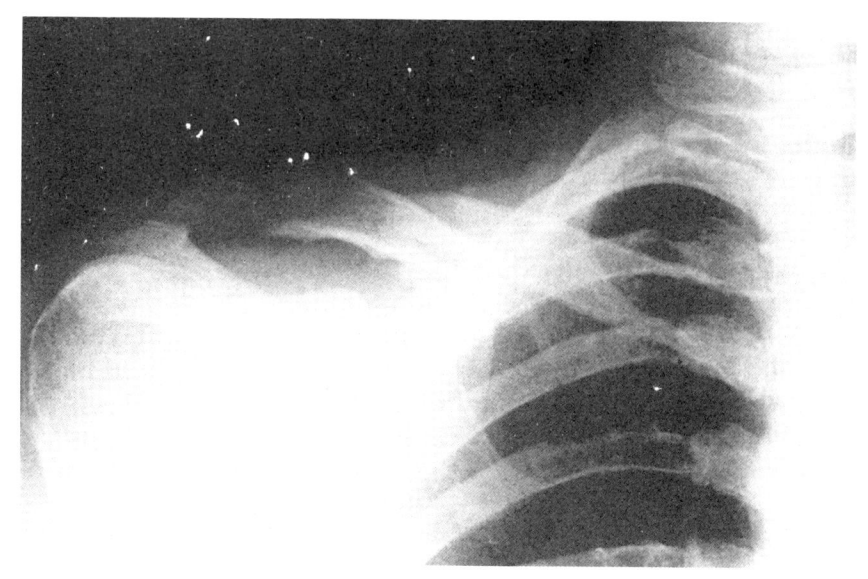

图12.8 锁骨断端重叠会引起骨不连

粉碎性,常因形成更多的连接骨痂,而比单纯横行骨折恢复得更快。

并发症

这种损伤后常常会出现并发症(图12.9)。

畸形愈合:因手臂的重力作用使骨碎片移位,畸形愈合常不可避免,但其致残率通常少于解剖复位内固定术。

血管损伤:锁骨损伤产生的骨碎片能使大血管或肺破裂。据说Robert Peel(城市警察部队的创始人)先生就是因坠马后死于此症。

骨不连:少见,且较少引起症状。当偶有骨不连接出现临床症状时,须植骨融合内固定。

畸形:骨折断端周围的大量骨痂形成能产生难看的外观,造成局部受压,有时需要手术去除(图12.10)。

骨折骨痂产生的可见肿块会影响佩戴胸罩和肩部背包。发生于小孩子青枝骨折时则特别会引起父母们的担忧。锁骨刚受伤时看起来较为正常,随后的肿胀有时会被误认为肿瘤。该肿胀会因骨重建及周围骨质增粗而即时消失。

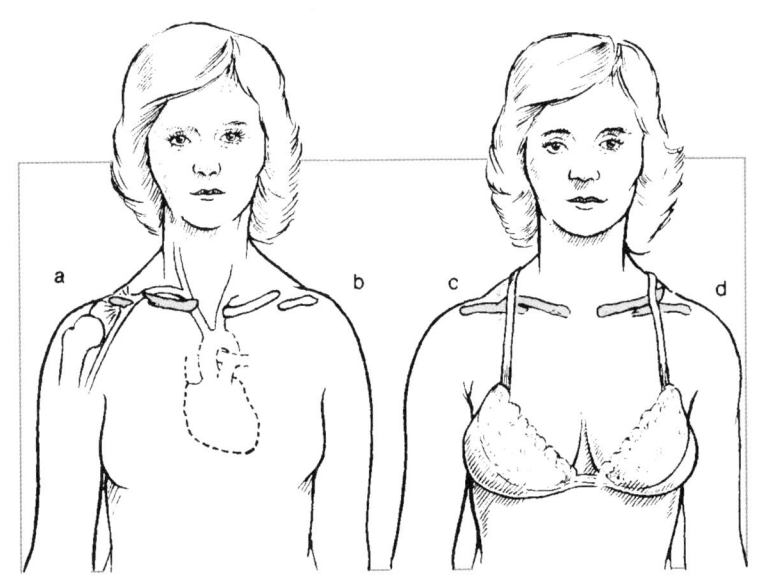

图12.9 锁骨骨折并发症:(a)血管损伤;(b)不愈合;(c)畸形愈合;(d)骨的畸形突起

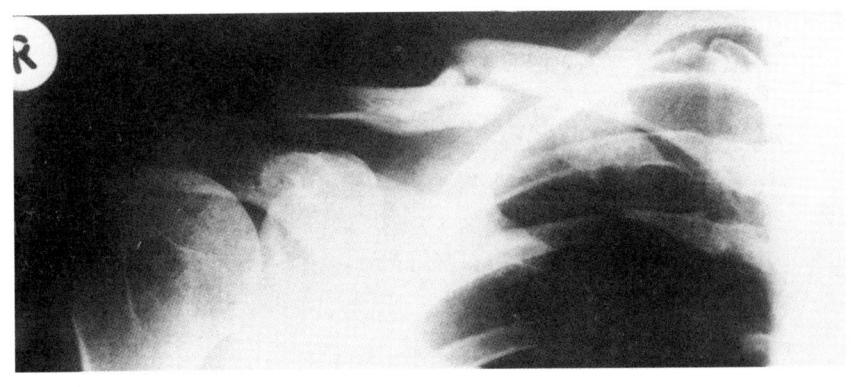

图12.10 骨不连会在骨折处显露难看的骨突出

治疗

吊带支撑手臂重量，以减轻骨折部位疼痛，但吊带不能摩擦骨折断端。若疼痛允许，10d 后去掉吊带。青枝骨折不需太多支撑（图 12.11）。

如用 8 字绷带等的牢固包扎可向后拉肩膀，也能帮助减轻疼痛，但须隔几天就进行调整（图 12.12）。8 字绷带的功能是支撑锁骨，而不是使骨折复位。尝试用支具和挽具向后牵拉肩胛骨来复位骨折注定会失败，因为手臂的重量达数公斤，无论在肩部施加何种拮抗力量，即便没有大量包扎下皮肤出汗这一现象，都可能在腋部的柔软皮肤处引起褥疮。

锁骨骨折很少需行内固定手术。

锁骨远端骨折

锁骨远端骨折位于喙锁韧带外侧，远端残留碎片附在肩峰。骨折也可累及到肩锁关节，或移位，或游离。

由此，骨折可分为移位或未移位骨折，关节内骨折及关节外骨折。

治疗

无移位关节外骨折应用悬带、镇痛来保守治疗，且要早期活动。

有移位的关节外骨折的保守治疗畸形愈合率和骨不连发生率很高。关节内移位骨折应行切开复位内固定术。

并发症

因骨碎片不愈合引起疼痛。如果出现了骨不连，切除未连接的骨片或许是必须的。

肩锁关节脱位

肩锁关节是介于锁骨末端和肩峰之间的一个平面关节，包括纤维软骨盘，肩部着地摔伤时容易被撕裂（图 12.13）。这种损伤被称为"分离"或"翼状肩"，常见于橄榄球、骑乘事故和冰球运动肩部冲撞护栏时。有时表现为简单的关节脱位，但有时锁骨碎片会残留于肩峰上。

临床检查时会发现肩锁关节压痛，肩锁关节处有台阶，此台阶于手臂下垂

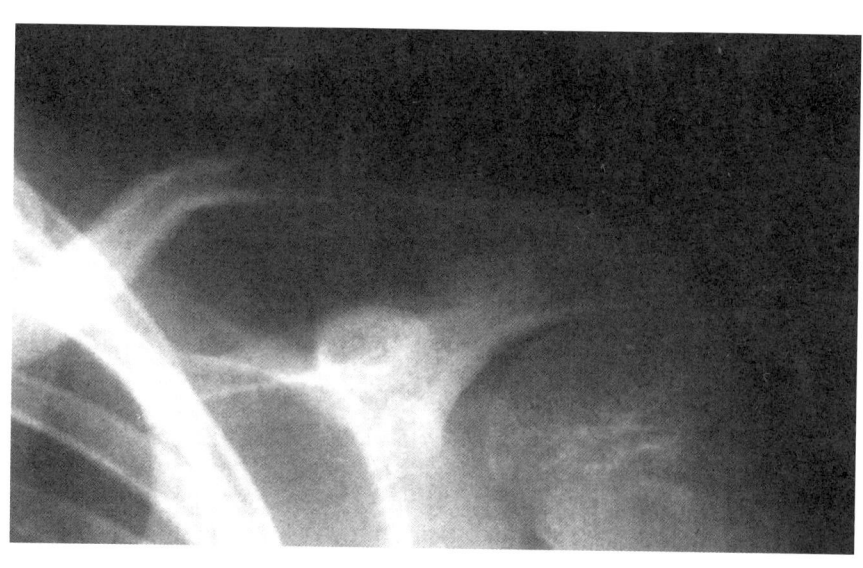

图 12.11　锁骨青枝骨折

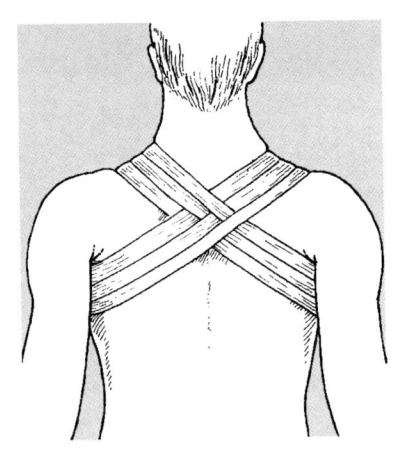

图 12.12　锁骨骨折后 8 字绑带

时最为明显，在压低锁骨同时上举肘臂时可消失。

分级和治疗

肩锁关节分离分为六级，治疗方法取决于分级情况。

无移位挫伤：仅需要镇痛和对症治疗。

半脱位：治疗包括止痛，必要时吊带支撑肘部。

脱位：完全分离的关节通常需要内固定。

脱位伴三角肌斜方肌筋膜穿孔：应行切开复位内固定术，且修复韧带。

在 4 基础上伴有后脱位损伤：此严重损伤需行切开复位内固定术。

喙突下脱位：累及肩胛骨的严重损伤，须行切开复位内固定术。

胸锁关节脱位

胸锁关节位于具强大枢轴作用的肋锁韧带中间，这是问题的关键所在。当锁骨远端抬起时终末端向下移动，反之亦然；可把手指放在锁骨内侧端，活动肩部以感受该运动。

治疗

很少可以早期发现此损伤，如能早期发现需急诊手术修复。依据患者年龄、适应证和受伤程度决定手术。若未做处理，则可能发生半脱位。修复软组织十分困难，一些患者或许宁愿接受半脱位这样的轻微残疾。

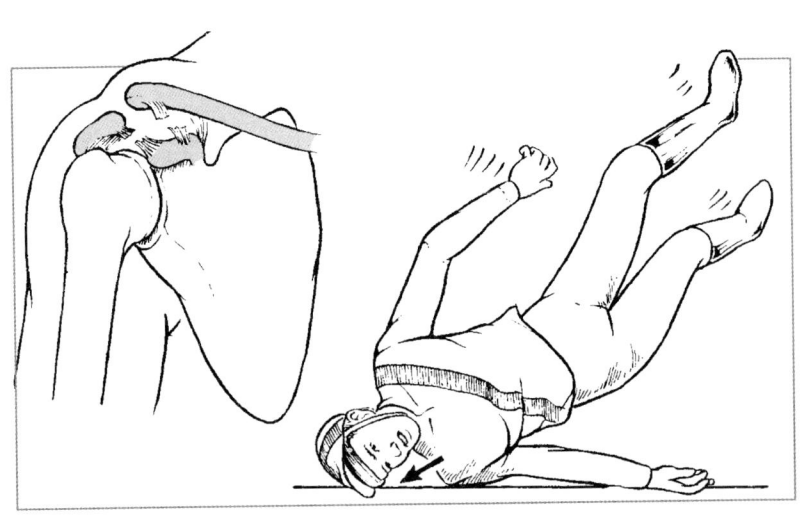

图 12.13　肩锁关节骨折。自高处坠落会引起喙锁韧带破裂

肩胛骨骨折

肩峰骨折

肩峰可由直接创伤或肩部暴力外展运动破坏(图12.14)。临床上很容易把正常骨突和骨折弄混淆,曾有很多肩锁关节正常的患者被错误地吊带治疗。

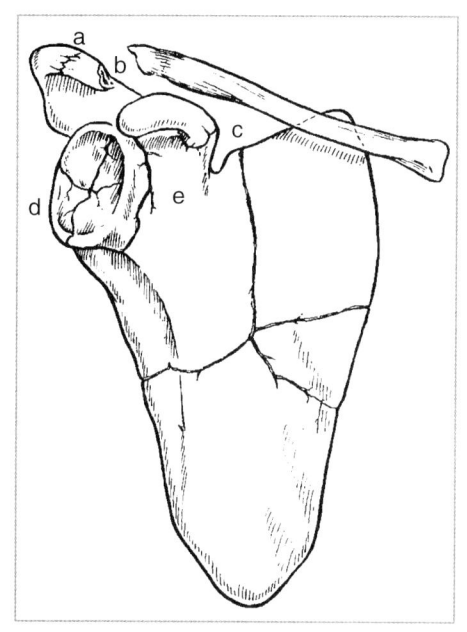

图12.14 肩胛骨骨折部位:(a)肩峰;(b)肩锁关节骨折脱位;(c)喙突;(d)关节盂;(e)肩胛骨颈;(f)肩胛翼

治疗

肩锁关节损伤轻微分离和喙锁韧带完整的患者不需要治疗。悬吊休息就已足够,除非骨折碎片移位很大且需稳定关节时,才需手术内固定。

肩胛翼骨折

肩胛翼类似于髂骨翼,主要功能是附着肌肉。该处骨折可由直接暴力引起,常伴随疼痛、擦伤和软组织肿胀。

治疗

悬吊治疗、镇痛和早期活动。通常结果良好,但肌肉损伤常使肩带力量减弱。

关节盂

与摔倒在地板上引起的髋臼骨折相似,肩部侧面的直接打击亦可引起肩胛骨关节盂骨折。

治疗

除非骨折片移位严重,治疗应以早期活动为主。肩胛骨关节盂并非承重关节,早期活动远比完美的关节面解剖复位更为重要。

肩关节脱位

肩关节具有一定的机械不稳定性。关节盂方向向下,肱骨头通过袖状肌群牵拉而抵在关节盂内。该袖状肌腱结构除了在下方的腋窝区域难以固定肱骨头以外,在其他各个方向上均较为完整。人们已经意识到肩关节的内在不稳定性。但令人惊奇的是,肩关节脱位并不如想象中那样容易发生。

肩关节脱位有五种类型:
1. 关节前脱位
2. 关节后脱位
3. 抬举性脱位或真性下脱位
4. 骨折脱位
5. 多方向脱位

前脱位

肩关节前脱位较为常见。在手臂外展和外旋时,肱骨头自关节盂前方脱出

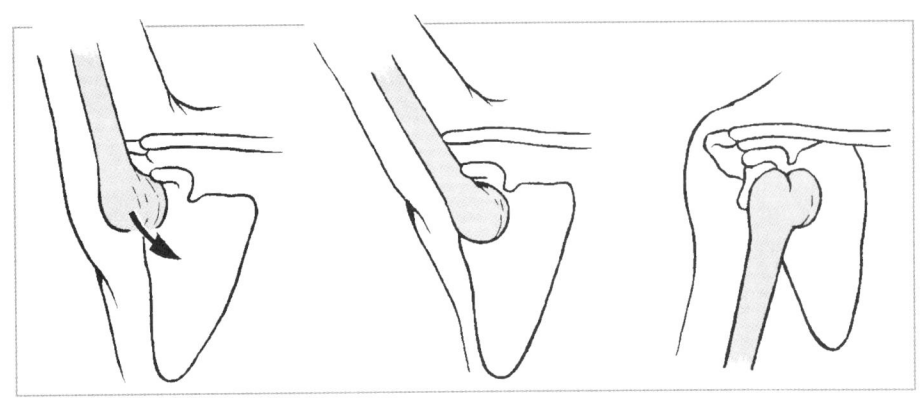

图 12.15　肱骨前脱位机制始于外展和外伸

（图 12.15）。在受到恶性攻击或接受电休克治疗时，肩关节也能引起脱位，并可在相当长的时间内不被人注意。

肱骨头一旦离开关节盂，手臂低垂时就会表现为特征性的肱骨头错位外观。当肱骨头离开其正常位置时，肩部形态就会比正常时平坦且伴有肘部向外。如果肩峰尖端和肱骨外上髁能用一条直线相连（Hamilton 直尺试验），就说明存在肩关节脱位（见图 2.13）。

以上临床表现，再加上观察到患者用另一只手托着患肢等情况，就可使患者在到达急诊科前就获得诊断。相似的扁平肩也能在三角肌消瘦的患者中见到，在外科颈骨折中也能发现，但这些患者的肱骨头始终处于其正常位置，"直尺试验"均为阴性。

用 X 线来检查肩关节脱位并不容易（图 12.16）。正确摆放患者体位十分困难，外展侧位片是不可能的。轴位片可以发现脱位，肩胛骨侧位片最好。

并发症

神经损伤：绕肱骨颈的腋神经一旦损伤，可引起部分或完全性三角肌麻痹

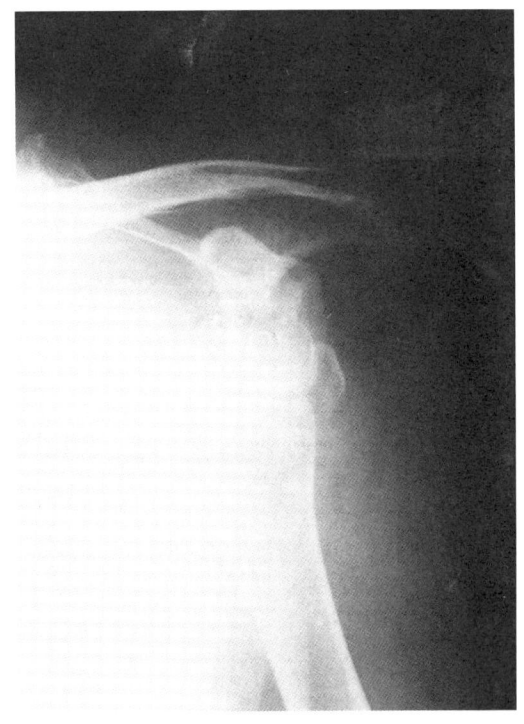

图 12.16　肱骨大结节分离的肩关节脱位

肩关节前脱位并发症：
- 腋神经旋支损伤
- 动脉损伤
- 复位困难
- 关节强直
- 复发性脱位

（图12.17）。当损伤可疑时，应在伤后3周和6周用肌电图检查腋神经。如果两次检查均没有变化，则有必要手术探查、修复。

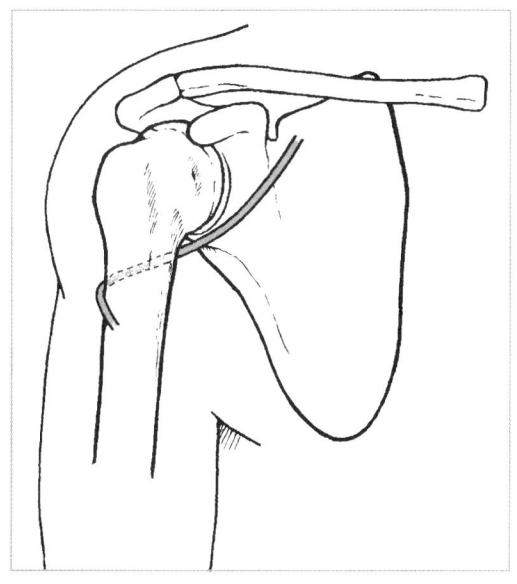

图12.17 显示腋神经在肱骨外科颈和三角肌走行的关系

暴力外展牵拉也可以引起臂丛神经损伤。

关节脱位常常有神经损伤，最终结果不容乐观。

动脉损伤：损伤时的牵拉或来自肱骨头的压力均可造成腋动脉损伤。应检查和记录桡动脉搏动。

复位困难：肱骨头有时像纽扣一样插在了肩胛下肌，使复位成为不可能，须切开复位。

如果肩关节脱位在一段时间见没有复位，则复位就不再可能了。老年患者的肩关节受到轻微创伤后就会发生脱位，这一情况对老年患者来讲是一个特殊难题。对此类患者行切开复位术困难较大，结果难以明确。但对于那些对肩关节功能要求较高的老年患者，切开复位仍比遗留再次脱位要好一些。

关节强直：肩关节依靠肌肉和软组织来保持稳定，回旋肌群粘连或纤维化能引起严重的运动丧失。物理治疗对于预防这一点十分重要。

复发性脱位：肩关节一旦脱位很容易再次脱位，保持肩关节稳定较为必要。所以，首次脱位的正确治疗十分重要。

治疗

首先要有肩部放射学检查。尽管诊断十分明显，但决不推荐医生在X线结果没有出来之前就试图复位。一旦肩关节脱位同时并发骨折，此做法将相当危险。

必须复位肱骨头。但复位前必须检查腋神经功能，此环绕肱骨外科颈的神经极容易受伤，而损伤即可发生在脱位瞬间也可发生在复位时。检查其功能十分重要，应在尝试复位之前详细记录。

运动功能难以详细检查，但三角肌外侧的腋神经感觉支配区很容易检查。一旦感觉有异，在复位时候就应该特别注意。如果未作详细查体和记录，一旦继发腋神经功能障碍，就会被归咎于复位而不是外伤。

有四种方法复位肱骨头：
1. 麻醉状态下的操作
2. 手臂悬吊技术
3. Hippocratic方法
4. Kocher方法

麻醉状态下的操作：如果肱骨头无

骨折，肩关节脱位在麻醉状态下就很容易复位。不需要复杂的操作，术者轻轻牵引手臂，同时推挤肱骨头跨越肩关节盂而复位。

手臂悬吊技术：让患者俯卧位于检查床，让患者手臂自然垂下，不要握床腿或以任何方式支撑手臂，下垂手臂的重量会使肩关节自动复位（图12.18）。静脉内注射哌替啶或地西泮可以使肌肉充分放松。这种技术避免全身麻醉，避免4h左右的痛苦麻醉等待时间，尤其在患者饱食后。

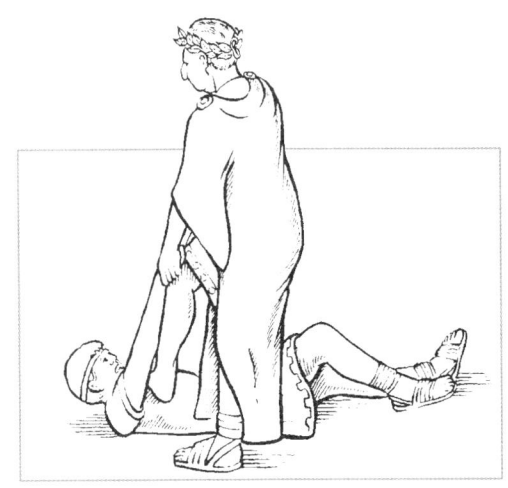

图12.19 希波科拉底方法赤足蹬腋窝复位肩关节脱位

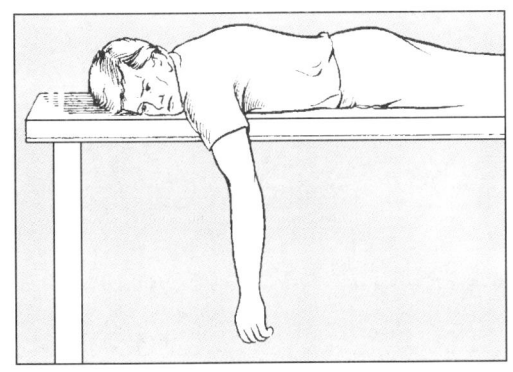

图12.18 悬臂技术进行肩关节脱位的复位

希波克拉底方法：过去很多患者不得不在肌肉未完全放松情况下进行肩关节复位，在很长一段时间里，希波克拉底方法被广泛应用。其方法就是让患者平卧，术者光脚踏于患者腋窝并向上提拉手臂，利用足部推挤作用使肱骨头回复到正确位置（图12.19）。

Kocher法：Kocher的方法较少引人注意。该方法包括缓慢的手臂外旋以放松痉挛的肩胛下肌（图12.20）。当上臂充分外旋后，肱骨头就能被很容易地复位。这个方法曾被认为是最早由Kocher在19世纪时描述，直到1970年，一位埃及外科医生记录下金字塔里的一些绘

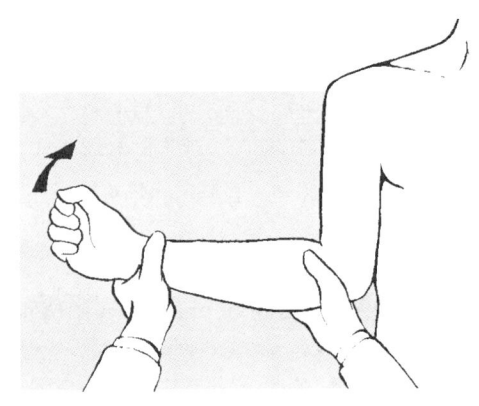

图12.20 kocher方法复位肩关节脱位

画，它们描写了建造金字塔时受伤者情况和治疗情况（图12.21）。这些图解明确阐述了Kocher手法的要点。某位不为人知的大师曾早在Kocher和希波格拉底之前就自己描述了复位手法。要是他曾把成果出版在某一著名杂志上，就已经会得到应有的承认。

术后护理：不论用哪种方法复位，手臂应横在胸前，用绷带固定3周，直到肩关节可以恢复运动。治疗后若无制动，则有再次脱位危险。

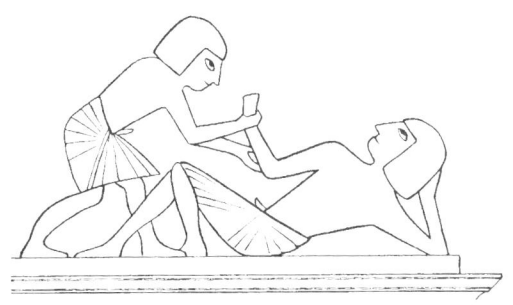

图 12.21 埃及墙壁上最原始的 kocher 方法的图画

后脱位

后脱位比前脱位要少得多，经常由肩内旋位直接暴力或癫痫发作引起。后脱位会经常复发，尤其在患者全身韧带松弛时更是如此。一些患者甚至能够随意脱位肩关节而表演某种"派对噱头"。

后脱位经常漏诊，其损伤在 X 线平片上往往不易发现，但肱骨内旋引起的"灯泡"症或许会给出提示(图 12.22)。

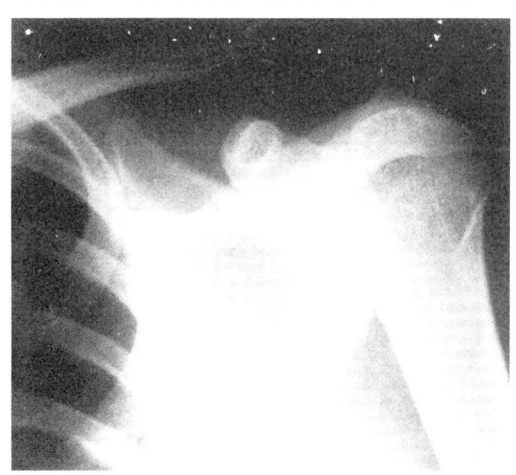

图 12.22 肱骨头后脱位的"灯泡征"

治疗

轻轻向前牵引和外旋手臂就可复位，但这种复位并不稳定。复位后注意事项同前脱位。

抬举性脱位

这种情况较为罕见，肱骨头被卡在关节盂下，手臂过度上举，呈现出一种引人注目的特殊外观，有时候甚至会被误认为神经错乱。于前脱位时肱骨头向前脱出后的轻微下移相反。这种脱位才是真正下方脱位。

该脱位发生时，肱骨头压迫腋部血管引起缺血症状，回旋肌群也常受伤。

治疗

复位通常较为困难，但一旦复位后，并不需要制动处理。

骨折脱位

大部分骨折脱位都与肱骨头有关，具体处理见相关章节。常见肱骨大结节分离。

冈上肌腱断裂

冈上肌肌腱在无骨折情况下也能断裂。这种损伤在老年患者肌腱退变时较为普遍，在骨科临床上比交通部门更为常见，但冈上肌腱断裂亦可出现在年轻人暴力损伤后。

临床上可见到肩部擦伤，冈上肌周围压痛和肩部外展无力。

治疗

推荐手术治疗年轻及喜爱运动患者的急性撕裂伤。功能恢复要持续很长时间。

肱骨上段骨折

肱骨大结节撕脱

肱骨大结节部有冈上肌肌腱附着，

在高处坠落的老年中易被撕脱。骨折片通常位置正常，有时会因冈上肌肌腱牵拉而移位，有时可能变成楔形骨片插在肩峰和肱骨头之间，妨碍肩部运动（图12.23）。

治疗

支撑固定患肩直到疼痛缓解，随后物理治疗 3~4 周，此时骨折片将重新附着。如果骨折片妨碍了关节运动，则需要复位和固定。

肱骨外科颈骨折

肱骨外科颈骨折可见于成人手臂外展时的高处坠落伤。骨折移位或嵌插，可以是稳定骨折或不稳定骨折，可依据骨折位置和碎骨数量分类。

嵌插骨折较为常见，在 X 线平片上显示为线状致密骨（图12.24）。移位骨折较为少见，其并发症较少，但有尖锐骨端

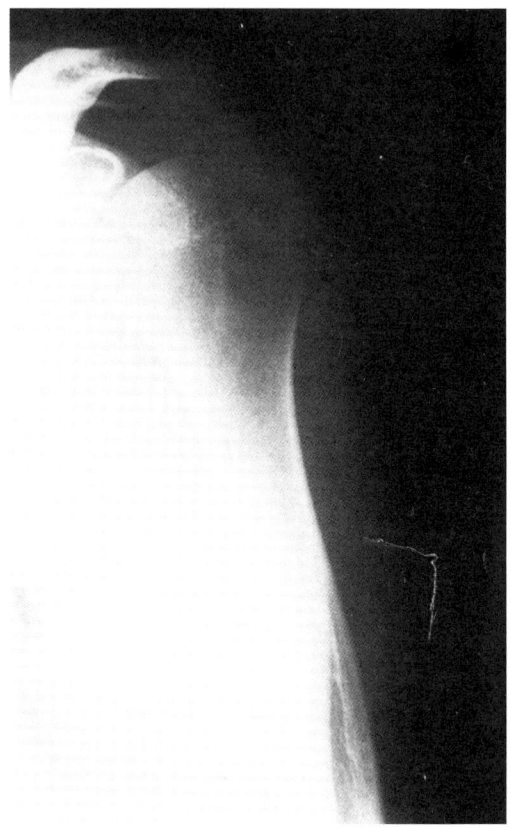

图 12.23　位于肱骨头和肩峰间的冈上肌腱附着处的肱骨大结节骨块

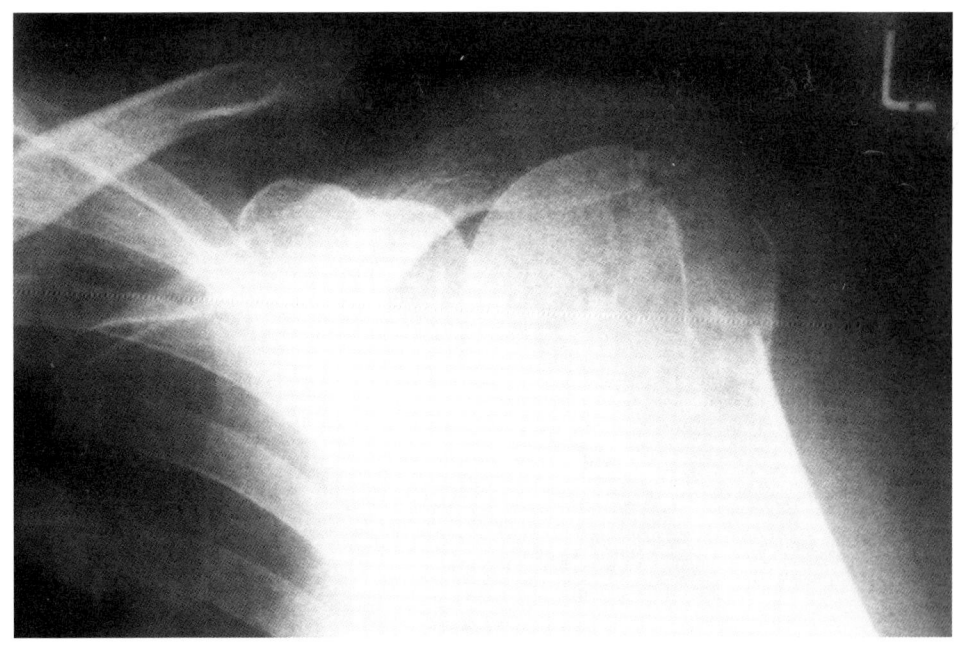

图 12.24　肱骨外科颈的嵌插骨折

刺伤血管或神经的潜在危险,也可能发生骨不连。因肩关节周围肌肉丰富且肩部骨再塑形能力好,这种骨折通常都能良好愈合(图12.25)。

治疗

只需根据骨折稳定性用悬吊带或颈腕吊带固定4~6周,然后开始运动和康复训练。

广泛出血和骨折部擦伤较为常见,都并不严重。有时出血可能皮下蔓延至肘部,产生引人注目的淤斑。但这不应耽搁运动锻炼。

嵌插骨折能在伤后2周活动,但在此之前最好为防止骨折碎片错位而使用某种保护措施。

肱骨近端骨骺分离

肱骨上端骨骺分离常见于儿童外伤,属于非意外伤害之一。

治疗

通常进行吊带治疗。12岁下儿童的一些畸形能自动塑形矫正,手法复位几无必要。

肩部骨折脱位

带骨折片的肱骨头骨折通常伴随肩关节脱位(图12.26)。肱骨头的骨折脱位常见某些问题:

1. 骨折块妨碍复位,需要切开复位。
2. 复位通常不稳定。
3. 围绕肩部的软组织损伤和出血会导致关节僵硬。
4. 解剖颈骨折可引起肱骨头的缺血性坏死。

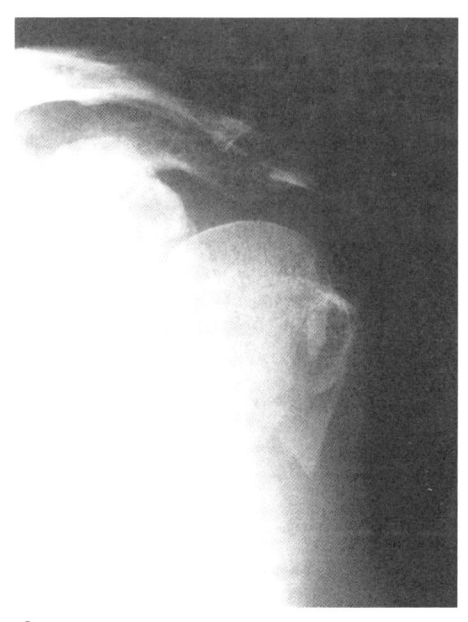
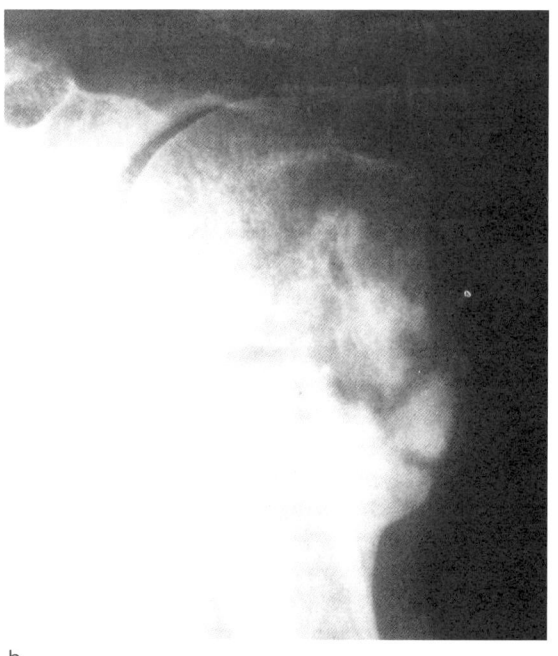

a   b

图 12.25 (a)肱骨外科颈的移位骨折;(b)骨折复位良好,有较好功能

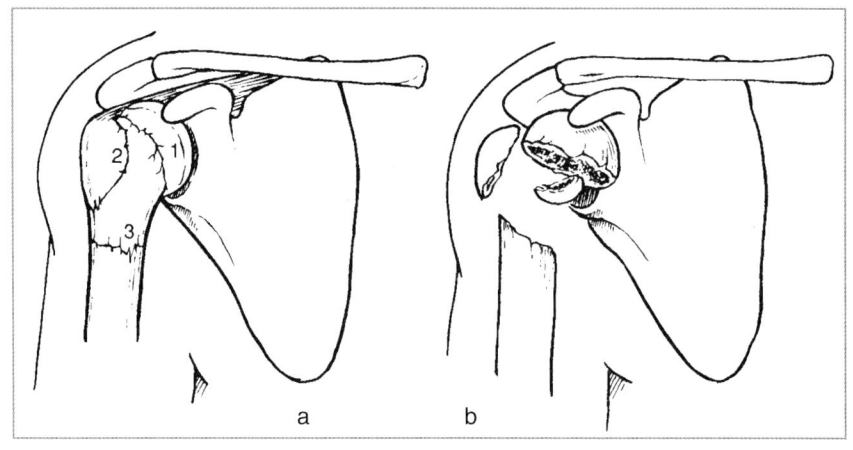

图 12.26 (a)肱骨头骨折位置:(1)肱骨头解剖颈骨折;(2)肱骨头大结节骨折;(3)肱骨外科颈骨折。(b)肱骨头四块骨折

治疗

闭合复位较为困难。年轻患者应切开复位,但在老年患者常可接受一些功能受限,可保守治疗并早期开始锻炼。

严重骨折脱位需要进行肱骨头假体置换。

肱骨干骨折

肱骨骨折可呈螺旋、横形、节段性或病理性骨折。

螺旋骨折

扭转损伤能够造成肱骨螺旋骨折(图 12.27)。

横形骨折

直接创伤或高处坠落都能引起横形骨折。

病理性骨折

肱骨是常见转移部位,病理骨折较容易发生。

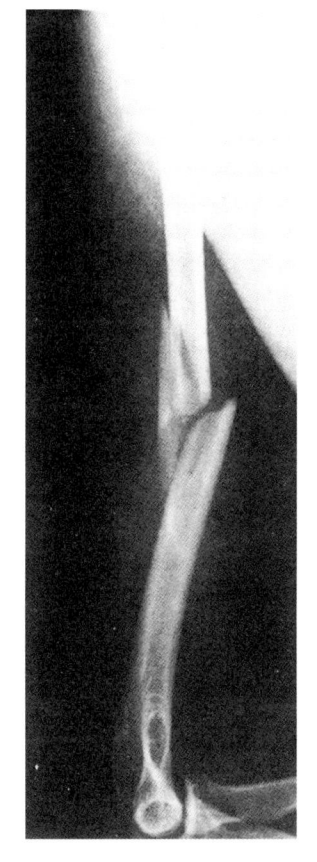

图 12.27 肱骨干螺旋骨折

并发症(图 12.28)

神经血管损伤

尖锐的骨碎片能损伤围绕肱骨结构,如桡神经、血管或者肌肉。

肱桡肌是桡神经功能良好标志。如果肱桡肌神经功能障碍 6 周后仍无临床或电生理恢复迹象,则应进行桡神经探查。远期则用屈肌腱转移来修复伸肌腱功能。

畸形愈合

在无肌肉对抗或手臂重量牵拉的情况下,三角肌牵引上端骨折段外展引起畸形。

不愈合

桡神经、肱三头肌等软组织可被夹在骨折断端,引起骨不连。

治疗

软组织能使骨折片维持在良好位置,这时使用保守疗法通常可以成功(图 12.29)。用 U 型夹板或悬吊石膏保护受伤肱骨干,此时应确保颈腕吊带的位置正确,保证骨折部位受到重力牵引。

因为上肢并不承重,且肱盂关节活动度很好,所以上肢的轻度错位是可以接受的。若错位严重,使用髓内钉内固定也较为简单和直接。

如果骨折位于肱骨远端,则肱肌可能会嵌插于骨折断端。如果充分认识到这个问题,骨折应切开复位,可以用内固定,也可以不用内固定;否则骨折就不可能愈合。

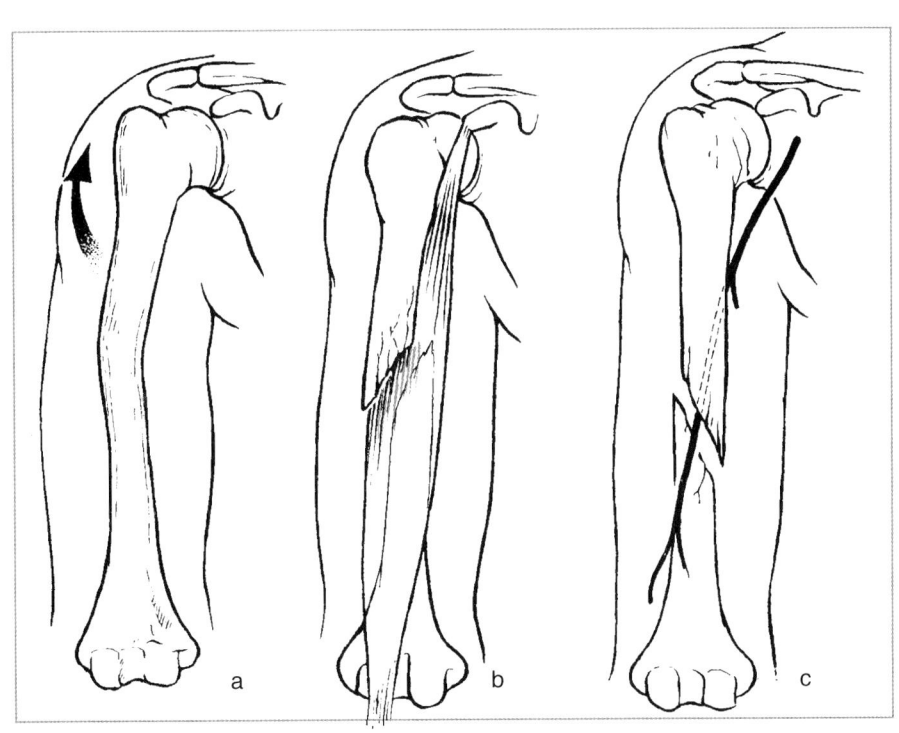

图 12.28 肱骨干骨折并发症。(a)近端骨折端外展引起畸形愈合;(b)软组织嵌入,二头肌界于骨断端间;(c)神经损伤,桡神经卡在骨断端

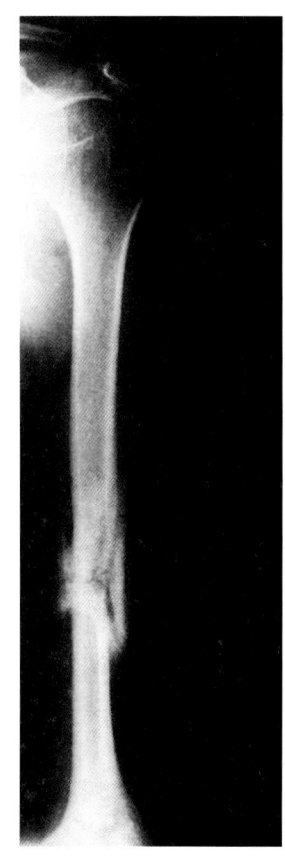

图 12.29　图 12.27 示螺旋骨折的愈合，用悬挂石膏夹固定后

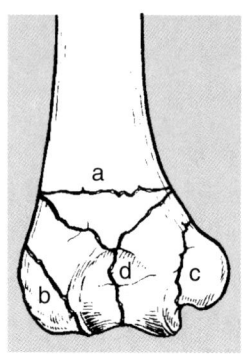

图 12.30　肘部骨折线：(a) 髁上骨折；(b) 外上髁；(c) 内上髁；(d)Y 形骨折

对于病理性骨折，内固定通常很有效，可允许早期活动和功能康复。

肘部骨折（图 12.30）

肱骨髁上骨折

肱骨髁上骨折见于儿童手臂外展位摔伤（图 12.31）。治疗常比较困难，易引起并发症。

并发症

血管问题：在远端骨碎片移位很大时，前臂被推向后方，牵拉肱动脉和正中神经撞击上肢近端尖锐骨折片（图 12.32）。此时一定要仔细地检查循环，记录以下五"P"征。

1. 无脉(Pulselessness)
2. 苍白(Pallor)
3. 疼痛(Pain)
4. 麻木(Paraesthesiae)
5. 麻痹(Paralysis)

如果循环受阻，皮肤则会变凉，屈肌间室水肿会使手指丧失被动伸指能力。无论复位前还是复位后出现该情况，都立即进行以下处置：

1. 拆除所有夹板和敷料直到皮肤。
2. 肘部轻度伸展，甚至在可能造成骨折复位欠佳的情况下，也要如此。
3. 如果血液循环仍然没有改善，则应手术探查肘部肱动脉。如果动脉痉挛，则应用罂粟碱使血管壁平滑肌松弛。往往在很多情况下，此方法都无效，这时就必须打开动脉行血管修补。

筋膜间室综合征：正中神经和桡动脉都有可能被前臂间隔所压迫。如果在正中神经手指分布区有感觉缺失，进行筋膜切开术是有必要的。

注意：筋膜间室综合征在桡动脉搏动存在的情况下也有可能发生。

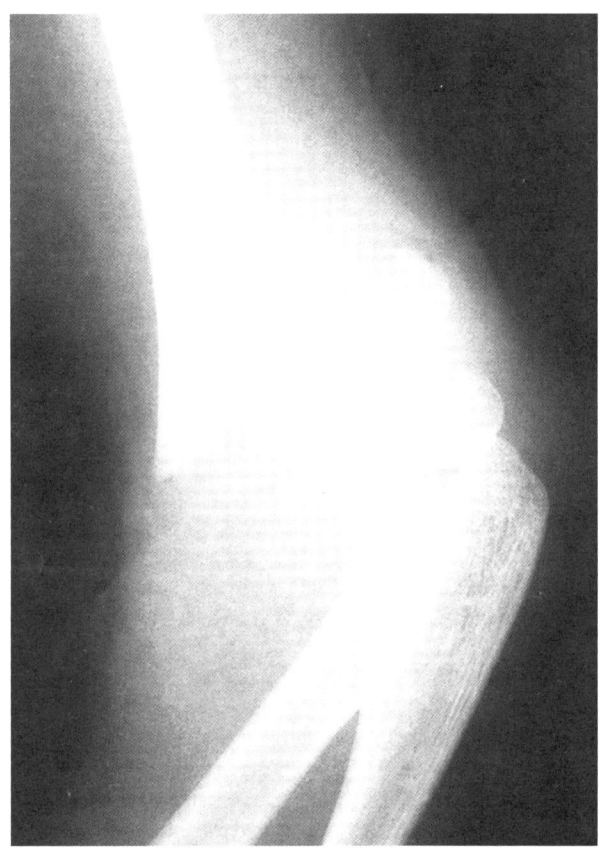 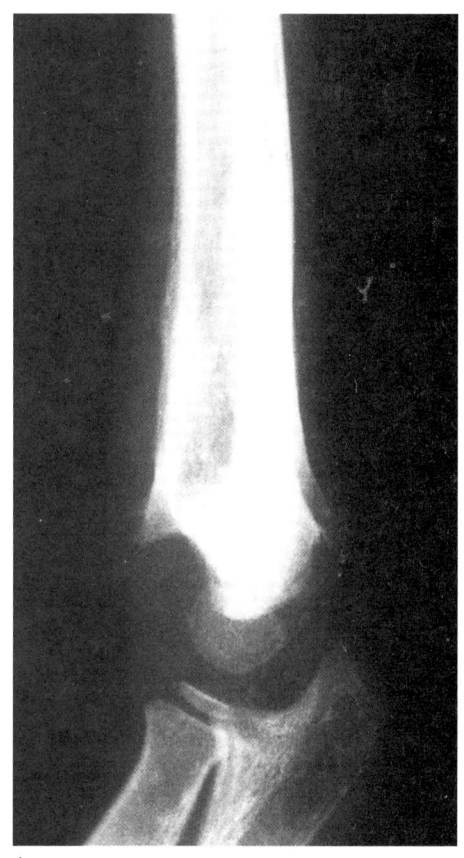

图 12.31 （a）肱骨髁上骨折。(b) 5 个月后同样的骨折示骨连接和早期塑形

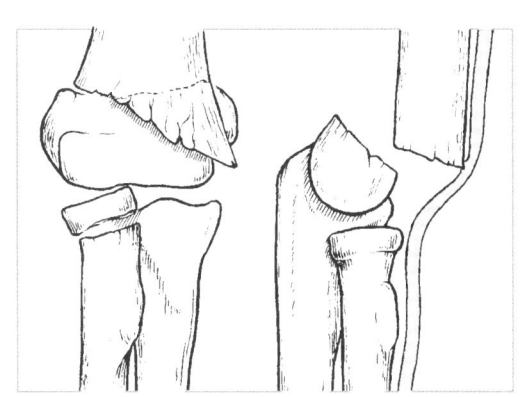

图 12.32 示肱骨髁上骨折移位如何损伤肱动脉

任何微循环阻塞引起前臂肌肉坏死的最终结果就是 Volkmann 缺血挛缩。肱骨髁上骨折造成的血供不足，或者会继发筋膜间室综合征，都可能是缺血挛缩的诱因。在缺血挛缩情况下，屈曲间室的坏死肌肉被大量纤维组织替代，产生手指挛缩、屈腕和前壁旋前畸形，患者可以致残（图 12.33）。

正中神经损伤：类似于肱动脉，正中神经在骨折部位也容易受到损伤。神经比较坚韧，多数情况下都没有断裂，所以容易恢复功能。正中神经的深部骨间掌侧神经支比支配手部的正中神经浅支更易受损。

畸形愈合：除非骨折位置较好，否则髁上骨折会向后内侧错位，引起难看的畸形愈合。最好的结果是提携角的部分

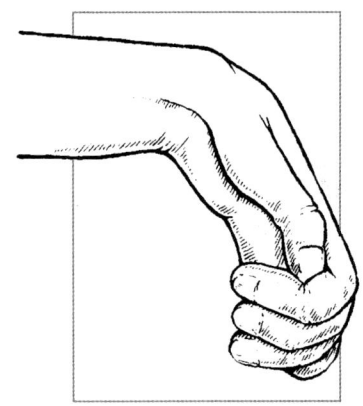

图 12.33　Volkmann 缺血挛缩体位

丧失,最坏则会引起"枪托"样畸形(见图 2.16)。一旦畸形愈合,有可能需截骨矫形术。

骨化性肌炎会在肘部的任何骨折后发生,包括肱骨髁上骨折。

> **儿童肱骨髁上骨折的并发症:**
> 1. 血管损伤
> 2. 筋膜间室综合征
> 3. Volkmann 缺血挛缩
> 4. 正中神经损伤
> 5. 畸形愈合
> 6. 骨化性肌炎

治疗

未错位骨折可用背侧夹板屈肘位固定 3 周来治疗。不稳定骨折的断面较小,不能完全对接,治疗则要困难得多。不稳定骨折远端骨片有强大肌群附着,使其在复位后仍能发生移位。

在前臂中度旋前位置轻轻牵拉复位。一旦复位成功,肘部过 90°屈曲位石膏夹板固定,前臂颈腕吊带悬吊。通常此位置易于保持骨折稳定,但如果屈肘超过 90°阻断了血液供应,这时必须伸展肘部直至脉搏恢复。如果复位丢失,则应行悬吊和 Dunlop 牵引(图 12.34)。

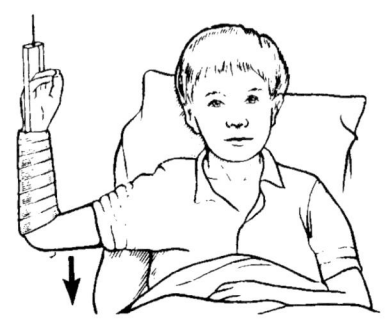

图 12.34　肱骨髁上骨折的 Dunlop 牵引

有时需要经皮或者切开复位克氏针内固定。复位骨折碎片相当困难,同时维持复位位置也十分困难。克氏针在 3~4 周后拆除。

内上髁骨折

肱骨外翻暴力引起儿童内上髁和髌板间的撕裂骨折。此骨折通常发生在儿童内上髁骨化以前,所以除非拍两侧 X 线片仔细对照,才有可能避免漏诊此种类型的危险骨折。骨折片也可进入关节间隙而阻碍关节运动。

若不处理,骨折片常由纤维组织连结,其功能可能很好。

并发症(图 12.35)

尺神经麻痹:外翻应力骨折也可牵张尺神经。

生长抑制:若生长期内上髁受损或骨折没有复位,日后就会出现肘内翻畸形。

治疗

应将骨折片精确地复位,必要时可切开复位,安全起见还可用克氏针加强

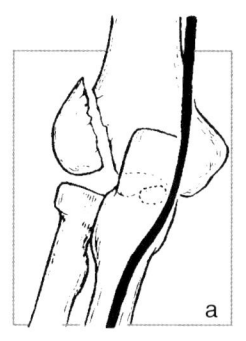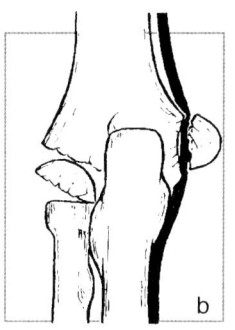

图12.35 髁上骨折:(a) 肱骨小头完全脱位;(b)并发症包括引起关节腔内骨折,肱骨小头骨不连和缓慢尺侧麻痹

固定。克氏针一定要被取出。

外侧髁骨折

外侧髁撕脱最常见于3~5岁的儿童。如果累及了肱骨小头的骨折片很小,且已旋转180°,则完全复位几乎是不可能的。

并发症

如果骨折片没有愈合,或因骨骺板损伤、骨不连等造成生长抑制,就会发生肱骨远端外翻畸形,进而牵拉尺神经引起迟发性尺侧麻痹。甚至在骨折片没有复位时也会发生骨不连,此类损伤必须被认真对待。

治疗

骨折片应该准确复位,如果可以的话,最好是切开复位内固定,用克氏针固定。

肘部牵拉

4岁以下孩子会因手臂牵拉而引起桡骨小头滑出环状韧带。患儿常疼痛,手臂不能活动,但其X线平片会可能会完全正常。

治疗

半脱位可以屈肘纵向压迫桡骨小头复位。通常旋转前壁,反复作旋前旋后运动,同时屈肘,使桡骨小头弹回原位,疼痛随即明显好转。

肘关节内骨折

肱骨远端可因直接创伤造成粉碎性关节内骨折。

并发症

与其他关节内骨折一样,这种损伤会引起功能障碍和骨性关节炎的发生。

治疗

如果没有大骨折块的严重移位,一般是不需要解剖复位的。保守治疗,早期活动要比切开复位内固定的预后好。

如果肘部有完全碎裂的大骨折块,则将这些骨折块重新排列,再行内固定(图12.36)。该型手术难度很大,结果并不总是令人满意。

肘关节脱位

尽管肘关节是稳定关节,但患者手臂完全伸展摔伤时亦能引起脱位(图12.37)。肱骨远端会滑出尺骨冠状突,并引起骨折(图12.38)。

并发症

<u>关节强直</u>:完全恢复运动功能十分罕见的,15°~20°永久性伸展受限是不可避免的。

<u>异位骨化</u>:新生骨可围绕肘部软组

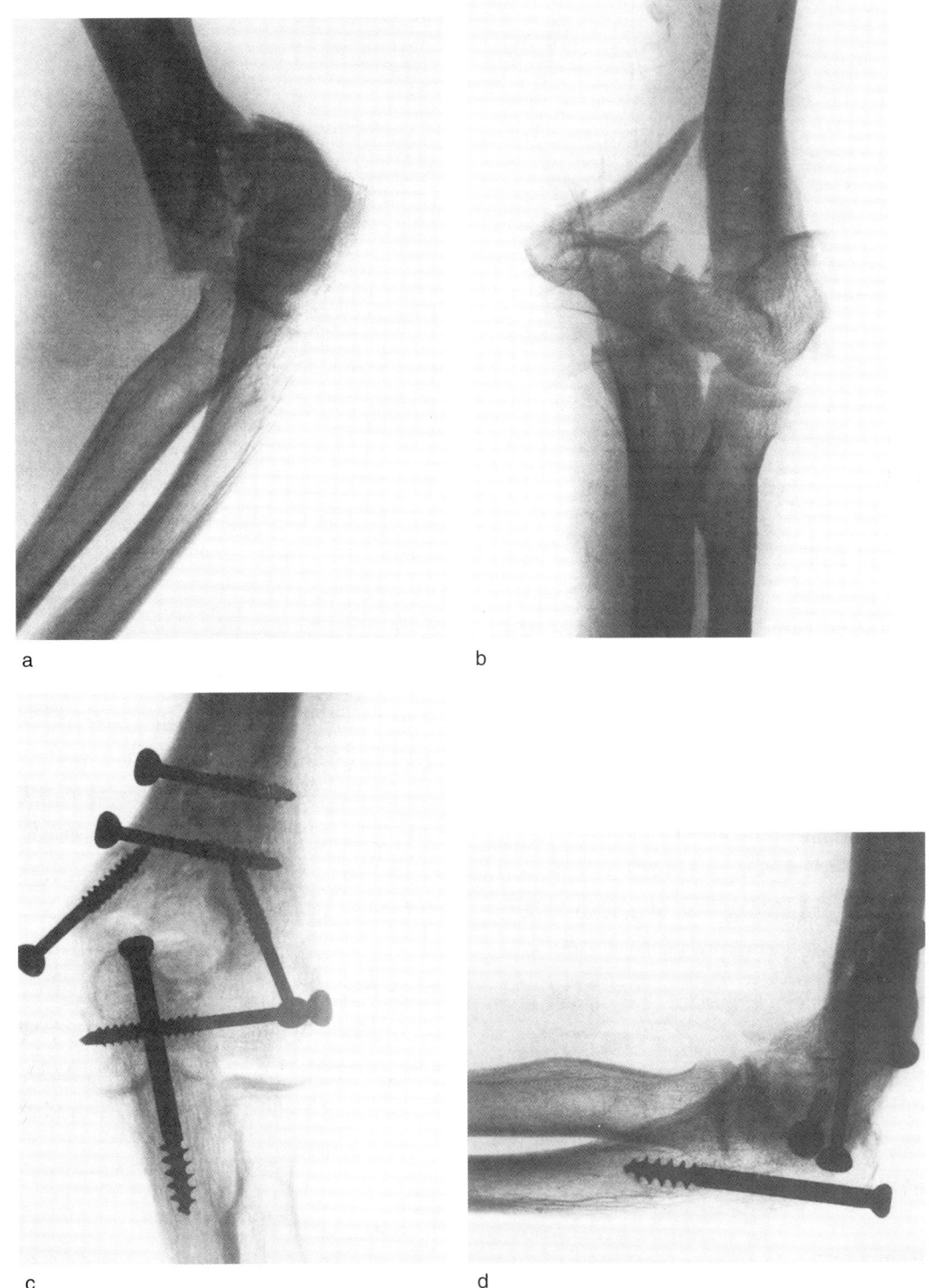

图 12.36 肱骨远端粉碎性骨折。(a,b)骨折部位；(c,d)内固定后位置

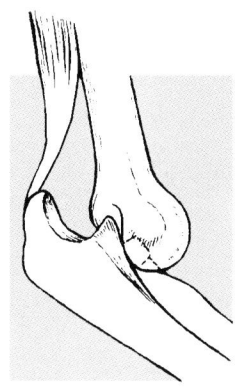

图 12.37　肘前脱位

织呈实体状生长，这一点特别在伴有大脑损伤或多次骨折手术时更易发生。另一种模式的异位骨化是大量鹿角状骨长到肱骨远端，骨刺紧紧包绕在血管和神经周围。

如果将这些骨片移除，一些运动功能也能恢复，但是这种操作技术上较为困难的，而且异位骨化还会复发。

复发性脱位也能出现，但几率很低。

治疗

轻度屈肘并轴向牵拉使关节脱位复位，复位后通常稳定。上肢颈腕吊带悬吊休息 2 周后，开始轻柔锻炼。

尺骨鹰嘴骨折

尺骨鹰嘴可因肘部直接摔伤而引起骨折。此时肱骨远端就像平凿一样劈裂鹰嘴最狭窄部位（图 12.39）。牵拉肱三头肌引起的撕脱伤也较常见。

治疗

除非罕见的无脱位骨折，否则就要用螺丝钉内固定或张力带固定（图 12.40）。如果固定牢固则不需石膏制动。若粉碎性骨折片不能复位，特别是对于老年患者，可将尺骨鹰嘴切除。

桡骨和尺骨损伤

桡骨小头、颈骨折

手臂过伸摔伤很容易引起桡骨小头骨折，常见三种骨折类型（图 12.41）。

治疗

治疗可因其骨折类型有所不同。

无移位骨折和轻微移位骨折需要将关节里的淤血吸出，使用绷带弹性固定和早期活动。

移位骨折穿过桡骨颈，超过 30°角，如果不处理，则因疼痛引起旋前和旋后的障碍。应当矫正移位，必要时可切开复位。

粉碎性骨折：桡骨头整体移位或粉碎性骨折最好将桡骨小头切除并早期活动。虽然已经试验过桡骨小头假体置换，但切除还是首选的。

桡骨小头脱位伴尺骨骨折

桡骨小头脱位伴尺骨骨折称为孟氏骨折（图 12.42）。如果不留意则容易漏诊，通常难以全面诊断两个问题，任一问题处理不好都会导致预后不良。在治疗桡骨小头脱位或尺骨骨折前，通常要检查这种骨折不是孟氏骨折。

如果尺骨骨折较高位并接近肘关节，则有可能误认为是尺骨鹰嘴骨折（图 12.43）。这种错误导致的结局相当严重。

治疗

尺骨骨折很不稳定，必须行内固定。

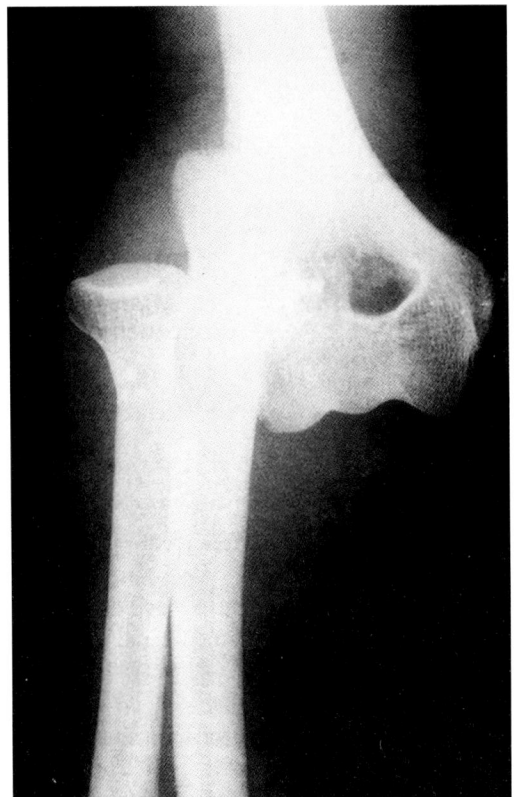

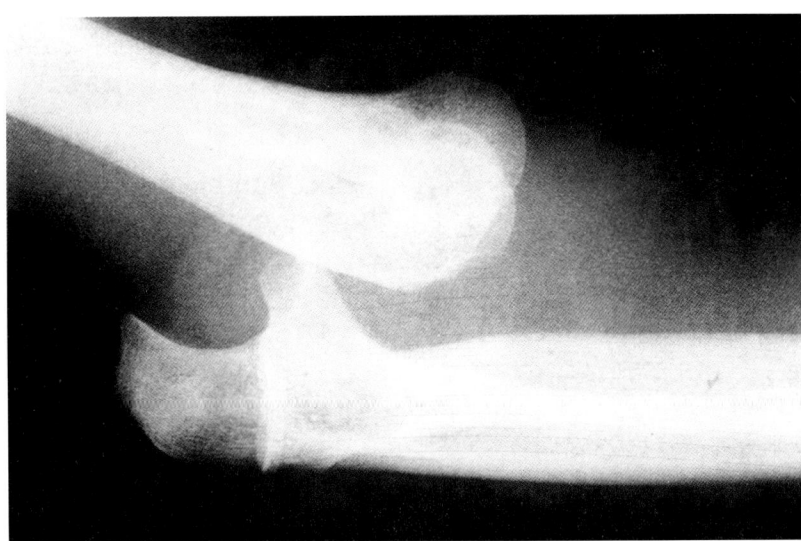

图 12.38 (a,b)肘关节前脱位

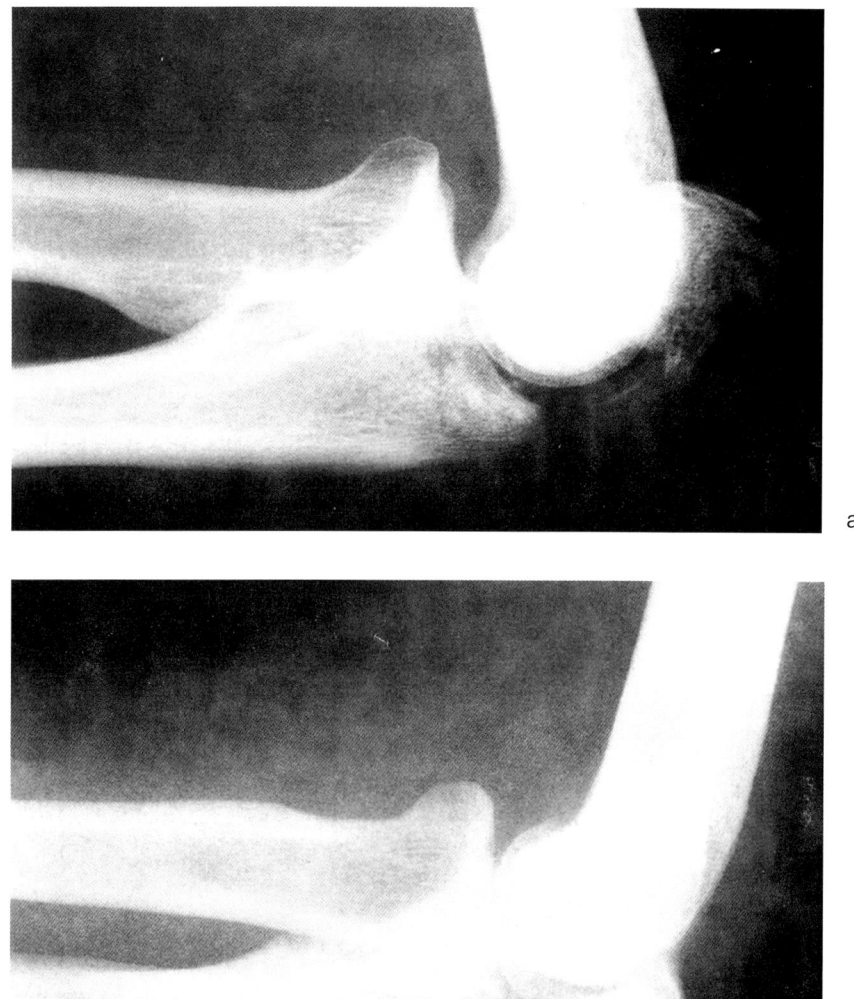

图 12.39 (a) 尺骨鹰嘴移位骨折;(b) 张力带固定后的位置

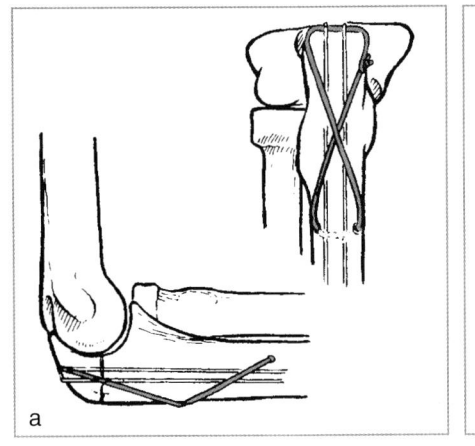
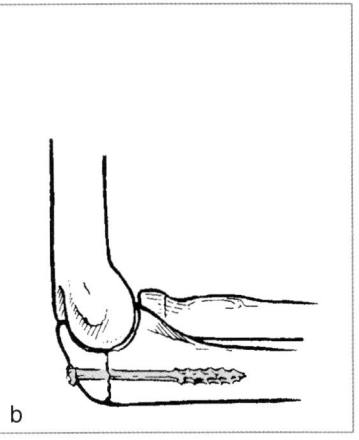

图 12.40　尺骨鹰嘴骨折内固定方法；(a) 张力带固定；(b) 螺丝钉固定

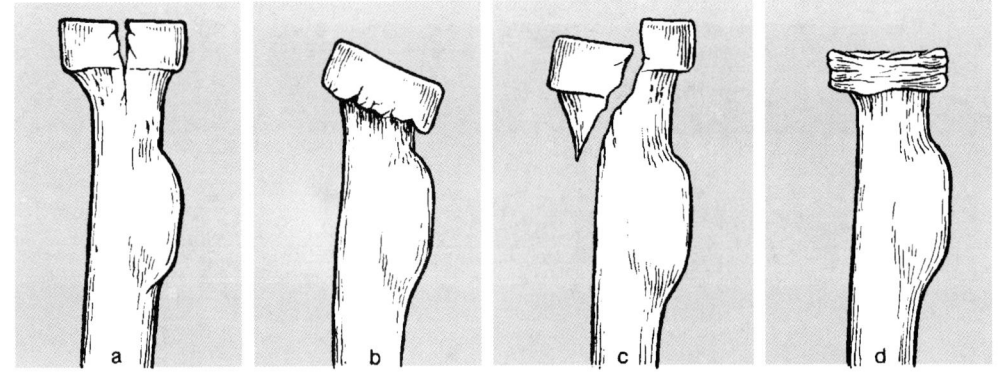

图 12.41　桡骨小头骨折类型：(a) 垂直裂缝；(b) 倾斜；(c) 剪切断裂；(d) 压缩

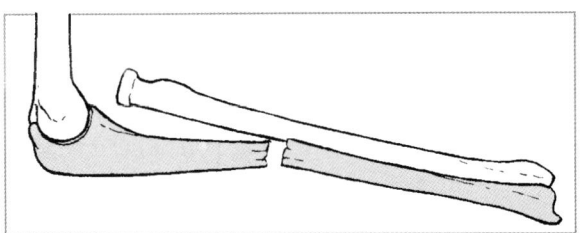

图 12.42　孟氏骨折

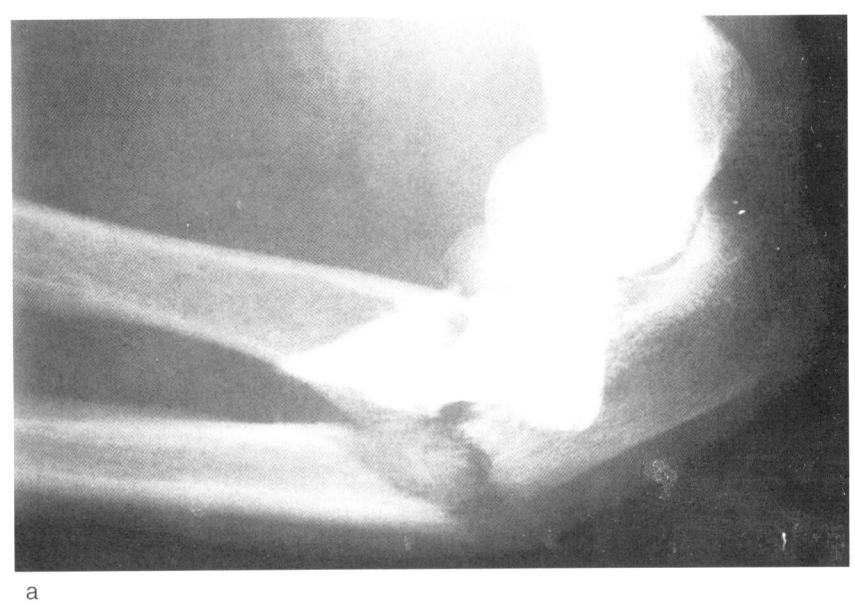

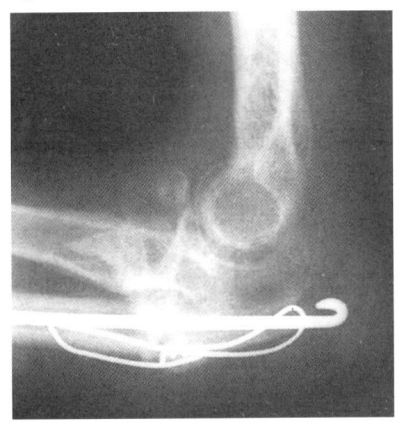
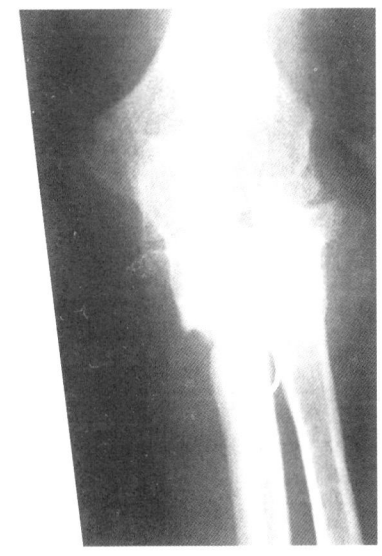

图 12.43 (a,b)高位孟氏骨折像尺骨鹰嘴骨折一样使用张力带固定。位置较差,使用钢板或许会好一些

对于儿童来说,保守治疗也许会成功,但需要经常检查来确定骨折是否有移位。

桡骨和尺骨骨折

桡骨和尺骨常因扭伤而引起骨折。骨折线将旋前肌和旋后肌分开,两肌肉逆向收缩产生旋转畸形。普通 X 线仅能说明成角和长度如何,并不能表明其旋转关系的严重程度。如果出现了旋转,拍片时应于同一 X 线平片显示肘和前臂正侧位片,并仔细阅片(图 12.44)。

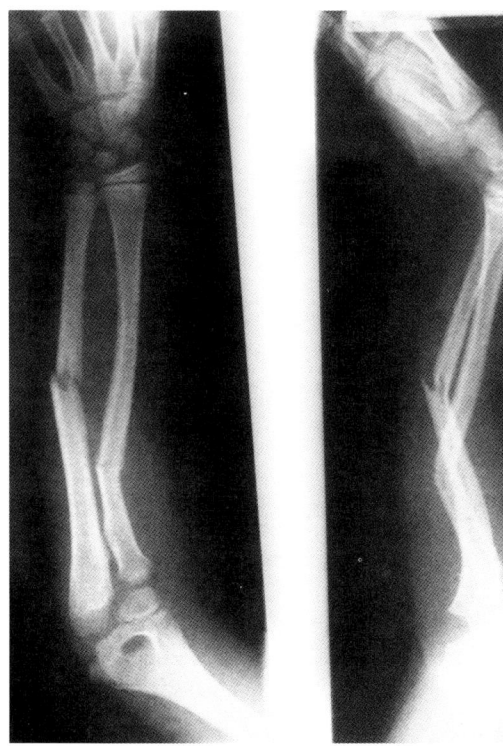

图12.44 尺桡骨骨折示骨折移位。此为青枝骨折，仍有部分骨保持连续性

并发症

桡骨和尺骨骨折后常会发生并发症。

畸形愈合：除非矫正了旋转畸形，否则就会出现畸形愈合，患者不能旋后前臂，在洗脸时困难或购物挑选时出现困难。

筋膜间室综合征和血管损伤很常见。

不愈合：常发生骨不连，特别常见于旋转没有控制时。

交叉愈合：一些骨折愈合会在两处骨折处发生交叉愈合，导致不能旋转。

治疗

这些骨折是很不稳定，保守治疗在成人很少成功，有时甚至在儿童也要进行内固定以达到稳定目的。

保守治疗：通过把持旋转的骨折远端来对合旋后的近端，恰当塑形的管型可以起到一定矫正作用，此管型须包括上臂和手部，并使前臂维持在旋后位。但是，此位置纵向易于滑动，必要时还需切开复位。

手术操作：对于这种类型的骨折治疗，大多需要切开复位内固定（图12.45）。一般常使用钢板、螺钉或髓内针，但如果伤口污染则需要外固定。

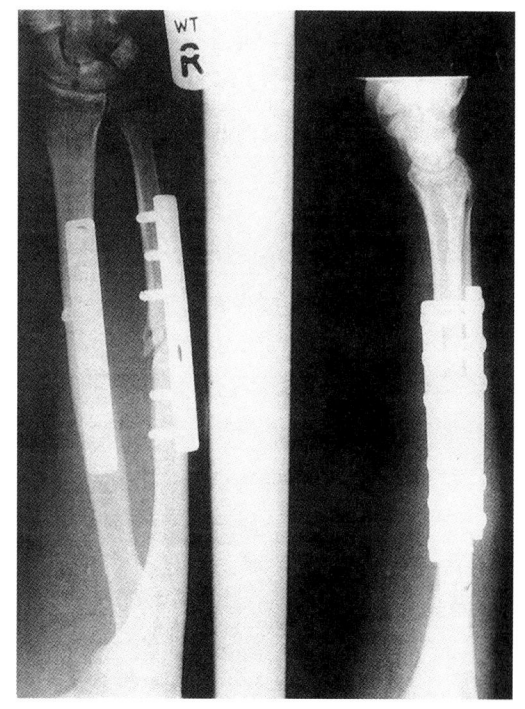

图12.45 尺桡骨骨折钢板内固定

尺骨骨折

尺骨位于皮下，很易因直接创伤受到伤害，在直接受到殴打或者在手臂保护脸部时受伤。

治疗

治疗可因移位程度而不同。

无移位骨折：尽管这些骨折在X线平片上看上去并无异常，但应该予以高度警觉，从前臂到肘部全程的石膏管型固定，以防骨折在剪切应力下错位并继发骨不连。

移位骨折：移位骨折因旋转因素的存在使得固定不太可能，最好的治疗就是切开复位行钢板内固定。

桡骨骨折

桡骨可因直接创伤而骨折。因桡肱关节的旋转抵消了骨折部位的旋转应力，单纯桡骨骨折发生骨不连的情况少于单纯尺骨骨折。

治疗

依据移位不同而治疗不同

无移位骨折：尽管这些骨折在X线平片上看上去并无异常，应像对待尺骨单纯骨折一样高度警惕，并将前臂到肘部全程管型石膏固定。

移位骨折：骨折因旋转因素存在而固定十分困难，最好行内固定治疗。

桡骨骨折伴下尺桡关节脱位（盖氏骨折）

手过伸摔伤能引起桡骨骨折伴下尺桡关节脱位（图12.46）。这是盖氏骨折与克雷氏骨折不同之处。

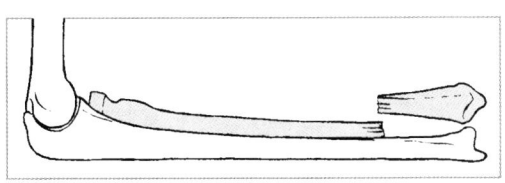

图12.46 盖氏骨折

在很多方面盖氏骨折和孟氏骨折都有对称之处。孟氏骨折包括上尺桡关节脱位和尺骨骨折。盖氏骨折是桡骨骨折和下尺桡关节脱位。两种情况都会在初期良好复位后继发错位，都会与其他骨折混淆，都需要内固定治疗。两者都要小心对待！

两者如此相似的原因很简单，如果前臂双骨之一缩短，只能用另外一个完整的骨来支持,若两者都骨折脱位,则前臂没有稳定性。

并发症

常发生畸形愈合。因远端无轴向稳定性，即便最初的良好复位，后期也会在管型石膏中继发错位。

治疗

桡骨骨折最好的治疗方法是内固定(图12.47)。不能像克雷氏骨折那样用短管型石膏固定前臂，此方法是错误的。

孟氏骨折与盖氏骨折的比较
- 孟氏骨折——尺骨骨折，上尺桡关节脱位
- 盖氏骨折——桡骨骨折，下尺桡关节脱位
- 两者都要认真对待

前臂挤压伤

前臂经常受到重物或机轮挤压。因为此类损伤会使前臂筋膜间室内软组织肿胀，即使没有骨折，这些损伤也较严重。

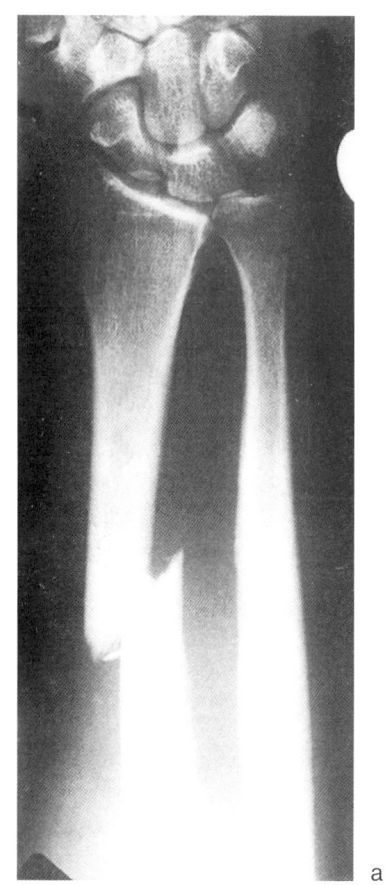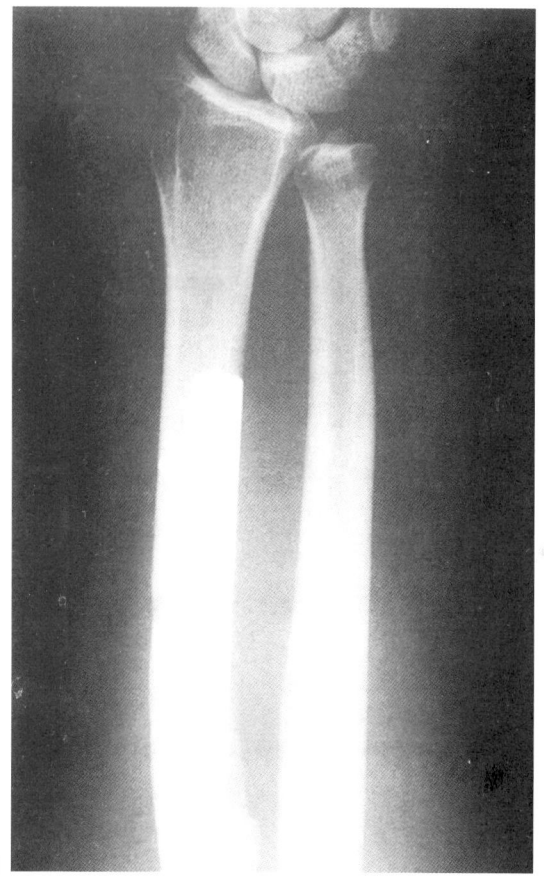

图 12.47　盖氏骨折:(a) 内固定前;(b)钢板螺钉内固定后

治疗

手臂肯定会肿胀,应认真的观察血循环,任何手腕及手指的改变都要认真对待。如果怀疑,则需进行充分的筋膜切开,以防止骨筋膜间室综合征的发生。

桡骨远端骨折

克雷氏骨折

克雷氏骨折,由外科教授亚伯拉罕·克雷斯(1773—1843)所描述,这或许是我们骨折临床实践中最常遇到的骨折类型(图 12.48)。

克雷氏骨折的描述:

1. 离腕关节 2.5cm 以内的地方;
2. 骨折远端向背侧成角;
3. 骨片背侧移位;
4. 伴随尺骨茎突的骨折。

克雷氏骨折常发生于 50 岁以上手臂伸展摔伤妇女。

畸形:克雷氏骨折是典型的"餐叉"样背侧成角畸形,畸形可分为 5 部分(图 12.49):

1. 背侧成角;
2. 背侧移位;
3. 桡侧偏斜;
4. 旋后;
5. 近侧嵌插。

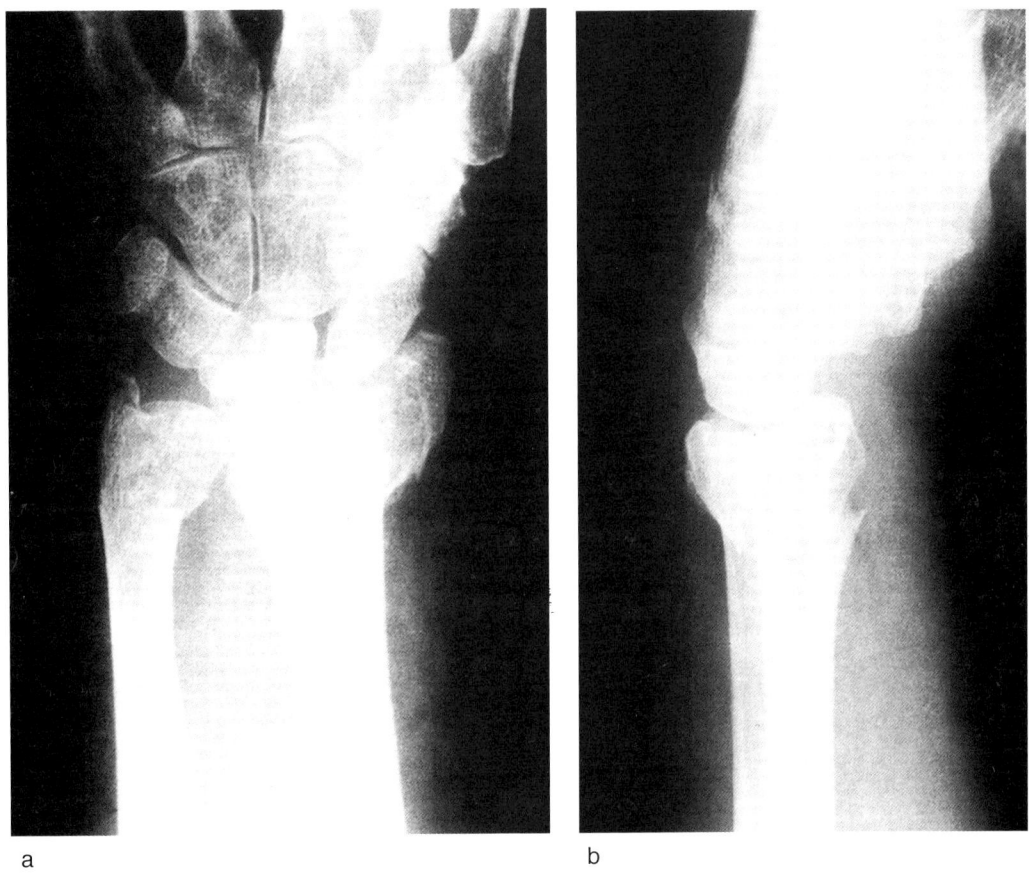

图 12.48 克雷氏骨折

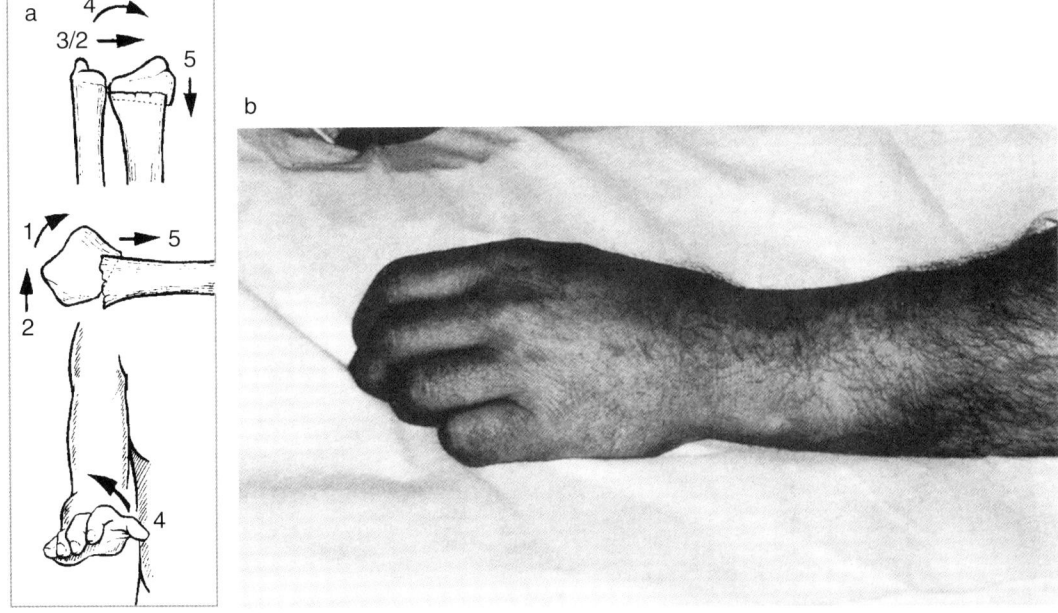

图 12.49 (a) 克雷氏骨折骨块移位；(b) 克雷氏骨折的"餐叉畸形"

若有较大畸形，下尺桡关节或许已经脱位。

并发症

其并发症发生较为频繁，但大多数并发症并不是因为疏忽，更多是因为没有真正意义上的有效治疗方法。

<u>Sudeck 萎缩</u>：骨、血管、自主神经和感觉神经紊乱引起的手僵硬、青紫和冰冷等交感神经紊乱症候群。若让患者手部制动就特别容易出现症状，若嘱患者一直活动手指，就能避免其发生。有时这种情况还会累及到肩，就是所谓的肩手综合征。

治疗较为困难，医生要极有耐心，需消除患者的焦虑，进行细致的物理治疗。因此并发症十分严重，所以确保克雷氏骨折患者锻炼手指和肩部运动就较为重要。

<u>正中神经损害</u>：正中神经恰好经过克雷氏骨折的部位，通常被挫伤和血肿压迫。正中神经症状通常在骨折复位后得到解决，但有时需要进行减压。

<u>拇长伸肌腱断裂</u>：拇长伸肌腱穿过骨折部位绕到手腕背侧，可被尖锐的骨折缘穿破而形成"磨损断裂"。

该问题在骨折错位轻微时也能见到，提示局部缺血或许比磨损更起主要作用。如果患者说克雷氏骨折后拇指下垂，则说明其肌腱断裂且必须进行修复。

<u>畸形愈合</u>：因为骨折不稳定及骨质粉碎，所以克雷氏骨折常发生畸形愈合（图 12.50）。畸形愈合所致残疾无法预测，尽管外观较为难看，但许多患者功能都很好。

治疗

对骨折不做处理则会背侧成角愈合，丧失旋后功能，导致抓握无力和尺侧偏斜。但最终功能却又好得令人惊讶。

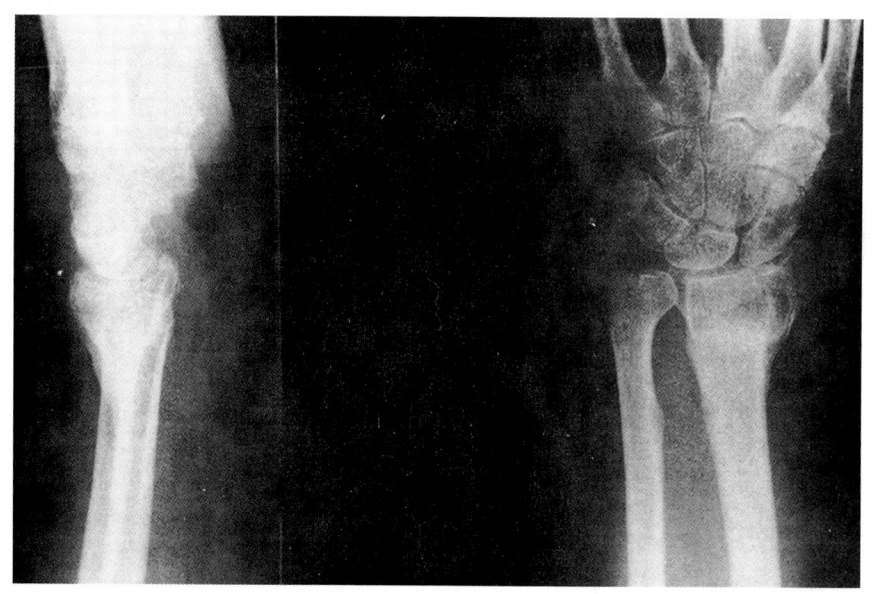

图 12.50 克雷氏骨折典型畸形愈合，桡骨短缩，反向成角，桡骨块旋转和尺侧碎块不连接

克雷氏骨折并发症:
- Sudeck 萎缩
- 正中神经损伤
- 拇长伸肌断裂
- 畸形愈合

移位骨折:可以通过牵拉手部使骨折复位到较好位置。屈腕尺偏牵引很容易使骨折复位,但不能维持其正确位置——因为骨块嵌插使桡骨背面缺损,且因骨折复位后留下空腔难以提供支撑结构,当肿胀消退后又易再回归原畸形。

一旦复位,就应用石膏自肘部固定到掌指关节(即到掌远侧纹线),不能到手指的基底部。必须给诸手指留出空间以自由活动。

第二天必须要再次检查,确定有无肿胀,嘱患者活动手指、手臂和肩部。

患者应当在 7~10 天后再行检查,复查 X 线片检查骨折位置如何。如果骨块有滑移,应进一步进行处理。如果患者在这个阶段未进行手和肩部的活动,则应马上进行物理治疗。

在石膏固定 4 周期间要始终进行手指、肘和肩的活动。如果患者不情愿活动的话,可进行物理或康复治疗。

嵌插骨折的复位较好,即便有轻微反向成角,也不需要处置,但用石膏固定 2 周来防止意外发生无疑是聪明之举。

畸形愈合的手术治疗

有时需要手术来恢复旋后功能,或减轻疼痛。有以下三种处理可以采用:

1. Baldwin 方法,在尺骨上切除 2cm 长带骨膜骨块,保留尺骨远端 2cm 完整。使尺骨头向近端移动,改善手部旋后功能和腕部外观。

2. 切除尺骨远端改善外观,但此举妨碍了腕部稳定性。

3. 截骨矫正术的用处更为广泛,如果桡骨反向成角是主要问题,则需要此操作。

桡骨茎突骨折

桡骨茎突骨折可见于手臂过伸摔倒的患者(图 12.51)。在骨质较坚硬的年轻人比骨质较疏松的老年人更为常见。骨块大小和移位程度变化较大。

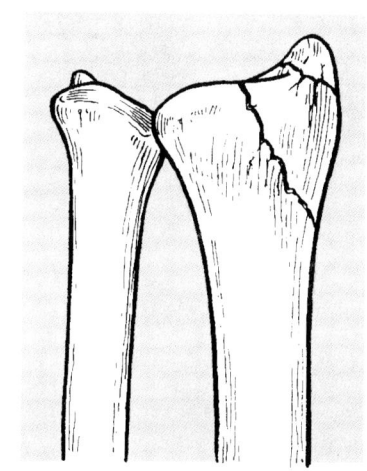

图 12.51 桡骨茎突骨折

治疗

这些骨折大多数不需要复位,固定 4 周时间就已足够。大的移位骨块必须行复位术,如果操作不成功则行内固定术。

儿童克雷氏骨折

不要对儿童诊断克雷氏骨折,它不会发生在儿童身上的。如果出现了餐叉样畸形,可诊断为桡骨远端骨骺分离或桡骨远端青枝骨折(图 12.52)。

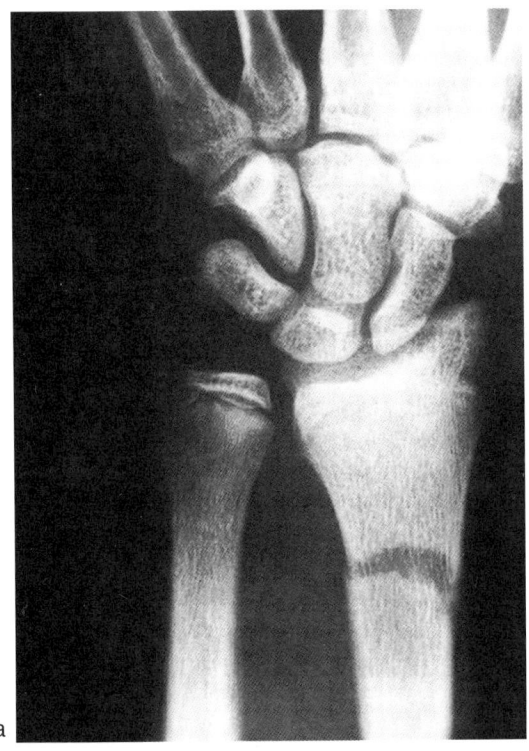
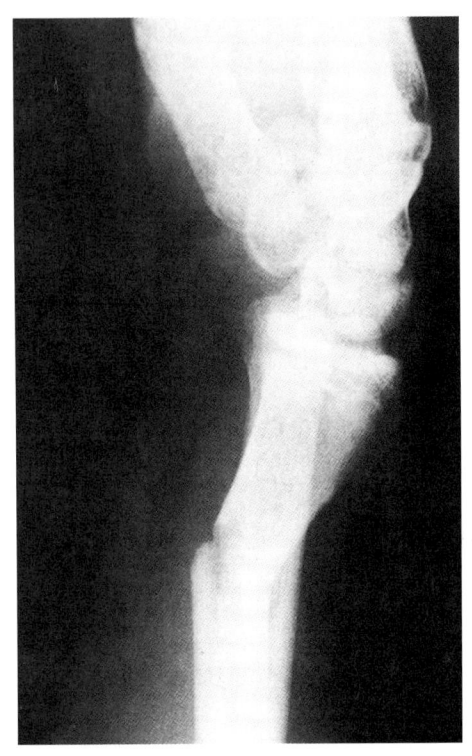

图 12.52　儿童桡骨远端骨折

尺桡骨远端骨折

前臂尺桡骨单侧或双侧反向成角横形骨折，可见于手臂过伸摔伤的年轻患者（图 12.53）。

治疗

手法复位通常很容易，复位后需要固定 4 周时间。如果骨折嵌插且移位轻微，则制动 2 周，并在后续 4 周中避免牵张骨折处。

史密斯骨折和巴顿骨折

Colles' 教授在都柏林的继承者就是 RW·史密斯教授，他声称要完成先驱未完成的研究。史密斯也描述了桡骨远端骨折，即史密斯骨折或反克雷氏骨折（图 12.54a）。如果患者手腕屈曲位摔倒就会发生这样的骨折。史密斯骨折非常不稳定，而且若处理不正确，还能在腕部出现不稳定的屈曲畸形。

一些患者的骨折线进入关节，以至于桡骨前唇与手一起近侧移位（图 12.54b），这不是史密斯骨折，而是巴顿骨折，此骨折最早被费城的美国骨科的创始人——约翰·巴顿首次描述。

治疗

这两种骨折必须与克雷氏骨折仔细地区别，于腕部过伸及手部旋后位置行前臂石膏管型制动。如果不能维持位置，则必须行切开复位，用小支撑钢板固定于桡骨掌侧（图 12.55）。

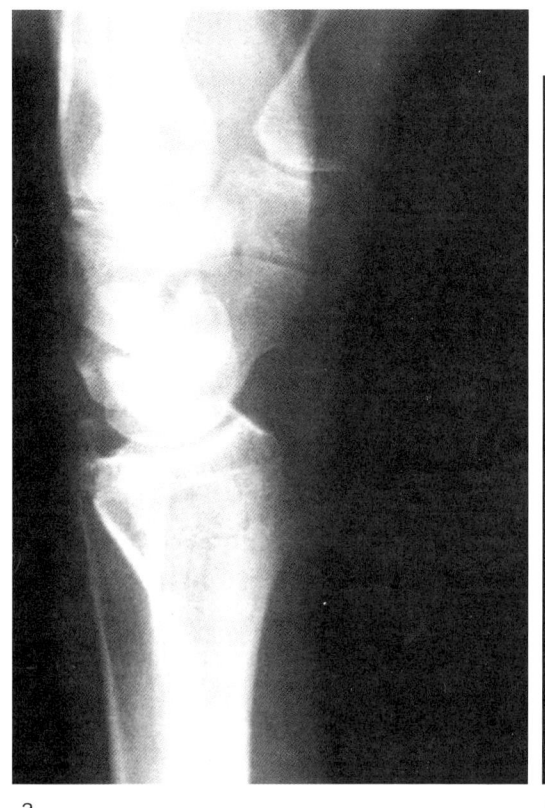 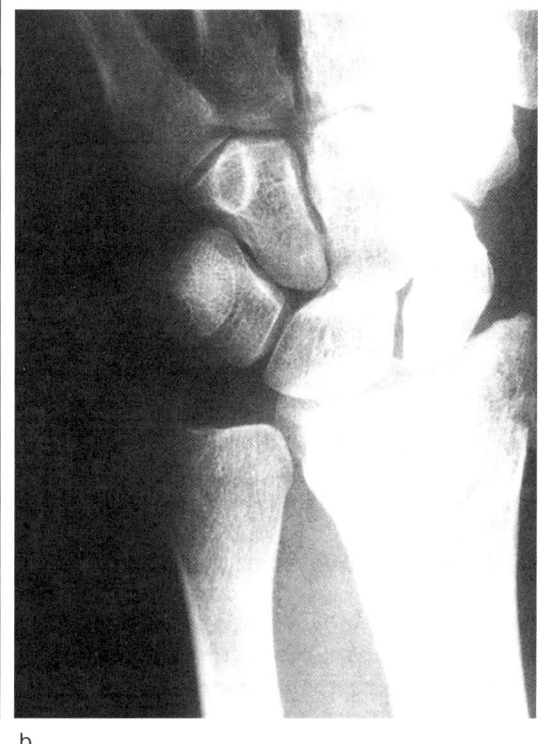

图 12.53　有较小移位的桡骨远端嵌插骨折

如果没有如此处理，就会产生不稳定的畸形愈合，屈曲畸形可能需关节融合术。

儿童骨折

骨骺分离

骨骺分离仅发生于儿童，若要避免出现严重畸形，就必须仔细复位（图12.56）。

损伤可出现在腕部、肘部和肩部。任何损伤都能引起骨骺分离，摇晃儿童或者拽手摔倒等暴力都可能引发骨骺分离。如果儿童此种骨折超过了一处，就应当考虑非意外伤害的可能性（如虐待）。

并发症

骨骺损伤后生长停止是最主要的并发症，但也能见到骨骺无菌性坏死。

治疗

需要极为柔和与精确的复位治疗。闭合复位通常可以成功，但骨骺骨折脱位时则需要切开复位。

青枝骨折

青枝骨折仅见于儿童，且这是不幸中的万幸。尽管骨的连续性存在，且远期疗效优良，但因骨质有轻微回弹性，使得这种骨折并不能被完美复位。此特点与

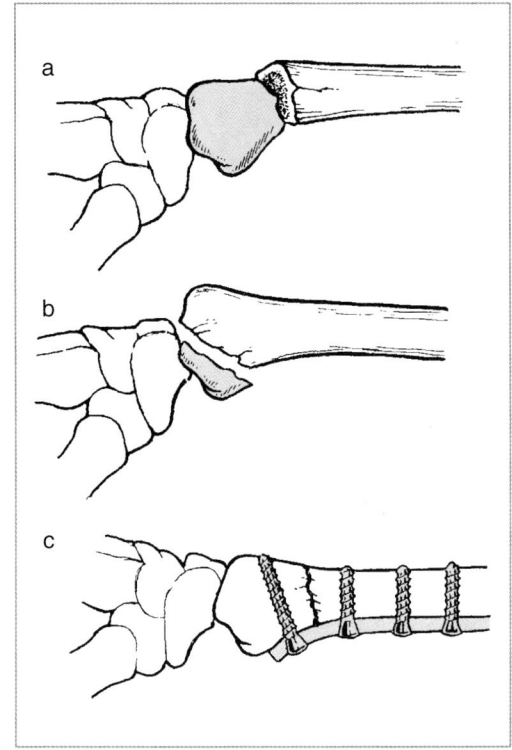

图 12.54 （a）史密斯骨折；（b）巴顿骨折，骨折线入关节；（c）史密斯骨折内固定

"青枝"非常相似。

并发症

青枝骨折在移除外固定后的外观常令其父母担忧。对手臂并不完全直这一现象家长可完全放心，这是正常现象并可良好塑形。在关节运动平面超过30°成角畸形通常可以完美塑形，但旋转畸形除外。

治疗

如果两层皮质都弯曲了，但外形完整，则用石膏防护2~3周。这些骨折不能处理的完美无缺，有一些缺陷也是能接受的。

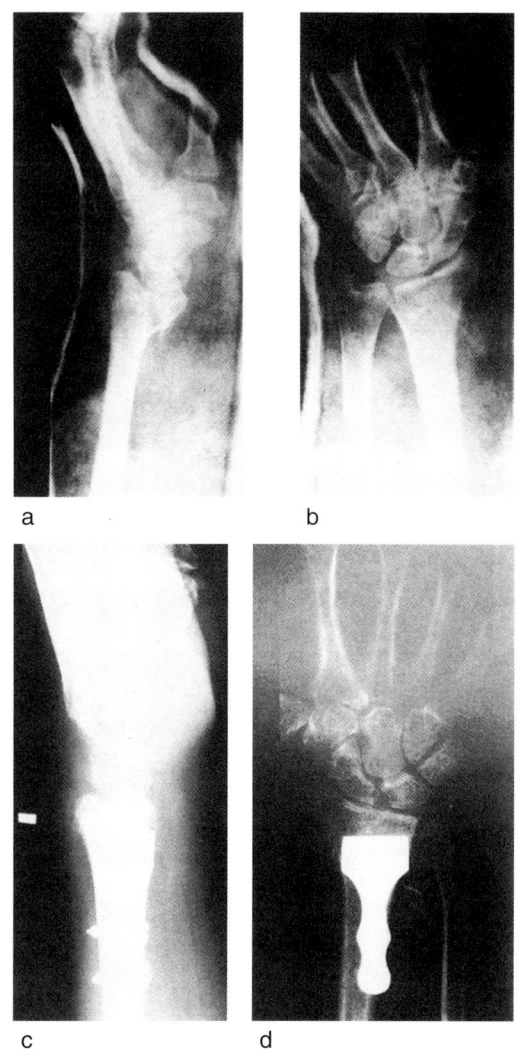

图 12.55 巴顿骨折内固定：(a,b)手术前位置；(c,d)爱利斯钢板内固定后令人满意的位置

即使给予三点压力，过度矫正青枝骨折也不可能，在骨折没有长牢前防止再次摔倒，无论如何处理，治疗结果通常良好。

如果单层皮质骨折，因有可能会发生畸形，则需要手法矫正。管型固定维持3周。

肱骨髁上骨折，内上髁骨折，外侧髁骨折，肘部牵拉已于其他章节叙述。

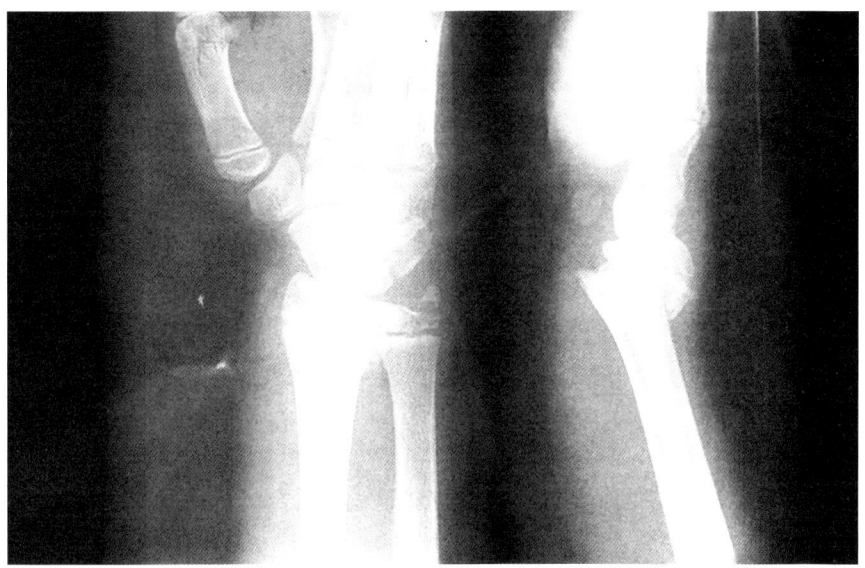

图 12.56　Harris 和 Salter 骨折的前后位和侧位两种类型，桡骨远端骨骺骨折和尺骨干骨折

穆尚强　译
赵广跃　吴尧平　校

第13章 手部损伤

手部的结构非常复杂，往往一些轻微的损伤即可引起其整体功能的严重受损。手对于平时的工作、休闲和日常生活非常关键，因此必须对手部的损伤给予足够重视。

手部的损伤包括：
- 神经损伤
- 骨骼损伤
- 关节损伤
- 肌腱损伤
- 皮肤和软组织损伤
- 血管损伤

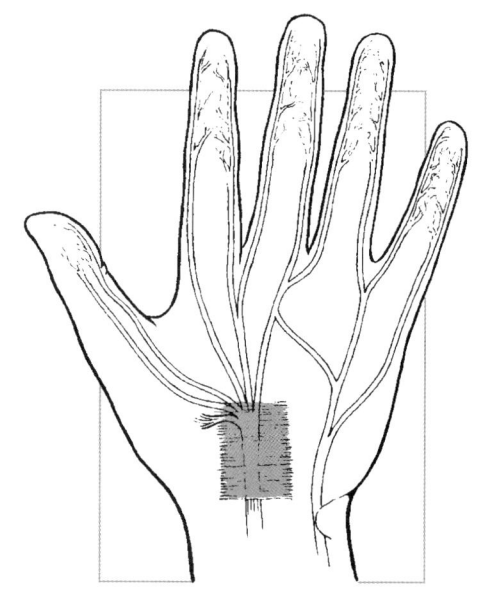

图13.1 手掌的神经分布。图中注明了腕部的指神经、正中神经和尺神经的分布，正中神经位于腕关节横韧带之下

神　　经

相关章节描述了不同类型的手部神经损伤及其处理措施(图13.1)。

正中神经

正中神经容易被尖锐的物体或玻璃碎片在腕部或手掌部切断。

治疗

这些损伤最理想的处理措施是早期修复，就是损伤24h之内，尤其是对于小孩来说这种处理的预后一般较好，但是并不能完全恢复。正中神经损伤往往伴随着屈肌腱的损伤，而这些结构的精确修复也比较困难。

尺神经

尺神经可以在同样的情况下被损伤，但是由于解剖位置比正中神经深，一定程度上可以受到尺侧屈肌腱的保护。

治疗

与正中神经损伤一样，早期修复可以获得一定程度的恢复，但是不能完全恢复功能。

指神经

指掌侧神经非常脆弱，极易受到锋利物体或刀片的损伤，多伴随指动脉的损伤。由于指掌侧神经支配手指的掌侧，其损伤往往导致严重的功能障碍。

治疗

在中节指骨以远手指背侧的皮神经非常细小，难以修复。掌侧面的神经直到远侧指间关节都较粗大而易修复。这些远节指间关节以上的损伤必须在显微镜下进行修复。

撕脱性损伤和污染性创伤

被污染的或撕脱性神经损伤不宜进行即时修复。

治疗

采用带标记的缝合可以在神经修复和伤口愈合之后标记出神经末梢。而神经末梢往往会生成较坚固的纤维帽，这种纤维增生物必须在神经修复之前被去除。神经必须将近端和远端游离，以保证其足够的长度。

屈 肌 腱

解剖

屈肌腱有一部分被滑液和纤维鞘包裹。纤维鞘是起始于远侧指间关节，至掌侧皮肤远端的褶痕，可以防止手指屈曲时肌腱呈"弓弦状"。

拇指和小指的滑液鞘向近端延伸至腕管。中间三个手指（食指、中指和环指）拥有独立的屈肌鞘。此外，掌侧还有一个桥管延伸至近端的腕管（图13.2）。

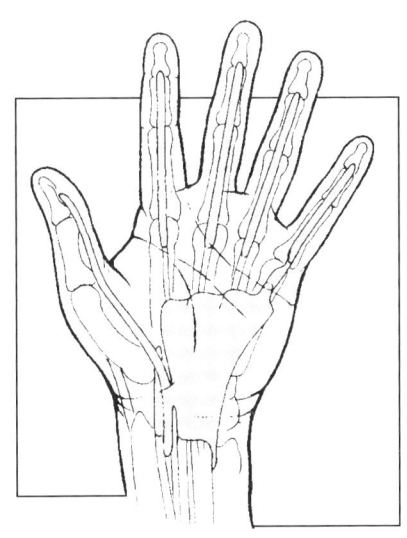

图 13.2 腕管和掌部的腱鞘

屈肌腱损伤的部位

Ⅰ区：远侧指间关节远端
Ⅱ区：手指部
Ⅲ区：手掌部
Ⅳ区：腕管部
Ⅴ区：前臂部位

这种解剖部位的区分非常关键，因为其决定了不同程度损伤的处理措施。纤维鞘内修复的肌腱并不能保持其流畅的滑动，因此必须尽可能地使缝合线在鞘的外部。否则就必须用远端指骨至掌侧的移植物来代替，以保证滑液鞘内没有缝合线。鞘内的修复在技术上是可行的，但是必须非常谨慎，力求精确。

由于其复杂性，屈肌腱的损伤应该有经验的外科医生来处理。

Ⅰ区：腱鞘远端的损伤

远侧指间关节与鞘管连接处远端的

损伤。

治疗

Ⅰ区损伤的治疗方法有:(1)肌腱前移术或(2)远侧指间关节的关节融合术。

肌腱断端可以被前移并重新插入指骨。这可能会导致轻微的屈曲畸形。

拇指部位的前移术可以在前臂完成,因为拇长屈肌与其他屈肌没有连接而且其肌腱可以从前臂的肌腹中分离出来,向远端游离。

拇指部位的手术预后比其他手指的要好。

早期主动或被动的活动,以及其他辅助设备的应用有利于肌腱的修复。

Ⅱ区:手指部位的损伤

手指部位屈肌腱损伤的处理措施取决于其包含的肌腱和损伤的具体部位(图 13.3)。第一步是确定哪个肌腱断裂。

深部和浅表损伤可以通过中节指骨不动弯曲远端指骨来区分(图 2.26)。只有深部屈肌腱可以做到这一点,因为浅表肌腱并没有延伸至中节指骨(图 13.4)。

其他手指保持不动,弯曲一个手指,可以用来评估指浅屈肌的功能。如果手指在近侧指间关节连接处弯曲,则指浅屈肌并未受损。可以在自己的手上做测试。

治疗

单纯的指浅屈肌断裂:单纯的指浅屈肌断裂后,最佳处理为切除相应肌腱的多余部分,手指弯曲则依赖于指深屈肌,这可以避免粘连和僵硬。也可以不做任何处理。

指深屈肌和指浅屈肌的断裂:如果肌腱在近节或中节指骨处断裂,必须有有经验的外科医生进行精确的一期修复或者用自身另一肌腱(掌长肌或跖肌)的移植体进行肌腱替换。若两个肌腱均断裂,则都必须修复。

单纯指深屈肌断裂:如果肌腱在距其止点小于 1cm 处断裂,可以采用前

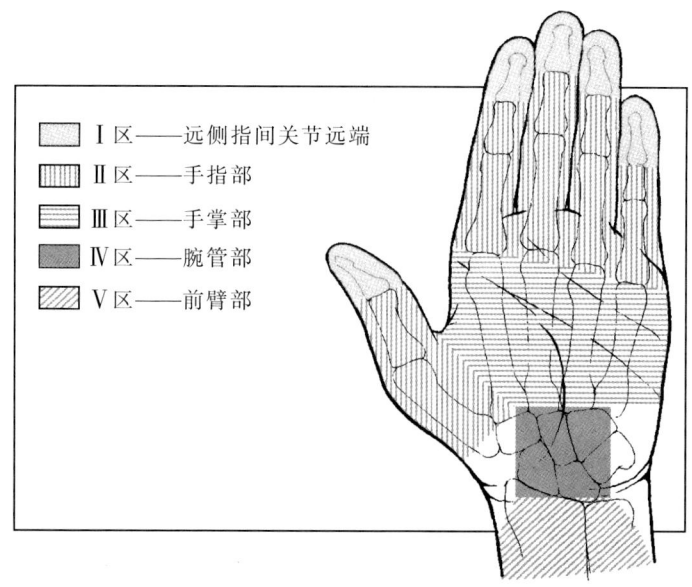

图 13.3　手部屈肌腱的损伤

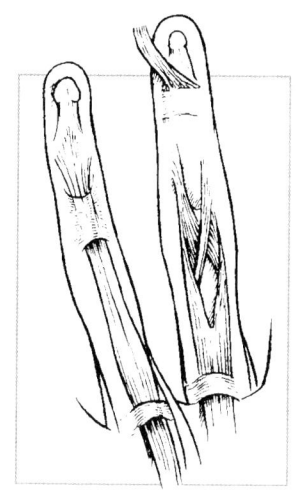

图 13.4 指深屈肌和浅屈肌的关系

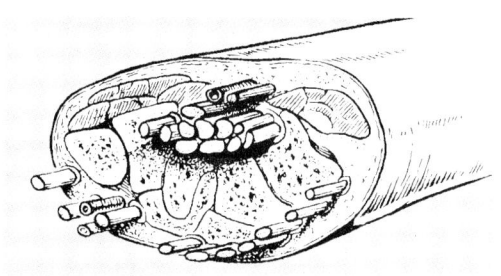

图 13.5 腕管的结构

移的方法，使断裂远端与远节指骨重新连接。

Ⅲ区：掌部的损伤

掌部屈肌腱的断裂没有手指部的损伤那样严重，因为其修复可以在纤维鞘或滑液鞘的外部进行。

治疗

损伤的肌腱应该由经验丰富的外科医生精确的修复，并早期进行锻炼。

Ⅳ区：腕管部的损伤

11 根屈肌腱（指浅屈肌——4 根，指深屈肌——4 根，拇长屈肌、尺侧腕屈肌和桡侧腕屈肌）均穿过腕掌侧（图 13.5）。如果全部断裂，将会出现 22 个肌腱断端。如果正中神经同时断裂，则有 24 个断端，这时必须仔细的区分，因为全部连接时将会有 12 根非常靠近的缝合线。尽管可以很精确的修复，但是肌腱和神经仍然可能会互相粘连形成牢固的粘连物，造成腕管部的活动受限。

治疗

通过排除非必须的肌腱，可以使问题简单化。如果指深屈肌仍完善，则手指弯曲功能健全，但是指浅屈肌和指深屈肌粘连的风险将大于二者均修复所带来的功能恢复。

Ⅴ区：前臂部位的损伤

前臂部位的肌腱损伤位于所有鞘管的外面，相对于其他部位的损伤而言，比较容易被精确修复。

治疗

准确辨认肌腱断端并修复，早期开始功能锻炼。

污染性伤口和挤压性损伤

如果伤口不整齐且被污染，必须进行清创术，清除所有坏死组织。如果伤口不整齐但是未被污染则较佳方案为切除受损肌腱，用硅化橡胶代替，伤口愈合后可以再用移植物代替。

如果伤口被污染，在明确的治疗方案进行之前必须保证伤口清洁并且愈合良好。

出院后治疗

在疼痛和肿胀允许的程度之内，必须尽早进行主动或被动的手部功能锻炼。

伸肌腱

解剖

由于伸肌腱在其穿过腕管的部位只有滑液鞘，并不会出现屈肌腱修复时遇到的一些问题。肌腱容易被辨认，修复简单，术后3~4周即可进行手指功能锻炼。

如果手背侧的肌腱断裂，由于受到纤维束的束缚，并不会出现较明显的收缩。甚至有些伸肌功能不进行手术也可恢复(图13.6)。

或背部的撕裂伤可以使指长伸肌与远端指骨的连接剥离或断裂(图13.7a 13.8)。

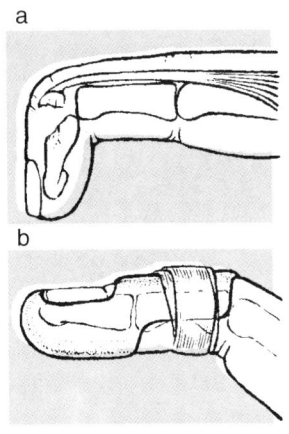

图13.7 (a)伴有伸肌腱从远节指骨撕脱的槌状指;(b) 用于固定远侧指间关节及周围部位的槌状指夹板

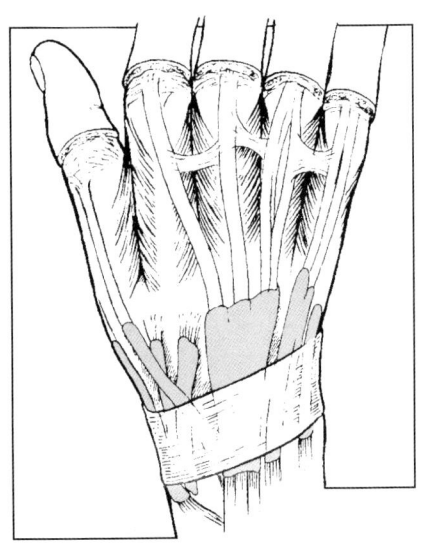

图13.6 伸肌腱、腱鞘和伸肌腱帽的解剖

治疗

手背部的肌腱断裂应该手术修复，并给予手指夹板固定3周。

槌状指

远侧指间关节的猛烈屈曲性损伤，

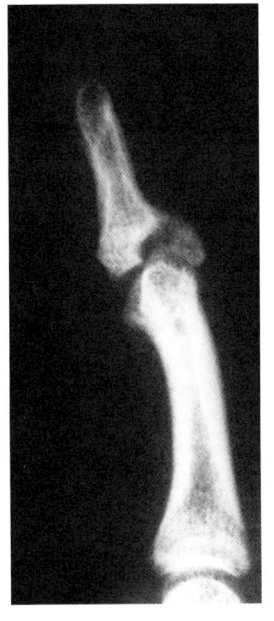

图13.8 槌状指的X线平片

损伤导致的远节指骨弯曲，手指呈"槌状"畸形。损伤12个月之后未经治疗，虽然外形不便，但是患者手指功能有所改善，并未受到损伤的严重干扰。

治疗

虽然不经治疗,结果并不严重,但是夹板固定可以使情况更好。手指必须采用槌状指夹板固定6周,保持远侧指间关节的过度伸展,但是不影响近端指间关节的活动(图13.7b)。可能影响一些主动伸展。

Boutonnière 损伤

伸指肌腱扩张部的中央腱束可以因为切割伤或猛烈的肌肉运动而从其与中节指骨的连接处分离,导致侧束滑向两侧,近侧指间关节突出从而引起特征型的畸形和功能损伤(图13.9)。

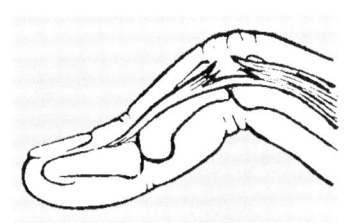

图 13.9 近侧指间关节处的 Boutonnière 损伤

治疗

这种损伤必须采用沿手指方向的夹板固定,但是预后往往不理想,可能导致功能障碍,即伸展功能大致恢复,但是失去屈曲功能。

血 管

腕管部的损伤

腕管部桡侧或尺侧的动脉损伤可以引起严重的动脉失血,可以采用压迫法或抬高手臂止血。

治疗

如果桡侧和尺侧动脉均被结扎,将会导致手部缺血,因此必须至少保证一个,最好是桡侧动脉的通畅。如果两侧动脉均损伤,则必须进行动脉血管修复。

注意:腕管附近使用动脉钳时必须小心,动脉、神经和肌腱极易受损。

手部外伤

贯穿伤可以切断掌深弓,引起严重出血。

治疗

必须控制住出血,防止手掌大面积肿胀和皮肤坏死。

皮肤和皮下组织

挤压性损伤

手指挤压可造成皮肤碎裂。治疗时必须提高患肢,但不能缝合伤口。尽管在技术上外伤后可立即缝合伤口,但缝线可阻碍软组织肿胀消退,会导致僵硬或坏死。

治疗

首先清洗伤口,松弛包扎并抬高患手。肿胀于48h后开始消退,皮缘会自己聚合,有时需延期缝合。

手套状撕脱伤

如果手外伤由机械损伤引起,手和手指皮肤会发生严重的脱套损伤。治疗时不能将皮肤简单复位包绕。这种损伤也能由戒指引起(图13.10)。

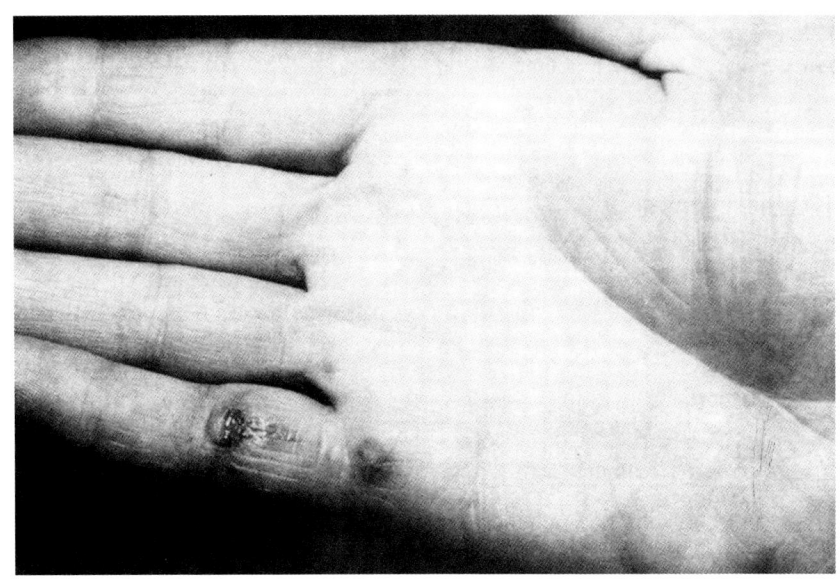

图 13.10 由戒指引起的小指损伤。这种类型的损伤能引起脱套。图示损伤导致的近侧指间关节处的小皮瓣

治疗

皮肤缺损必须由有经验的外科医生行皮肤移植。可将脱套皮肤去除皮下脂肪修剪成游离皮片，或在其他任何地方获取皮肤进行移植。如果腱旁组织脱套，则需皮瓣覆盖。可将戒指截除，用皮肤覆盖缺损。

研磨伤

砂轮事故中可以磨掉皮肤、皮下组织和部分骨质（图 13.11）。该伤口污染严重伴组织缺损，难以修补。

治疗

关节融合或截肢或许会比一系列延期修复手术结局更好。

喷射伤

尽管比较罕见，但喷射伤是由高压注射装置引起的严重问题，如包括高压

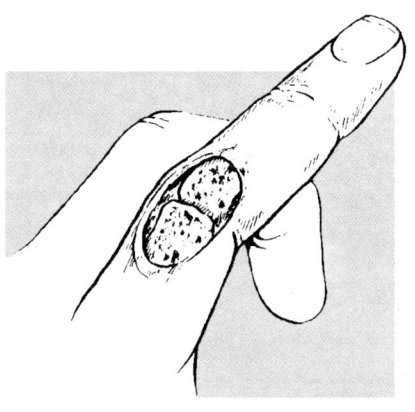

图 13.11 旋转磨石损伤指伸肌腱，使关节表面暴露

喷水管、涂料喷枪和油枪等多种损伤。这些工具能在不破坏皮肤本身的情况下，将油脂或水加压注入皮下组织，刺激软组织并诱发坏死，此时的皮肤完整性常常产生误导。

治疗

须行探查和异物清除。如果不行处

理，就能引起炎症，一旦并发感染就需截肢。

皮肤

跨越关节屈侧皮肤皱褶处的切割伤和裂伤会发生伤口疤痕挛缩，进而导致关节挛缩。尽管我们对损伤部位无法选择，但在手术修复肌腱和神经时，须避免垂直横纹做切口。

治疗

小心清洗伤口。不要用酒精，酒精可损伤暴露神经，引起屈肌腱的严重炎症，限制屈肌腱运动。最好使用洗必泰溶液或新洁尔灭，其去垢作用还会产生额外的好处。

伤口洗净后，轻柔缝合伤口皮缘，抬高患肢直到肿胀消退。

人咬伤

人咬伤通常并不发生在橄榄球场，而是发生在打架时，指节最常受累。该损伤很难愈合，常因大量外源微生物体污染而引发严重感染。

治疗

应仔细清洗伤口，切除坏死组织和扩创，不予缝合，并给予足够抗生素。

骨折和脱位

手部骨折的治疗与其他部位骨折一样，原则上稳定型骨折早期锻炼，不稳定型骨折恢复稳定性后再锻炼。手部骨折的早期锻炼甚至比其他部位骨折的早期活动更重要一些。

舟状骨腰部骨折

发病机制

腕骨分为两列，近侧列和远侧列。舟状骨跨越两列腕骨，承受不同于其他腕骨的应力作用。

手腕强力过伸会使舟状骨在其最窄部位横断。在过去，人们将这种损伤称为"司机骨折"。该情况通常司机猛力倒车时，若发动机熄火且司机把持操纵杆的位置不当，就会引起这种骨折。

舟状骨腰部骨折是一种危险的骨折，有以下原因：

1. 首次 X 线平片上不易发现，即使多个角度拍片后也是如此（图 13.12）。

2. 舟状骨骨折易发生骨不连，特别是在其没有固定的情况下（图 13.13）。

3. 因舟状骨血供大部分源于远端，近端骨块易导致无菌性坏死及腕部骨性关节炎。

4. 几乎无明确的临床体征。

物理体征

无畸形、骨擦音或舟骨周围擦伤。仅有鼻烟窝处肿胀、疼痛，手部拿捏无力和过伸疼痛，有时甚至连这些体征也不出现。

为避免对这种骨折的漏诊我们要注意：

1. X 线平片检查舟骨只看正侧位图像是不够的。必须在四个不同角度摄片，包括斜位。

2. 一些鼻烟窝疼痛患者，即使 X 线平片正常，也应当作骨折，应用舟骨石膏管型制动。10d 后拆除石膏复查舟骨位 X 线平片，此时骨折线脱钙后更容易被发现。

3. 除外舟状骨骨折后才能对"腕扭

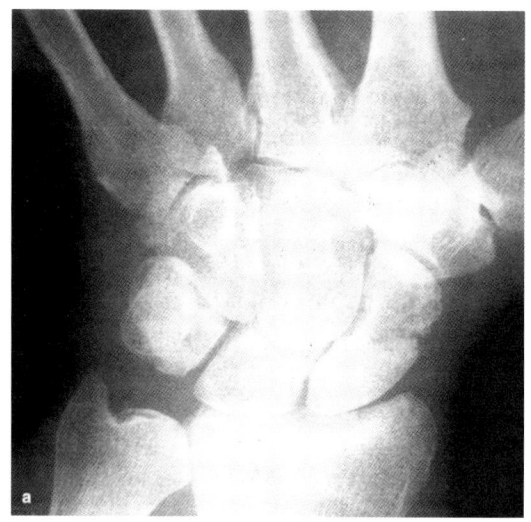 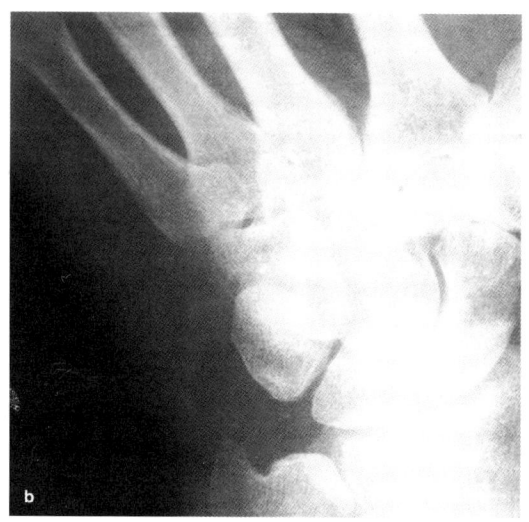

图 13.12　腕部舟状骨骨折

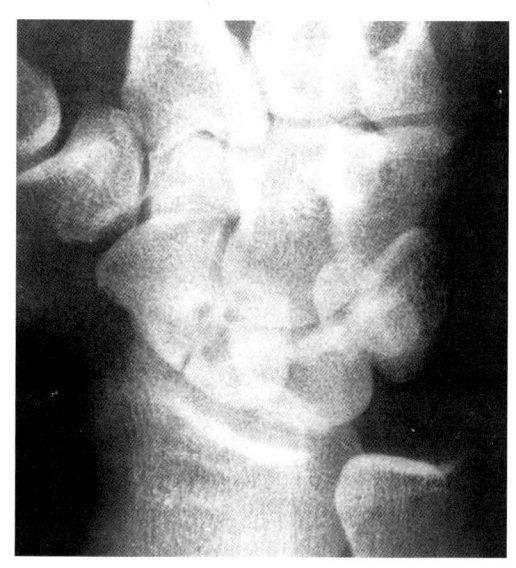

图 13.13　舟状骨骨不连

伤"，"拇指扭伤"进行诊断。

治疗

石膏应该跨骨折部位上下两个关节固定，应包括腕关节，腕掌关节和第一掌指关节，最少应固定 6 周。石膏必须将拇指固定于与环指大概相对的位置，不能过分外展以防影响功能和骨块移位。

如果骨折在 12 周后没有长好，则应考虑行内固定和骨移植。

舟状骨结节

舟状骨结节较易撕脱。舟骨结节骨折对功能影响不大，可惜其发病率远远低于舟骨腰部骨折。

治疗

舟骨制动能减轻疼痛。

三角骨骨折

手腕强力过伸能撕裂三角骨。

治疗

这种骨折比软组织损伤稍重一点，不需要制动。

腕骨脱位

腕骨损伤能引起严重问题，又常常在急诊科被漏诊，使得后果更加严重。如舟状骨骨折。

不稳定腕骨损伤类型主要包括：①月骨周围脱位；②经舟骨月骨周围脱位；③其他类型腕骨失稳。

月骨周围脱位

过伸暴力使腕骨离开桡骨背侧向后脱位，月骨通常仍与桡骨相连。在单纯前后位 X 线平片中这种损伤容易漏诊，在侧位片表现明显（图 13.14）。或许会损伤正中神经，一旦漏诊则后果严重。

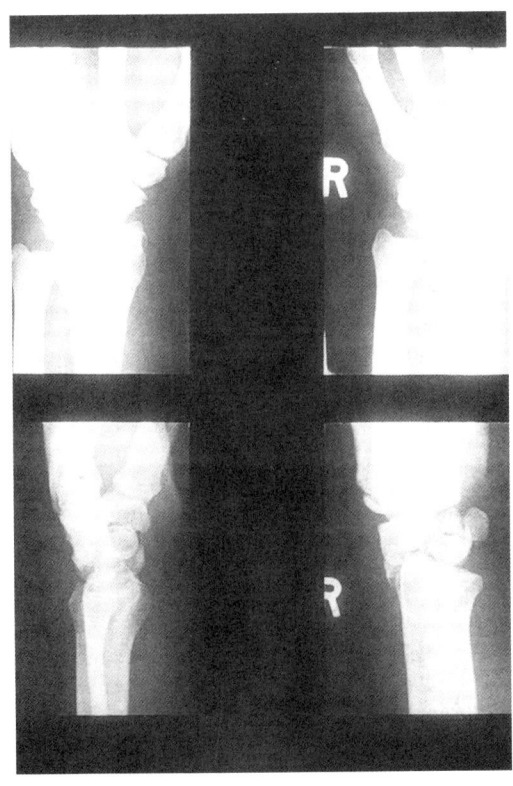

图 13.14 桡骨远端的三角骨脱位伴随月骨骨折

月骨脱位与月骨周围脱位的损伤类似，过伸位手部软组织牵拉造成脱位，月骨被向掌侧推挤，月骨位于其他腕骨掌面。

治疗：必须准确复位，固定位置至少 4 周时间。有时需要行切开复位。

经舟状骨月骨周围脱位

除了经舟状骨腰部骨折线外，尚有附着于月状骨的近极骨折片，这种骨折脱位与月骨脱位相同，骨折形式较为多样，有些甚至累及桡骨。

治疗：这种骨折必须小心复位，可能需开放手术复位月骨。如果伴随舟状骨骨折，则必须进行内固定。

其他腕部失稳

不伴骨折的腕部损伤发生后立即诊断腕部失稳十分困难。而后期若患者出现腕部应力位下疼痛和无力时，诊断就较为容易。

此类损伤的分级和处理很复杂，超出了本书的范围。

掌骨骨折

第五掌骨比其他掌骨更常受伤。有三种类型的骨折：①颈部骨折；②斜行骨折；③横行粉碎性骨折。

第五掌骨颈部骨折

掌骨颈部骨折经常在手指屈曲位损伤掌骨头时发生。在患者主诉中，第五掌骨颈部骨折总是以这种方式受伤（图 13.15）。

治疗：这种骨折造成手掌屈曲和旋转畸形。只有旋转畸形需要矫正，用绷带将小指与环指轻轻弹性固定在一起，鼓励早期屈伸活动。

第五掌骨颈部骨折可以合并掌骨头轻度低于其他指节基准线，常并发可康复的小指伸指受限，极少引起严重功能受限。

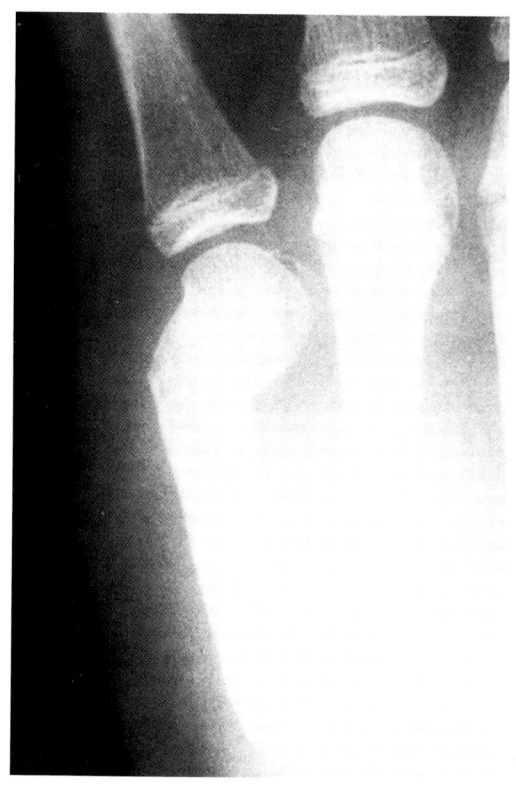

图 13.15　冲击引起的第五掌骨颈骨折

第五掌骨斜行骨折

第五掌骨干斜行骨折是小指被抓住扭转造成的,呈现出难处理的旋转畸形。

治疗:旋转必须被谨慎矫正,通过将小指固定于环指上而维持位置。

第五掌骨横行粉碎性骨折

沿手掌边缘斜向暴力折断第五掌骨中部。这种损伤经常发生在手掌挤压伤或空手道练习中,导致手掌严重肿胀和手指外展畸形。

治疗:应复位骨折,将小指固定于无名指上。小型手部侧方石膏托保护,以免骨折部位的进一步损伤。

第一掌骨 bennett 骨折

第一掌骨骨折线延伸至腕掌关节时造成 bennett 骨折,常为冲击暴力所致(图 13.16)。如果一个拳击手扭伤了他的拇指,那么很可能就是 bennett 骨折。骨折通常不稳定,主要由于 3 个原因:

1. 掌骨基底部骨折,包括附着于大多角骨的小三角骨片;
2. 骨折线是斜行的;
3. 远端骨折片有许多强力肌肉附着,将拇指拉向近端。

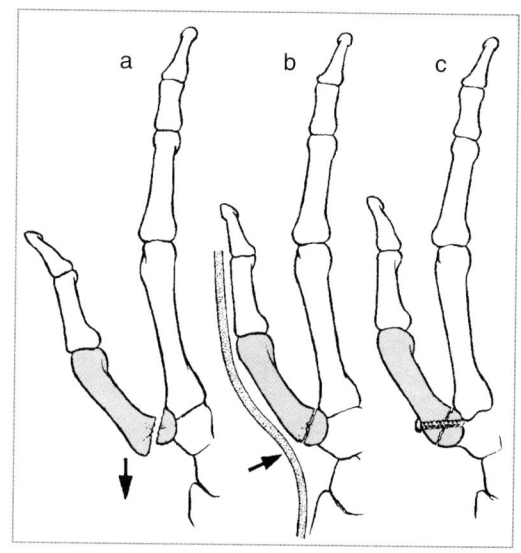

图 13.16　bennett 骨折的治疗。(a)因为无对抗肌肉的作用属于不稳定骨折;(b) 通过加压支具把持牢固;(c)或螺丝钉固定

治疗:如果不作任何处理,畸形愈合不可避免,但功能可能并不坏。骨折应复位,如有必要经皮穿针固定。

第一掌骨横行骨折

横行骨折使掌骨干力线不良(图 13.17,图 13.18)。

治疗:除非骨折嵌插,应将骨折复位并用舟状骨管型石膏制动。

针应贯穿正常骨质或小骨板。如果不这样做，掌骨弓的扭曲会严重妨碍手指的功能。

掌指脱位

掌指关节可由过度伸展和旋转应力造成脱位，这种损伤相对罕见。

治疗：复位掌指脱位在X线平片上看起来较为简单，但实际上掌骨头有时嵌于掌侧组织的纽扣结构中，经常难以复位。必要时需要切开复位。

猎场看守者（偷猎者）拇指

第一掌指关节的内侧副韧带容易被剧烈外展损伤撕裂。因这种机制常见于折断兔子颈部的动作中，该损伤被称为猎场看守者（或偷猎者）拇指。这个典故并不完全正确，在这种扭断动物脖子动作中，通常内侧副韧带被逐渐牵张，而不是被突然撕断（图13.19）。

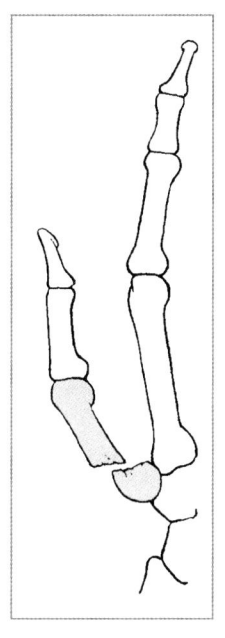

图 13.17　第一掌骨横形骨折

多发掌骨骨折

多发掌骨骨折由扭转和挤压损伤造成。

如果是一个以上的掌骨断裂并移位，需要克氏针固定恢复掌骨力线。克氏

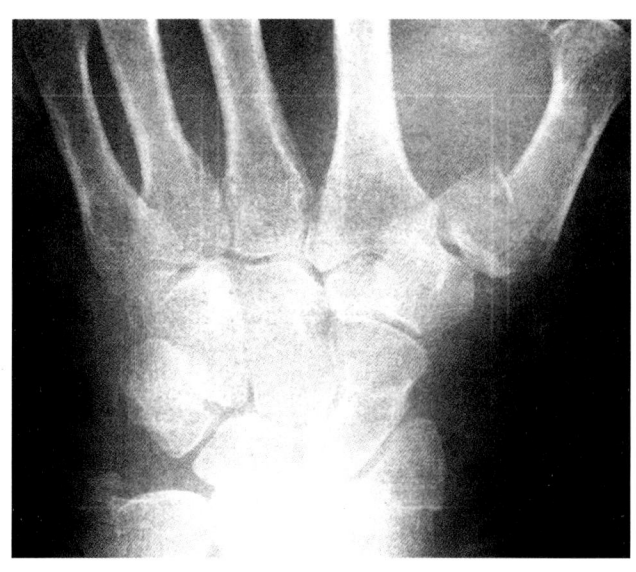

图 13.18　第一掌骨基底部横形骨折。这不是bennett骨折

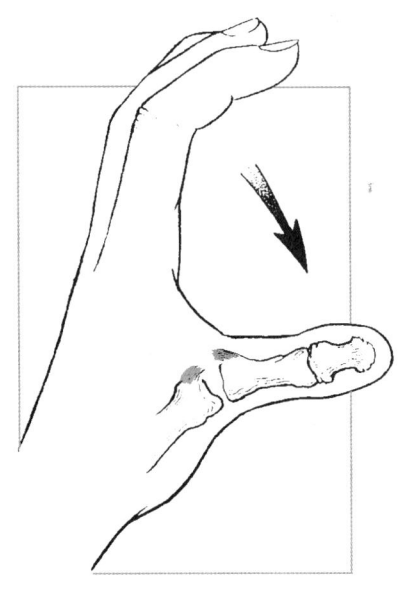

图 13.19 猎场看守者拇指，第一掌指关节内侧副韧带撕脱

拇指内侧副韧带损伤亦常见于摔伤，尤其是在斜坡滑草运动中。患者一旦滑倒后手部于坡面滑行，直到被不规则物挂住或者被洞卡住造成外伤，内侧副韧带可完全断裂或者造成撕脱骨折。

治疗：若不做处理将导致失稳，与示指做掐捏活动将不能抵抗外力。经常需要石膏管型固定或手术修补，但可能遗留功能障碍。

指骨

指骨骨折经常由扭转或成角暴力导致（图 13.20）。成角畸形很容易矫正，但矫正螺旋形骨折畸形较为困难。

骨折可牢固愈合，最紧要的问题保存肌腱和骨之间的正常运动。

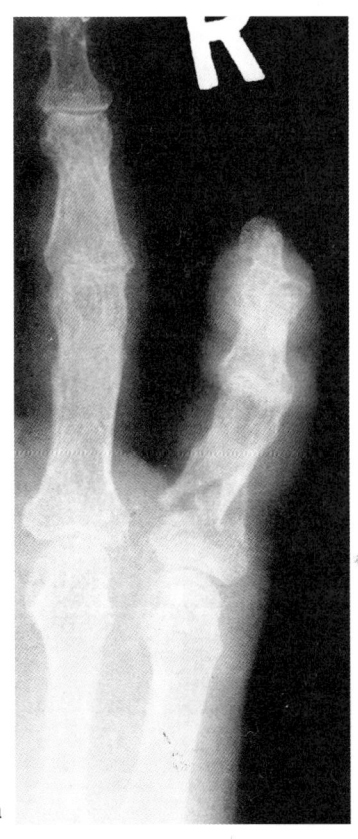
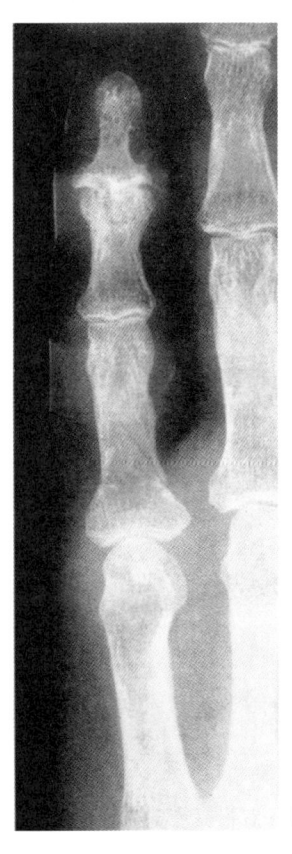

图 13.20 (a) 小指近端指骨的旋转骨折；(b) 将小指用胶布固定在邻近的环指取得良好的复位效果

治疗：指骨稳定骨折最简单有效的方法是将患指与临指固定，鼓励屈伸运动锻炼。若存在旋转畸形时,此方法不再适用(图 13.21)。

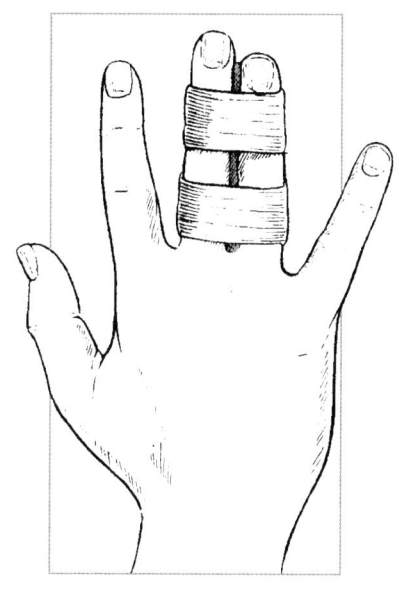

图 13.21 将手指用胶布附在邻近指上

使用弹性胶布轻轻将伤指和邻指固定在一起，为骨折后必然引起的肿胀预留空间，以毛毡或吸水材料衬垫于两指之间,吸收汗水并避免皮肤刺激。

不稳定骨折有时需要内固定(图 13.22)。

骺周骨折分离

指骨属于长骨，能够像股骨和胫骨一样发生骨骺分离(图 13.23)。

治疗：复位骨折并建议早期活动；残留畸形可通过塑形得以矫正。

指间关节骨折脱位

手指暴力外展能引起中节指骨撕脱骨折，骨折块通过掌板与近节指骨撕脱(图 13.24)。此种损伤虽然不是直接损伤，但也能因瘢痕和纤维化导致指间关节强直。

治疗：如果撕脱骨块包括近 1/3 关节面，就是不稳定骨折，需克氏针内固定。如果骨块包括少于 1/3 关节面,则应屈指制动。

指骨脱位

复位拇指和手指指间关节脱位较为容易。通常可自然复位，或由患者到医院之前自行纵向牵引复位。

每一脱位处的肿胀是不可避免的，指间关节周围皮下脂肪很少，以至于高出任何软组织都能轻易发现。基于此点，应告诉患者这种关节肿胀在伤后 2 年仍需逐渐消退，且并不会完全消退。患者原先佩戴的戒指可能最终也无法适应指头的粗细，需要扩大才行。

治疗：并不需要固定得很紧，开始时最好松一些。2 周后拆除。

复位并不容易。如果指骨头从关节囊破口滑出，手法复位则不可能，须像掌指关节脱位一样行切开复位(图 13.25)。

关节内骨折

指骨基底部骨折是非常不稳定的关节内骨折。

治疗：与任何其他部位的不稳定骨折一样，准确复位十分重要，可能需要经皮克氏针内固定。

截 肢 术

指尖

尽管电锯的保护结构已经有效减少断指发生率，但令人遗憾的是，工伤中的

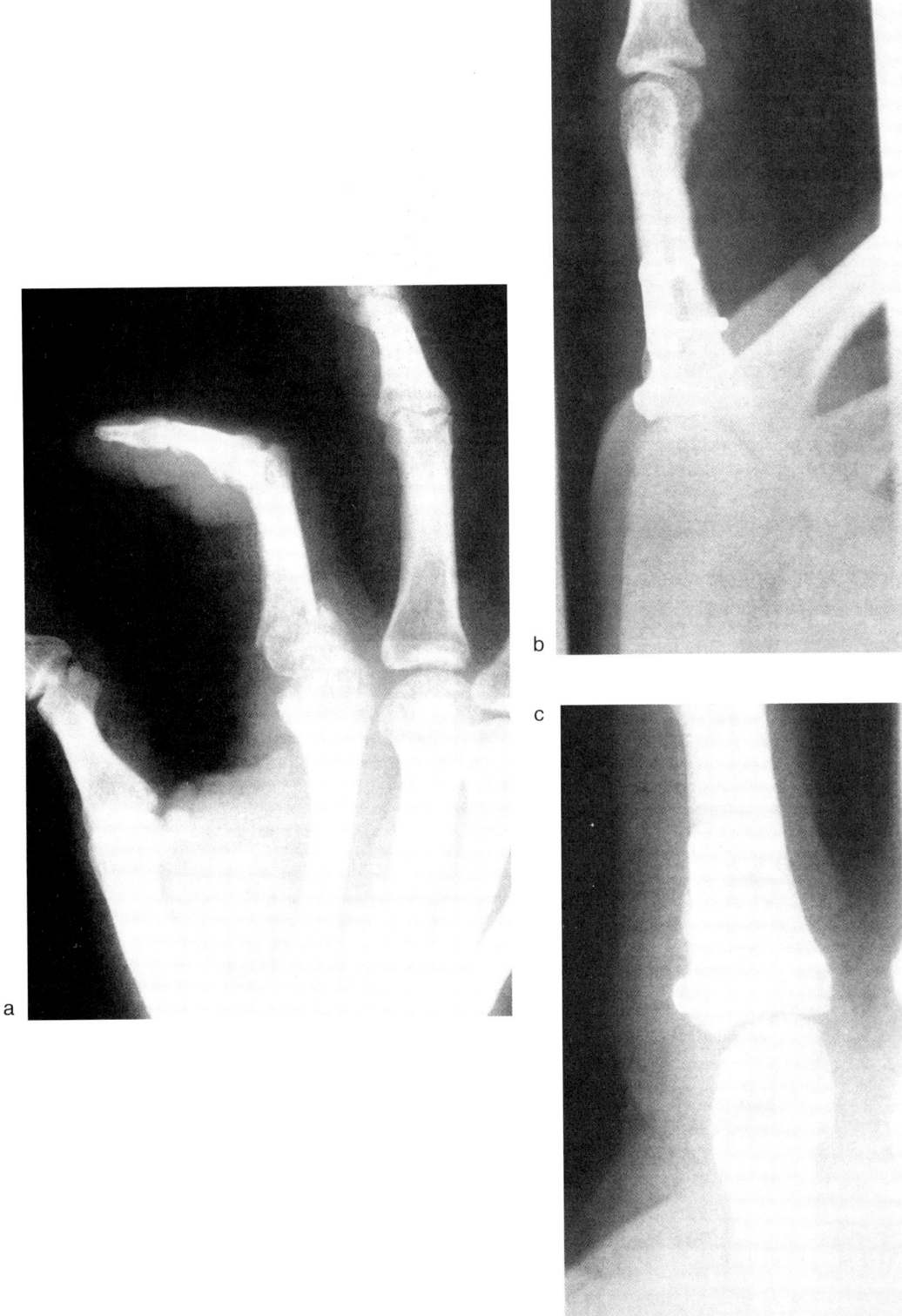

图 13.22 对近节指骨的不稳定骨折行内固定

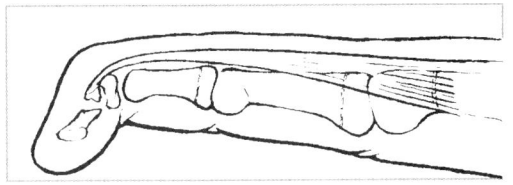

图 13.23 远节指骨的骨骺分离

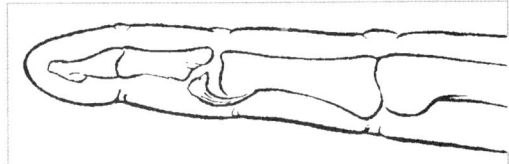

图 13.24 手指板固定撕脱的关节内骨折

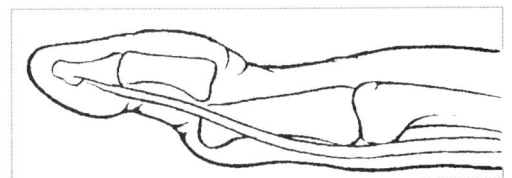

图 13.25 近侧指间关节脱位导致近节指骨头卡在指浅肌屈腱之间

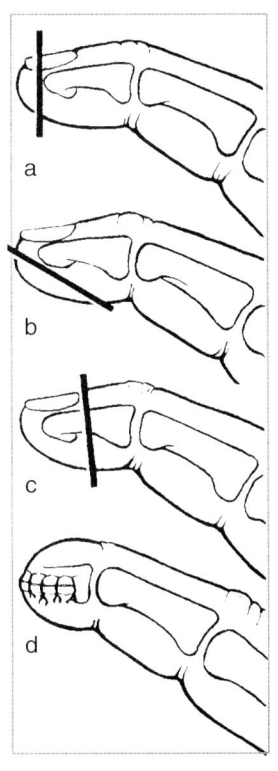

图 13.26 指尖切断术。(a)穿过指甲离断；(b)通过指腹离断；(c)通过指甲和远节指骨离断；(d)提拉皮瓣覆盖远节指骨

指尖切断事故仍较为常见。

治疗目的就是得到具有有感皮肤有用指尖的灵活手指。如果指尖缺乏感觉，甚至存在压痛，该手指将无法使用，所以最好多截除一部分手指以获得功能良好的残端。鉴于此，无论断指如何清洁整齐，断指再植并不总是合适。

治疗

治疗方法依赖于截断平面，通常有三种选择(图 13.26)。

断面垂直于甲床：通过就近局部皮瓣来覆盖缺损，或者采用薄层皮片游离移植。随着移植物收缩，缺损会越来越小，遗留受指甲保护的小疤痕。薄层皮片移植操作简单，但效果不如成功的全厚皮瓣好。

斜面通过指腹：可用局部皮瓣或者全厚游离植皮覆盖。

断面垂直指甲和末节指骨：治疗中可咬除部分末节指骨，用有感觉的指腹皮肤覆盖，一期关闭伤口。

手指

许多断指是清净刀具造成的整齐横断。还有一些有污染的挤压性损伤。

治疗

治疗原则就是尽可能获得有用残指。如有可能，尽量完整保留屈伸肌腱附着、动力完整的半个残指有时可比指间离断的全长残指更为有用。

残指感觉相当重要。可用掌侧有神经支配的健康皮肤覆盖指尖缺损。如果难以做到，则要通过缝合拉紧残端伤口闭合。如果功能恢复不满意，可后期进一步短缩残指。

一些患者的指神经在残端形成神经瘤，形成一个特别压痛点，妨碍患者使用手指。可应用防护指套或手套，或者切除指神经并包埋在不那么敏感的位置。虽然叩击神经瘤仍有疼痛，但在一些医疗中心仍有人推荐此方法。

挫裂性断指在肿胀消退后清创术，抬高患肢并截指。

拇指

拇指外伤性截肢是一个严重致残，比失去其他手指更为糟糕。如果你不相信，收起你的拇指看看其他手指如何工作。

治疗

只有拇指才能与其他手指对合。如果失去拇指，可以将食指拇指化，即使该"拇指化"的食指感觉迟钝及关节强直，它也能配合其他手指对掌。

康 复

手功能康复包括：
- 骨骼
- 肌腱
- 关节
- 患者这一整体！

骨骼

手的功能依赖于组成结构及其协调运动。大多数骨折的处理是以骨对位愈合为核心，甚至意味着制动软组织。但手部骨折的目标却是在骨折愈合的同时保持软组织运动。

肌腱

每个手指都有7根肌腱（1根指伸肌腱、2根骨间肌腱和1根蚓状肌腱，2束指浅屈肌腱和1根指长屈肌腱）。其中的任意两根相互粘连，或与骨粘连，手指运动都会受到限制。

关节

指间关节

关节强直是一个特殊的难题。屈指位制动会因掌板黏附于指骨前部而造成指间关节强直。

掌板一旦卡住将不再可动，侧副韧带将会短缩，手指将不能再伸直。因此，手指必须完全伸直位固定制动。

掌指关节

因关节囊和侧副韧带于伸展位较为松弛，掌指关节在伸展位置制动时，这些结构的短缩容易造成关节强直。

因此掌指关节必须固定于屈曲位，以保证侧副韧带和关节囊紧张。

夹板固定位置

手掌被固定于掌指关节屈曲及手指伸指状态（图 13.27），关节功能可以恢复。若被固定于相反位置，关节将会强直，无法恢复正常功能。

在任何手外伤中，保持手指运动功

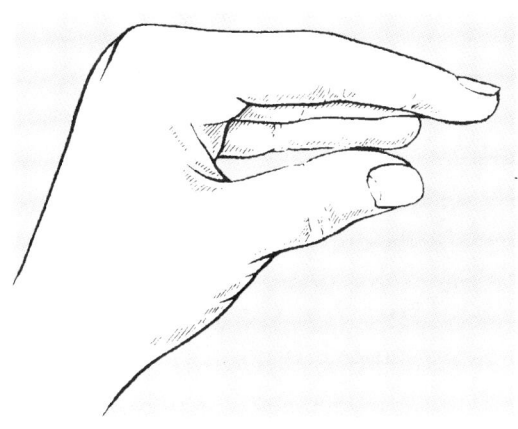

图 13.27 手部掌指关节夹板固定的位置和指间关节展开

能并尽量减少肿胀非常重要。如果患者外伤后手部畸形肿胀,应被送往医院,并在确定性治疗前抬高患肢。

手的功能

手能以许多方式抓紧物体,当对伤手进行重建时考虑不同的抓紧动作是非常有用的(图13.28)。

紧握手位

紧握手位用于握锤子、网球拍和高尔夫球棍。手指最大屈曲程度是关键。小指、环指和中指比主要用于精确工作的拇指和食指更为重要。

在右利手患者中,因为把持物体而右手工作的缘故,左手紧握可能比右手更为重要。

钩握手位

钩握手位可用于钩篮子,或者拨开树枝。如果掌指关节伸展位制动后变得强直,钩握可能就是少数几个被保留的功能之一。

精确握位
捏持位

拇指和食指的捏持动作是精细工作的关键。如果失去食指,中指和环指几乎能很好替代。在某些情况下,中指-拇指的捏持动作比拇指-僵硬食指的捏持动作功能更好,这时为改善手功能就应截去碍事的食指。

精确捏持

更精确的拇指-食指指间对合运动,并以最小面积接触区域捏持。这种功能需要指间关节完全屈曲。

捏钥匙动作

在拇指和屈曲食指侧面掐持动作对拿钥匙非常有用,即便失去食指末端,此动作仍很有用。

虚握

手指能以类似钻头夹具的方式握住物体的所有边缘。

其他功能
纸镇功能

感觉迟钝的手没有运动,其功能相当于一个纸镇,但此功能对患者也会有用,如患手压住物体,而用另一手工作。

组合功能

这些基本功能可被组合或改良以适应其他目标,如拿钢笔或小刀。但是制定治疗计划时,主要考虑恢复患者的紧握物体及精细捏持功能。

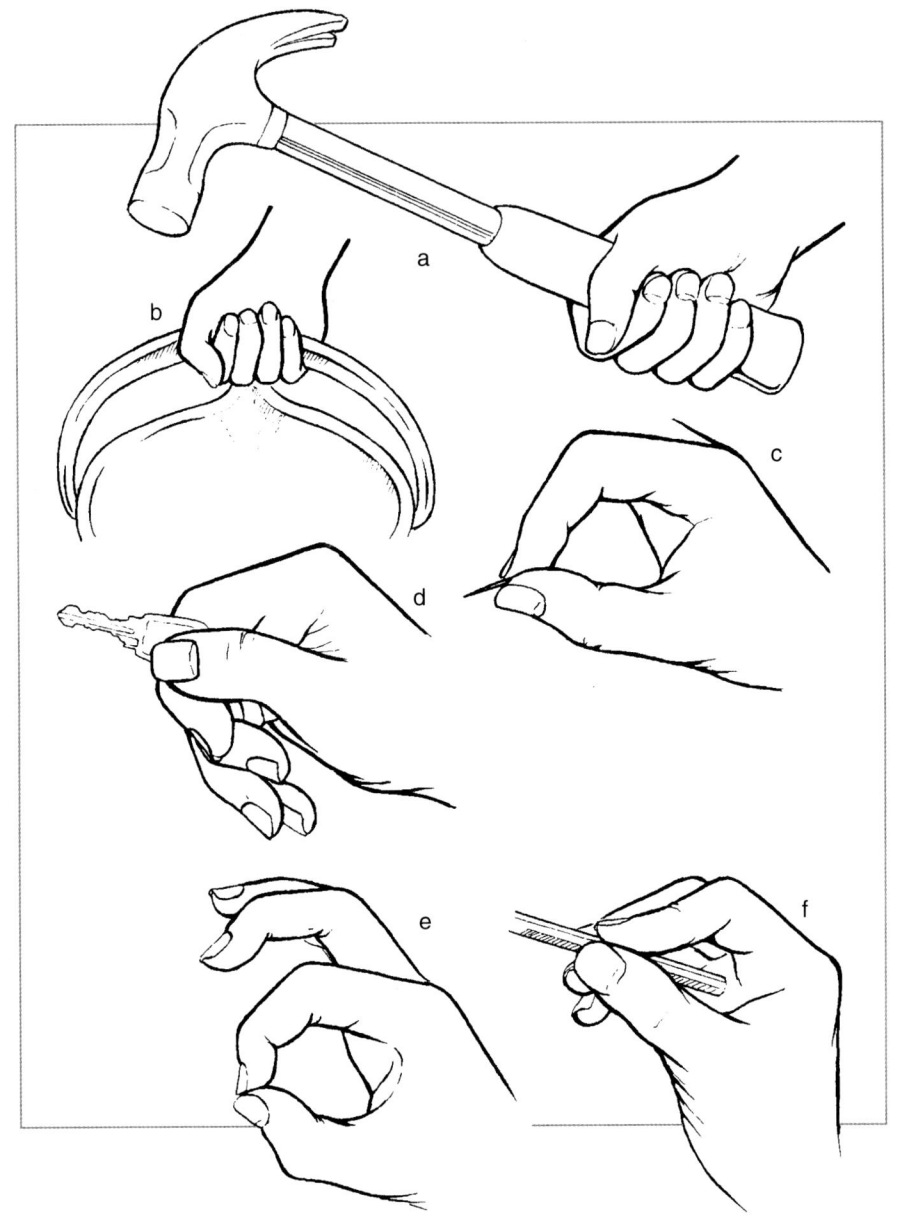

图 13.28 手的不同功能：(a)紧握；(b)钩握；(c)捏握；(d)匙握；(e)精确夹持；(f)虚握

穆尚强　译
赵广跃　吴尧平　校

第14章 下肢损伤

股骨上段骨折

概述

股骨上段骨折一般见于年轻患者剧烈运动伤,在老年人则多见于骨质疏松症引起骨质退化的患者中。女性寿命长于男性且闭经以后体内激素改变,使她们更易得骨质疏松症,因此股骨上段骨折更常见于女性患者。由于人口老龄化,此类骨折患者逐渐增多,在许多医院中已经成为最常见的骨折类型。

股骨近端骨折已经造成了许多临床、社会以及经济上问题。

临床问题

由于股骨上段骨折多发于老年人群,所面对的问题与治疗健康青年人骨损伤和进行老年人重建手术都不相同。临床评估需特别注意一般情况、用药、既往史及社会史。

支气管肺炎及意识模糊是其特殊问题,一旦出现,对于老年患者股骨近端骨折的预后不好。

大约10%的患者6周内死亡,30%的患者1年之内死亡。

骨折后70%的存活者中,将近1/3的患者都不能恢复原独立行走和运动水平。

社会问题

骨折可成为患者社会生活的重要转折点,特别是在原本住房条件和独立生活能力就较差的患者中。此类老年患者一旦住院,在一个陌生恐怖的环境里经常会有焦虑情绪,再加上手术,患者将很难独立应付康复方面的问题。

如果患者不可能回家时,就需要为患者提供住宿,并与社会服务者、家庭医生、健康随访者紧密联络。有时,调整患者的心理状态比治疗本身更为重要,这不可忽视。

经济问题

此类骨折将会占用大量医疗资源,包括床位、护理、院外支持等。随着发病率的增高,对医疗资源的需求也越来越大,但医疗资源本身却未见多少增长。

结果,有限的急诊能力承担了更大医疗压力。即意味着非危重患者得不到及时的处理,必须等待更长时间才有机会入院。股骨颈骨折的收治能力决定了长长的骨科待诊患者名单。

股骨颈骨折

髋臼骨折的处理见相关章节。

临床症状

股骨颈骨折通常发生于轻微外伤之后,甚至没有任何外伤的情况下;患者股骨颈非常薄弱,以至于从凳子上站起来都可以导致它被折断。

查体可见患肢外旋并短缩,患肢股骨干失去髋关节的控制,在髂腰肌和重力作用下向外旋转,而不是使髋关节相对内旋(图14.1)。

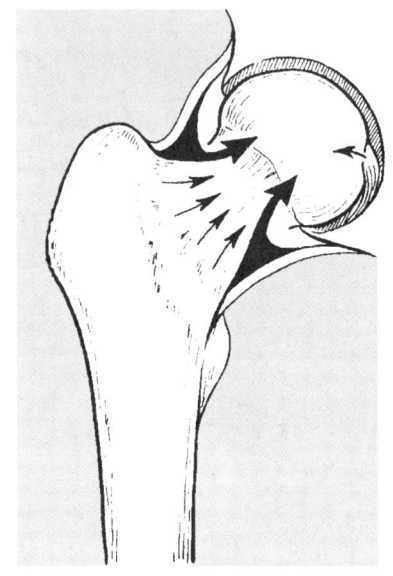

图14.2 股骨头血供来自关节囊、骨髓腔、圆韧带

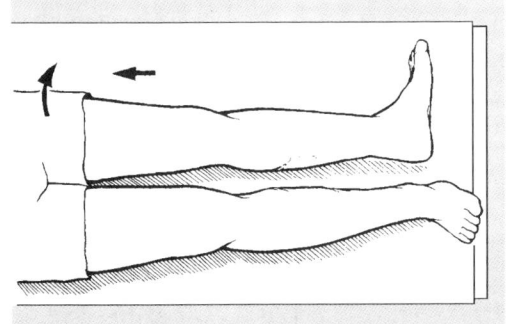

图14.1 大腿短缩外旋,大致可判断股骨近端移位性骨折

骨折类型

囊内骨折可由高位经股骨颈骨折造成,中断股骨头血供。股骨头血供可分三个来源:

股骨头血供来源(图14.2):
1. 滑液及关节囊
2. 骨髓腔
3. 少部分来自圆韧带

囊内骨折可以完全切断股骨头血供来源,导致无菌性坏死或者骨不连,或者二者兼有。由于骨折线位于关节囊内,血液淤积,将进一步增大囊内压损伤股骨头血运。因关节囊阻碍,血液不能到达皮下组织,皮下淤血十分少见。

使损伤进一步加重的是,囊内骨折常导致股骨头碎片在关节囊内的异常活动(图14.3,14.4),尤其是当骨折极为贴

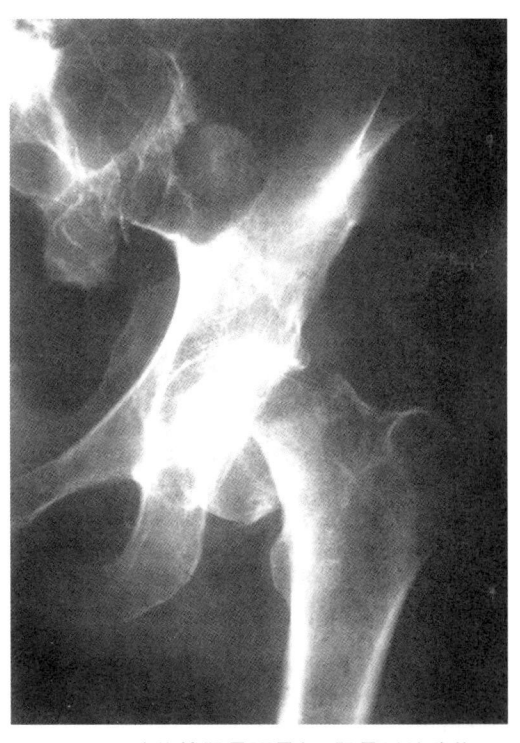

图14.3 移位性股骨颈骨折,股骨近端移位

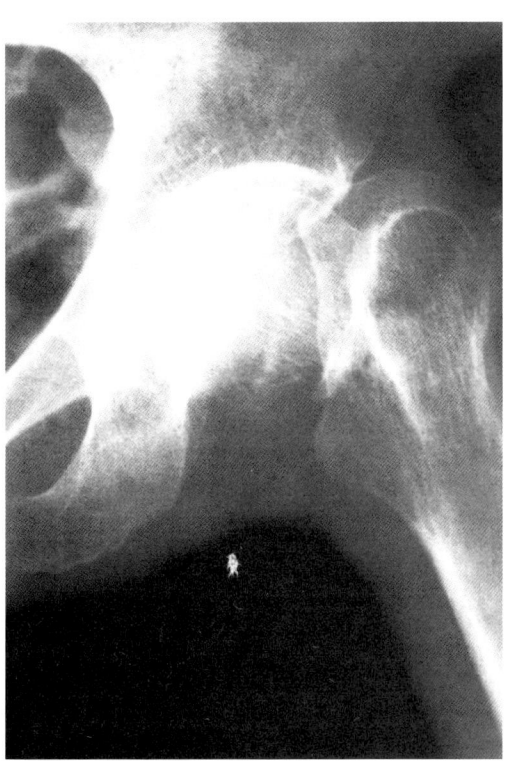

图 14.4　股骨颈移位性骨折。股骨头位置相对于骨盆正常,但股骨干旋转移位

近股骨头时。精确复位几乎难以进行,股骨颈后侧皮质亦粉碎。

所有这些因素都会造成骨不连及无菌性坏死(图 14.5),囊内骨折也因高并发症而闻名。

囊外骨折及基底骨折相对较轻,原因有三(图 14.6):

1. 血供未受严重影响。

2. 可供愈合的骨折断面更大,由健康松质骨组成。

3. 股骨颈活动度小。

然而,囊外骨折仍会发生骨不连及无菌性坏死,也需要高度重视。

无移位的股骨颈嵌插性骨折仍存在其他问题(图 14.7,图 14.8,图 14.9)。由于紧密压缩,此时骨折显得稳定,患者甚至可以下地负重(图 14.10)。许多未诊断

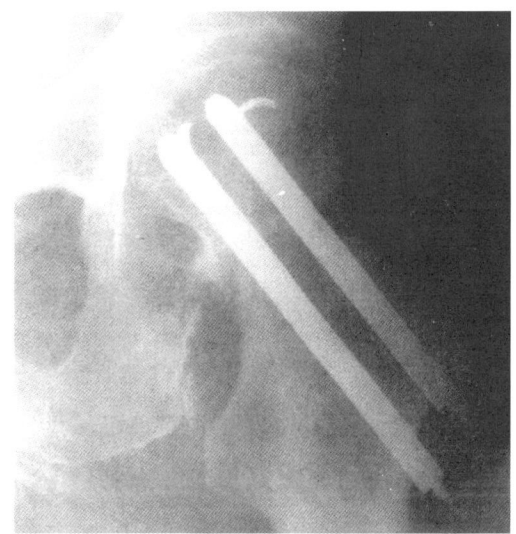

a

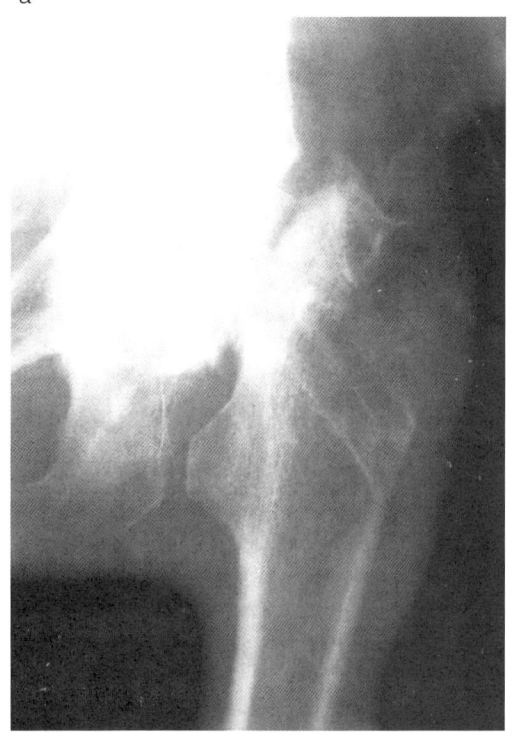

b

图 14.5　(a)股骨颈骨折内固定;(b)股骨颈骨折伴骨不连及股骨头坏死。注意:股骨头已经变小,且骨密度增大

的嵌插骨折都可以自行恢复得很好,但是仍有一部分患者在伤后几天甚至几周后骨折演变成移位性骨折。因此嵌插骨

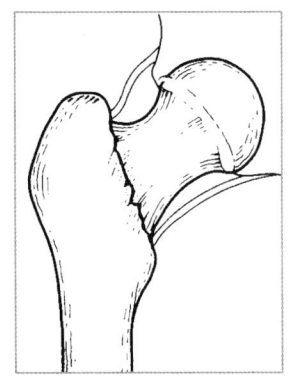

图14.6 股骨颈基底骨折

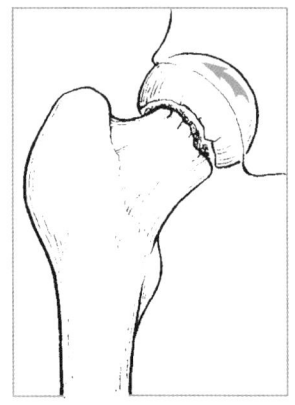

图14.8 股骨颈嵌插性骨折。股骨头外旋,嵌插部位骨密度增高

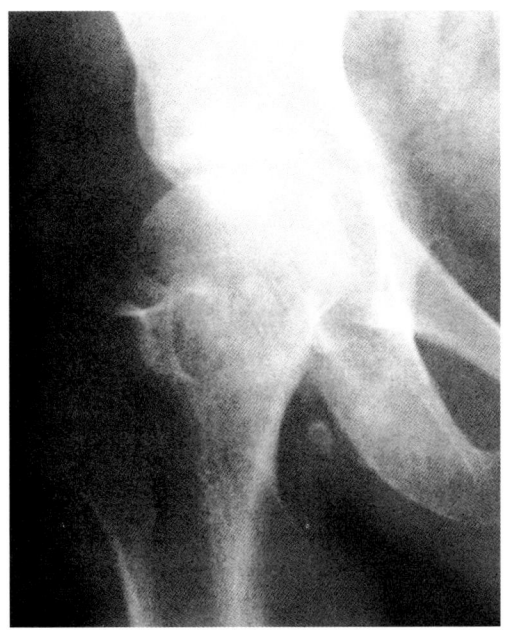

图14.7 股骨颈嵌插性骨折伴随股骨头外翻

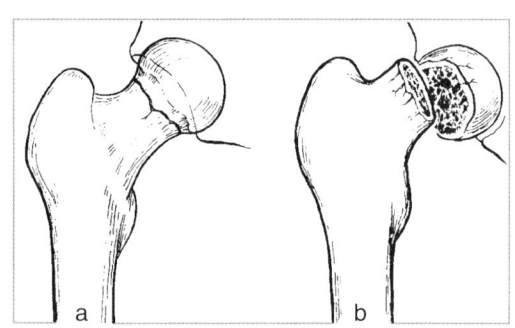

图14.9 (a)股骨颈非移位骨折;(b)股骨颈移位型骨折

折也必须密切观察以确保位置无变化,而且在骨折愈合之前都需要保护。

治疗原则(关节囊内)

股骨颈骨折治疗方式的选择依据以下三个因素:

1. 年龄及患者的身体状况。
2. 骨折类型。
3. 移位程度。

非移位骨折可卧床避免负重直到骨折愈合,或者进行内固定以预防骨折移位。在选择保守治疗而不手术前,必须进行X线平片检查以明确骨折没有移位。

移位骨折可行内固定或者人工假体置换。

内固定:骨折部位可由数根细针、一对交叉螺钉或滑动加压钢板固定。所有这些操作都应在电视X光透视辅助下进行(图14.11)。

内固定以后需要卧床休息及避免负重,这一点老年人恐怕很难做到,因为他们使用拐杖有困难。

成功的内固定将会使髋关节完全恢复,但如果并发骨不连或者股骨头坏死,就需要进行二次手术以置换坏死的股骨

表14.1 内固定与假体置换比较

指征
内固定：健康，年龄较轻，轻微型错位。
假体：不健康，老年人，移位型骨折。

预后
内固定：长期效果较好，较多并发症，可能需要二次手术，恢复较慢。
假体：能早期活动，远期并发症较少但是严重。建议：对65岁以下身体较佳的患者施行内固定术，其他的人群采取假体替代。

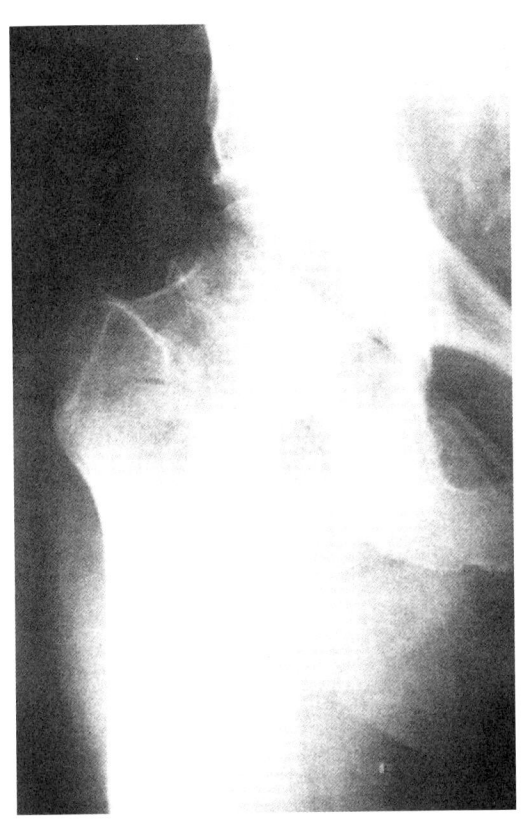

图 14.10 股骨头嵌插骨折伴轻微外展畸形。骨折后患者仍能行走

头（表 14.1）。股骨头塌陷后可严重损坏髋臼。

假体置换：立即手术置换股骨头假体，如 Thompson 假体或 Austin-Moore 假体（图 14.12）。可以避免骨不连及股骨头坏死等并发症，并可使肢体立即承重（图 14.13）。

早期活动有许多好处，但是假体容易变松，或者股骨头将会侵蚀髋臼底部。一旦发生以上任何并发症，就需要髋关节置换。术后伤口也可能会感染，必要时行关节切除成形术。

成功的假体替换的效果比其他任何疗法都好，但如不成功，则比其他方法都差。

双极假体：双极假体适应于年轻患

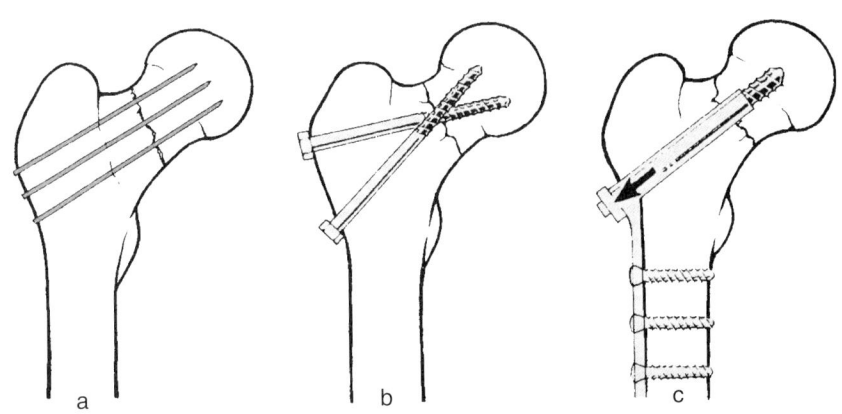

图 14.11 股骨颈骨折内固定方法：(a)多针内固定；(b)交叉螺丝钉固定；(c)钢板螺钉滑动加压

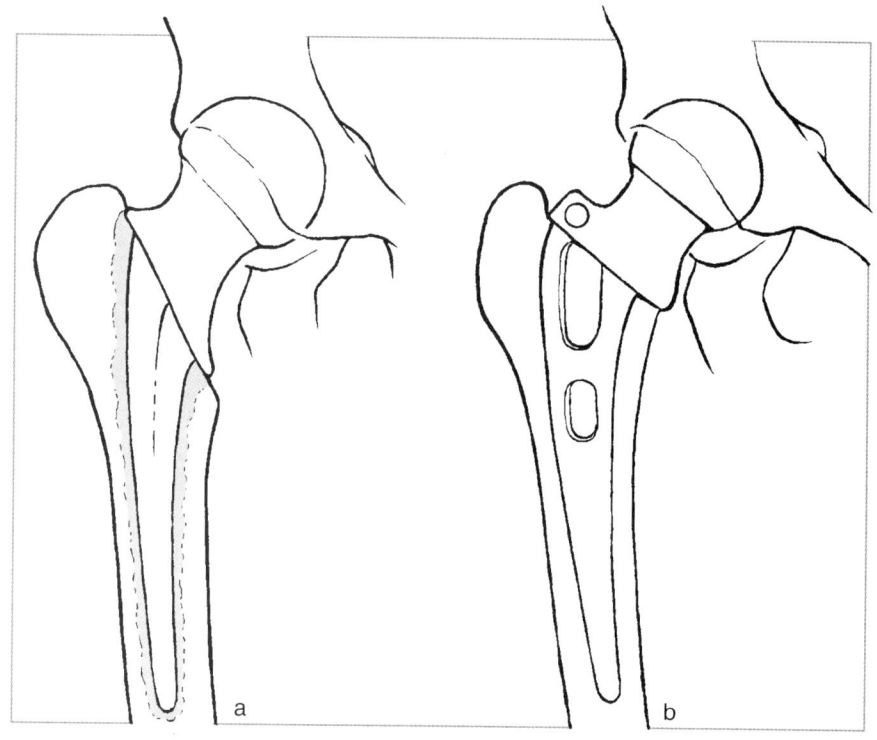

图 14.12　股骨颈骨折髋关节假体：(a)用骨水泥固定 Thompson 假体；(a)无骨水泥的 Austin-Moore 假体

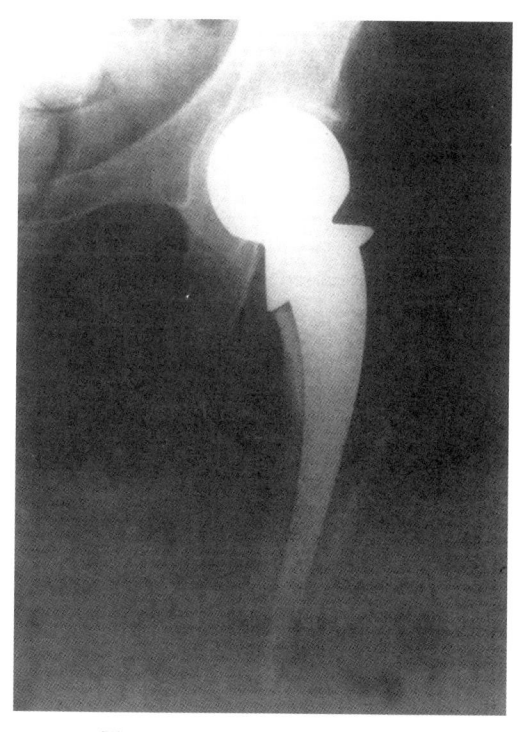

图 14.13　Thompson 假体位置

者，包括股骨头假体及髋臼假体两部分。假体外径取代了股骨头填充在髋臼，在球体内部出现第二承重点，直径大概 22mm。假体的球窝运动发生于两个界面，即髋臼界面之间、假体和衬垫界面之间。

双极假体比一般股骨头假体昂贵，但能减轻髋臼与股骨头界面压力，尤其适用于年轻而不适合做内固定的患者。

股骨转子骨折

股骨转子骨折可以分为四种类型（图 14.14）。

1. 经转子骨折：经过大转子及小转子。

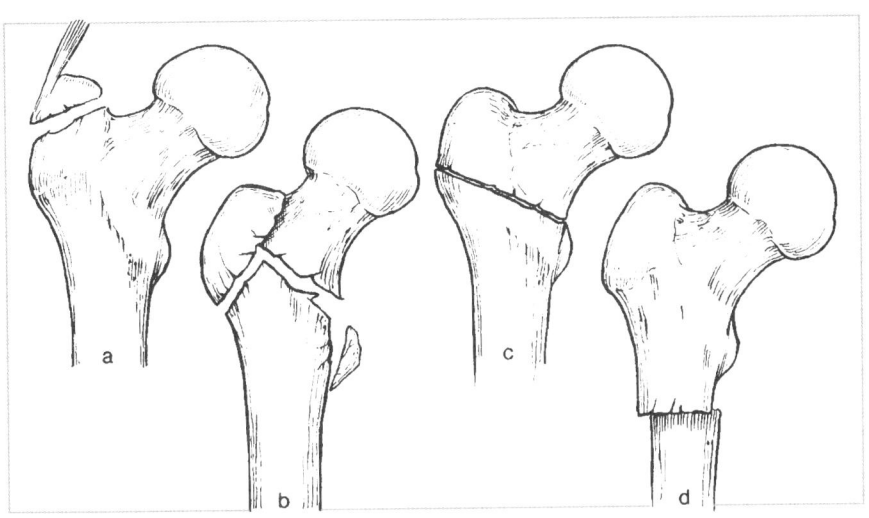

图 14.14 股骨转子部骨折类型:(a)撕脱型骨折;(b)经转子骨折;(c)转子间骨折;(d)转子下骨折

2. 转子间骨折:在大转子与小转子之间。

3. 转子下骨折:发生在转子下部。

4. 撕脱性骨折。

经转子骨折及转子间骨折

临床表现

与由于很小或没有创伤就能引起的股骨颈骨折相比,转子间骨折损伤多由剧烈扭伤引起,常有外伤史(图 14.15)。另外一点不同点是:股骨颈骨折不会发生于骨性关节炎患者,但转子间骨折可发生于骨性关节炎患者。原因在于骨性关节炎时股骨颈骨密度比正常骨密度大,股骨颈并不是最脆弱点。

经转子骨折或转子间骨折与股骨颈骨折的问题不同,此类骨折通常发生在丰富肌肉组织包裹的骨松质,尽管很不稳定,但通常都会愈合。如果不做内固定,则畸形愈合不可避免。

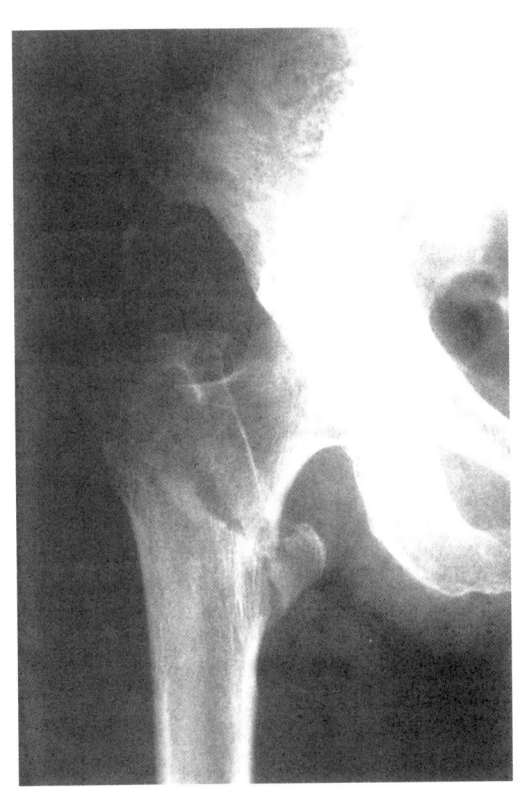

图 14.15 由于跌落引起的股骨经转子骨折

治疗

经转子型或转子间骨折一定要良好固定,最好使用滑动加压钉或髓内针直至愈合(图 14.16)。这些内固定并不能完全取代股骨的运动功能，也不允许患者下肢承重，只是维持骨折对合 8 周左右，以确保骨愈合。认为内固定与假体作用原理一样的观点是错误的，内固定的作用更近似于管型或外固定装置。8 周内必须使用支架或拐杖保护性负重，一般 6 周后酌情增加承重强度。

转子下骨折

转子下骨折较股骨颈骨折或经转子骨折更为少见。常由于病理性原因造成，如 Paget 病或其转移瘤(图 14.17a)。

治疗

转子下骨折通常需要使用加长型股骨钢板或者髓内针固定(图 14.17b)。如果骨折由病理原因造成，那么治疗原发病也不容忽视。

大转子撕脱骨折

大转子被剧烈内收暴力所撕脱。

临床表现

患者转子部位出现剧烈疼痛，主动外展疼痛，Trendelenberg 征阳性，这些症状主要由外展肌于骨附着处的分离造成。

治疗

如果身体情况允许，严重骨折及错位患者需要立即手术复位。但也有相当

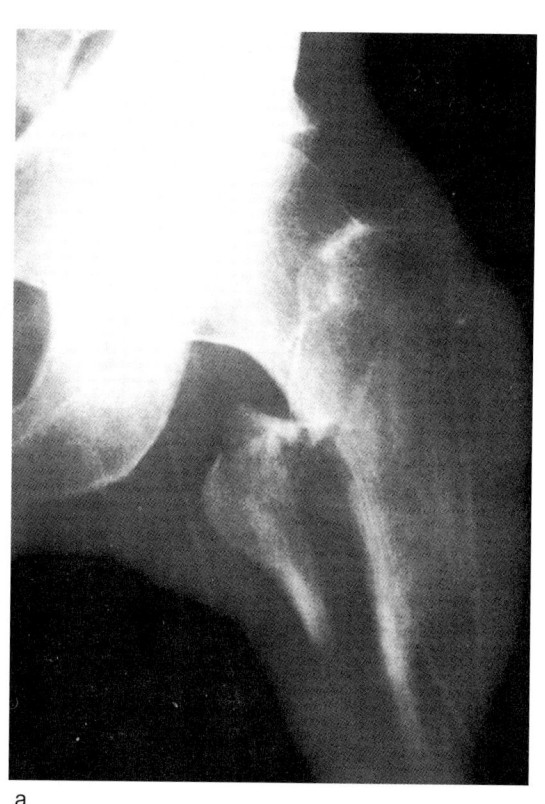
a

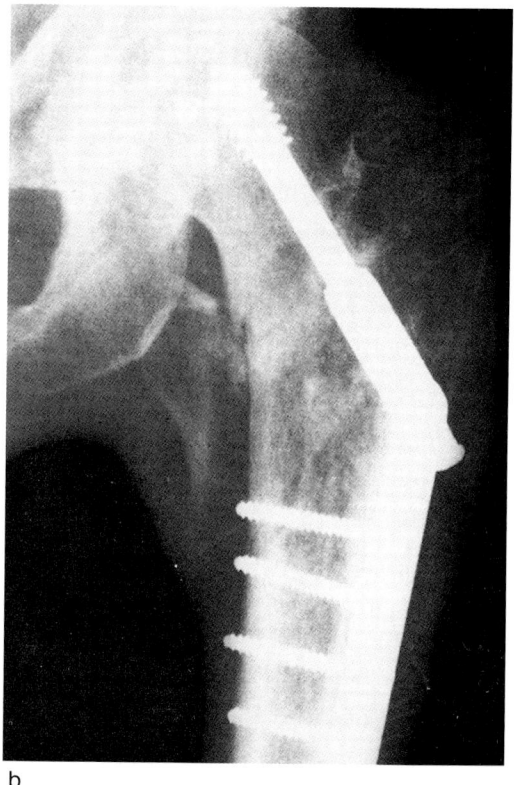
b

图 14.16　使用加压螺钉及钢板对经转子型骨折固定

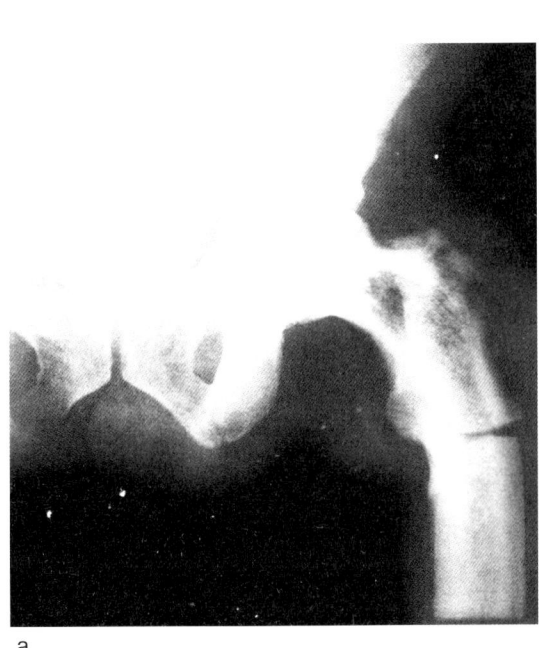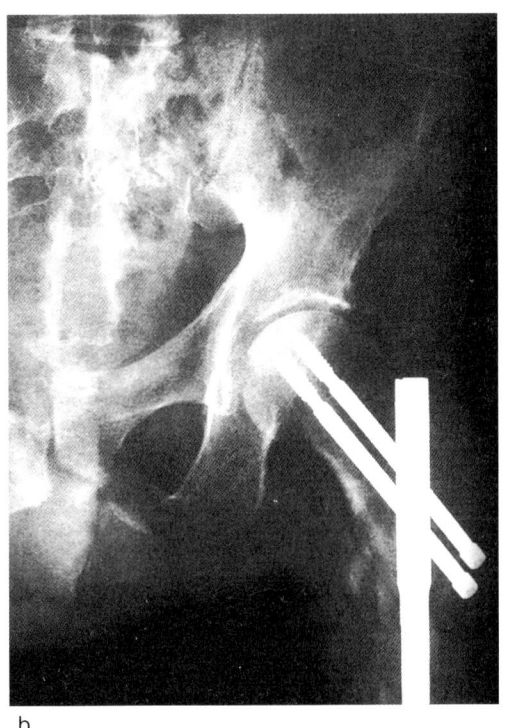

图 14.17　(a) 转子下骨折过 Paget 病变部位;(b) 转子下骨折髓内针内固定

的患者未经内固定也恢复良好。骨不连较为常见，易造成明显外展肌无力的 Trendelenberg 步态。

儿童股骨近端骨折

股骨近端骨骺滑脱

儿童股骨近端骨骺滑脱在解剖上相当于股骨颈囊内骨折（图 14.18）。常常发生于青春期生长激增期，男多于女，多数发生骨骺后内侧错位，合并下肢外旋。此骨骺滑脱即可视为外伤所致 Salter I 型骨折，也可被视作危险的渐近性事件。脱位很可能由青春期激素变化所致骺板薄弱引起，此原因也可以解释为何总是肥胖且有些女子气的男孩常常受累。

临床特点

近端骨骺脱位常常造成膝盖牵涉痛。凡就诊时有膝盖痛而临床检查无异常的小孩，都应怀疑有近端骨骺脱位可能。

查体表现与股骨颈骨折十分相似，下肢短缩外旋，40% 患者双下肢同时骨折，因此也应检查对侧髋关节。

并发症

股骨近端骨骺滑脱常伴随骨骺缺血性坏死、骨性关节炎或关节软骨坏死，这会导致髋关节疼痛及强直。

治疗

轻至中度移位需用钢针进行固定，以防止滑脱进一步发展。

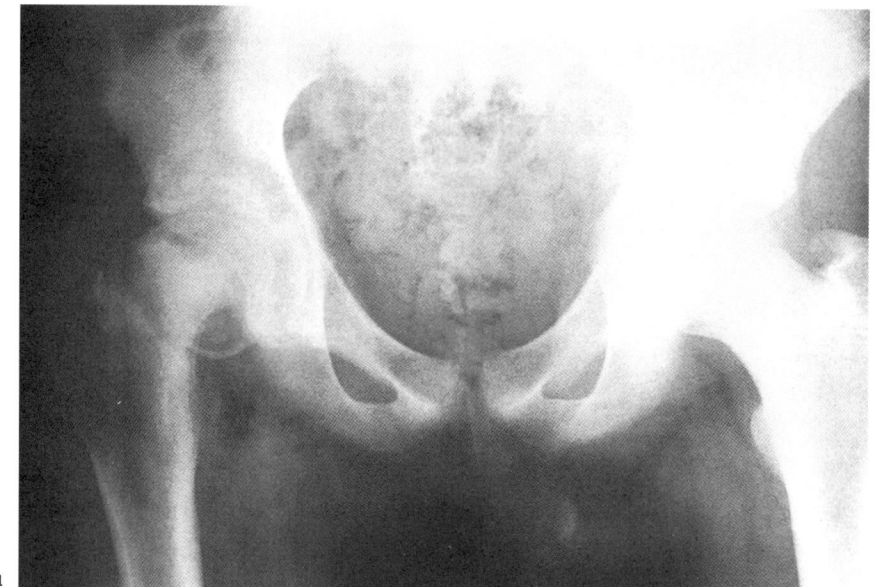

图 14.18 股骨近端骨骺脱位。(a)前后位;(b)侧位

无论手法复位或牵引多么轻柔,均会引起无菌性坏死,因此并不主张。绝不能手法复位股骨近端骨骺滑脱。虽然此法以前曾被认为是标准疗法,但现认为此疗法会对骨骺造成进一步损害,影响血流供应。

明显滑脱时一般难以复位,尤其是病史较长者。对于这类患者,最好暂时接受已发生的畸形,等成年后再做截骨术矫正。

股骨颈骨折

股骨上段骨折病例多发生在中老年人,儿童罕见。只在剧烈运动时容易发生,部位多发生于基底部,且预后较成人差。

虽然儿童股骨颈患者较为罕见,但一旦骨折则后果严重,整个股骨头及股骨颈都会缺血坏死。

治疗

手术复位及内固定。

股骨干骨折

股骨干骨折可以由直接外力、扭转或交通事故中膝盖前屈时受撞击造成,还容易造成髌骨骨折、后交叉韧带断裂及髋关节后脱位。

临床特征

受伤大腿会短缩并且肿胀,伴远端外旋内收畸形。可能的原因有四个(图 14.19):

1. 股骨无纵向稳定性,骨折远近端附着肌肉收缩使大腿短缩,大腿显得肿胀(图 14.20)。

2. 内收肌附着在骨折远端,外展肌附着在骨折近端,骨折导致相互拮抗的两个肌群分开。

3. 足部重量使骨折远端外旋。

4. 包绕股骨的肌肉被骨折断端撕裂造成出血,骨组织也会出血,大腿积血肿胀。

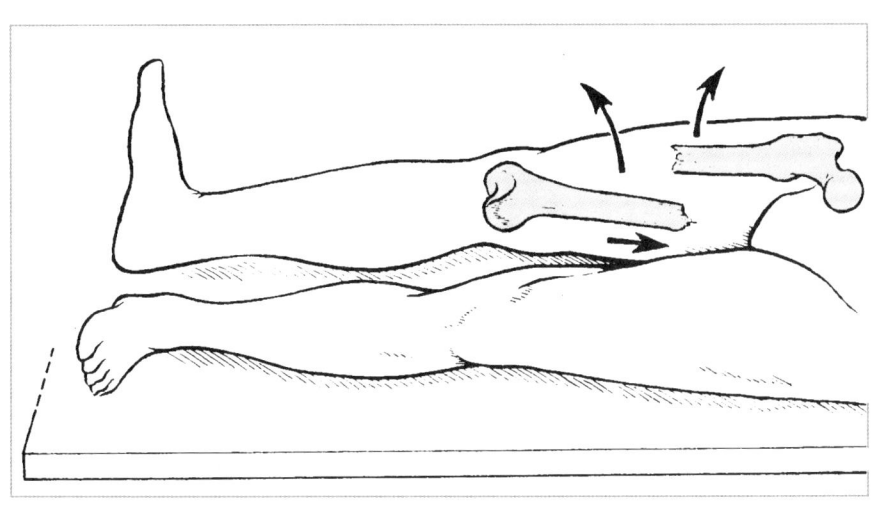

图 14.19　股骨干骨折后断端位置,骨折近端处向上外方转动,远端内收并足部外旋

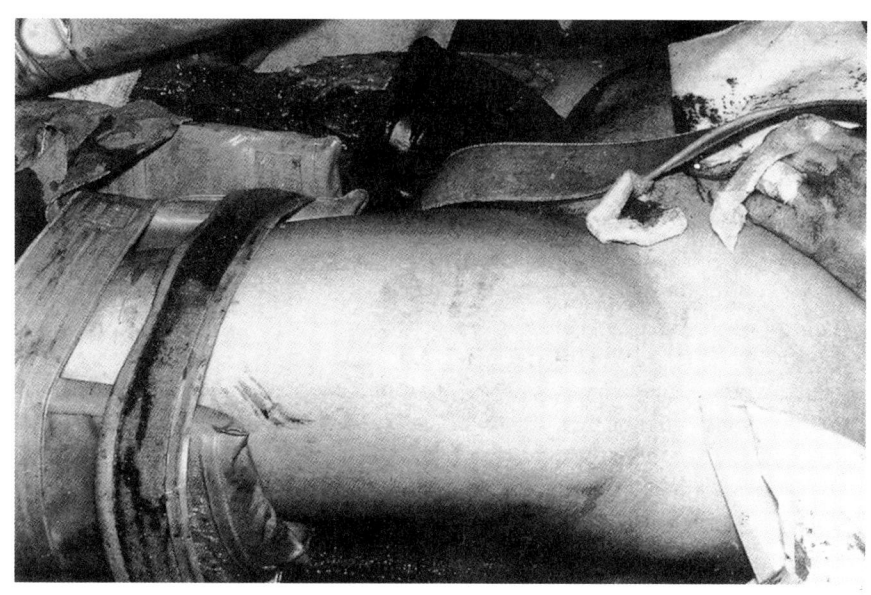

图 14.20　股骨骨折处肿胀，充气夹板应用于制动胫骨干骨折

并发症

- 出血：可以导致心力衰竭，补充足够血容量可纠正症状。
- 感染：尤其是伤口感染及伤口清创不当时。
- 骨不连：在股骨干骨折，高速撞击伤及骨折伴软组织嵌入者可以发生骨不连。骨不连治疗需采取骨移植或内固定。
- 畸形愈合：由于外旋肌与内收肌各自以相反方向作用于骨折远端及骨折近端，这种联合作用容易造成骨折畸形愈合，特别是内翻畸形。
- 血管神经损伤：虽不常见但也有发生。因此，应该经常检查神经血管状况并作记录。

治疗

紧急处理

无论开放性还是闭合性股骨骨折，失血量大概都在 2~4U(1~2L)。需要立即建立静脉通道，送检血液，进行血常规及交叉配型。若无其他骨折，则可避免输血，一旦有多处骨折，则需尽快输血 2U。

开放性骨折通常自内而外，伴随大腿外侧或前侧伤口。伤口需在手术室仔细清创，并除去异物。最明智的方法是将伤口包扎并延迟缝合，只有在某些特殊情况下才能对足够清洁的伤口一期缝合。对于任何开放性伤口都应常规使用抗生素与破伤风抗毒素。

治疗

如果患者情况稳定而且伤口已经处理，那么骨折可以用下述四种途径之一进行固定：

1. 牵引；
2. 内固定；
3. 外固定；
4. 石膏。

<u>牵引</u>：以前牵引是骨折的主要疗法。

患者需卧床至少三个月。除非有手术禁忌证或是儿童患者，牵引目前已经很少使用，在图 14.21 中显示的单侧平衡骨折牵引装置。

最初 24h 足量纵轴牵引克服肌肉痉挛和骨短缩，骨折断端应于底侧支撑以防止下陷。6kg 的牵引重量通常就已经足够，肥胖者稍增，消瘦者酌减。24h 后复查 X 线以验证牵引效果，若出现过度牵引，则适当减少牵引重量；若断端重叠，则应增加牵引重量。

在最初两个星期应该每周拍两次 X 线平片，必须保证骨折复位。如果不这样做的话，骨折就有可能逐渐错位，使愈合不佳。

内固定：髓内针对很多骨折都较为理想（图 14.22）。髓内针能恢复骨折轴线及长度，但不能控制骨折外旋。随着交锁髓内针出现，锁定钉穿过骨质和髓内针，使得旋转也受到控制。开放复位及钢板固定并不常用，原因在于需大量暴露软组织，容易使骨失活及钢板疲劳断裂。

髓内针优点在于对线及纵向稳定性均良好，骨折术后几天患者就能出院。缺点包括需麻醉、附加手术损伤及感染风险。

髓内针穿过骨折近端或远端，可扩髓也可不扩髓。"扩髓"简单说就扩大骨髓腔以使髓内针能进入骨髓中。理论上，不扩髓髓内针的优点是对髓内血供没有太大影响，不会因血供不足而进一步损伤骨；扩髓髓内针在牵拉骨折片时会损伤骨内膜血运，加上扩髓对骨膜血供的破坏，可能会导致延迟愈合。

髓内针可应用于粉碎性骨折的支撑及延长。交锁髓内针可以控制骨长度和旋转，也可用于此类骨折。

外固定：外固定适用于污染及不稳定型开放型骨折，或者紧急处置。

管型支具：一旦牵引治疗患者的骨折稳定，或者出现 X 线可见的骨痂，通常于牵引 6 周后出现。此时可以使用管

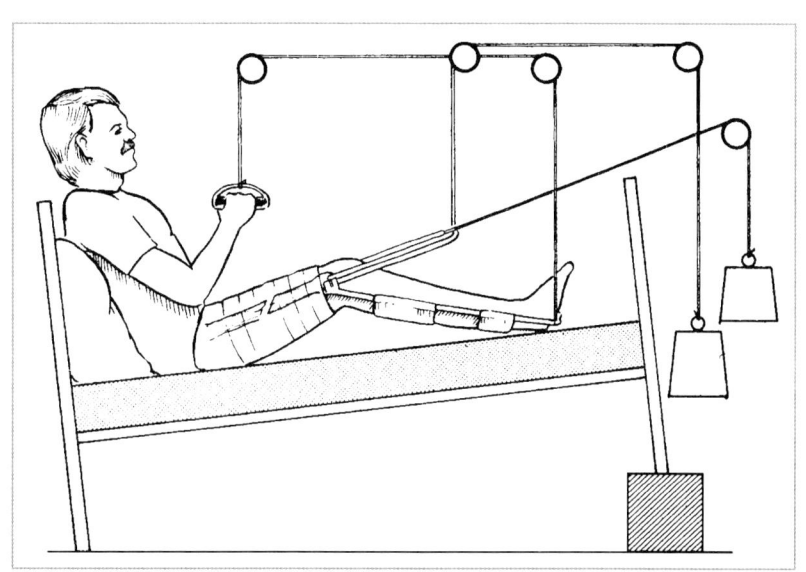

图 14.21　股骨干骨折膝关节屈曲的平衡牵引

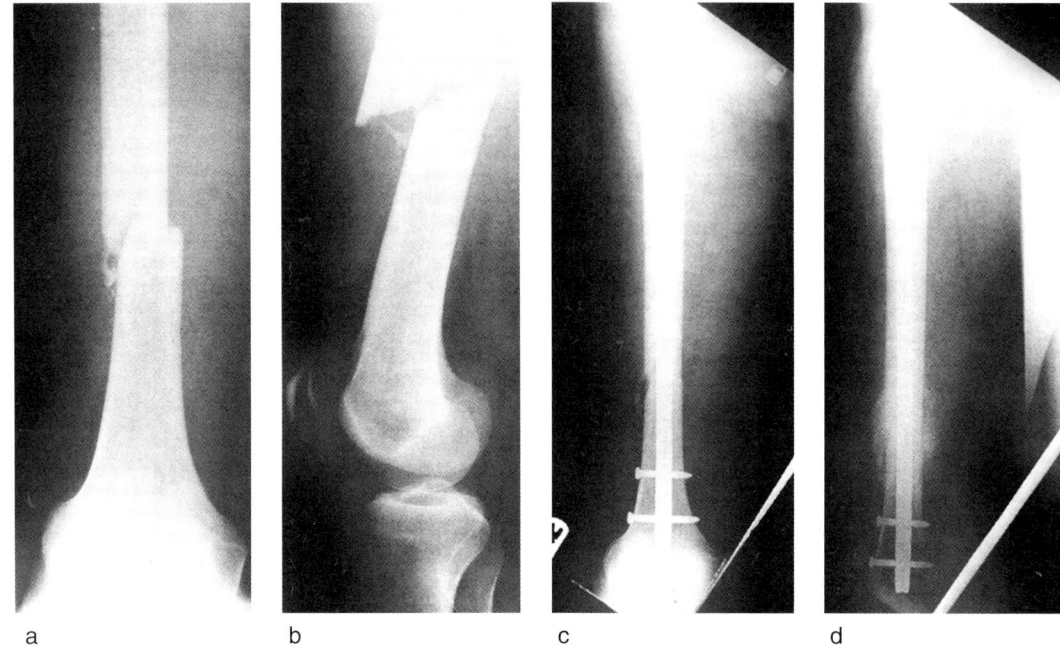

图 14.22 股骨干不稳定骨折：(a,b) 术前；(c) 髓内针固定术后；(d) 骨折愈合

型石膏支具，即使非 100% 固定把持的骨折处也适用。

佩戴石膏管型支具可让患者出院，并迅速开始康复锻炼。

股骨下段骨折

股骨髁上骨折

股骨髁上骨折最常见于骨质疏松的老年患者（图 14.23）。强制屈曲或过度伸展都能引起这种骨折，这种骨折通常不稳定。腓肠肌能使骨折远端屈曲，加重畸形（图 14.24）。

治疗

股骨髁上骨折因骨折远端移动性大，故保守疗法很难控制这类骨折。除非骨折粉碎严重，可行长钢板内固定，现在也可选用髓内固定物，股骨髁间窝逆行穿针，维持骨折复位及股骨正常长度。

股骨下端骨骺滑脱

在儿童中，暴力屈曲损伤引起的股骨下端骨骺滑脱等同于股骨髁上骨折。上世纪的外科医生曾经记录，这种骨折常发生于坐在栏杆上的孩子向后摔倒时，或者坐在马拉车后部时脚被车轮辐条卡住时。今天，此类损伤已不常见。

治疗

骨折复位通常较容易，但准确复位相当重要。若复位不理想或骨骺损伤就会出现成角畸形。

粉碎性骨折

粉碎性骨折常发生在严重暴力创伤，特别是摩托车事故中，会产生非常严重的髁上部粉碎性骨折，甚至常常伴随

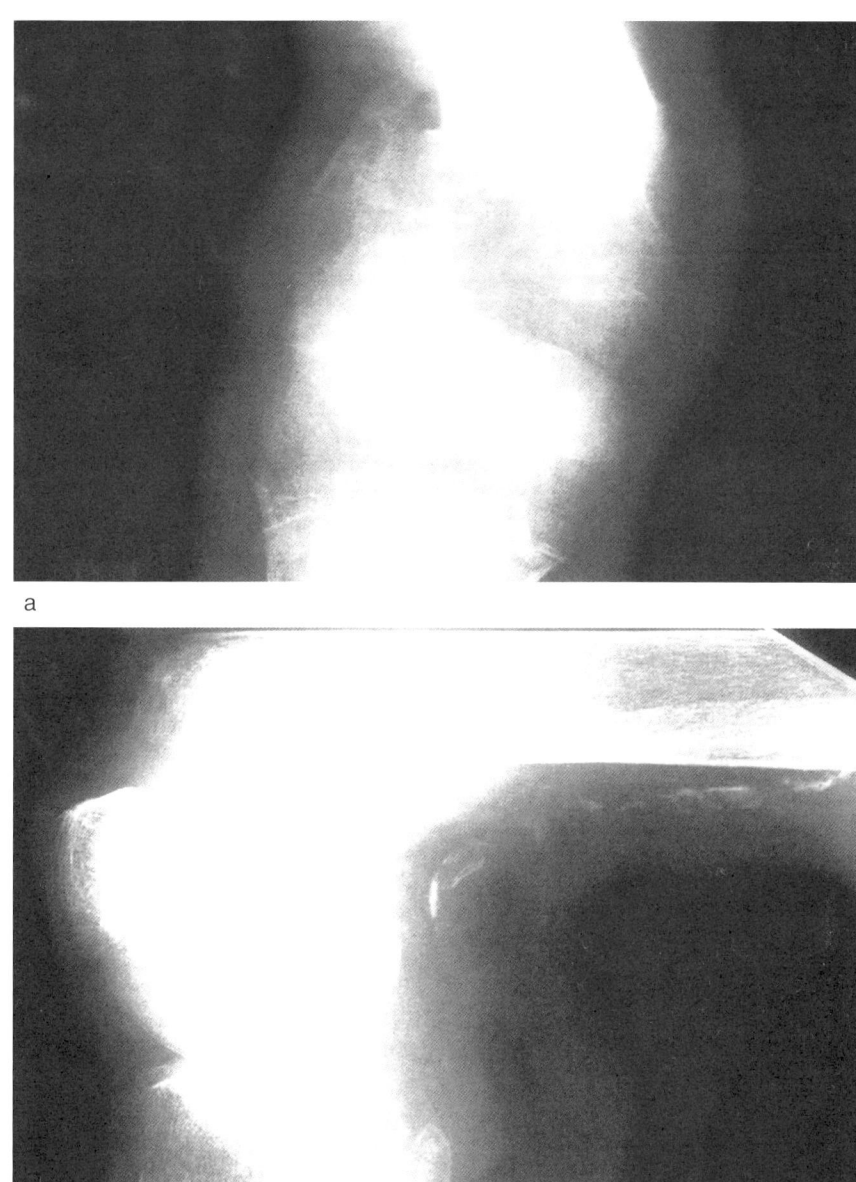

图 14.23　老年人股骨髁上骨折。注意股骨周围的骨化和远端的屈曲

髁间骨折。粉碎性骨折常非常严重以至于骨片不能拼合,造成骨长度短缩。

治疗

用牵引或外固定方法可维持骨正常长度,并用骨移植弥补骨缺损。

股骨髁间骨折

股骨髁间骨折能使单侧或双侧股骨髁自股骨分离,或形成斜形骨折(图 14.25)。两股骨髁的关系是膝关节正常功能的基础,准确复位相当重要。甚至近端移位 1mm 都会引起膝关节外翻或内翻畸形,任一股骨髁的相对旋转都会干

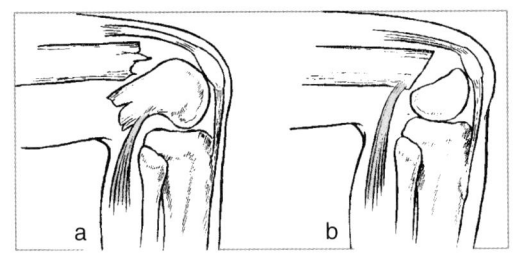

图 14.24 股骨下段骨折：(a)股骨髁上骨折远端移位方式；(b)股骨下端骨骺滑脱

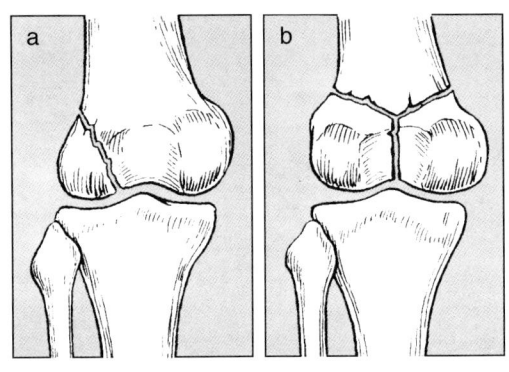

图 14.25 股骨髁间骨折：(a)外侧髁斜形骨折；(b)Y形髁间骨折；(c)粉碎性骨折并 (d)髁间旋转

扰膝关节屈曲。

治疗

治疗方法取决于移位程度。

对于无移位骨折和轻微移位骨折，都可以先吸取关节内淤血，再牵引至少4周时间，直到骨折愈合到用石膏管型内也能安全固定的程度。

移位骨折必须要准确复位，以避免退行性变化，这通常意味着切开复位内固定。

如果单髁骨折，可以将其用螺钉固定到股骨上。如果双髁分离，可将其一起固定，将骨折转变为髁上骨折。

斜形骨折可用同样方法治疗，轻微移位时采用保守治疗，其余行内固定。老年患者或虚弱患者应采取保守治疗。

并发症

骨折断端会在受伤当时或手术时失去血供，股骨髁导致无菌性坏死、塌陷和明显畸形。

如果骨折复位不精确，会出现外翻或内翻畸形，继发骨性关节炎。

髌 骨 骨 折

粉碎性骨折

屈曲膝关节受到打击时容易引起髌骨骨折，常见于公路交通事故中（图14.26）。

治疗

髌骨背面的剪应力十分巨大，髌骨关节表面任何髌骨关节表面的不平整，都会在日后引发关节炎。

只有将髌骨精确复位才能避免这一情况，但这通常是不可能实现的。所以最好的办法就是将髌骨切除，鼓励其早期活动。

星形骨折

髌骨外伤能引起无移位爆裂骨块，就如同糖块在包装内破碎（图14.27）。

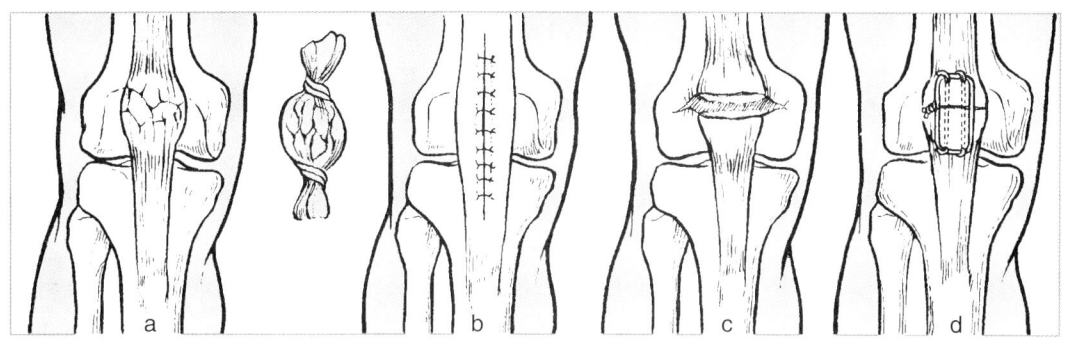

图 14.26 髌骨骨折：(a)星形骨折；(b)粉碎性骨折行髌骨切除术；(c)横形骨折；(d) 横形骨折行张力带钢丝固定术

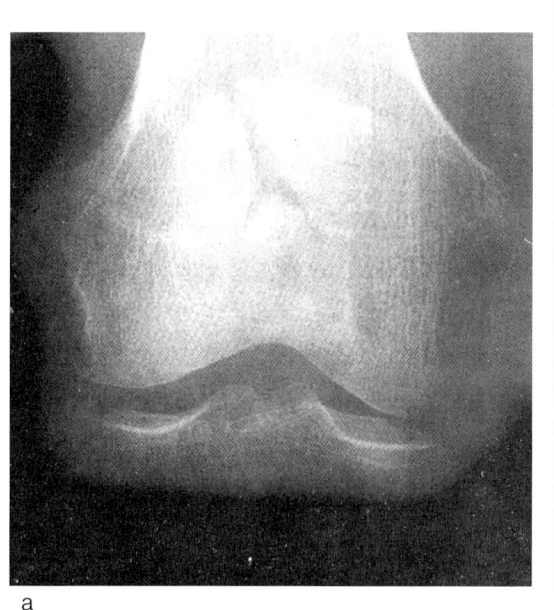
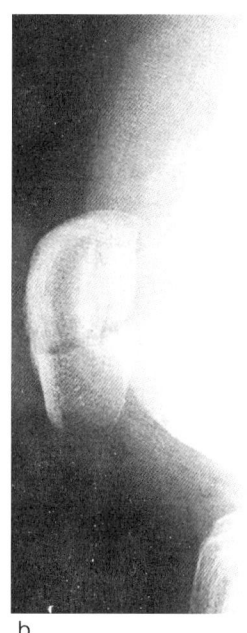

图 14.27 轻度移位的髌骨星形骨折

治疗

髌骨星形骨折可采用保守治疗先将膝关节内淤血吸出，石膏固定不少于3周，之后开始活动。

横形骨折

间接暴力可致髌骨横形骨折，例如摔伤时膝部屈曲被压在身下或走台阶踩空。这些损伤不仅撕裂髌骨，还能撕裂双侧股四头肌扩张部。

如果不治疗，骨块会明显分离，且丧失股四头肌功能(图 14.28)。

治疗

张力带固定通常就已足够。

伸肌装置损伤

股直肌断裂

股四头肌的突然强力收缩足以将股

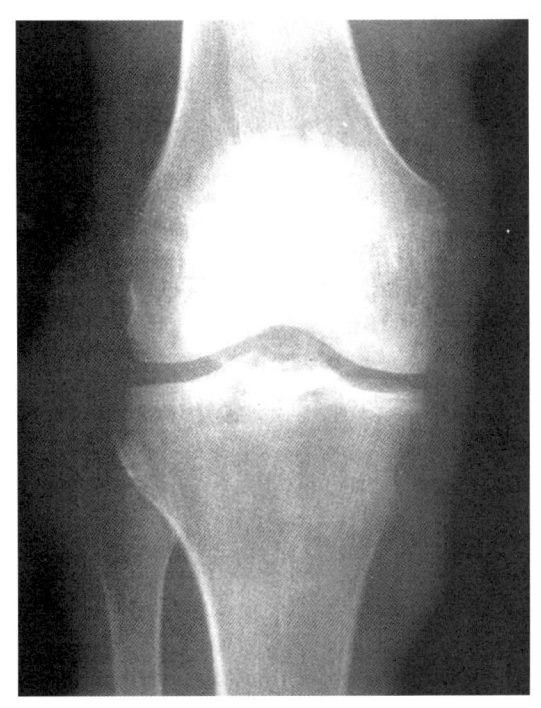 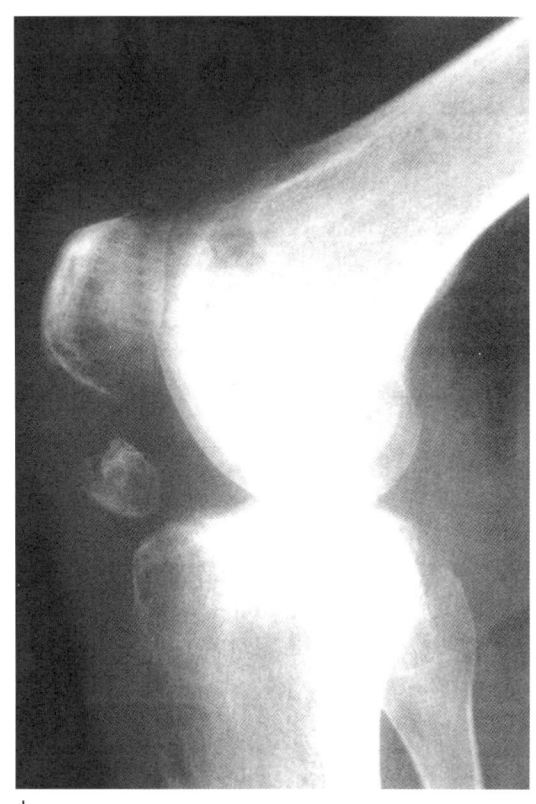

图 14.28　髌骨横形骨折后不愈合。注意髌骨及股骨的失用性骨质疏松

直肌中段撕裂(图 14.29)。患者会突然感到剧烈疼痛,且能感觉到肌肉凹陷。

治疗

除了用毛巾包裹冰袋冷敷、抬高患肢、镇痛和适当活动之外,别无他法。肌肉病损可长期可见,但功能损失可忽略不计。

股四头肌腱断裂

引起髌骨骨折的同样力量,也能引起髌骨上段股四头肌肌腱断裂。

治疗

股四头肌腱断裂必须手术修复。否则,断裂处会增大,出现股四头肌力量消失。

髌韧带断裂

髌韧带也可因屈曲暴力而断裂,像股四头肌腱断裂一样,必须手术修复。某些罕见情况下,肌腱会将髌骨下极骨质撕裂。

治疗

必须要进行手术修复,以避免伸膝障碍。

髌骨脱位

膝关节微屈时急剧扭动可引起髌骨脱位(图 14.30),此症常见于青少年,特别是韧带松弛的女孩子。髌骨脱位常由发现"膝脱位"而就医（图14.31）。

髌骨脱位后应立刻进行检查，膝关节会因关节积血而肿胀，且会因内侧结构撕裂而引起髌骨内侧压痛。

可以在X线平片上显示关节积血，或许会有脂肪液平面（见图5.1）。有时在髌骨内侧面会有骨软骨骨折。

并发症

一些患者在轻微创伤后会继发进行性髌骨脱位。复发性脱位详见相关章节。

如果关节面破裂，则有可能会发生髌股关节炎。

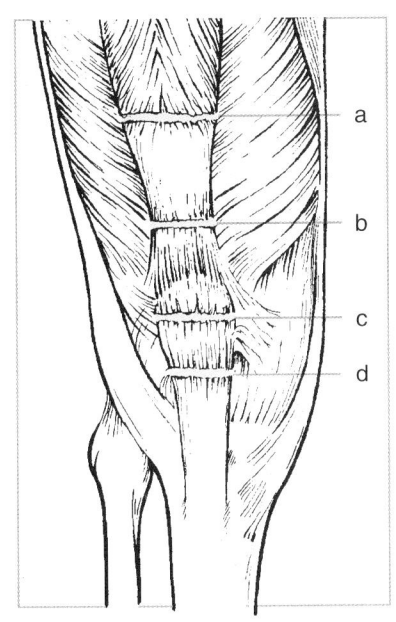

图 14.29　伸肌装置损伤的位置：(a)股直肌；(b)股四头肌腱；(c)髌骨；(d)髌腱

治疗

将关节积血吸净后，彻底冲洗关节，这种操作最好是在关节镜下进行。膝关节应该牢固绷带制动或石膏固定4周，以使内侧软组织愈合。如果韧带松弛，则应继续固定6周，将再发危险降至最低。之后可开始物理治疗，并特别注意对于髌骨稳定性最为重要的股四头肌的功能。

如果出现骨软骨骨折，则必须处理骨折。在承重部位的大骨块应固定回原位，小骨块可以切除。如果对诊断或骨块大小有疑问，就应使用关节镜检查。如果患者从前曾髌骨脱位，那么软组织理想愈合的希望渺茫，所以应缩短制动时间，应用支撑绷带或支具固定2~3周即可。

如果髌骨脱位超过三次，就需手术稳定。

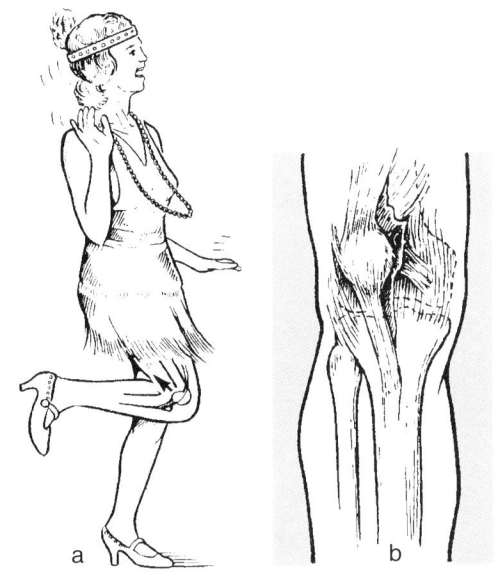

图 14.30　髌骨脱位：(a)剧烈的旋转会导致髌骨脱位；(b)脱位合并关节内侧韧带撕裂

查尔登斯舞引起，发生于舞者快速扭转并与舞伴作后续动作时。髌骨脱位有时能立刻自己复位，但是如果一直保持脱位状态，患者就会注意到自己的膝盖，并

膝关节内骨折

骨软骨骨折

负重位身体扭转或者直接外伤时，

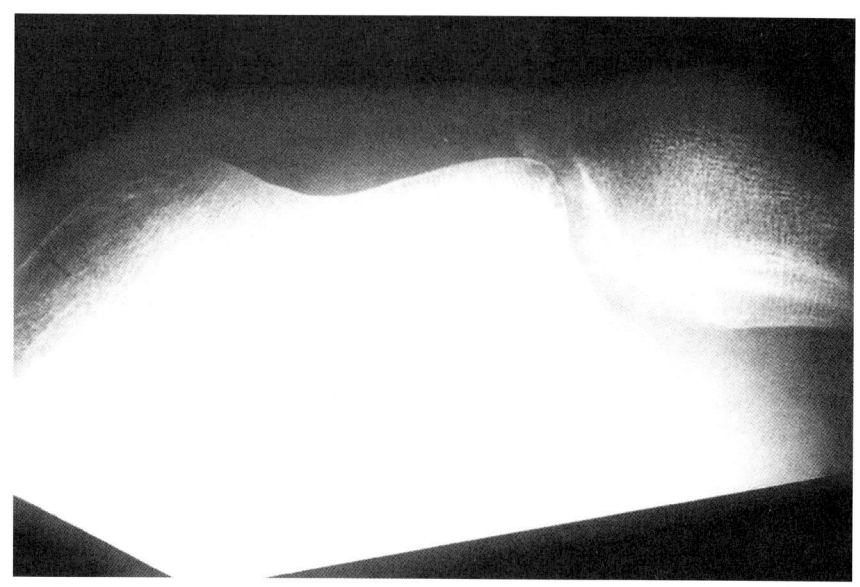

图 14.31 脱位的髌骨

关节面骨片可被剪下成为骨软骨碎片。间接暴力在青少年中更为常见，直接暴力在青年人中较常见。两者都能在侧位 X 线平片上能看到由关节积血和骨髓脂肪形成的脂性液平面。

经常漏诊的原因是关节面的游离体或损伤小而没有被检测到。如果没有治疗则会引起关节松弛。

治疗

大骨块应复位，小骨块可移除。

胫骨平台骨折

如果膝关节受到侧面暴力打击，会有以下情况出现：

1. 内侧韧带撕裂；
2. 侧面胫骨平台骨折。

如果出现骨折，常见有四种情况(图 14.32)：

1. 外侧髁像钝凿样垂直劈开胫骨外侧平台(图 14.33)。
2. 部分胫骨平台被压进胫骨形成凹陷平台骨折(图 14.34)。

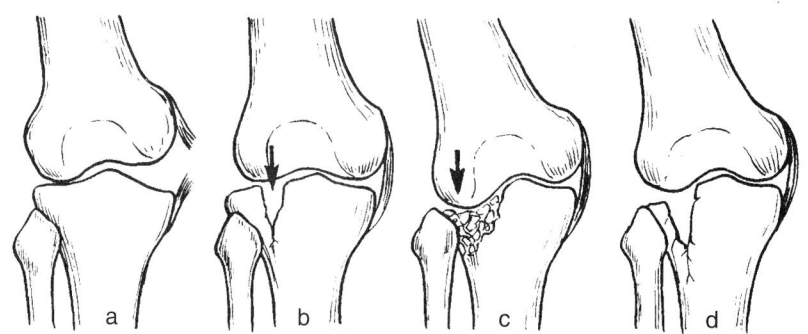

图 14.32 外力引起的膝关节外侧损伤：(a)内侧副韧带撕裂；(b)外侧胫骨平台垂直分离骨折；(c)外侧胫骨平台压缩骨折；(d)外侧胫骨平台压缩分离骨折

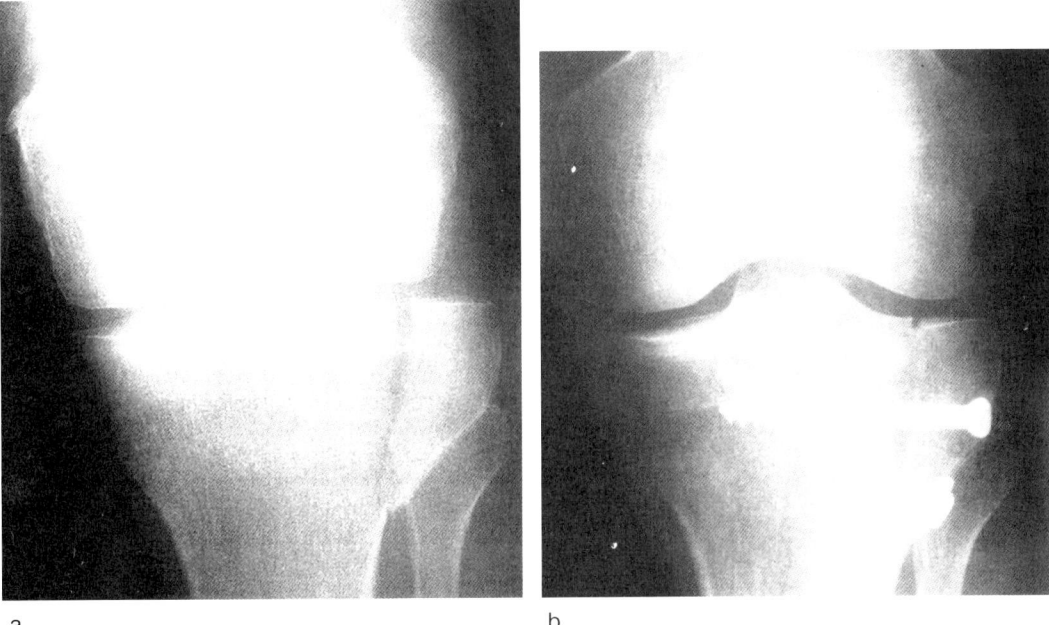

图 14.33 （a）外侧胫骨平台垂直分离骨折；(b)内固定术后。骨折线尚未完全闭合对位，这些不满意的结局说明处理这种损伤的困难

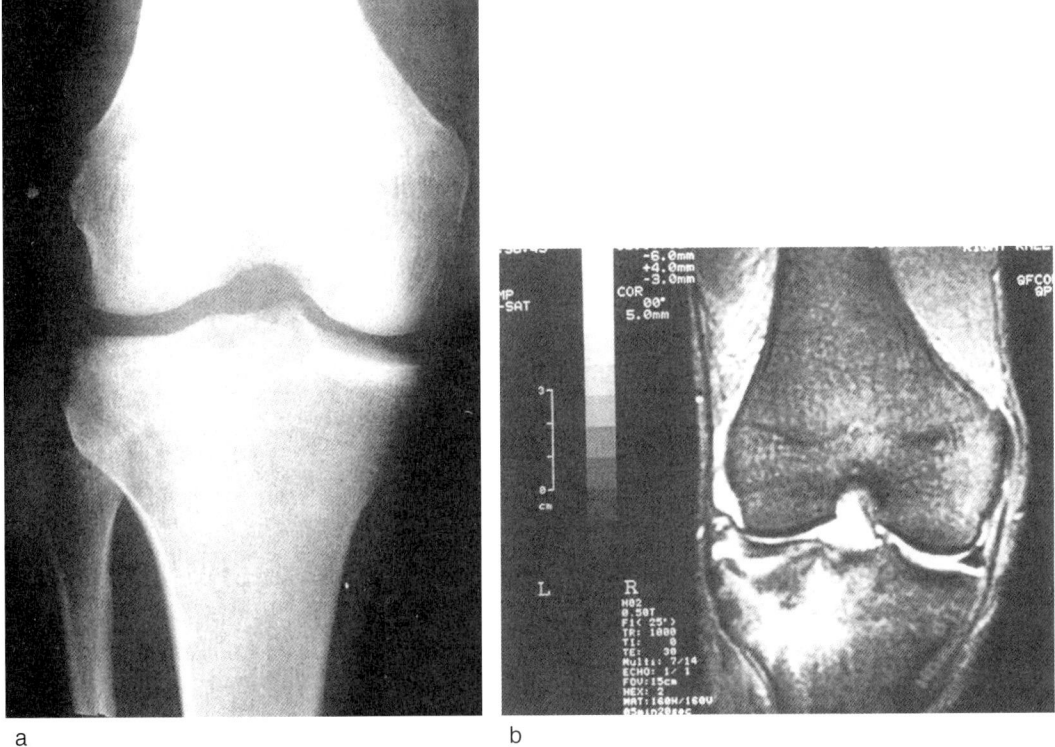

图 14.34 （a）胫骨平台凹陷骨折的前后位片，难以发现；(b)MRI 扫描可以证实

3. 两者可以同时发生。

4. 整个胫骨平台凹陷(图 14.35)。

骨折程度并不能完全在 X 线平片上显现出来，需要 CT 或 MRI 确定骨折的解剖结构。

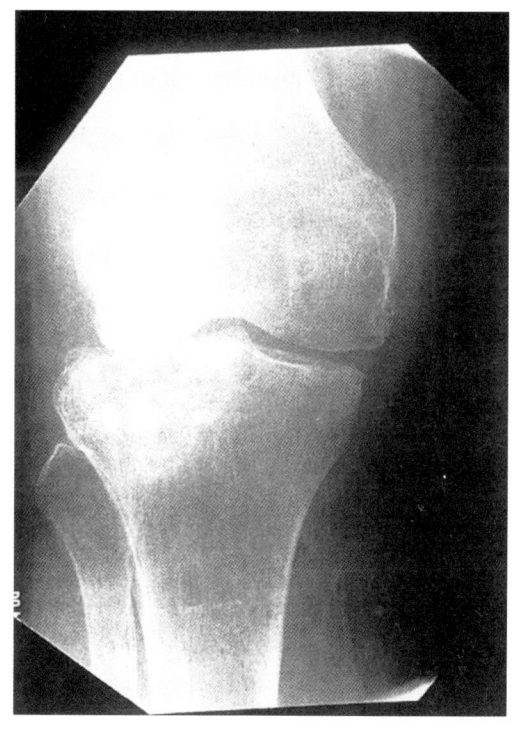

图 14.35　整个胫骨平台凹陷

治疗

从胫骨上劈裂的大骨块必须复位，以修复胫骨外形。大块凹陷骨折可以重建骨表面，但会因骨质粉碎压缩而在原位置留下空洞，此空洞需用松质骨填充。

如果胫骨平台仅轻微凹陷，可行保守牵引治疗，早期活动。骨缺损将以纤维软骨填充，患者尽管会有轻微外翻畸形，但也可恢复正常功能，对于运动要求不高的患者就已经足够，其他的患者则需重建。

膝关节韧带损伤

膝关节需要强大韧带来维持稳定。髋和肩关节可在多个方向上自由活动，活动范围由骨的形状及韧带来限制。膝关节在单平面内的活动范围被严格限制在 0°~150°，主要凭借韧带来维持其稳定性。

和骨一样，韧带不能彻底愈合或者说不能像骨那样完全恢复其强度。比起胫骨或股骨骨折来，韧带损伤给患者带来更加严重的长期影响。

韧带在 X 线平片上不显影，有时会造成漏诊，某些严重损伤的患者会带着"没有骨折"的好消息从急诊科回家。如果患者自觉腿部有些什么东西折断但骨组织完整，除非明确排除，否则都将怀疑重要韧带损伤。

前交叉韧带断裂

前交叉韧带附着在股骨上，限制胫骨向前运动，常在剧烈扭转运动中受伤断裂，或在摔倒时撞击胫骨上段前移而受伤(图 14.36)。

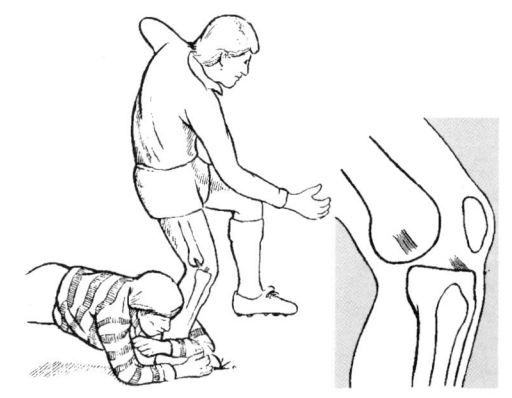

图 14.36　前交叉韧带损伤机制

急性前交叉韧带断裂是常见损伤。约80%急性关节积血由此种损伤引起，约60%的该病患者同时伴有半月板撕裂或内侧副韧带损伤。

受伤当时患者常会觉得有什么东西断了，或者会认为是骨折，甚至患者身边的人也能听到交叉韧带突然断裂的声音。有此经历患者在很多年后还会记得特别清楚。

这种不稳定性损伤在受伤当时且患部未出血和肿胀前很容易诊断，而伤后15min则因肌肉保护性痉挛和组织肿胀而难以评估。

自然病程

前交叉韧带的损伤有三种结果。大约有1/3患者不需手术就会较好愈合，可正常生活，运动也无困难。

另外1/3的膝关节甚至在平地上行走时都不稳定。这种不稳定使得患者因害怕摔倒而不敢过马路，此时需行韧带重建。

剩下1/3的患者有不同程度影响生活的失稳体验。一些人选择放弃运动或者避免某些引起症状的活动，另外一些人则更愿意手术重建。

在患者受伤当天时，没有任何办法预知确切预后。体格及骨骼粗壮的橄榄球手比体格纤细且韧带柔软的女网球手失稳症状轻，对其他类型的患者则难以预测结果。

因结果难以预测，所以对大部分患者来说最好先行保守治疗，直到结果明确后再做重建手术。

治疗

保守治疗：包括通过抽吸或关节镜清除关节内的淤血。对于可能有韧带和关节囊损伤的患者来说，使用关节镜检查较为危险，须由有经验的关节镜专家来进行检查。吸出淤血和评估关节内结构两者都很必要。

一旦将淤血清除，就要对所有肌群进行理疗恢复，特别是腘绳肌。腘绳肌能预防胫骨过度向前运动，甚至比对侧的股四头肌更加重要。

如果诊断确定，单纯前交叉韧带断裂患者不必管型固定。在某些情况下使用管型可适当的减轻疼痛，特别是患者伤后需长距离运输时。

手术：缝合修复前交叉韧带是不可能的，而且现已被淘汰。韧带斜行穿过关节滑液囊，其末端撕裂后看上去像湿透的绳头，在受伤瞬间就已经失活并在随后迅速回缩，用不可吸收线缝合修补断端难以重建交叉韧带功能。

如果进行手术，就应当按相关章节所述进行完全重建。只有在需要伤后立即恢复最佳运动能力患者中，如职业足球运动员，或者只在膝关节严重失稳的患者中，才于伤后立即建议手术治疗。

前交叉韧带撕脱

年轻患者常发生前交叉韧带撕脱，而不是韧带撕裂(图14.37)。

治疗

撕脱韧带可手法准确复位，或在关节镜下复位和内固定，通常固定6周，因撕脱韧带经常坏死，结果常难以预测。

内侧副韧带撕裂

内侧副韧带撕裂常伴随着前交叉韧

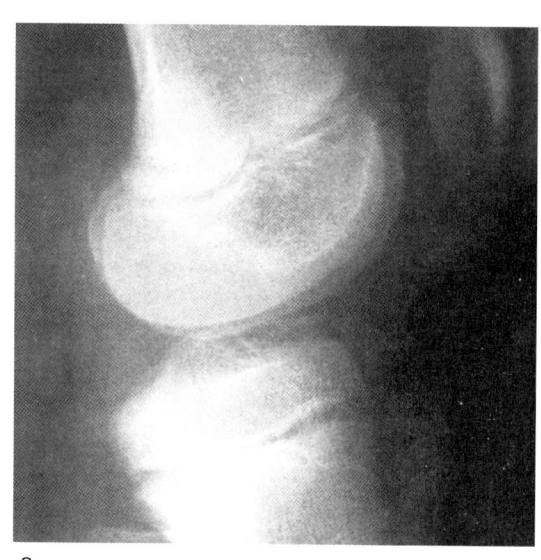
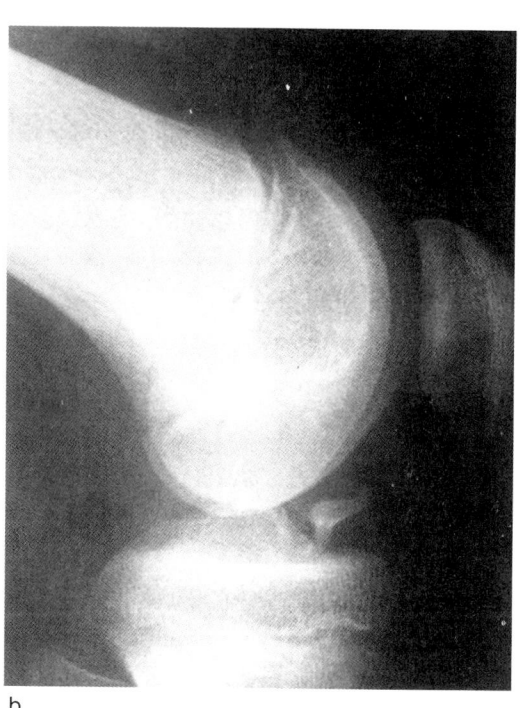

图 14.37 (a)胫骨前交叉结构的撕脱；(b)骨折片没有与平台愈合

带撕裂。单独的内侧副韧带撕裂较为罕见，但确可由外翻应力引起。在英国，养拉布拉多大狗的人常因膝侧面受撞击而引起这种损伤。

单纯内侧副韧带损伤不用手术也能良好愈合。靠近股骨附着点的损伤愈合的时候会形成X线可见的小片新骨，损伤部位的疼痛将保持多年。与疼痛相关的内侧副韧带X线表现被称为"pellegrini-stieda"病，但却不是实际意义上的疾病。

治疗

尽管单纯内侧副韧带撕裂有可能完全愈合，但谨慎起见通常需要允许膝关节适度活动的管型支具自脚踝至腹股沟固定约6周。这样可以允许膝关节有一定的活动以帮助韧带恢复功能。

对于内侧韧带和前交叉韧带联合撕裂，除非直接手术重建，否则需石膏制动6周。

后交叉韧带

后交叉韧带以两种方式被撕裂：

1. 一种损伤发生在骑摩托车或坐汽车前座时，当发生迎面对撞事故，膝关节屈曲位时被撞击胫骨上段(图14.38)。
2. 过度伸展。

另一种损伤发生于过度伸展时，伤后立即检查会发现膝关节血肿及胫骨相对股骨松弛后移。这种现象并不是肌痉挛。

自然病程

大多数后交叉韧带断裂患者未经治疗也恢复良好，许多世界级运动员都有后交叉韧带功能不全，但仍然保持着良

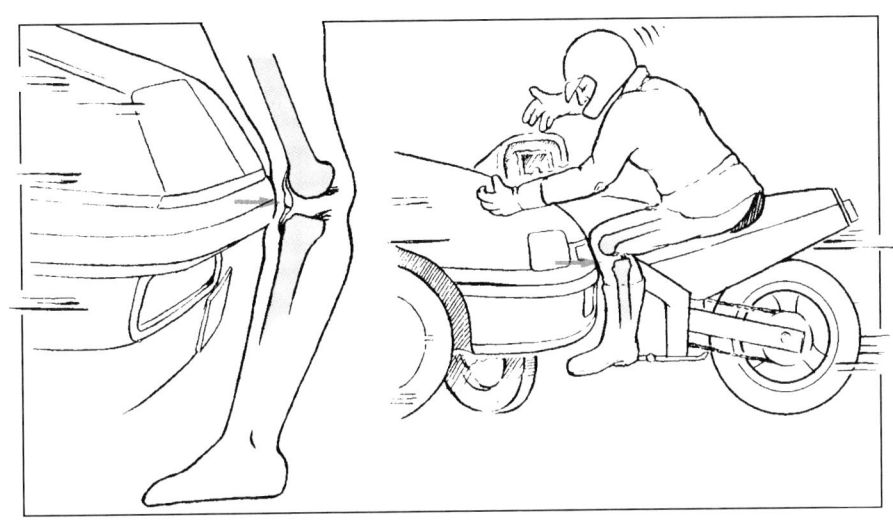

图 14.38 后交叉韧带损伤的机制是:(a)过伸;(b)膝关节屈曲时来自前方的撞击

好的竞技状态。

很少数的伴随后关节囊破裂的患者恢复很差,但在受伤当时无法知道哪些患者属于此类损伤。

治疗

保守治疗:保守治疗包括用抽吸法或关节镜清除关节内的淤血,制定积极的股四头肌锻炼计划。坚持锻炼到受伤肢体比健侧肢体更有力量为止。

手术:手术现仅适用于后交叉韧带断裂伴大块撕裂骨折时。如果撕脱骨块较大,可行后路螺丝钉固定。

许多患者没有后交叉韧带愈合的也不错,保守治疗通常是最好的治疗方法,必要时再延期重建。

外侧副韧带撕裂

外侧副韧带很少单独撕裂,本身连接股骨与腓骨,与胫骨无关,并不像其他韧带那么重要。当受伤时,腓侧神经容易损伤(30%)。

治疗

早期手术修复较保守治疗效果要好。

膝关节脱位

胫骨从股骨上完全脱位需要强大的能够撕裂所有韧带及关节囊的外力,如此严重的创伤足以损伤腘窝血管和神经,必须对血管和神经系统功能仔细评估并记录,以便发现任何可能的恶化。50%的病例可见腘窝处血管损伤,一旦怀疑周围血管损伤,血管造影是必须的。

治疗

处置包括观察神经和血管情况,警惕筋膜间室综合征。尽管可修复关节囊,但准确重建脱位的膝关节实际上没有可能。术后制动6周,后期关节失稳可择期手术处理。

如不确定有无神经或血管的损伤,可以考虑保守治疗,但如确定有血管和神经损伤,则应立即手术修复。

半月板损伤

半月板损伤在相关章节详细记述。

膝关节积血

处置

膝关节出血表明有严重损伤。大约有80%患者在膝关节主要韧带损伤时伴有关节积血，最常见的是前交叉韧带损伤，15%出现髌骨脱位，5%出现其他问题包括骨软骨骨折，关节内骨折和关节囊破裂。关节积血的治疗原则包括两方面：

1. 清除关节内积血。
2. 明确诊断。

关节内积血就像超强力胶水，如不予以清除将会在关节内凝集粘连，限制关节运动。即使没有粘连，血块也会刺激出严重的滑膜炎，需要很多星期才能吸收。基于以上原因，清除关节内积血将使功能更快恢复。

治疗

因为关节积血常提示严重损伤，所以必须明确诊断，尽早进行治疗。可能需要用关节镜清除积血并明确诊断，但是这是有困难的。

如果不能使用关节镜，应尽可能将关节内积血吸净，并在吸取液体中检查有无脂肪液滴。脂肪只能来源于骨折部位，或者在严重挫伤造成膝关节与皮下脂肪相通时进入膝关节腔。如果膝关节内存在脂肪液滴则表明损伤严重，在侧位X片可见脂性液平面(图5.1)。

如果诊断仍不清，应对膝关节行MRI检查或CT扫描。并不建议患者石膏或绷带制动2周后再门诊复诊，因为这样会引起关节内粘连，肌肉失用性萎缩，延迟确定性的治疗，比如骨软骨片的复位。

胫腓骨骨折

单纯腓骨骨折

单纯腓骨骨折有三种情况(图14.39)：

1. 小腿外侧的直接创伤引起腓骨横形或粉碎性骨折。
2. 扭伤引起的螺旋形骨折。腓骨

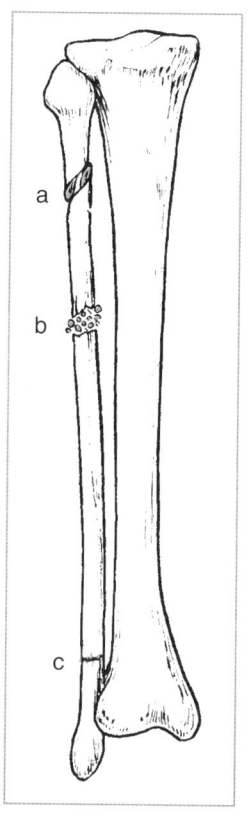

图14.39 单纯腓骨骨折：(a)螺旋形骨折；(b)直接暴力引起的粉碎性骨折；(c)疲劳骨折(应力骨折)

上段单独骨折时，特别注意是否伴随踝关节骨折，此种联合骨折被称为Maisonneuve骨折，保守治疗的效果很差。任一表面上的单纯腓骨骨折都必须行X线检查，以避免错过胫骨骨折（图14.40）。Maisonneuve、Monteggia 和 Galeazzi 骨折有很多相似之处。

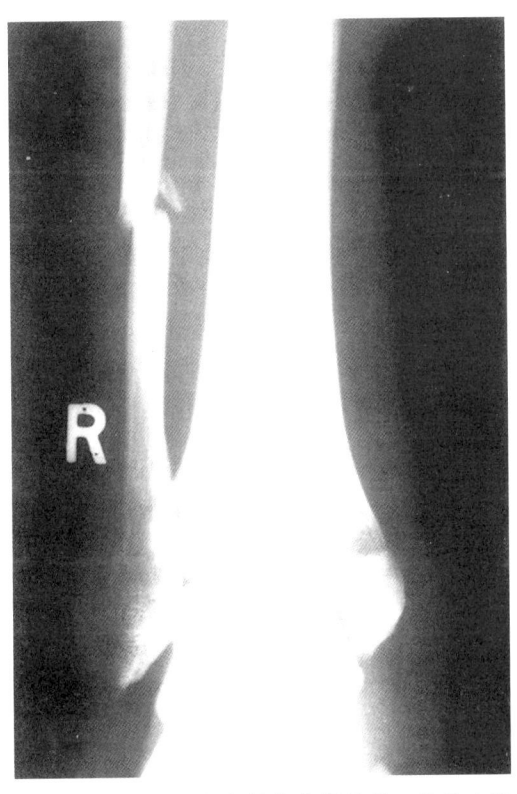

图14.40 腓骨骨折合并有内踝骨折，这是由于足旋前外伤造成

3. 长跑运动员承受的反复应力刺激能引起疲劳骨折，通常刚好位于下胫腓韧带上方（见图15.2）。

查体可见骨折部位触痛伴皮下淤血。因腓骨是构成踝关节组成的一部分，活动踝关节会造成腓骨骨折部位的异常活动，所以查体时背屈踝关节会引发疼痛。只要胫骨保持完整，患者就能通过下肢负重，但通常会出现尽量避免足跟着地行走的步态。

治疗

如果骨折没有移位，胫骨完整，且活动没有疼痛就不需要固定。如果活动后疼痛，则需管型石膏固定踝关节。

疲劳骨折需要制动。

单纯胫骨骨折

腓骨完整，胫骨骨折有三种情况引起（图14.41）：

1. 直接创伤。
2. 少见的扭伤。
3. 反复应力可能引起胫骨中上1/3连接处的疲劳骨折。这种情况常见于长

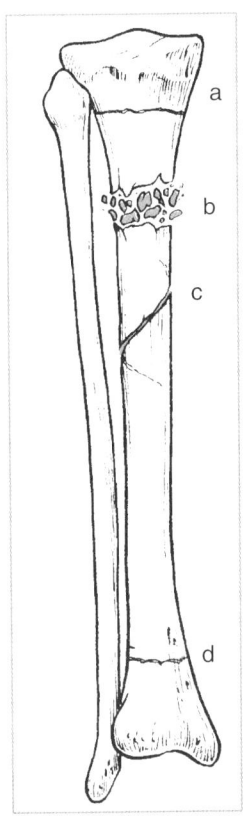

图14.41 单纯胫骨骨折：(a) 胫骨上端疲劳骨折；(b) 粉碎性骨折；(c) 螺旋骨折；(d) "靴顶"骨折

跑运动员、跨栏运动员或者过度跳跃的男芭蕾舞演员。

注意：胫骨先天性假关节形成不是真正的骨折，治疗见相关章节。

治疗

治疗这种骨折同胫腓骨双骨折一样。表面上维持完整腓骨似乎有用，但完整的腓骨常使胫骨断端分离（图14.42，14.43），所以有必要切除腓骨以维持胫骨的满意对位。

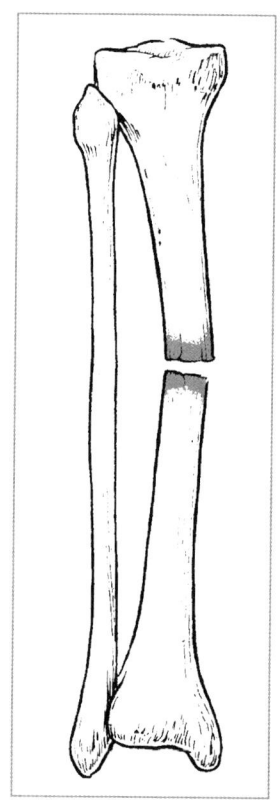

图14.42 单独胫骨骨折。如果仅仅胫骨骨折，完整的腓骨会使断端分离

胫腓骨双骨折

胫腓骨双骨折是常见的损伤，占用了骨科的大量时间。道路交通事故和运动场扭伤是最常见的原因。

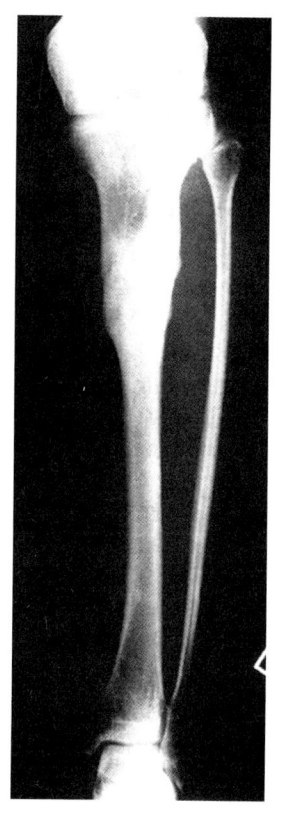

图14.43 在这种单独胫骨骨折中，骨愈合但是丢失了长度，腓骨相对变长，引起腓骨小头脱位

并发症（图14.44）

- 骨不愈合
- 延迟愈合
- 畸形愈合
- 血管损伤
- 软组织损伤
- 皮肤缺损
- 筋膜间室综合征

骨不连常见于胫骨中段骨折，常由于开放骨折、骨折处污染严重或者伴有大面积软组织损伤的高速度损伤引起。骨不连罕见于低速创伤导致的闭合性骨折引起，常更多地继发于道路交通事故而不是运动损伤。

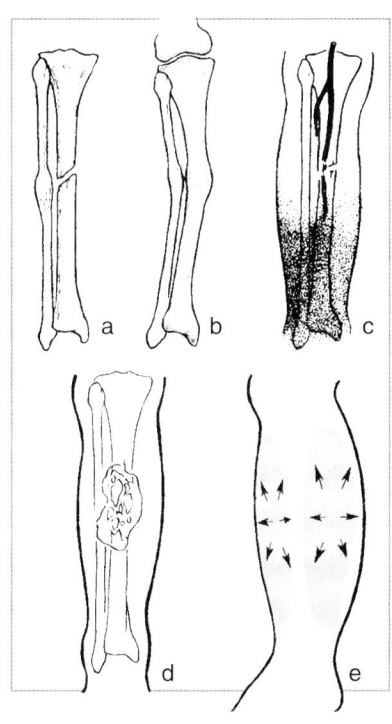

图 14.44　胫腓骨双骨折：(a)胫骨不愈合而腓骨愈合；(b)畸形愈合引起膝与踝关节骨性关节炎；(c)血管损伤引起足部缺血坏死；(d)骨折后皮肤坏死；(e) 筋膜间室综合征

如果出现骨不连，则需行骨移植及钢板内固定治疗。

骨延迟愈合在骨不连患者中较为普遍。

畸形愈合也常见，且会增加膝和踝关节磨损，最终导致骨性关节炎。

血管损伤会导致足踝坏疽。若怀疑血管被严重拉伸或挫伤，应密切观察血液循环并妥善记录。神经伤常伴随血管损伤。

胫腓骨骨折周围软组织的损伤会影响肢体功能，处理软组织损伤比骨折更为困难。

胫骨表面深达皮下的皮肤缺损是一特殊问题。骨质暴露后不能很好愈合，常需整形外科医生帮助用皮瓣覆盖缺损，任意皮肤覆盖都比没有要强，但通过显微外科手术获得带蒂皮瓣移植的效果最好。交腿皮瓣也是一种选择。

筋膜间室综合征：闭合骨折在封闭的筋膜间室内引起出血和水肿，如果不及时处理就会引起筋膜间室综合征。如果一个患者胫骨骨折后出现小腿紧张，伴有被动伸展功能丧失和感觉减退，那么必须对小腿的四个间室进行减压。切除 5cm 长带骨膜腓骨可以减压，大切口皮肤筋膜切开也可达到同样效果。

治疗

治疗应开始于事故现场。

紧急处理：开放性骨折的伤口应以可用的最清洁敷料覆盖。为方便送往医院，伤肢应与另一条腿固定在一起。很多救护车都配备的充气夹板则效果更好。胫骨骨折的失血量介于 1~3U 之间，除非伴有其他部位出血，一般不需要输血。

明确性治疗：骨折块要采取以下的方法将其固定于复位后的位置 10~16 周。

1. 石膏固定；
2. 内固定；
3. 外固定。

> **胫腓骨骨折治疗选择的简要总结：**
> - 稳定——石膏固定
> - 不稳定——内固定
> - 污染且不稳定——外固定

石膏管型固定：在全身麻醉下行骨折复位，管型石膏自腹股沟延伸到足趾头(图 14.45)。除非非常熟练，最好将石膏管型分为几个阶段，开始时先缠绕小腿若绑腿样，后逐渐向膝上和足下延伸。

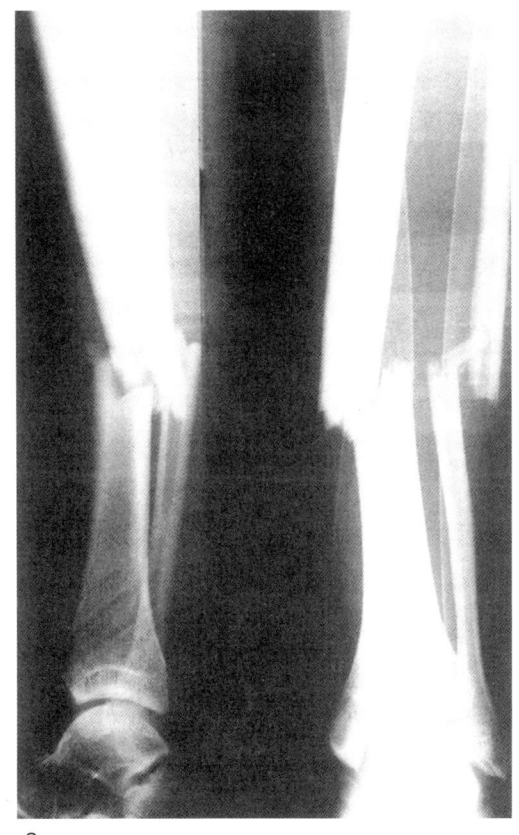 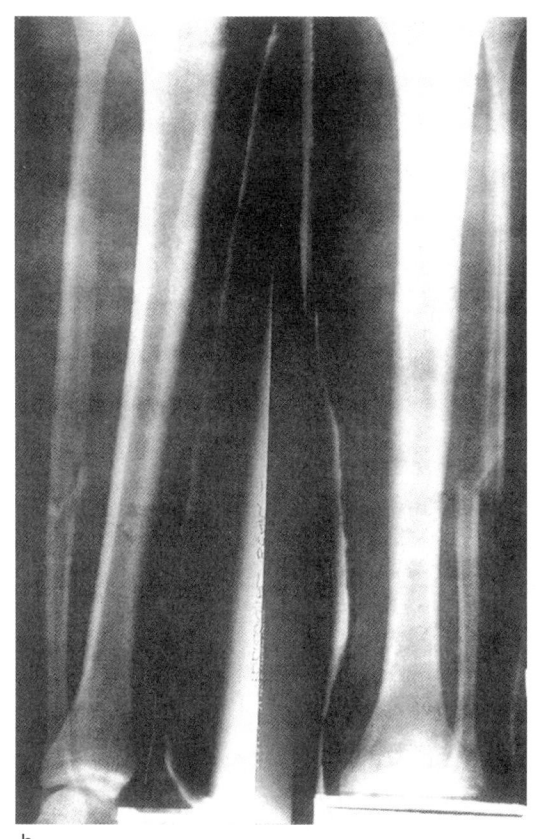

图 14.45 (a)胫腓骨双骨折;(b)采用闭合复位石膏制动治疗

在第一个 24h 内必须要仔细地观察足部血运。

复位后立即 X 线检查,24h 后,1 周后,2 周后及伤后每月都复查 X 线检查。如果骨折稳定而且复位位置满意,那么在 1 月后可以进行足跟着地和进行负重锻炼。

不稳定骨折和多发骨折是内固定治疗的指征。钉板系统,螺钉,钢针和髓内针都可使用。方法的选择取决于骨折类型(图 14.46)。尽管完全解剖复位固定很具吸引力,但手术会对肢体造成二次创伤,有可能继发感染。

如果伤口污染或皮肤缺损较大,应行外固定。外固定不如钢板或髓内针那么结实,但也能维持复位直到软组织愈合。尽管外固定看起来不雅观,但患者可以耐受。

治疗方式的选择取决于骨折断端的形状和软组织损伤的状况。

如果胫骨横断骨折断端没有错位,那么就是稳定骨折。若骨折纵向确实稳定,只要患者能忍受,就可带长腿管型石膏尽早进行完全负重。只要骨痂形成且骨折稳定,长腿石膏管型就可以换成到髌韧带负重石膏或到膝下石膏。此时间通常是伤后 8 周,到 12 周后可完全拆除。

扭伤引起螺旋骨折通常都不稳定(图 14.47),若断端呈蝶型则稳定性更

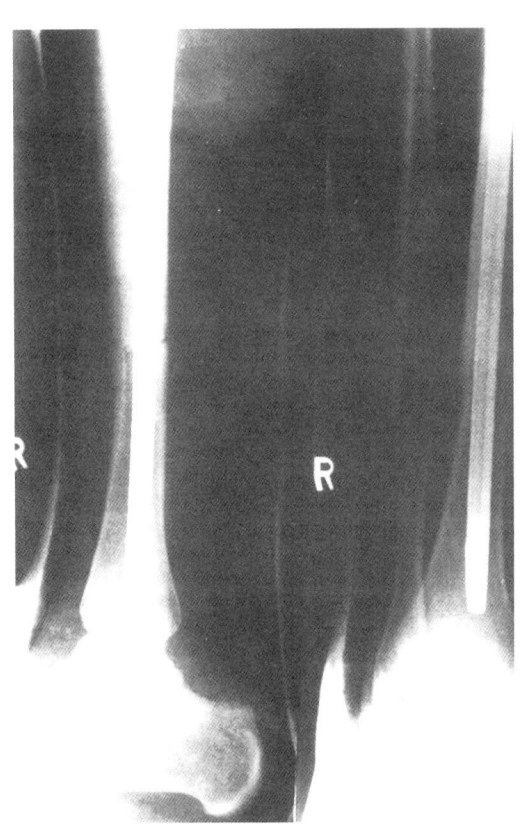

图 14.46 髓内针内固定治疗胫骨横形骨折。髓内针太短,可以保证力线,但是不能控制旋转,锁定髓内针更安全稳定

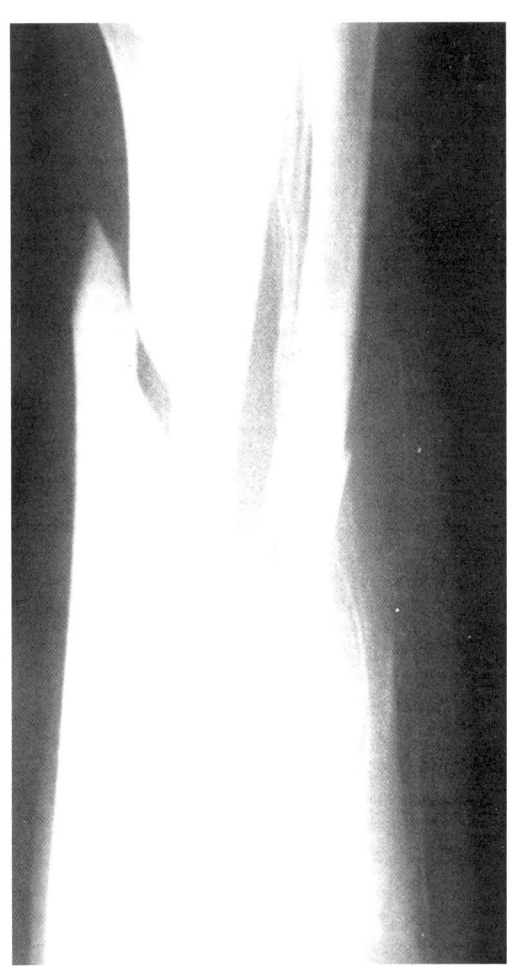

图 14.47 非常不稳定的胫腓骨螺旋形骨折

差。这些骨折通常使用钢板或髓内针内固定。

节段性骨折时胫腓骨都有两处骨折,中间骨块活动且非常不稳定,最好使用交锁髓内针固定。

"靴顶"骨折:滑雪靴将脚踝牢固过紧,以至于突然减速时会使小腿于靴顶部骨折。这类骨折稳定性差,通常需要内固定。

污染骨折常见于道路交通事故中,通常属粉碎性和不稳定性骨折。

创口应在全身麻醉下进行细致的清创,清除所有异物和坏死组织。

如果近端和远端的骨质能有足够长度维持钢针固定,使用外固定架治疗开放性骨折较为理想。扩髓或不扩髓交锁髓内针固定也会有极好效果。如果这两种方法都不能使用,应行跟骨骨牵引。当伤口愈合后,患者外固定维持下出院或对骨折行最后治疗。

较少考虑使用钢板螺钉等内固定手段治疗开放骨折,因为污染多发生于不稳定而不是稳定骨折。这常常造成互相矛盾的难题,所以为安全起见,最好在检查阶段就牢记,内固定只用于清洁及健康组织中。

"潜在性开放"骨折也就是皮肤被骨折断端自里往外刺破，尘土和衣物可在受伤时被带入体内，故必须谨慎清创。此种骨折与其他开放骨折一样危险。

踝关节损伤

在 1769 年 St. Bartholomew 医院的 Percivall Pott 先生描述了腓骨远端骨折并距骨外侧脱位。Pott 骨折也常用宽泛地应用于描述任何踝关节的骨折脱位。因 pott 描述骨折类型十分罕见，所以很容易引起混淆。不同发病机制引起不同的骨折类型，且每种骨折的治疗方式都不相同。

踝关节处骨折包括三个部位：
1. 胫骨内踝。
2. 腓骨远端，包括外踝。
3. 后踝或胫骨后缘。

三条韧带易被撕裂(图 14.48)：
1. 下胫腓韧带。
2. 内侧副韧带。
3. 外侧副韧带。

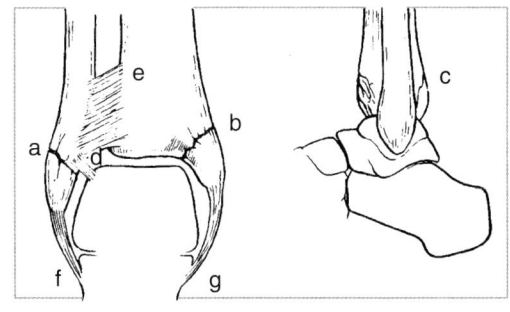

图 14.48 踝关节可能损伤的结构：(a)外踝；(b)内踝；(c)后踝；(d)前下方距腓韧带；(e)下胫腓联合；(f)外侧副韧带；(g)内侧副韧带

常有四种外力引起损伤(图 14.49)：
1. 外展。

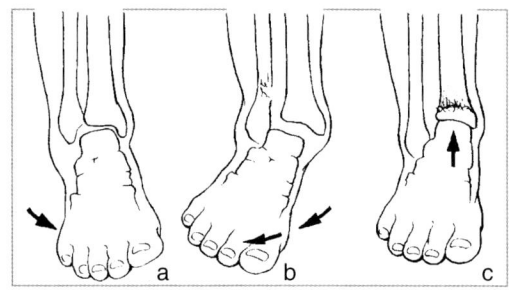

图 14.49 踝关节损伤的外力：(a) 内收；(b)外展；(c)垂直暴力

2. 内收。
3. 外旋。
4. 垂直压迫。

严重程度分五级(图 14.50)：
1. 单独的韧带损伤。
2. 韧带损伤及单踝骨折。
3. 韧带损伤及双踝骨折。
4. 韧带损伤及三踝骨折。
5. 韧带损伤合并下胫腓关节分离及骨折。

治疗原则

可保守或手术治疗。两种方法都需纠正引起骨折的运动和维持足的复位。在一些患者单独手法复位就可获得良好位置，但若骨折不稳定或踝关节受累，则需要内固定治疗。

选择内固定或是保守治疗需要依据骨折类型、稳定性和患者年龄。

保守治疗

保守治疗应于 10d 后复查 X 线以确保骨折无移位，石膏管型固定至少 8 周。如果骨折稳定，骨折 4 周后可允许承重。拆除石膏后的理疗有助于恢复踝关节运动功能。

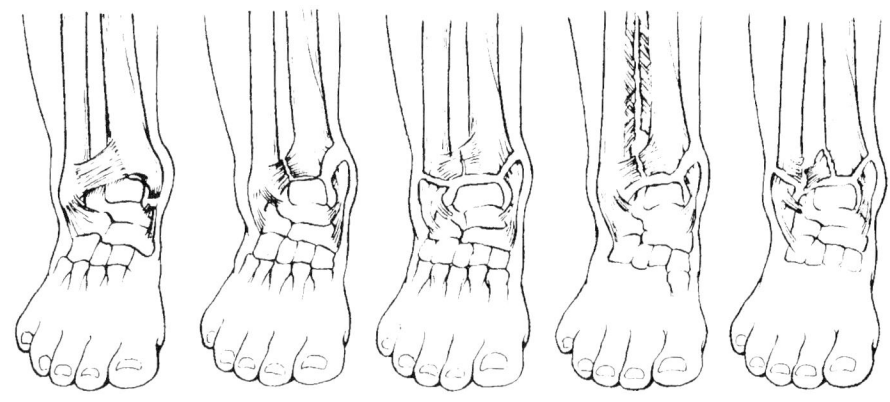

图 14.50 严重踝关节损伤。不同的韧带损伤和骨折

内固定

内固定有两个主要目的：

1. 重建关节表面。
2. 建立稳定关节。

一旦达成上述两个目标，踝关节可自由运动和早期活动。反之，则石膏管型制动。

并发症

踝关节骨折脱位的主要并发症是畸形愈合、继发创伤性关节炎。因为踝关节处于身体的最低点，承受身体的所有重量，甚至关节面仅轻微缺陷就会引起退行性变。但若踝关节对线良好，其功能也可能会意想不到的好（图 14.51）。

外展损伤

作用于踝关节的外展暴力可以撕裂三角韧带或者将内踝从胫骨上撕脱。外展暴力也能在关节面水平撞断腓骨远端部分，但下胫腓韧带完整的。内侧损伤会引起严重的软组织肿胀。

治疗

此类骨折很难用石膏管型固定。最初的复位位置可能较好，但随着肿胀消退，石膏管型逐步松动，骨折容易滑动错位。内固定更为可靠，可允许早期活动。

内收损伤

因常有强大旋转变形因素存在，单纯内收损伤较为罕见。

踝关节扭伤

通常最常见的踝关节损伤是踝关节扭伤，当踝关节处于跖屈位时，足部突然内翻引起距腓前下韧带部分撕裂。患者伤后即感疼痛，查体时有韧带部压痛，或者关节积血。

治疗：强力弹性支持带固定常可减轻疼痛，有些患者尚需膝下管型石膏固定。

伤后 10d 疼痛消退，但不适感觉会持续 8~12 周左右。如果踝关节再次意外扭伤，疼痛甚至可持续 2 年左右。

外侧副韧带断裂

无骨折时也可发生外侧副韧带断

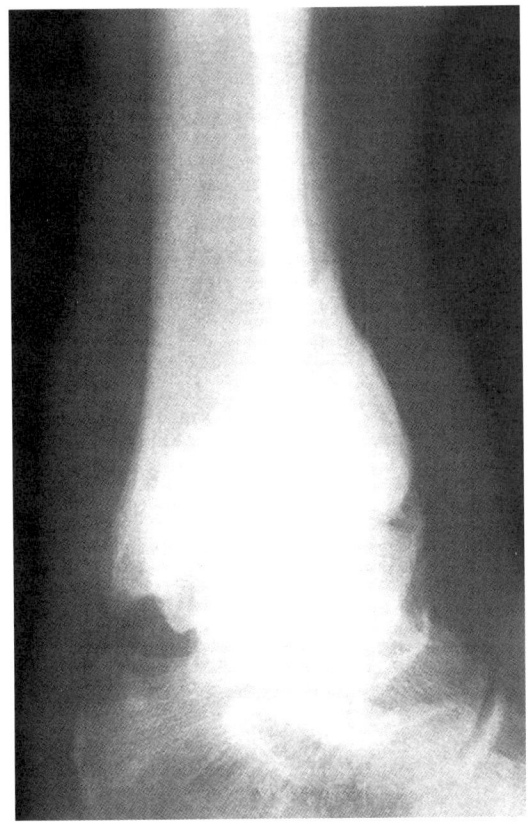
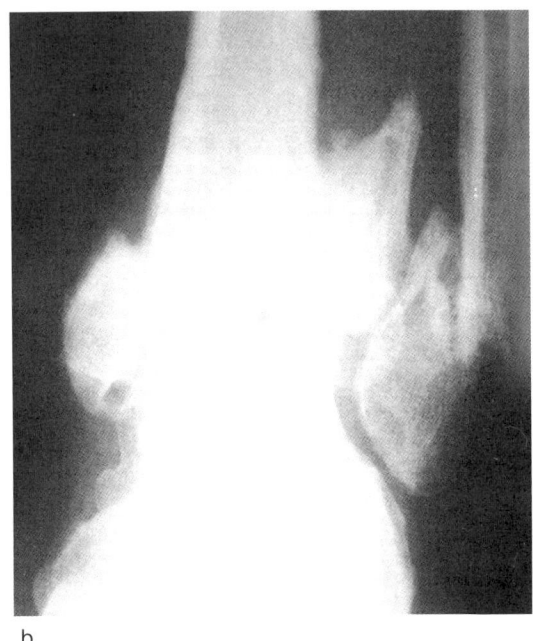

图 14.51 严重踝关节骨折脱位后的畸形愈合。足部功能好得令人惊讶，原因于足部与胫骨在正位上的正确立线

裂，X 线片平通常正常。可依据病史、查体作出诊断，应力位 X 线平片可显示异常动度。

治疗：保护性制动 4~6 周。

并发症：外侧副韧带断裂后可继发踝关节失稳，可能需要后期的重建。

外踝撕脱骨折

外侧副韧带足够强大可致外踝撕脱性骨折。

治疗：这种损伤更应被视作严重扭伤，而不是腓骨骨折。疼痛可以相当剧烈，以至于需要膝下石膏管型固定。如果撕脱骨块大于 1cm，则应给予复位及固定。

踝部骨折

内收损伤时，外力使内踝和其余胫骨分离，也可造成外踝撕脱骨折，撕脱骨折块有时可能很大。

治疗：无移位骨折可用膝下石膏管型固定治疗。移位和不稳定骨折需行内固定。

外旋损伤

足部外旋使距骨抵于外踝，紧张并撕裂三角韧带或内踝，侧位 X 线平片上的损伤可能更为严重（图 14.52）。腓骨会

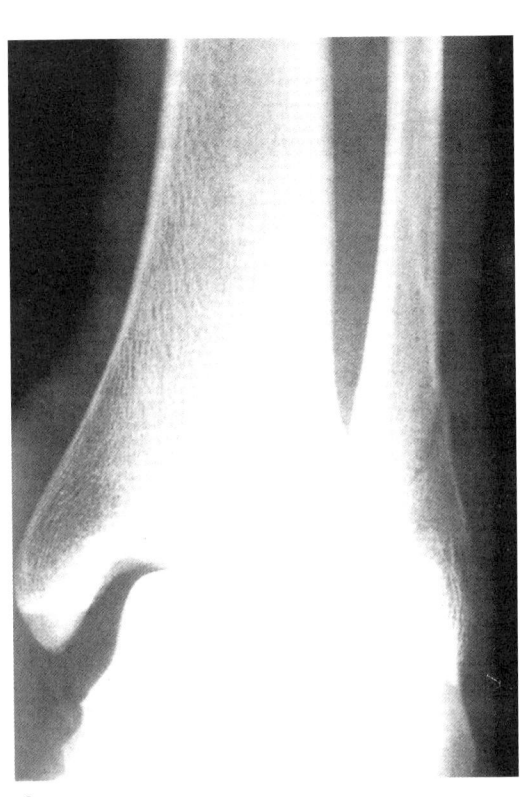 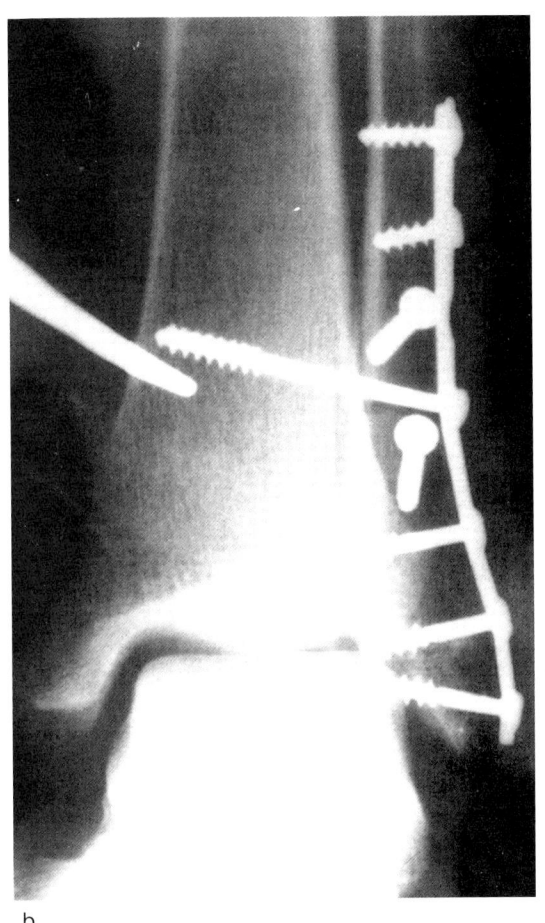

图 14.52 踝关节外旋损伤正位术前片(a)。内固定术后(b)。距骨和外踝外侧移位。注意:如果腓骨已经复位,拉力螺钉就没有必要

于下胫腓韧带以下水平骨折,胫骨后方骨质亦可骨折(后踝骨折)。腓骨骨折有时远远高于踝部。

治疗:这些骨折非常不稳定,通常需要内固定来修复胫腓关节和踝关节表面(图 14.53)。如果后踝骨折累及关节面的1/4,也需复位和固定。

下胫腓分离

严重外旋损伤可引起下胫腓关节完全分离,合并腓骨高位骨折(图 14.54)。

治疗:固定腓骨干骨折后用横形螺钉固定下胫腓联合分离(图 14.55)。术后8周时下胫腓韧带已经愈合,应将螺钉取出。正常情况下,胫腓骨之间存在轻微活动,若螺钉穿过下胫腓韧带联合处则会妨碍这种微动。如果不将螺钉取出,要么螺钉断裂,要么踝关节强直。

垂直压缩损伤

踝关节垂直压缩或过度背伸,会引起胫骨前部皮质骨的粉碎性压缩骨折。此骨折常由患者高处坠落时,足跟部接触突起的物体,使的其向上运动引起。

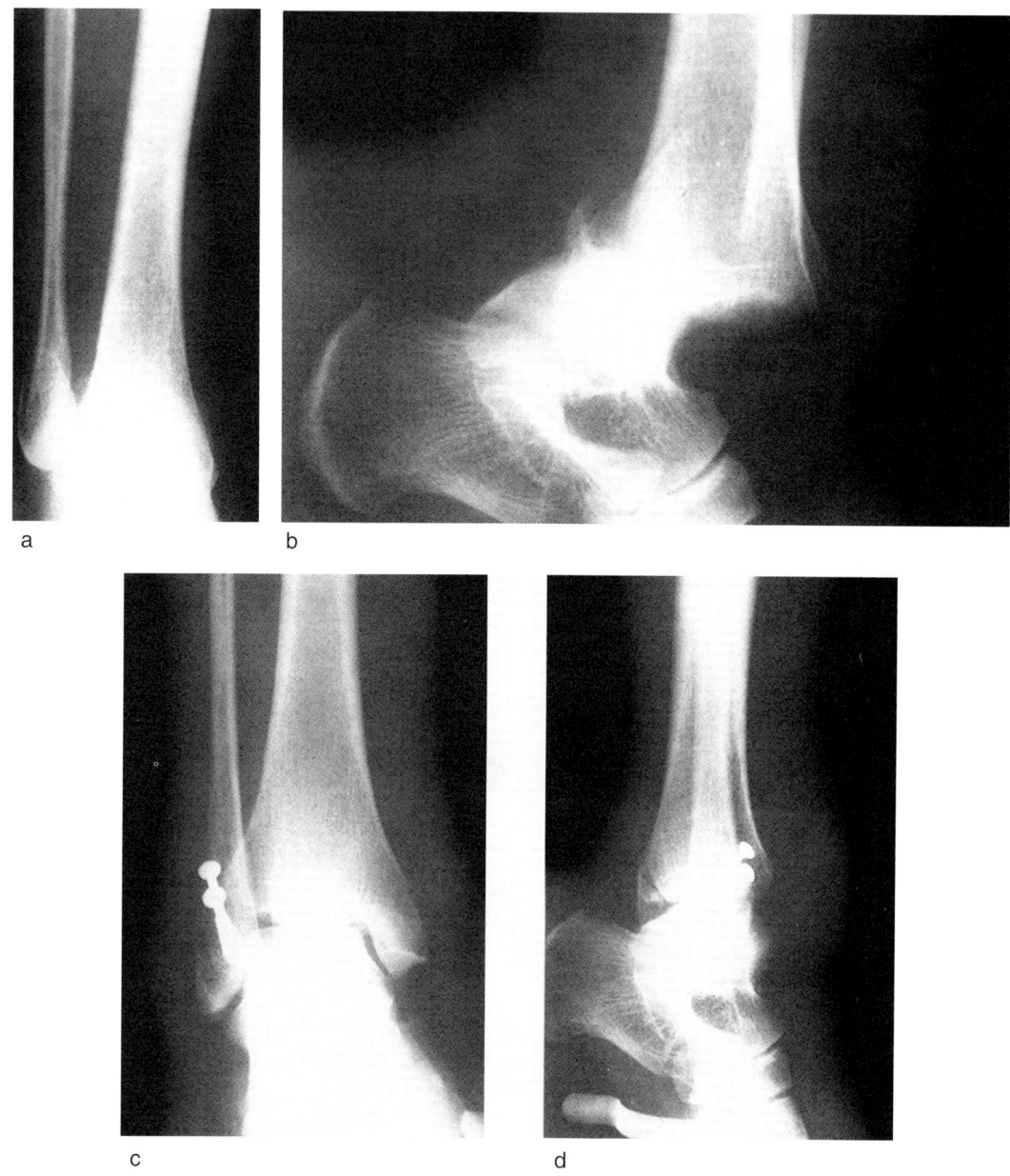

图 14.53 (a,b)外旋损伤引起的有后踝骨折的踝关节损伤的正侧位 X 线平片。(c,d)外踝切开复位内固定术后

治疗:因胫骨关节面粉碎,骨折极不稳定,必须用钢板内固定,必要时骨移植填充缺损。治疗目的是构建与距骨有正常关系的关节面。可应用关节化外固定器,一方面维持正常长度,一方面允许踝关节运动。

跟腱断裂

跟腱断裂可出现于急速前冲动作,

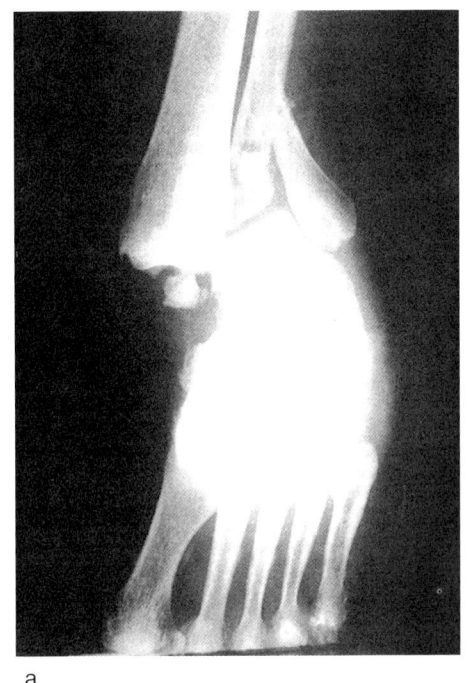
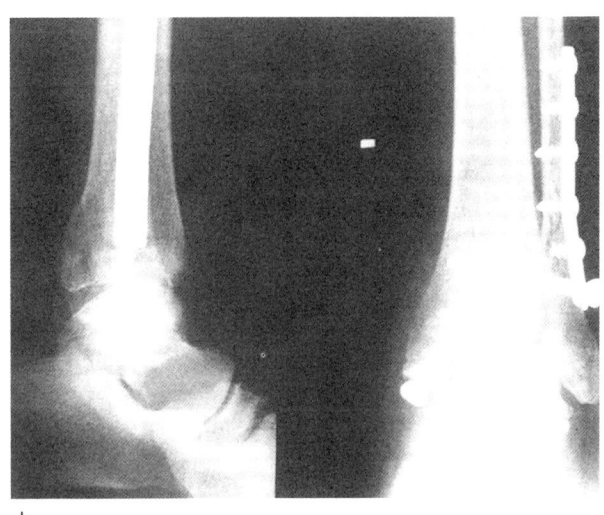

图 14.54 (a)外展外旋损伤造成的腓骨骨折、后踝和内踝骨折。(b)切开复位内固定术后

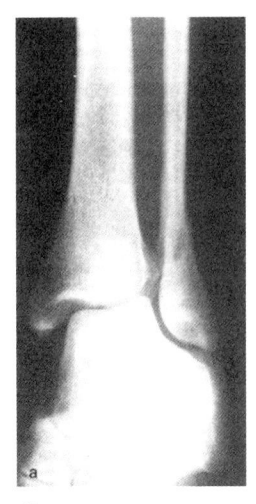
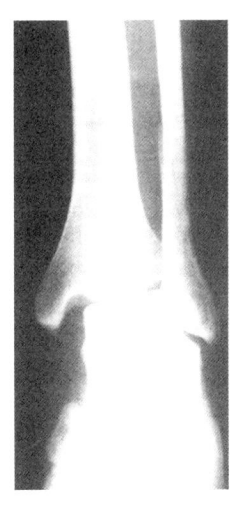
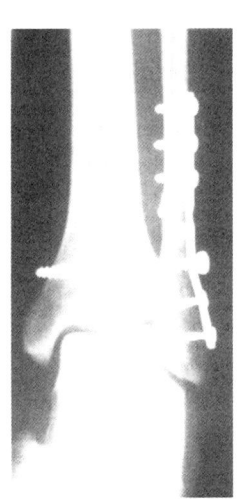
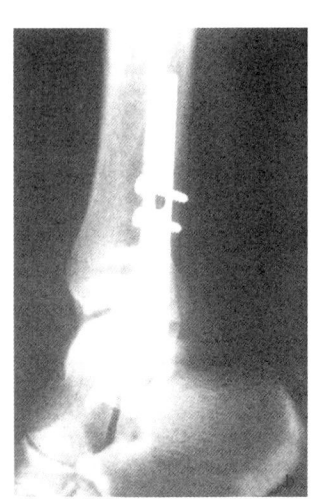

图 14.55 外展外旋损伤引起的腓骨骨折(a)及内固定治疗(b)

多见于运动场上或人群拥挤等场合,同样的运动也能使腓肠肌头部撕裂。患者会觉得有人踢了自己的跟腱。伤者常会描述被踢、转身、冲向身后的人去报复(很多情况下都是警察)这一奇特经历。

查体时会发现跟腱周围肿胀,跟腱处出现凹陷。因为跟腱腱鞘断裂,挤压试验常呈阳性(图 14.56)。

治疗

可采取保守或手术治疗,两种方法要求断端相连接直到愈合。可尽量屈曲

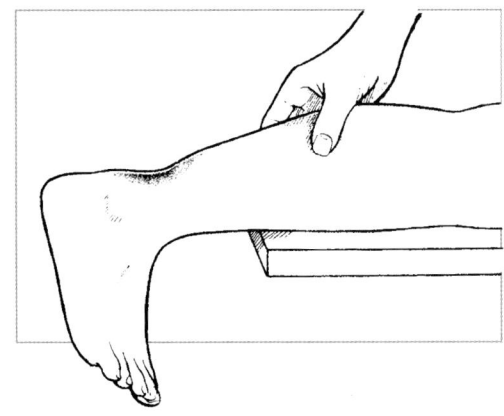

图 14.56 跟腱挤压试验。如果跟腱断裂,挤压腓肠肌后足无活动

踝关节行膝下石膏管型固定。因跟腱断面不整齐,手术常比较困难,手术时能看到断端若毛刷状。但患者大多愿意手术治疗,尤其是运动员。

保守和手术治疗都需石膏管型制动。膝下踝关节屈曲管型固定4周,然后更换中立位石膏制动3周,然后拆除石膏。鼓励患者穿带鞋跟的鞋走路8周以上,但注意不能赤足行走。

管型石膏去除后,超声波理疗减少肿胀,物理治疗促进运动功能恢复。直到恢复最大动度之前不能剧烈运动,一般至少需16周或者更长时间。

距骨和跟骨骨折

距骨骨折

足部扭伤、暴力背屈或自下向上的撞击均可引起距骨骨折。

距骨参与组成踝、距下和跗骨间关节。如果距骨骨折,所有这些关节的功能都会受到影响。

距骨骨折有三种类型(图14.57):
1. 距骨体骨折。

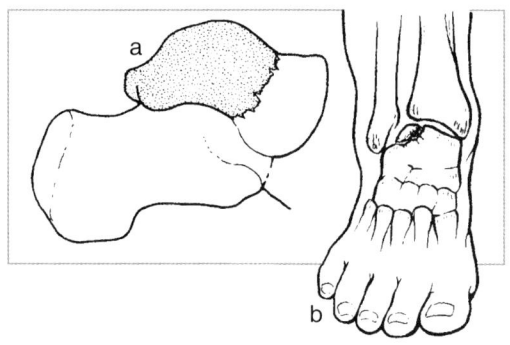

图 14.57 距骨骨折:(a)颈部骨折会引起局部无菌性坏死;(b)距骨的骨软骨骨折

2. 距骨颈骨折。
3. 骨软骨骨折。

并发症

距骨颈骨骨折很严重,通常有以下并发症:

1. 若距骨从皮下严重突出时,会引起皮肤坏死。
2. 骨不连。
3. 距骨颈骨折切断距骨体部的血供,引起无菌性坏死。
4. 距下关节和距舟关节迟发性骨性关节炎。
5. 未发现的骨软骨碎片后期作为游离体切除。

治疗

距骨颈骨折必要时可通过切开复位内固定恢复正常位置,避免应力作用直到愈合。

距骨体骨折无法准确复位时,可于疼痛忍受范围内早期锻炼。

跟骨骨折

足跟撞击可引起跟骨骨折,大部分由高处坠落引起。因为跟骨是松质骨,于外伤当时就会压缩爆裂，使得解剖复位十分困难(图14.58)。皮质骨骨块正常复位后的空腔必须骨移植填充。

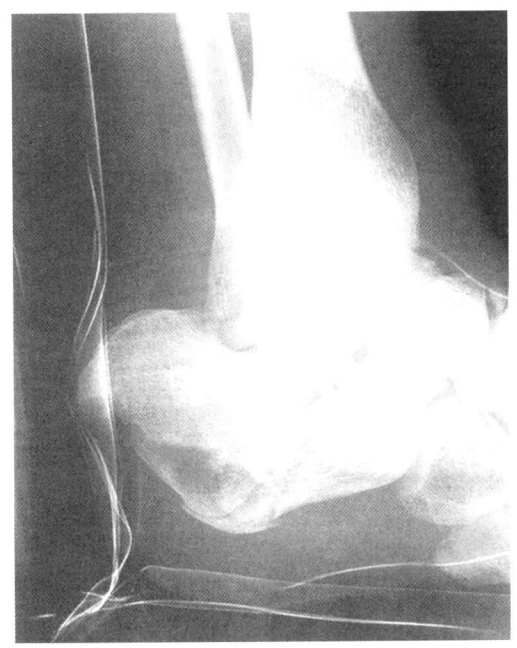

图14.58　Bohler角丢失的跟骨骨折

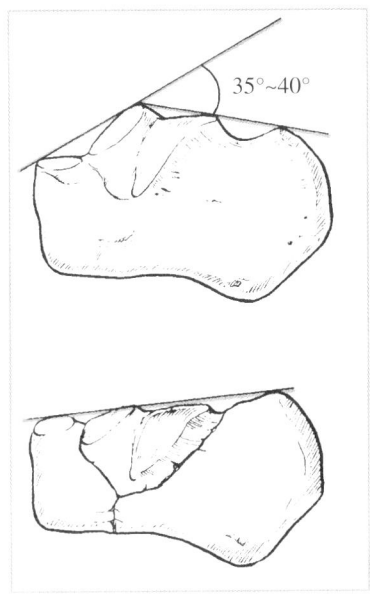

图14.59　Bohler角

诊断

骨折的类型多种多样，有很多会在急诊科漏诊。观察X线平片时要注意三点：

1. Bohler角减小(图14.59)。
2. 跟骨轴位片变宽或破裂(图14.60)。
3. 跟骨背侧"鸟嘴"状分离(图14.58)。

跟骨骨折常非常疼痛，患者不敢用足跟着地。一天后，足跟周围会出现马蹄状瘀血(图14.61)。如果出现此瘀斑但没有发现骨折，则应再次查阅X线平片。

并发症

跟骨骨折无移位时并不严重，但多数骨折都会损伤距跟关节，引起距下和跗骨间关节僵硬。当在崎岖路面行走时会引起致残性疼痛。这些症状在2年内逐渐减轻，但很少完全消失。

治疗

可行保守或手术治疗。

保守治疗包括休息和避免负重6周，直到患者可较轻松负重为止。

手术治疗包括切开复位和骨缺损处骨移植。尽管效果并不比保守治疗更好，青年人的严重粉碎性损伤常需手术治疗。

跗骨骨折

跗骨是坚硬块状骨，常不易骨折，但其表面扁平易发生脱位或骨折脱位，好发部位于①跗骨间关节(图14.62)和②跖跗关节部(图14.63)。

这种损伤可由表面上的前足轻微扭伤引起。在临床和X线平片上不易察觉，对粗心者很容易漏诊。

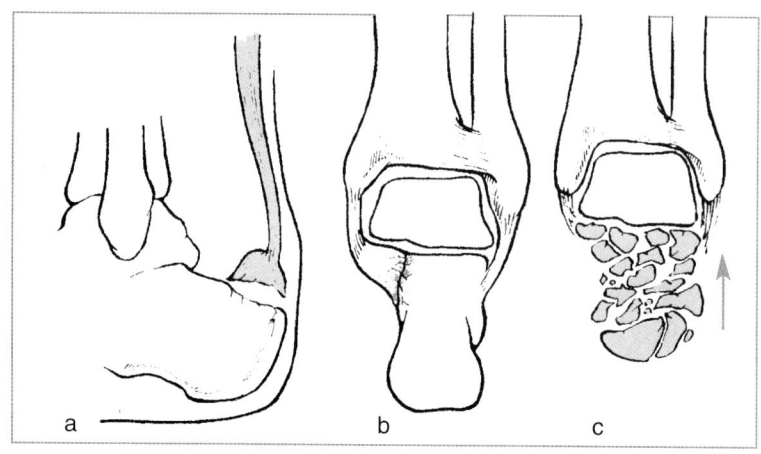

图 14.60　跟骨骨折的类型：(a)跟腱后段损伤；(b)载距突骨折；(c)粉碎压缩骨折后高度丢失

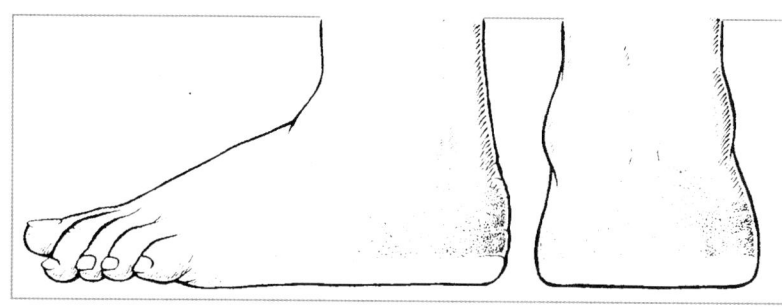

图 14.61　跟骨骨折周围马蹄状淤血

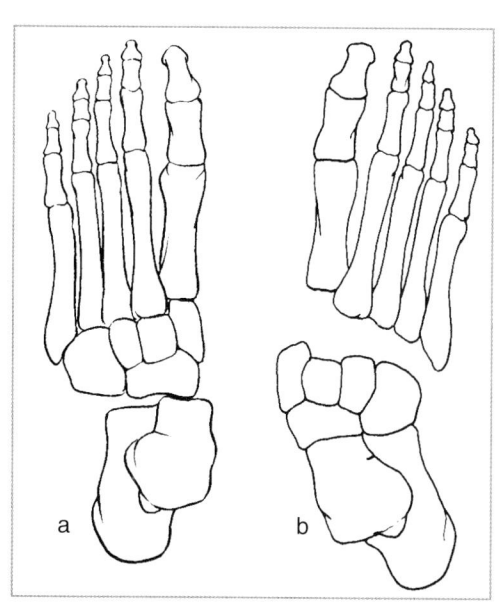

图 14.62　(a)跗骨间关节脱位；(b)跗跖关节部脱位

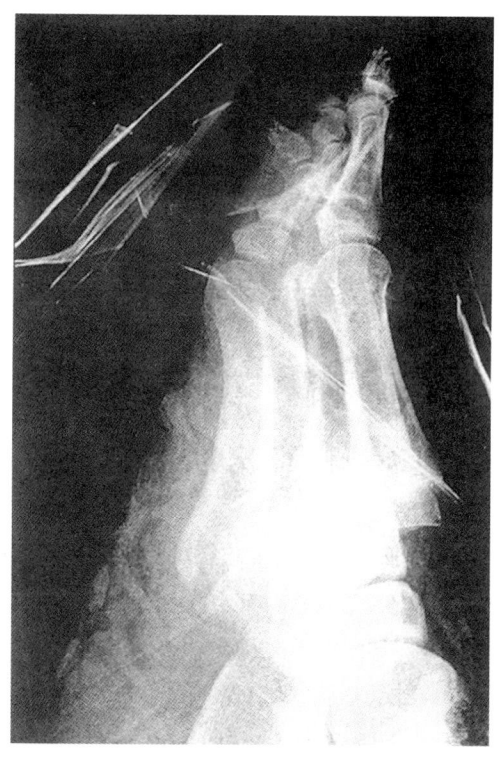

图 14.63　跗跖关节部脱位

治疗

如果没有正确诊断和准确复位,骨折将一直处于脱位状态,最终畸形愈合。通常需要切开复位内固定。

前足骨折(图 14.64)

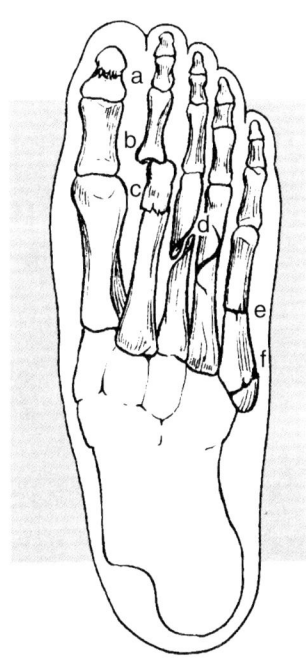

图 14.64 前足骨折:(a)趾骨压缩骨折;(b) 跖趾关节脱位;(c) 疲劳骨折;(d) 跖骨螺旋形骨折;(e)第五跖骨横形骨折;(f)第五跖骨基底部骨折

第五跖骨骨折

前足段轻微扭伤就能使第五跖骨基底撕脱。如果不处理,骨折通常能牢固地骨愈合或纤维连接,继发轻度的长期功能受限。跖骨干也会骨折(图 14.65)。

治疗

患者骨折后相当疼痛,骨折部出现压痛,膝下石膏管型固定会减轻疼痛。有些患者仅用绷带就会处理得很好。

多发螺旋骨折

前足扭转损伤可引起多处跖骨螺旋形骨折,有时伴随有跗跖关节脱位(图 14.66)。

治疗

必须恢复跖骨头的正常关系,以至于与地面接触时保持平整,这样避免了任何一个跖骨头的过度负重。必要时经皮穿针固定骨折部位。

疲劳骨折

疲劳骨折在相关章节已描述。

趾骨骨折

趾骨处于易受伤的位置,易被坠物体砸伤(图 14.67)。这种骨折的共同点是工伤,可通过穿有鞋头防护的鞋子避免。

治疗

趾骨末节挤压伤应当被视作严重的软组织伤,而不是考虑骨质连续性。应抬高足部直到肿胀消退和疼痛消除,通常需数天时间。

近节趾骨骨折很少需要治疗,但旋转畸形骨折一定要复位。与手指骨折类似,可用胶布将伤趾与邻趾固定在一起。

足挤压伤

足挤压伤与手挤压伤一样,能引起永久性强直。

治疗

应将患者足部抬高直到肿胀消退,通常需大概 2 周时间,在辅助减轻肿胀的支持性绷带保护下开始步行锻炼。

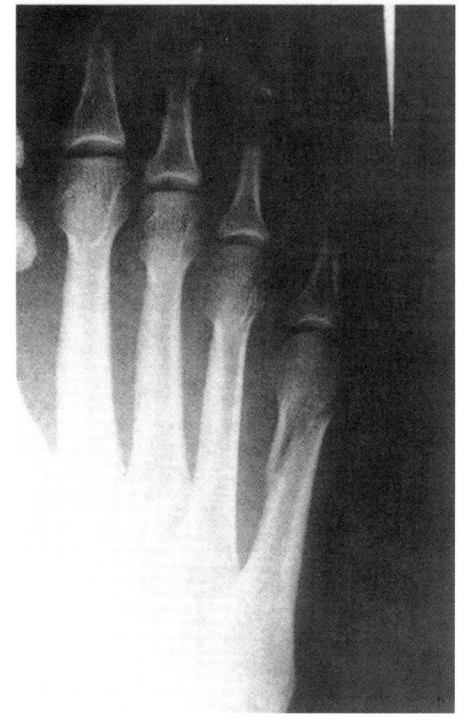
a

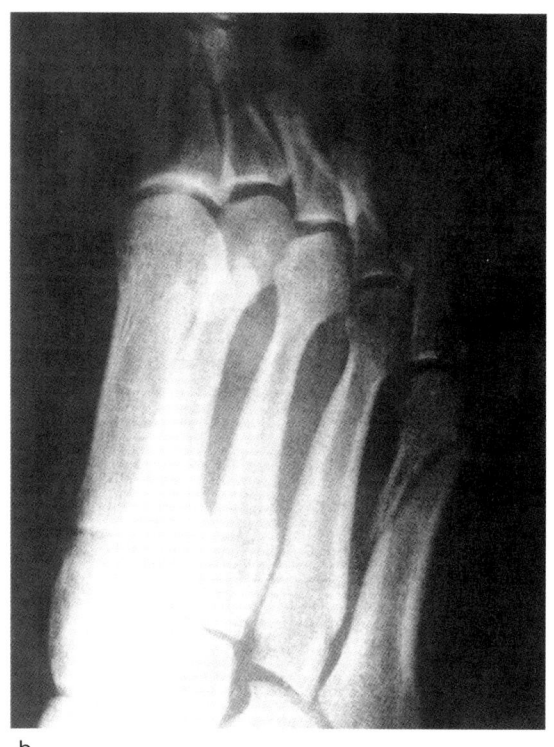
b

图 14.65 第五跖骨螺旋形骨折

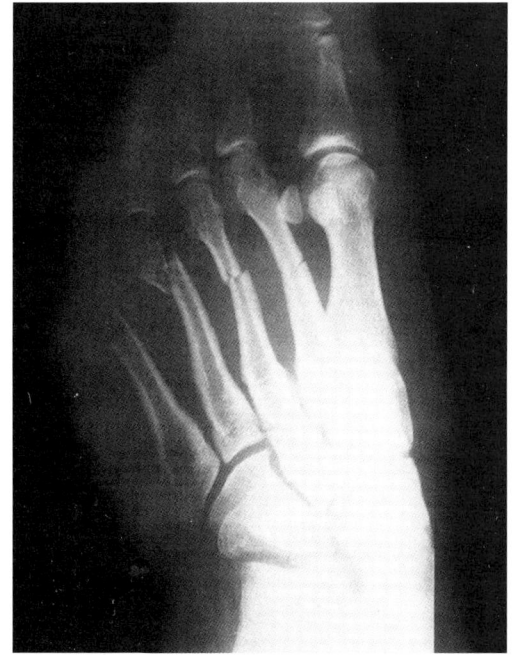

图 14.66 第 2、3、4 跖骨横形骨折同时第 3 跖骨颈螺旋骨折

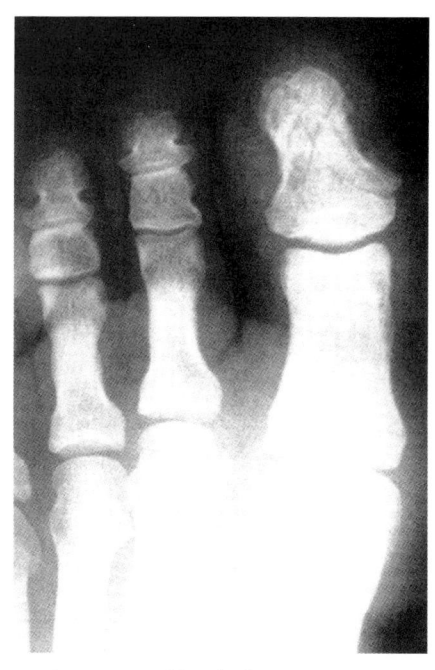

图 14.67 踇趾末节趾骨粉碎骨折

穆尚强　刘常浩　译
赵广跃　　　　　校

第15章 运动损伤

运动医学从根本上讲是职业卫生医学的一种类型，不能因为许多患者是妇孺皆知的公众名人，就可以忽视这一点。运动医学不可避免地对应那些社会中最为强健的个体，若将其与疲于应付的卫生机构相提并论则难免矛盾。基于这个原因，把运动医学和常规卫生机构分开是较为明智的。

运动员们的损伤并不独特，本章的内容在其他章节也有论述。本章重要讲述特殊运动问题，以及日常生活少见的运动损伤。

心理状态和运动员

因涉及创伤，许多运动损伤都由骨科医生处理，但运动医学同骨科有很大不同。问题之一是运动员即使100%健康也不会高兴，他们通常自己期望至少110%，或者争取达到120%。这种信念与运动员追求超越常人的目标相吻合，容易使得他们失去常识，忘记自己与普通人一样都是血肉之躯。

另一个问题是许多运动员有运动强迫症。那些不能每周按计划锻炼的自行车和长跑运动员会觉得很不舒服，并担心对运动成绩造成永久性影响。运动员的表现类似于那些神经强迫症患者，例如酒精依赖者、强迫性赌博者和神经性厌食症者。幸运的是，大多数运动员有着健康的运动方式，但是也存在少数强迫锻炼的运动员，必须尽早认识到这一点。

对于许多身心健康的运动员，强健的体魄就是其生活方式和自我形象的重要的一部分。偶然的娱乐能让运动员觉得自己更融于同时代的日常生活。但他们若突然发现自己的运动天赋已经失去，会产生临床抑郁症候群及产生类似于失去亲人或失去肢体的反应。

运动员的就诊原因
1. 表现不佳，可归咎于：
   能力不足
   不健康
   年龄
   心理素质较差
2. 损伤
3. 疾病影响成绩：
   传染性单核细胞增多症
   白血病
   骨肉瘤

衰老

运动员很难接受衰老过程。年龄超过30岁的衰老中的运动员们，尽管他们坚信自己永远年轻，也会寻求医疗指导关于为什么不如10年前跑的快了、跳的高了等，医疗者对衰老简单的解释常不会使他们信服。

另外一些患者更微妙的看待衰老，把其视为体面退役或运动水平下滑的借口。这两类患者的问题都不能通过手术方式解决。

衰老过程不可抗拒。无论如何严格训练及如何勤恳，头发依然会变白、皮肤褶皱、关节弹性降低、肌肉萎缩、肌腱变弱及软组织退变等生物规律都无法避免，训练或"敬业"并不会改变这些生物规律。

基于这些原因，不能单以机体损伤情况进行治疗。即便许多运动员带有明确的机体损伤，但若不能理解运动员对身体健康的特殊期望，治疗很可能使患者身体和心理两方面的幻想都破灭。

现实和职业考虑

运动医学中会出现现实和伦理问题。其他专科的医生无疑是患者本人的医护人员，但在运动医学领域，医生常常更多关注运动员所属俱乐部是否成功，而不是运动员本身的长远前途。

对任何患者的幸福不仅要从眼前考虑，还要做长远打算。球队经理、俱乐部、甚至运动员本人都给医生相当大的压力，他们只重视获得良好短期疗效，对长远并无打算。

准许运动员在严重损伤或手术后不久就参加重要比赛，将对远期效果产生危害。有些情况使事情更为复杂，运动员本身也常常无法拒绝俱乐部官员的要求，而强行参加比赛。一旦如此，运动员最乐观的前景就是中年时并发骨性关节炎，最多只能在周末场参加比赛。

运动员受伤后需要快速恢复，尽快回到运动场上，这也意味着运动员相对优先于其他患者。如果卫生资源短缺，很难决定该优先治疗娱乐运动明星，还是那些已不能工作的工薪族患者。运动员很少患有通常意义上的疾病或残障，他们总是可以凭借强大的资源和背景通过正当的渠道获得优先于真正躯体疾病患者治疗的权力。当医疗资源短缺时，这常常会引起反感。

为了避免这种问题发生，专门治疗运动员的运动医学部经常建立于医院和骨科以外。但这也导致另一矛盾，在某些地方对于骨骼运动系统疾病的患者，若想快速接受诊断治疗，就必须称其为运动损伤而不是工伤。

这些现象并不能贬低运动人群的特殊医疗需要，或者否定特定运动损伤的存在。如果医生能够把握运动员心理层面，并建立专门治疗运动损伤的临床诊所，运动医学将是回报丰厚和极具吸引力的专科。

下面所要描述的情况在运动员身上经常发生，但并不是只在他们身上发生。

肌肉损伤

肌肉损伤类型如下：
- 肌腱损伤
- 肌腹断裂
- 肌腹血肿
- 肌肉肌腱联合处断裂
- 肌腱断裂
- 腱炎
- 肌肉附着点撕裂

肌腹断裂

临床表现

肌肉断裂会有撕裂样的剧痛。1h 内断裂部位会有肿胀和触痛,24h 后有淤血。淤血是肌肉断裂出血引起,通常极为明显,有时甚至令人恐怖。

查体可触到肌肉收缩时的缺损。肿胀有时会被错认为软组织肿块,通常股直肌和腘绳肌腱最常受累。

股四头肌僵痛

肌肉血肿是严重损伤,有时若无诱因则称"股四头肌僵痛"。这种损伤通常由直接创伤引起,或在少数情况下由肌肉中部纤维撕裂引起。股四头肌最常受累。

肌肉血肿纤维化后就会干扰肌肉的正常功能,有些患者血肿甚至骨化,严重限制肌肉运动。血肿骨化块通常会在伤后 2 年内分解,有时不得不手术切除。

任何血肿都可能骨化,伤后过早运动则更易出现。

治疗

肌肉撕裂后的紧急治疗和其他软组织损伤一样,须对患肢冷敷,并用毛巾包裹冰块以防冻伤,抬高患肢,轻度加压,同时避免撕裂肌肉的收缩。

肌腹断裂不能被顺利修复。断裂部位至少 6 周才能形成牢固的纤维组织连接,愈合过程不能人为加速。手术可能造成更多的软组织损伤,缝合难以固定撕裂肌肉断端,康复训练常常延期。超声波理疗能减轻局部肿胀,被动运动关节有助于保持关节活动度。

伤后 6 周内,断裂肌肉的主动收缩很有害,但物理治疗有助于在保持关节活动度的同时逐渐恢复肌力。只有恢复了正常肌力和关节活动度,才允许逐渐恢复正常体育活动。如果没有遵守此原则,肌肉则有可能再次断裂。

肌腱断裂

类似于肌腹断裂,肌肉肌腱联合处断裂时能有撕裂感,继而出现疼痛和淤血(图 15.1)。最常见部位就是腓肠肌内侧肌腹,常见于橄榄球和网球比赛中,可因踝关节急剧背屈而撕裂,其触痛区域局限,且在肌腹处能触摸到缺损。

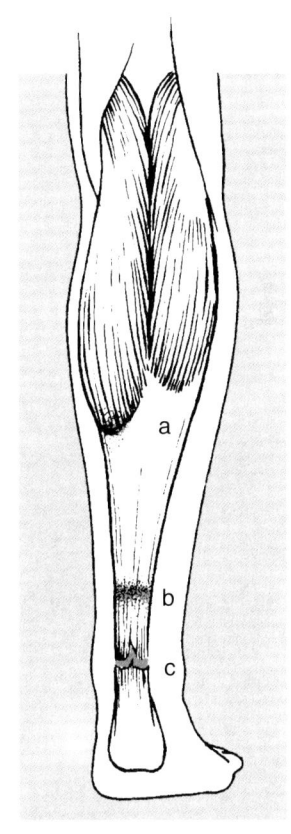

图 15.1 腓肠肌和跟腱损伤的部位:(a) 腓肠肌内侧肌腹部分断裂;(b)肌腱中央损伤;(c)跟腱断裂

治疗

同治疗其他软组织损伤一样，冰敷、抬高患肢和压迫。超声波理疗能减轻肿胀。注意保持关节动度，伤后疼痛估计会持续 8 周，原则上可以完全恢复。

> **软组织伤紧急治疗**
> - 休息
> - 冰敷
> - 压迫
> - 抬高患肢

肌肉附着点损伤

网球肘、高尔夫球肘、跳跃膝等在相关章节有描述。

肌　腱

肌腱同肌肉一样，也能因突然暴力收缩而断裂。最常见的断裂肌腱是跟腱，肱二头肌长头腱和冈上肌腱也可能断裂。

跟腱断裂在相关章节有描述。

腱周炎

腱旁组织因反复摩擦而发炎。跟腱周围和手腕伸肌肌腱最常受累，可归咎于不正确的方法，如握拍姿势不对。

治疗

跟腱周围炎可因在不平的路面上跑步或者穿磨损足跟的鞋而加剧病情。合脚的鞋子或软后跟衬垫可以解决这个问题。

在腕部，如果改善握拍技术无效的话，那么在休息时腕部固定夹板会有帮助，但这不为运动员所接受。

在腱周而不是腱内注射激素也常常有效。在长期复发的病例中，必须探查腱周组织，分离肌腱和腱旁组织间的粘连。

肌腱炎

髌韧带可受到激惹，或其中部纤维可因反复跳跃而撕裂，该病常见于跳高和篮球训练。患者会感觉到髌韧带疼痛，股四头肌收缩时加重，但无明显局部压痛。使用激素封闭会有帮助（在周围注射），但不要注射到肌腱上。

治疗

休息和抗炎药治疗。不要将激素注射到肌腱内部，否则会引起断裂。

骨 与 关 节

疲劳骨折

跖骨疲劳骨折可由过度运动和重复负荷引起。第二跖骨行军骨折最为常见。在长跑运动员和小腿反复受力运动员中也能发生胫腓骨的疲劳骨折（图 15.2，15.3）。椎体滑脱，即是椎弓根峡部的疲劳骨折，常见于板球快投手和标枪投手等过伸脊椎的运动员身上。

治疗

充分休息，直到骨折愈合。

交叉韧带损伤

在运动场上交叉韧带损伤很常见，处置见相关章节。

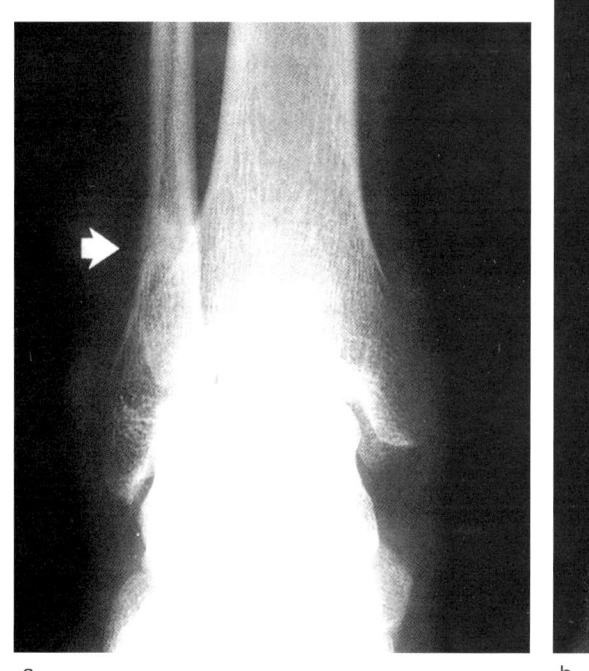 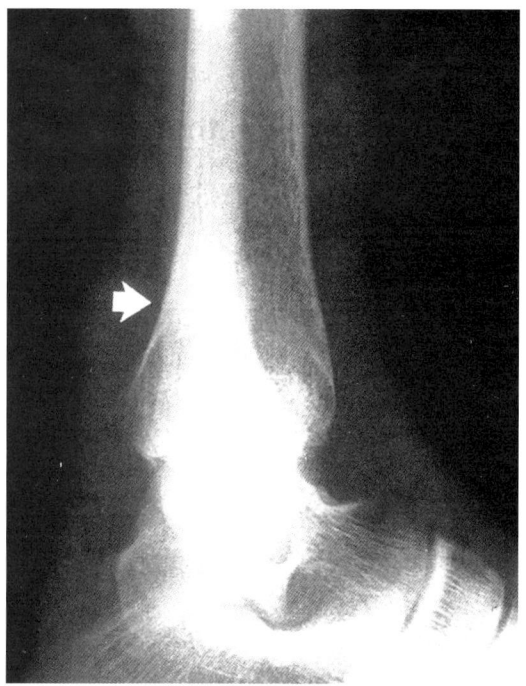

图 15.2 公路赛跑选手的腓骨远端疲劳骨折

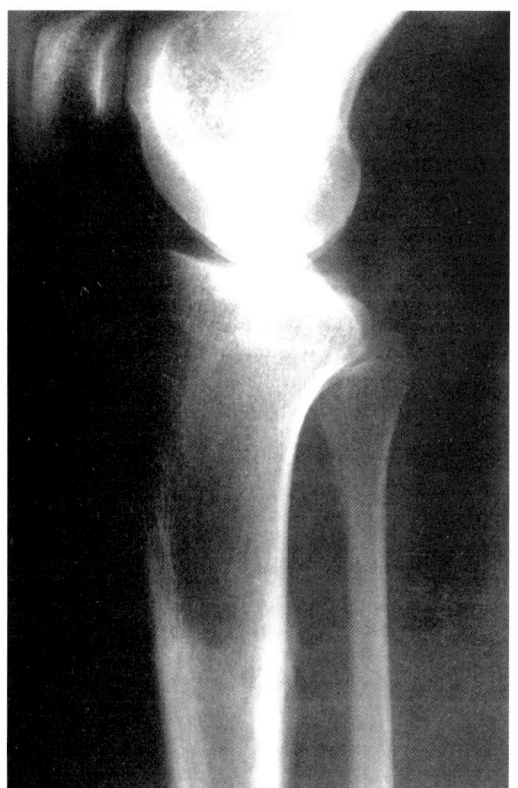 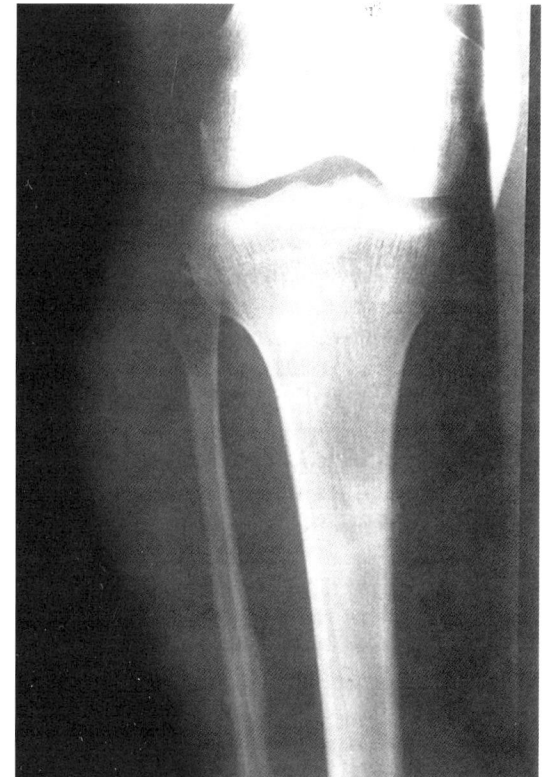

图 15.3 跑步选手的胫骨疲劳骨折,显示胫骨骨皮质硬化

蛙泳膝

蛙泳运动员强烈内收下肢来抵抗水的阻力(图 15.4)。这就对内侧副韧带远端附着点产生长期慢性的刺激,当膝关节过度外翻时就会疼痛及局部压痛。

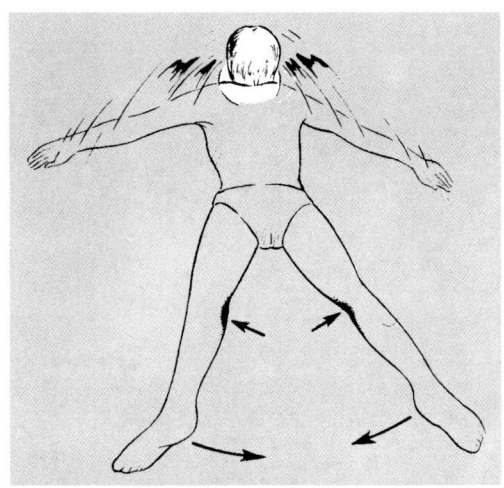

图 15.4 蛙泳膝。蛙泳运动造成膝关节内侧副韧带应力,引起疼痛和压痛

治疗

除改变训练强度外,几乎没有其他治疗方法。

慢跑膝

30~40 岁间运动员关节软骨的弹性开始消失,变得越来越脆弱。在公路上奔跑或慢跑对关节造成重复性负荷,可引起承重关节疼痛,特别是膝关节和髋股关节。

治疗

在松软地面而不是公路上跑步,或穿着有衬垫的合适运动鞋,都能减轻症状。若症状持续很长时间,就应建议患者停止运动。穿着鞋内矫形垫(矫形器)可在足跟接触地面时,改变作用于其上的力。

其 他 损 伤

将某项具体运动所引起的损伤进行全面归类的话,其内容可能极为冗长。

掷标枪时的肩部剧烈前冲会撕裂肩锁关节(图 15.5)。没有方法可使其完全恢复到正常状态。

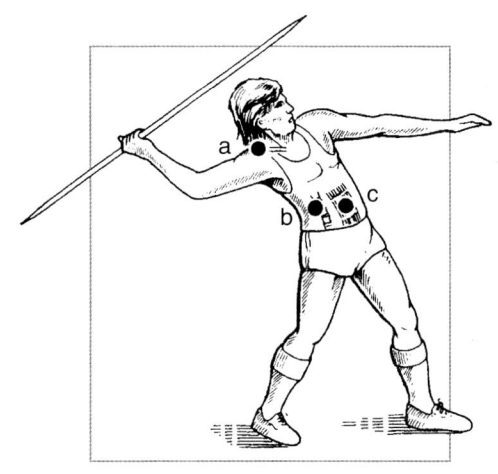

图 15.5 掷标枪选手的损伤:(a) 肩锁关节半脱位;(b)脊柱过伸导致椎体滑脱;(c)腹直肌断裂

弓箭射手也会有同样的损伤。在英国丰都王朝战舰 Mary Rose 的遗骸中,很多尸骨都发现右侧肩袖过度增生肥大,合并肩锁关节脱位,这些人很可能都曾是射手。

保龄球快投手在投球时会撕裂腹外斜肌。这种损伤偶见于其他投掷运动。

足球运动员在跑动中,单腿扭动用力踢球时可能会损伤耻骨联合(图 15.6)。该损伤治疗效果不佳。

足球运动员也会产生轻度腹股沟疝症状。

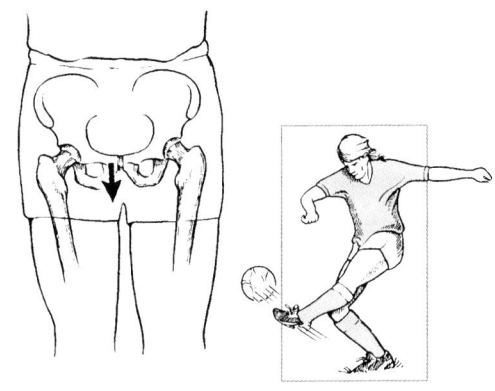

图 15.6 足球运动员的耻骨联合损伤

重复性应力损伤

许多运动都常因训练技巧问题而引起重复性应力损伤。为求完美而反复训练同一动作可导致腱鞘炎、疲劳骨折和很多类似问题。一旦确诊,改变训练方式来解决问题。

预　防

预防运动损伤:
- 充分热身
- 受伤或者赛季性休假后逐渐恢复训练
- 合适的鞋子和衣服
- 穿戴好防护——如头盔等

热身运动

正确训练、适当热身、使用合适的装备可将运动损伤降至最低。特别是通过运动前使肌肉充分伸展,肌肉和肌腱损伤几率则大大降低。

如果运动员的训练不连续,柔韧性、力量和耐力素质都将下降。因柔韧性对于预防肌肉和肌腱损伤十分重要,那些常常忽视赛季前的运动员,通常易于在赛季首场的前半局中受伤。运动员赛前应常规热身和伸展肌肉。

穿戴防护

如果患者从事的运动可能常常承受外力击打,如拳击和板球运动,那么穿戴防护十分重要。合适的训练鞋有助于避免"慢跑膝"发生。打壁球时一定要戴塑料护目镜;壁球刚好可挤进眼眶,每年都有一些人因此而失去眼球(图 15.7)。

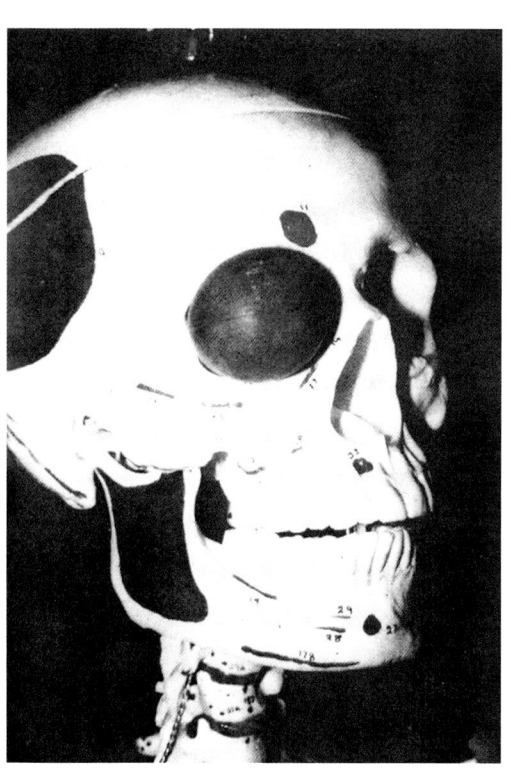

图 15.7 壁球刚好能嵌入眼眶,所以一定要戴保护目镜

运动装备质量要好,且要细致维护。足跟磨损的训练鞋使足部承受异常应力。诸如跳水板和击剑面具等装备劣质时产生的危险显而易见。

运动,就像人生,充满危险!

病例报道

越来越多的人都在进行越来越长时间的运动锻炼,但不幸的是,仍会发生前面提到的多种损伤。这些损伤不仅包括急性损伤,更多的是由过度运动、不良技巧或者劣质装备引起的慢性损伤,以下病例体现了几种常见慢性损伤。

病例 A

一名18岁的新兵在长时间操练后突然发作右足疼痛,运动后加重,休息后轻微缓解。

患者步行可,但跑步和队列出操困难。曾于卫生所就诊,被给予单纯止痛药但效果不明显。患者继续积极参加军事训练,但难以达到要求,于第一周时被迫停止训练。

查体发现第2跖骨疼痛和肿胀,其余未见异常。X线片提示骨膜反应和线状骨折。患者以"疲劳骨折"行休息、避免进一步损伤和逐步康复锻炼。

患者3月后康复,可行运动锻炼和军事训练。

病例 B

一位热心的长跑俱乐部成员每周都跑20至30英里(30~50公里),近来发现左小腿肌肉进行性疼痛,患者发现只能跑几英里就感觉到小腿抽筋,并且不能缓解。

患者被迫休息后可以缓解疼痛,但仍残留钝性疼痛。他描述小腿疼痛时感觉"木、僵"等,若不跑步,这不会产生症状,可以正常生活。

曾于当地理疗师处就诊,被诊断为胫骨痛,给予包括足部的支具治疗,患者尝试跑步,2英里后症状复发。

患者于骨科再次会诊时,经筋膜间室压力测定显示压力升高,然后接受筋膜切开减压术,术后患者疼痛完全缓解,再次投身运动事业。

病例 C

一位公司经理在中断10年后重新开始竞技性网球运动,作为极具竞争性人士,他刻苦锻炼并积极比赛,但出现进行性加重的抽球时右肘外侧疼痛。

当地理疗师诊断为"网球肘",给予髁上固定带治疗,但效果不明显,患者坚持日常网球活动。经询问其网球装备,发现患者仍然使用他的老球拍,该球拍的握把很窄,而且他最近还频繁改变技术和握法。经过保守治疗、休息理疗,同时改变打球技术和所用球拍后,患者肘部疼痛缓解。

总结

3例病例均为常见慢性运动损伤,突然增加运动强度和时间可以导致骨骼疲劳和骨折,此种疲劳骨折只有在充分休息和逐步康复训练后才能恢复。同样,过度训练也十分常见,尤其好发于长跑者,运动技术差或者装备不良也会导致关节损伤。不处理原发病因的单纯治疗将难以治愈此类损伤。

穆尚强　刘常浩　译
赵广跃　　校

第三部分 骨病

第 16 章 骨性关节炎

病 理 学

用骨性关节炎这一名词来描述退行性关节病并不贴切。对这种疾病而言,关节软骨是疾病的主要部位,炎症只是继发改变,并不是病因。骨性关节炎只是说法之一,骨软骨病可能更为准确。但是,骨性关节炎这一说法已经被广泛接受,难以被取代。

骨性关节炎是关节面进行性破坏的结果,可能继发于任何感染、直接或间接关节软骨损伤和关节疾病。不同于常累及手、足小关节滑膜的类风湿关节炎,此病主要累及大负重关节(图 16.1)。

原发性骨性关节炎包括数种不同情况,其中最常见全身结节性骨性关节炎。白人 50~60 岁女性最常见,多关节发病。起始表现为远端指(趾)间关节的突然发热和炎症。

髋部骨性关节炎表现不同。这种疾病更常见于男性,常单侧发病且无其他关节受累,无明显的直接诱因。

继发性骨性关节炎有许多原因,最常见的是:

1. 肥胖症。
2. 关节面的外形异常,尤其是骨折畸形愈合时。

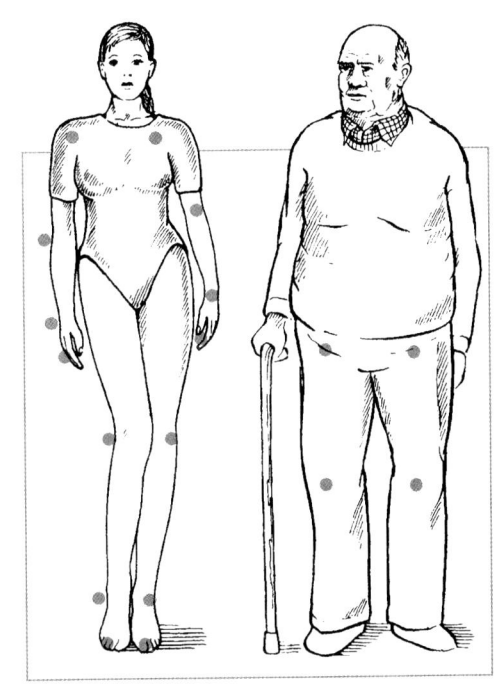

图 16.1 类风湿性关节炎与骨性关节炎的不同,骨性关节炎多累及承重关节,常见于老年及体重过重的患者;类风湿性关节炎多累及小关节,具有对称性,常见于年轻女性患者

3. 由于畸形、骨折或既往手术所致的解剖结构变形,尤其是膝半月板切除术,导致关节力线异常。

4. 创伤及韧带松弛导致的关节不稳定。

5. 遗传或发育畸形,比如骨骺发育异常,扁平髋或骨骺滑脱。

6. 代谢性或内分泌障碍性疾病,包括黄褐病(加罗德氏综合征),肢端肥大症和黏多糖病。

7. 炎性疾病，如类风湿关节炎、痛风和感染。

8. 骨坏死。

9. 神经病变，尤其是失神经支配关节病和夏科病。

简言之，任何关节疾病都可引起骨性关节炎！

骨关节病的发展可分为5个阶段：
1. 关节面破坏
2. 滑膜刺激
3. 重塑型
4. 象牙骨形成和囊性变
5. 结构性破坏

关节面的破坏

退行性骨性关节炎首先表现为关节面破坏（图16.2）。正常关节软骨的光滑表面发生裂痕，胶原纤维网状结构被破坏，关节面变得粗糙，类似于毛茸茸的地毯。摩擦使粗糙的关节面产生关节软骨颗粒，其脱落进入关节内并逐渐被滑膜吸收，引起炎症反应，患者常在运动后而不是运动中感到关节僵硬和疼痛。

滑膜刺激

滑膜刺激可能由细胞内酶类释放引起，如溶菌酶会使滑膜层产生充血肿胀。滑膜本身也会产生退行性酶类和介质，如白介素-1，影响软骨细胞活性。其他可能引起损伤的因素包括自由基和免疫复合物沉积等。

重塑型

关节软骨具有有限的修复能力。浅表的损伤很少能修复，穿透皮质骨的深层损伤可募集骨髓细胞，形成纤维软骨组织。然而，透明软骨是人一生中只有一次的组织，不可再生。

软骨下骨也有异常活动，常表现为组织和细胞密度的增加。关节边缘有新骨形成（即骨赘）并被覆纤维软骨，其形成诱因可能是软骨磨损颗粒在关节活动时被扫到周缘部位。骨赘常会限制关节活动。

软骨下方形成一层致密、坚硬、有弹性的骨组织，随之发生"重新塑型"导致软骨负重形式发生改变，进而使关节软骨的负荷区发生改变。

象牙骨形成和囊性变

如果关节可以休息，磨损颗粒将逐渐被吸收，关节面缺损处可能会有纤维组织形成。但是随岁月流逝，这种修复能力会逐渐衰退，关节面将被侵蚀，使软骨下骨组织暴露，继而磨擦骨组织并造成骨硬化。

粗糙骨面的互相摩擦将非常疼痛。

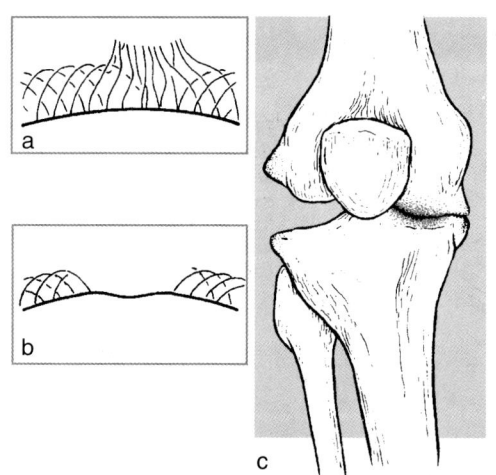

图16.2 骨性关节炎的发展：(a) 胶原组织弓形结构破坏导致关节面的损坏；(b) 骨质暴露，发生致密化；(c) 发生畸变与塌陷

硬化骨也不能像健康关节软骨那样光滑，造成关节内摩擦力增加，关节面重力传导失平衡。这种改变使某部分关节表面负荷过重，导致松质骨骨小梁发生微骨折。

微骨折通过骨痂愈合，使骨硬度增加，骨组织逐渐硬化，造成硬度越来越大而弹性越来越小。如此会进一步引发更多的微骨折，使骨丧失正常结构。

在这个阶段，滑液在压力作用下通过关节表面裂隙进入骨松质，产生在X线平片上显示为"囊肿"的空洞。这些空洞内充满纤维组织，并以薄层密质骨作为内壳。

结构性破坏

随着疾病进展，关节进行性破坏，骨赘不断增大，骨面磨损产生更严重的畸形。髋关节的球窝结构逐渐变成类似滚珠轴承和铰链样的结构，出现外翻或内翻畸形。

随着骨量丢失，关节韧带会变得松弛，其原因不是韧带伸长，而是其支持结构（即骨）的短缩。

放射学表现

骨性关节炎的放射学表现反映其病理变化（图 16.3），可见关节间隙变窄、负重面骨质硬化、关节边缘骨赘形成、软骨下骨囊性变。通过放射学检查或临床查体都可发现该骨形状缓慢的变化（图 16.4）。

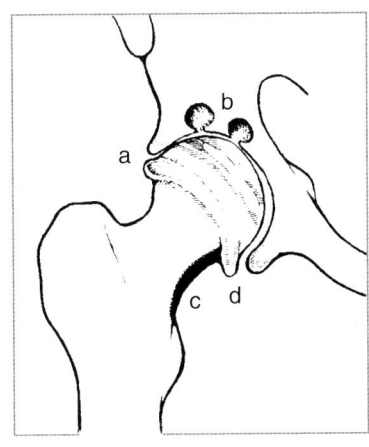

图 16.3　骨性关节炎的X线平片表现：(a) 关节腔狭窄；(b) 关节囊肿；(c) 关节硬化；(d) 骨赘形成

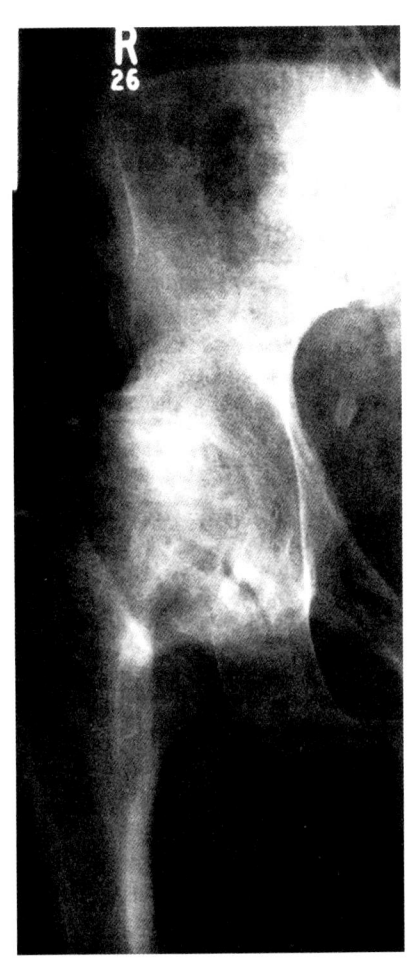

图 16.4　髋关节骨性关节炎X线平片

临床表现

骨性关节炎的症状多种多样，但主要有三个特征：
1. 疼痛
2. 活动受限
3. 功能改变

疼痛

疼痛在关节负重时更严重，通常下肢负重关节最为疼痛。运动锻炼后产生的磨损颗粒可引起滑膜炎。周末打高尔夫球的过程中可能不觉疼痛，但休息后会出现关节僵硬，在随后半周中出现关节疼痛。

活动受限

活动受限常由骨赘形成和关节变形引起。这种变化很缓慢，以至于很少有患者突然不能活动。

功能改变

关节功能的改变在不知不觉中发生。患者可能自己都没有意识到，仅下意识地感到从前的一些活动受到限制，他们可能不像以前那样能走路，或是不像以前那样能长时间不间歇的工作。诸如此类的限制会逐渐增多。

上肢和下肢的骨性关节炎

骨关节病的进展在负重关节和非负重关节是不同的。下肢负重关节要承受更多重量，因此比上肢关节更易出现疼痛、畸形和功能受限。

相反，上肢骨很少负重，所以发生骨性关节炎后疼痛较轻，但关节畸形常常比较多见，上肢功能受限也可以致残。

这些差异对选择治疗方法很重要。下肢治疗的目标是使患病关节能负重且不引起疼痛。上肢治疗的目标则以恢复活动能力为主。

治 疗

任何疾病的治疗都包括保守治疗和手术治疗。骨性关节炎也不例外。

保守疗法

保守疗法包括以下措施：
1. （向患者）解释病情，缓解忧虑。
2. 建议患者保持活动，但要改变活动习惯，避免损伤或可加重病变的过度负重。如果某种运动有损害，就不要去做它。
3. 家中常备手杖和辅助工具。
4. 物理治疗：以保持肌肉体积和关节动度。
5. 药物：间断服用镇痛药和非甾体抗炎药。
6. 极少数情况下需要关节内注射激素。

解释说明十分重要

当患者知道他们患有关节炎时，他们自然会联想到轮椅。疏导患者的这一误解并促使其采取积极态度十分必要。骨性关节炎不是像类风湿关节炎那样的疾病，它仅是关节小部分的磨损和蜕变，病变进程缓慢，多年后才引起一部分活动受限。只有广泛而严重的骨性关节炎能致残，但这种情况相当罕见。

活动度的改变

如果患者仅在做某一运动时感到疼痛，他们可以变换活动方式以避免这种伤害。例如，患者肘部骨性关节炎可能仅当剪树篱时感到疼痛，最简单的解决方式是砍断树篱或买个电动修剪机。与之相类似，髋部骨性关节炎患者可能走很短距离就会疼痛，而骑自行车很长距离也不会疼痛，一辆自行车就能解决他们许多问题。

患者不用看医生就可以找到许多常识性的解决方法，手术治疗前应尽量考虑这些保守方法。

矫正器械和辅助工具

手杖、肘杖或是行走架等辅助工具对下肢骨性关节炎患者较有帮助。有些患者髋、膝关节不能自如地屈曲，一把高椅能让其坐得更舒适，加高的坐便器也会极大地方便他们的生活(图16.5)。

膝或髋关节骨性关节炎能引真性或外观性的肢体短缩，垫高短缩侧足跟及足底就能很好解决短缩问题。尽管此举不能改变疾病进程，但这种垫高将会改善步态，缓解其他关节和腰椎的应力。

物理疗法

冰敷、热疗、红外线灯或短波透热疗法通常可缓解症状达数月之久。

体育锻炼提高关节周围肌肉力量的实际价值有限。通过增加肌力来补偿关节磨损并不可能，这种情况就好比为了改进"旧汽车车体"而置入更强大的"动力引擎"一样。许多患者有意避免疼痛关节的运动，使其功能退变恶化；关节越疼痛，活动越少；活动越少，关节则越僵硬。提高肌肉力量对增加退变关节活动度及预防关节挛缩有利。若能使关节每天保持最大运动范围，则可维持关节功能并避免僵硬。

药物

镇痛药和抗炎药都有效，但许多药物都有副作用。

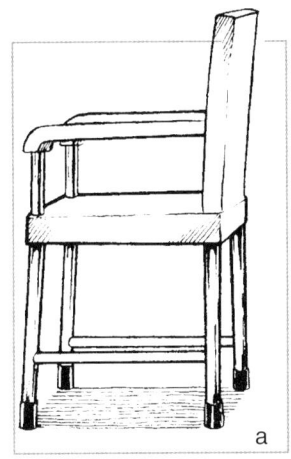 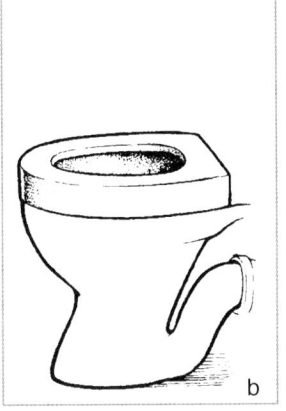 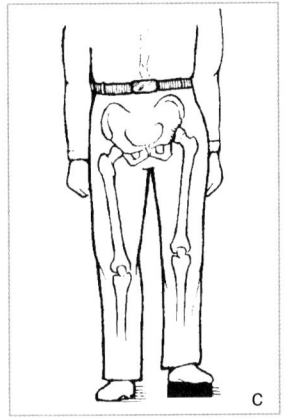

图16.5 髋关节骨性关节炎的辅助器具：(a) 有臂托的牢固的座椅；(b) 较高的坐便器避免髋关节过度屈曲；(c) 增高鞋跟减少下肢的缩短

非甾体抗炎药：非甾体抗炎药包括芬那脂衍生物类，比如：氟比洛芬、布洛芬、萘普生和甲芬那酸。这些药物都是前列腺素抑制剂，可以减轻滑膜和关节软骨碎片引起的炎性应答反应。阿司匹林也是前列腺素抑制剂，有很好的止痛效果，不可低估其作用。

这些药物不能完全去除疼痛，但能有效地缓解疼痛。此类药物通常对关节面无作用，主要减轻滑膜与软骨磨损微粒引起的炎症反应。一些患者甚至学会运动前服用抗炎药物来减轻症状，如周末高尔夫球手在周六早晨服药，将会明显减轻周日及下周一时出现的炎症反应。

几乎所有的非甾体抗炎药都可引起胃肠道问题，因此服药时要先吃些食物、牛奶或饼干。胃肠刺激是一种系统性现象，虽然胃肠道或栓剂给药能够部分缓解症状，但并不能完全消除。老年患者使用非甾体抗炎药可引起意识障碍。

非甾体抗炎药能抑制软骨细胞活性，可能加速病情进展，尤其在负重的髋关节等部位。因此，患者在病情恶化期或者其他重要时刻，如高尔夫巡回赛，期间应该谨慎、间断地服用非甾体抗炎药。

镇痛药：单纯镇痛药如扑热息痛或二氢可待因仅有止痛效果，减轻骨赘互相摩擦引起的疼痛，不能减轻骨性关节炎的滑膜炎症状。对照实验研究表明：非甾体抗炎药比单纯镇痛药更有效，但临床上可能需要联用止痛药和非甾体抗炎药达到最佳效果。

一些患有严重骨性关节炎的患者，疼痛会导致睡眠障碍，长期的疲倦使患者的境况更为糟糕。这类患者睡前服用镇痛药或抗炎药，加服柔和的催眠药，效果会更好。

在关节外炎症区域，尤其是关节边缘或骨赘区域，激素封闭效果较好，但关节内注射效果较差。激素能减轻关节内炎症，但其效果短暂并对病理进程无明显改善。关节内封闭治疗更多地由免疫科医生执行，而不是骨科医生。

手术疗法

仅当保守治疗失败时才考虑外科手术治疗。手术方法分为四类（图 16.6），描述如下：

1. 清理术；
2. 关节融合术；
3. 截骨术；
4. 关节成形术。

清理术

骨赘是 X 线最明显的异常表现，往往诱使医生试图通过切除骨赘解决问题。尽管骨赘可被切除，但它们常常很快复发，因此切除骨赘方法疗效短暂。

如果骨赘严重妨碍关节运动，切除骨赘则较为合理。远侧指间关节周围骨赘可能影响外观，切除此骨赘改善外观也属于手术适应证。

关节融合术

关节融合术，将一个关节融合是骨科最古老的术式，这种手术就是将僵硬且引起疼痛的关节转变为僵硬但不引起疼痛的关节，通常相当有效。

关节融合术常用于手掌、手指和足趾等小关节，其运动功能丧失可由其他关节的代偿运动掩盖。大关节融合则有

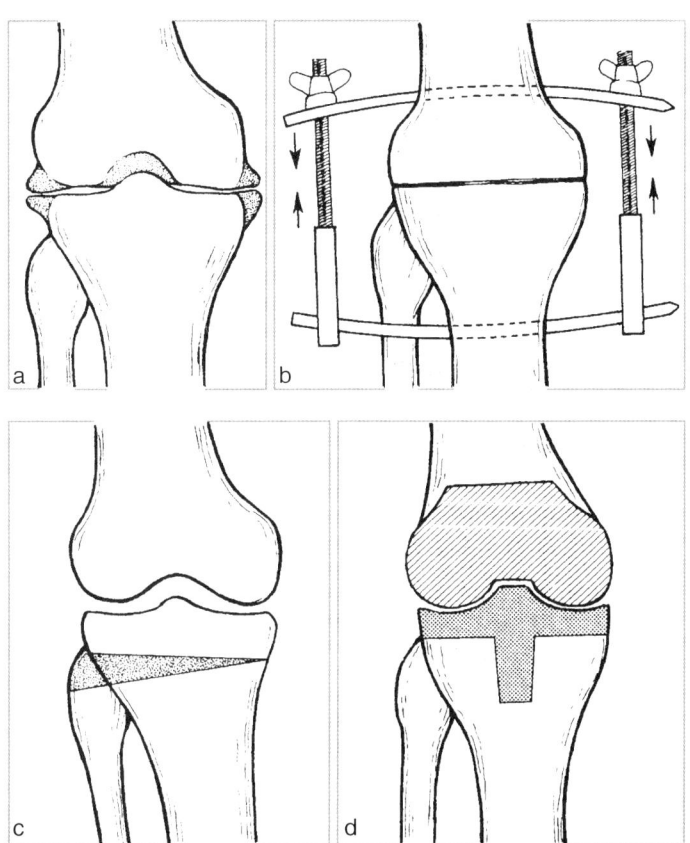

图 16.6 骨性关节炎的手术治疗：(a) 关节清理去除骨赘；(b) 关节融合术；(c) 截骨以矫正力线；(d) 全关节置换术

较多负面影响。例如，膝关节融合术后，走路会很好，但当患者要坐下时却不能弯曲，特别在下车或是上厕所时会产生特殊问题。

除非临近的关节健康且活动度良好，否则不能实施关节融合手术。同侧髋膝关节、或双侧髋关节僵硬会对步行及从椅子上站起造成很大困难。临近的腰椎关节及踝关节融合会产生异常应力，加速这些关节的退行性变。

因此，关节融合术的最佳适应证是周围关节健康或者有可能保持健康的单关节病变，其禁忌证为多关节受累，如类风湿性关节炎。

如果要实施关节融合术，关节应固定在功能位，也就是最有用的位置。为确保患者满意，建议在手术前用石膏管型固定受累关节于计划融合的位置，这样患者可自己评价关节融合术后的益处。

截骨术

截骨术对于骨性关节炎的帮助有三方面：

1. 矫正畸形
2. 改变愈合部位的结构
3. 切断骨内脉管

矫正畸形：可以减轻关节的异常承重。髋、膝、踝等承重关节处于同一垂直线上对于下肢关节十分重要，矫正力线

虽然不能治愈骨性关节炎，但可明显延缓退变。

改变骨结构：横行切断骨质，使其在骨折部位有一定的重塑型。

切断脉管：截骨术可截断骨髓腔及包括静脉血管在内的结构，对缓解疼痛有一些帮助。

截骨术缺点：手术可引起很多不适，需要很长的康复期，且症状可能复发。截骨术也有优势，它不像关节融合或关节成形术那样不可挽回地破坏关节，可以二次手术。

关节成形术

关节成形术是要制造一个关节，有几种类型可供选择：

> **关节成形术类型：**
> 1. 关节切除成形术
> 2. 插入式关节成形术
> 3. 模具式关节成形术
> 4. 置换式关节成形术，包括半关节置换和全关节置换术

切除式关节成形术：以纤维性僵直关节代替正常关节，运动范围及关节稳定度相比正常关节有所损失。所以，切除式关节成形术不适用于承重关节，只适用于足趾等不承重的小关节。

切除成形术的缺点在于"新关节"处可能有假关节形成，出现骨与骨接触摩擦时的疼痛。此外，这种关节的不稳定性可能令患者最为苦恼。切除成形术的优点在于无外来材料嵌入，可减少感染和松动等并发症。

插入关节成形术：在关节骨端之间放置某种材料可促成假关节结构形成。皮肤、筋膜和肌肉都曾被应用，但是其结果与单纯切除成形术并没有太大区别。

应用惰性衬垫作为插入材料，如硅橡胶，可能会改善部分效果，但这种材料的磨损颗粒仍是一种刺激物，且关节仍不稳定。

模具式关节成形术：将一种硬质材料，比如金属，置于关节骨端之间，可以起到模具的作用，使骨端与之相适应形成新的关节。这种想法原则上较为简单，但实际上容易造成关节僵硬，且模具内骨组织易发生无菌性坏死。髋关节杯状关节成形术就是很好的模具成形术例子，但目前已被全髋关节置换所取代。

关节置换术：移除磨损关节面并以假体置换，可形成一个类似于原关节的稳定且不引起疼痛的关节。目前常用的关节置换术有两种类型：

1. 半关节置换术：如果仅一侧关节面被置换，虽然早期疗效较好，但假体易造成对侧关节面的磨损。

半关节成形术应用于股骨颈骨折，是因为这类患者的关节几乎都是健康的。对于有骨性关节炎和髋臼异常的患者，应放弃半关节成形术。

2. 全关节置换成形术：如果关节的双侧关节面都被置换，其解剖效果比半关节成形术好得多，若能一直保持良好效果，这将是理想的手术方式。但是，事实并非如此，如果关节感染或假体组件有松动，其实际结果将很差，甚至比术前还糟糕。

挽救假体松动和感染十分困难。可以采用切除式关节成形术翻修，但应用

于承重关节时却因切除骨质过多，使得后期的关节融合术难以施行，所以实际效果并不理想。在某些情况下，截肢术必要时可作为一种补救方案。

小结

1. 对于骨性关节炎患者，有时常需要药物治疗和手术治疗，但并不绝对。
2. 治疗方案的选择取决于准确评估每位患者的局部和全身状况。
3. 非侵入性的简单方法效果往往最佳。
4. 疗效很大程度上取决于积极乐观的心态。
5. 应避免多重药物治疗和多重手术治疗。反过来，若极端地认为该疾病的治疗基本上是徒劳，这种想法也同样有害。

刘建敏　译
吴尧平　刘　建　校

第17章 类风湿性关节炎和其他类型的关节疾病

类风湿性关节炎

类风湿性关节炎是最常见的关节慢性炎症性疾病,有3%的女性和1%的男性患有此病。这种炎症是异常的细胞和体液免疫反应的结果,但引发这种疾病的根本原因仍不清楚。

类风湿性关节炎是一种全身性疾病,全身许多不同组织都会受累,而骨性关节炎则仅局限于局部磨损区域。尽管类风湿性关节炎在内科学中有详细地讲解,其治疗也主要依靠免疫科医生,但也经常需要骨科医生的参与,因此本章论述了骨科方面的相关问题。

病理学

类风湿性关节炎是一种滑膜原发疾病。受累滑膜内浆细胞和淋巴细胞浸润,是一种自身免疫反应性疾病。病因学认为其发病主要与感染及HLA-Dw4基因表型有关。淋巴因子和其他免疫介质可能引发级联损伤反应,并最终导致关节破坏。磷脂酶 A_2、TGE_2、溶酶原活动因子以及IL-1都与关节软骨的破坏相关。

此病若不予治疗,则滑膜肿胀,炎症反应逐渐影响到周围组织,造成关节软骨损伤和周围韧带松弛,骨质破坏可进一步加重韧带松弛状态。

最终,关节软骨、关节囊和韧带的破坏将会引起关节失稳,造成机械力学紊乱,出现不全脱位和畸形(图17.1,图17.2)。

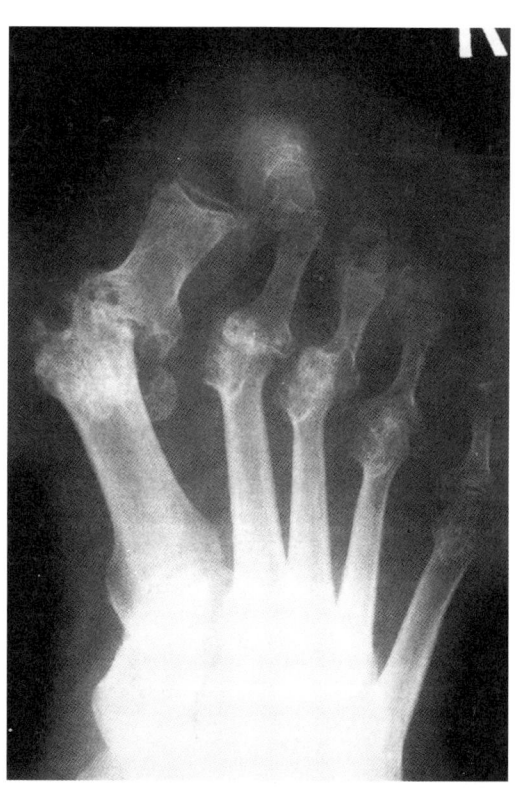

图17.1 类风湿性关节炎累及足部,造成小关节破坏

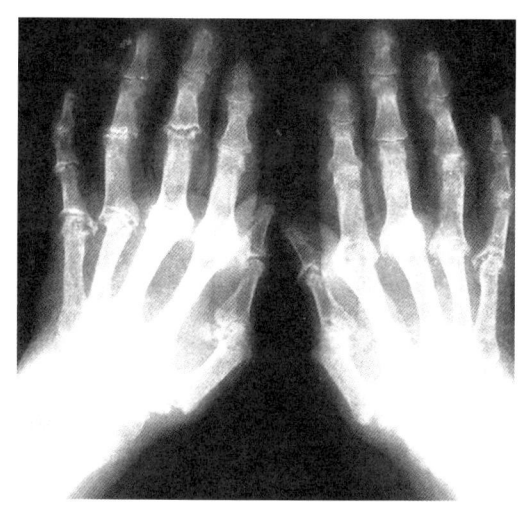

图 17.2　手部类风湿性关节炎晚期,出现小关节破坏

临床表现

本病起病隐匿,早期多表现为晨僵和多关节炎症。最常见于 15~35 岁青年人,小关节常常受累。女性比男性更易受累。

这种疾病开始时出现手足小关节肿胀,随着血管向内生长,关节软骨逐渐分离,并导致软骨细胞坏死。滑液肿胀在手指部和掌骨头间沟处最为明显(图 17.3)。

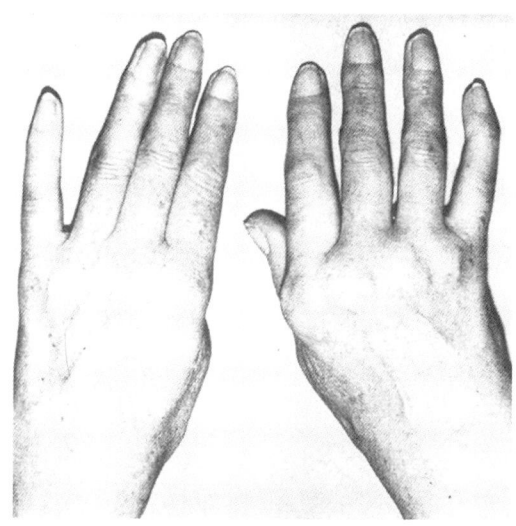

图 17.3　手部类风湿性关节炎,腕关节出现肿胀,掌指关节的凹陷处也充满积液

类风湿性关节炎是一种全身性疾病,也可累及关节外组织,在皮下组织可有类风湿结节形成。如果结节破裂或位于前臂边缘影响扶拐,则需要手术切除(图 17.4)。然而,类风湿结节常易复发。类风湿性疾病使皮肤变薄和脆弱,将使伤口愈合困难,效果不可预料。眼巩膜和心肌也可能会受累。

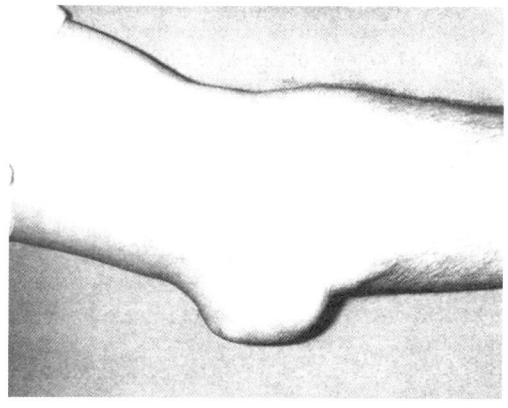

图 17.4　肘关节的类风湿结节

疾病的进程多变。有些患者偶尔感到疾病"急变",可通过药物和休息缓解。极少数发展致严重畸形和残疾,使得类风湿性关节炎成为一种致残性疾病。

调查研究

类风湿性关节炎的诊断以临床情况为主。由美国风湿病协会制定的诊断标准包括以下几项:

1. 晨僵;
2. 肿胀;
3. 结节;
4. 实验室检查阳性;
5. 放射线检查所见。

早期在手和足的小关节周围,可见 X 线改变,在腕掌和指(趾)间关节可有侵蚀改变(图 17.5)。

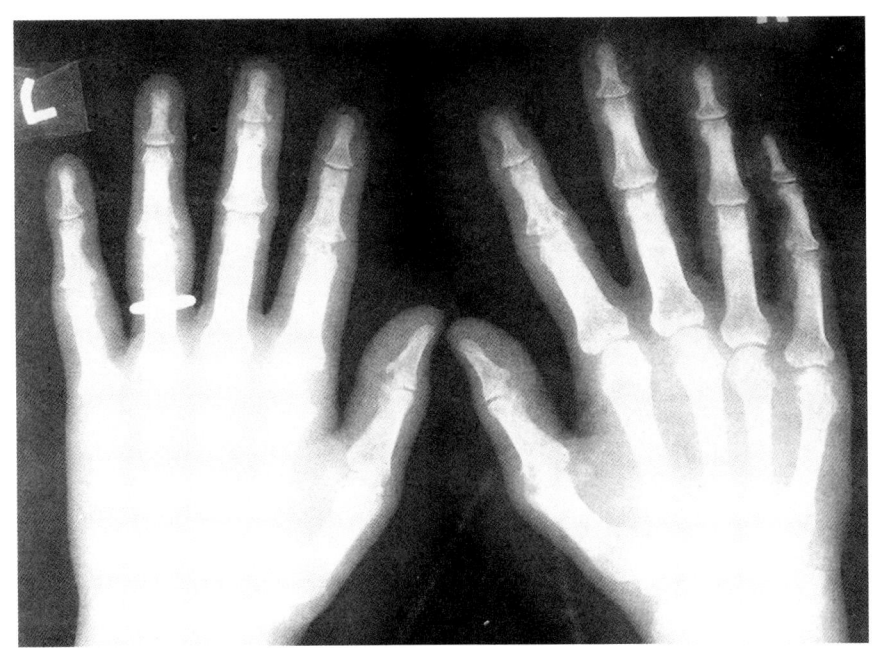

图 17.5　类风湿性关节炎累及小关节

类风湿性关节炎是异常的自身免疫反应性疾病,ESR(血沉)和 CRP(C-反应蛋白)常常升高并伴有许多免疫凝聚试验阳性,如绵羊血细胞凝集试验(SCAT)和凝集试验。30%的患者尽管有典型的临床症状,但这些实验室检查却是阴性,称之为"血清阴性"类风湿性关节炎。

全身表现包括心包炎和肺部疾病(胸膜炎、肺结节和肺纤维化)。类风湿引起的腘窝囊肿与血栓性静脉炎表现相似。当患者有脾肿大和白细胞减少时可引起 Felty 综合征。Still 病起病急速,是伴有发热,皮疹和脾大的一种类风湿性关节炎。

治疗

治疗目标是控制滑膜炎和疼痛,同时维持关节功能和预防远期关节变形。治疗需要多学科合作,如常常需要免疫医生、骨科医生和理疗师等。

保守疗法

常用的类风湿性关节炎保守治疗方法如下。

类风湿性关节炎保守疗法:
1. 药物
2. 急性期休息和缓解期活动
3. 辅助和矫形器具

非甾体抗炎药:这是治疗的一线用药。患者可能需要二线药物,比如甾体类(激素)、氯喹、柳氮磺吡啶、青霉胺。如果这些都没效果,就需要二线药物治疗,即免疫抑制疗法。

休息和制动:夹板固定和休息将会减轻关节肿胀,缓和疾病急性期变化。有时也需要住院休息。急性期过后,通过理疗恢复关节活动功能是很必要的。

辅助和矫形器具:类风湿性关节炎患者需要器具帮助。手杖、支具和双拐可承担部分下肢负重；夹板和支架可保护疼痛关节，避免不必要活动；软的护足鞋可减轻皮肤的压力和磨损(图17.6)。

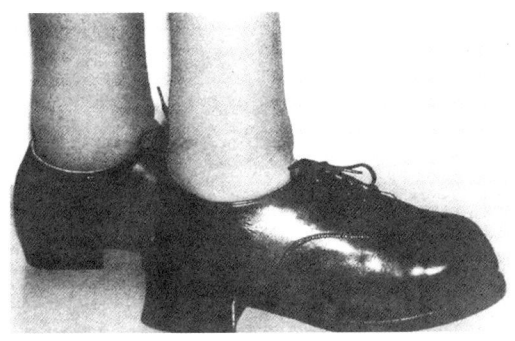

图17.6 穿着外科鞋以适应足部畸形

手术疗法

手术治疗必须有三个理由，而且仅当内科治疗无效时才可考虑。

类风湿性关节炎手术适应证：
1. 为了切除炎性滑膜
2. 为了修复损伤软组织
3. 为了挽救被破坏的关节

滑膜切除术：如果保守治疗不能减轻滑膜的肿胀，则需行滑膜切除术。除非使用关节镜，此类手术损伤很大，需要相当多的康复锻炼。一旦手术成功，将显著减少复发几率和疾病进程。在腕关节腱鞘周围切除滑膜，将减少肌腱断裂危险。

修复术：腕部伸肌腱破裂需要手术修复，不稳定掌指关节可用软组织手术方式修复。关节周围类风湿结节和囊肿，比如腘窝囊肿，可手术切除。

补救术：类风湿性关节炎晚期有必要对破坏的关节行补救性手术。下肢承重关节行关节置换术较为有效。腕关节及上肢其他小关节常选用关节融合术，近来肩关节和肘关节置换术也被证明有效。颈椎或其他节段脊柱失稳时需脊柱融合术。

多关节破坏患者术后会对其他关节产生不良影响，术前一定要慎重考虑手术影响。不经详细的评估，决不对类风湿性关节炎患者实施手术。单纯门诊咨询远远不够，需多次与理疗师或职业治疗师协商，以确定手术是否能带来稳定的远期疗效。

不能诊断的关节痛

风湿病学家发现许多20~30岁的患者出现手和足部小关节对称性的疼痛，但很少出现在大关节。这类患者中可能有80%经详细检查后没有异常发现，大部分患者数月或数年后完全恢复，没有类风湿性关节炎发作。

其他类型的关节疾病

结晶性关节病

由于代谢异常产生的结晶可沉积在关节内或软组织里。结晶沉积可能在婴儿时就开始，但通常到30~40岁时才表现出来。一般关节内和关节周围的晶体沉着无明显症状，但也可引起两种类型的关节病：

1. 自限性急性炎症发作；
2. 慢性破坏性关节病。

痛风

痛风症最为常见，而且被人们认识得最为清楚，由尿酸盐结晶沉积引起(图17.7)。

通常认为此病首先累及第一跖趾关

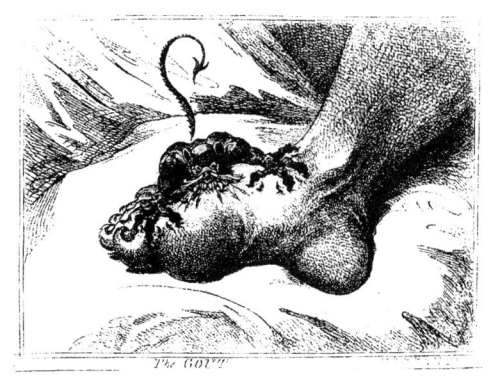

图 17.7 痛风病。(James Gillray 作于 1799 年，伦敦 Wellcome 学院图书馆授权使用)

节，并认为是由过多食用瘦肉或洋酒引起。这种描述是不正确的，此病可发生于任何年龄段人群，跟饮食仅有很少关系。严重创伤或手术后脱水、恶性肿瘤化疗或放疗引起软组织损坏及老年人应用利尿剂等是常见诱因。酗酒脱水也是一个原因。

这些疾病常由免疫科医生治疗，但了解此病对骨科医生也很重要，避免在遇到这种常见肿胀疼痛时，将其误诊为化脓性关节炎或力学紊乱。

治疗：急性发作要用抗炎药物。消炎痛 50mg，3/d，常能明显缓解，但有时需全身应用类固醇类药物。膝关节抽吸和冲洗较有帮助，可将关节液离心检测细胞和结晶。多晶型物质较常见，识别双折射晶体常需要在偏光显微镜下观看。

如果疾病反复发作，需用别嘌呤醇长期治疗，最好在免疫科医生指导下用药。

焦磷酸盐和羟基磷灰石沉积（假痛风）

非典型性痛风（假痛风）引起的临床表现跟痛风类似，但其相关的晶体是焦磷酸钙。焦磷酸盐和羟基磷灰石沉积可引起局部或全身系统性紊乱，并可引起急性滑膜炎或慢性关节破坏（图 17.8）。

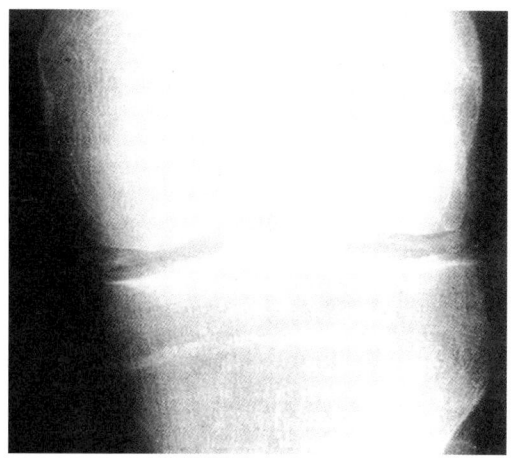

图 17.8 半月板钙化

治疗跟痛风类似，但使用别嘌呤醇长期治疗无效。

牛皮癣性关节炎

牛皮癣性关节炎可能累及手足小关节，但也能引起单个大关节渗出。对无法解释的关节肿胀的牛皮癣患者，应考虑本病。本病手术治疗无效。

治疗上跟类风湿性关节炎类似，但其状况很少那么严重。

血友病患者的关节病

任何类型的出血性疾病都能引起关节内反复出血，在所有关节中膝关节最常受累（图 17.9）。出血可引起滑膜炎并导致滑膜色素沉着。关节软骨也会受累，形成溃疡和空洞，被暗褐色的关节液所充满。一段时间后，滑膜下层会纤维化，关节腔失去其柔韧性，关节表面发生退行性改变。

诊断通常较为简单，大多数血友病

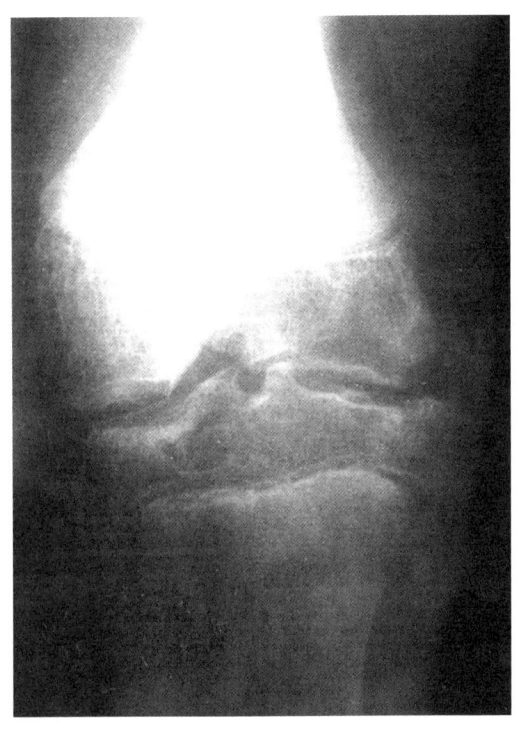

图 17.9　血友病患者滑膜炎的 X 线表现

患者都知道他们自己的情况，并且携带一张有明确诊断及详细治疗情况的卡片。

治疗：现在大多数患者一旦发觉关节内出血迹象，就会自行补充冷冻血液制品。

如果此举并不奏效，则应先使患肢休息，然后由血液科医生负责治疗，选择合适凝血因子给药，至患者凝血功能比较稳定时关节穿刺。

如果疾病进展成为增殖性滑膜炎，则不会消退且反复出血。在某些情况下，可以切除受累滑膜，除非关节镜下作滑膜切除术，否则给血友病患者手术将十分危险。膝关节的关节镜下滑膜切除术对一些患者效果良好。

要牢记，有许多不幸的患者在输入冷冻血液制品时会感染 HIV 病毒。一定要特别小心，避免感染意外的发生。

色素沉着绒毛结节性滑膜炎(PVNS)

任何慢性滑膜炎都伴随有反复的小出血，使滑膜深层色素沉着，引起滑膜绒毛肥厚。滑膜色素沉着，呈结节状和绒毛状改变。PVNS 本质上是慢性滑膜炎和反复出血的结果，而不是单独的疾病。

治疗：本病可随时间慢慢缓解，如果能在关节镜下切除炎症区域则能很快恢复。如果炎症不能控制，将会发展成类似血友病滑膜炎的顽固性滑膜炎。

滑膜性软骨瘤病

滑膜性软骨瘤病可以累及任何关节，在滑膜或滑液腔内形成关节软骨团块。这些软骨团块可以骨化，并出现多个游离体(图 17.10)。如果症状严重，异常的组织必须被移除，但通常会复发。

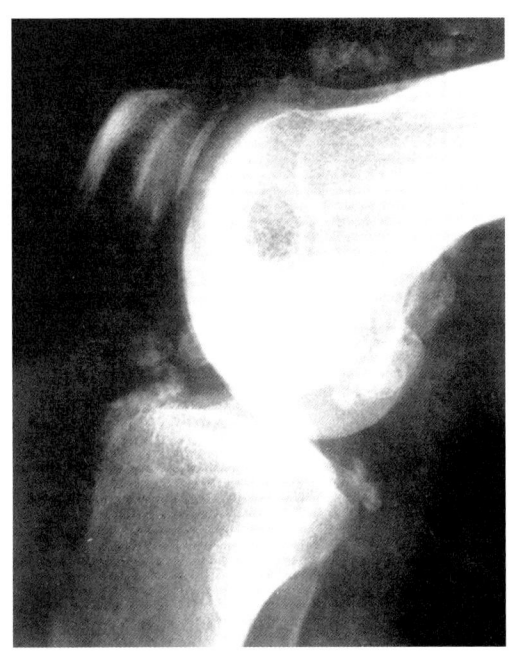

图 17.10　滑膜性软骨瘤病患者的关节腔内出现多个游离体

骨 坏 死

可能引起骨坏死的原因：

1. 应用肾上腺皮质类固醇类药物；
2. 血性恶病质（如镰刀形红细胞贫血病和地中海贫血）；
3. 高雪氏病；
4. 酒精中毒；
5. 减压病；
6. 自发性骨坏死。

类固醇类药物所致骨坏死：外科移植术后或其他原因需抑制免疫反应时，有时必须大剂量应用皮质激素，可能导致大骨片分离（图17.11）。分离骨片丧失血运，但确切发病机制尚不清楚。这种疾病引起关节的永久性损伤，可能需要关节置换。

血性恶病质：纯合型镰状细胞病和地中海贫血的患者，都易患自发性骨坏死。骨坏死常发生在缺氧期，但也可没有明显诱因。

高雪氏病：该病较为罕见，但检查时应排除本病。

酒精中毒：酗酒可导致股骨头坏死，偶尔可致其他关节的承重部位坏死。因患者常否认酗酒，诊断通常困难。

沉箱病（减压病）："沉箱病"实际是减压病，而不是人员下沉时发生的疾病。"沉箱"是被放置在水下的充满压缩空气的大金属容器，以便隧道和桥梁建设者在其内部工作，当他们浮出水面时可能发生减压病。上浮过程中气泡在骨内形成，可引起骨坏死。这种疾病现在更常见于深海的潜水员，甚至在执行严格减压程序后仍时有发生。

自发性骨坏死没有明显原因，尤其好发在膝关节。这种疾病见相关章节描述。

神经源性关节病

神经感觉缺失后会出现进展极快的关节破坏。原因可能是关节承受了巨大负荷，而没有正常的保护性反射，但也可能存在其他相关因素。

这种情况曾由Charcot描述于脊髓痨患者中，因此，受累关节可称为"Charcot关节"。

神经源性关节病可见于任何情况下的失神经关节，下列原因最为常见：

1. 糖尿病；
2. 脊髓空洞症；
3. 晚期梅毒；

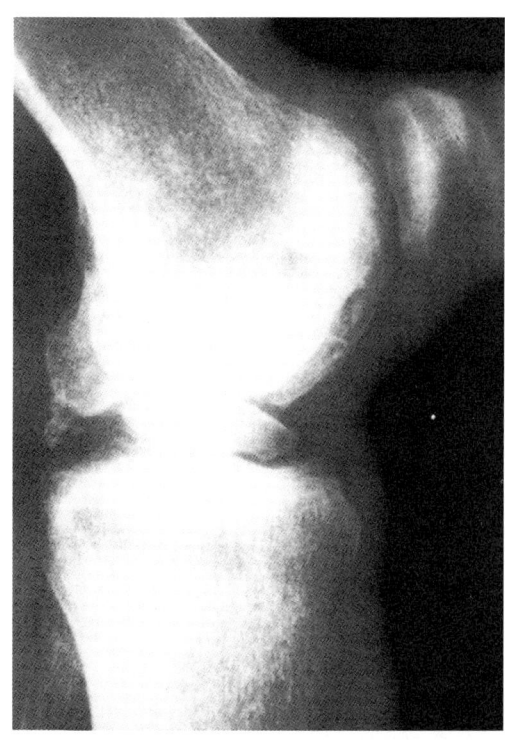

图 17.11 类固醇类药物导致的骨坏死。股骨外侧髁骨片分离，凸面向上

4. 失神经支配肢体。

类似情况也可见于服用大剂量止痛药和抗炎药患者，可能与感觉减弱导致保护性反射减弱甚至消失有关。

临床表现为关节肿胀、严重不稳定、发炎而无疼痛。放射线检查显示广泛骨组织破坏和结构丧失。

治疗：对于神经源性关节病，除了应用夹具或矫形器稳定关节外，并没有其他处理。因假关节难以愈合及人工假体易于脱出骨质等危险并发症，不要尝试给神经源性关节病患者行手术治疗。

Reiter 病

Reiter 病可通过性接触染病，亦可继发于痢疾，特征如下：

1. 结膜炎；
2. 尿道炎；
3. 滑膜炎。

这种疾病可累及任何关节，手和足部小关节最常受累。膝关节等大关节不常受累。任何有上述症状的患者都应考虑到本病的诊断，尤其是男性。

治疗：这种疾病通常可自行消退，抗炎药物常有帮助。

感染后关节病

布氏菌病、伤寒和病毒性疾病导致的全身关节病可类似类风湿性关节炎。骨科医生不需要亲自处理这类棘手难题，但必须始终明白，单关节疼痛可能是全身关节病的最初表现，若无充足理由应避免手术。

强直性脊柱炎

强直性脊柱炎本身是脊柱疾病，但也累及大关节，如髋、膝、肩关节。这种疾病男性比女性更多见，比例为 6:1；通常发病年龄为 15~30 岁。

治疗包括应用抗炎药物和物理疗法。晚期畸形可行颈椎和腰椎截骨术。关节置换通常不成功，因为新关节也会变得强直。

交感神经反射性营养不良

交感神经反射性营养不良（RSD）也称为痛性营养不良，临床上常见腕部 Colles 骨折的 Sudeck 萎缩。

RSD 常表现为一个或多个关节的急性疼痛，伴有肢体寒冷感。也可有肢体皮肤颜色改变，出现蓝色或紫色斑块。本病可见于任何类型的创伤，包括手术。

RSD 后再次创伤可加重病情，甚至如关节镜等微创操作也不除外。鉴于此，在关节疼痛、发凉或出现蓝斑而又没有明确力学症状时，不要实施手术。

查体通常没有帮助。温度曲线图可显示改变，除了非常晚期患者骨质疏松外，放射检查也常常正常。

治疗

经皮神经电刺激，β-受体阻滞剂和胍乙啶患肢注射常常有效。有时需行化学性交感神经阻断术。降钙素被证明具有使用价值。

单个大关节滑膜炎

许多患者表现为没有受伤史或力学症状的单关节疼痛和肿胀。常见原因如下：

1. 生物力学紊乱：膝部半月板撕裂或关节软骨缺损是常见原因。

2. 痛风或假痛风。

3. 滑膜病症：如强直性脊柱炎或类风湿性关节炎。

4. 牛皮癣性关节病：记得询问急性单关节滑膜炎患者，是否患有牛皮癣或任何皮疹。

5. Reiter 病。

6. 化脓性关节炎：包括淋病性关节炎。

7. 骨性关节炎：骨性关节炎可能是引起大关节疼痛和肿胀的最常见原因。在放射性照片上能看到任何异常之前，可能就已有十分严重的退行性改变。

8. 滑膜性软骨瘤病。

9. 自发性骨坏死。

刘建敏　译
吴尧平　刘　建　校

第18章　骨与关节感染

急性骨髓炎

骨感染往往涉及骨髓，因此常称为骨髓炎。骨髓炎可分为急性和慢性。

急性骨髓炎可见于儿童和成年人。过去曾是相关疾病和死亡的常见原因，但近50年来，其发病率和严重程度都越来越低。

病理

此病起始于骨近端骨骺附近的感染。由于创伤使得骺板附近丰富的血管破裂，形成小血肿，而血肿则为随血流到达此处的细菌提供理想繁殖地，因此骨髓炎常常继发于小的创伤。

临床特征

随着感染发展，患者表现为虚弱和发热，以及由于骨内组织张力增大所致的剧烈疼痛。如未处理，感染蔓延直至侵蚀周围骨质并最后到达骨皮质，脓液掀起骨膜形成骨膜下脓肿（图18.1）。脓液最终通过皮肤排出，形成连接骨脓肿的窦道。至此阶段，患者已发展成慢性骨髓炎。

如果骺板位于关节内，脓液不能通过皮肤排出而进入关节内，则引起化脓

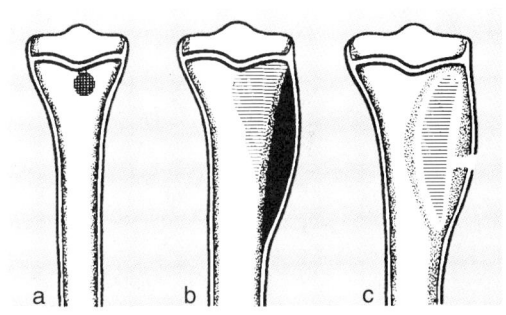

图18.1　骨髓炎的发展：(a) 邻近骺板的化脓性病灶；(b) 骨膜下脓液聚集；(c) 脓肿经皮肤破溃，骨内脓腔与皮肤相通

性关节炎。下述的关节皆能通过此途径感染（图18.2）。

1. 髋关节；
2. 膝关节；
3. 肩关节；
4. 肘关节；
5. 腕关节。

治疗

在发病头几天，当患儿表现有剧烈触痛和发热时，应入院治疗。抬高患肢并抽血化验血红蛋白、血沉、白细胞计数和做血培养。抗生素治疗一定要开始于血培养标本安全送到实验室之后。

抗生素的使用应基于对院内及周边微生物流行病学调查之后的"最佳猜测"。一个好的医生应知道该地区除了金黄色葡萄球菌和流感（嗜血）杆菌外，

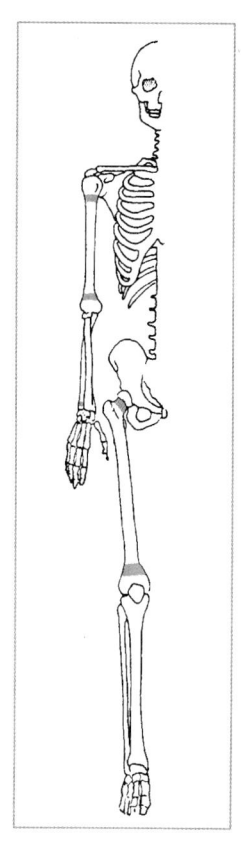

图18.2 容易发生化脓性关节炎的关节

最有可能引起骨感染的微生物是哪些。一种有效的抗生素用法是联合使用 500mg 氨苄青霉素和 500mg 氟氯青霉素，4/d，甚至加至 1g，4/d。

如果患者经 2d 的有效治疗临床症状无改善，发热无改变，应暴露感染骨区，钻孔引流脓液。几乎所有急性骨髓炎患者都能用这种方法治愈。

在发达国家慢性骨髓炎几乎已成为历史性疾病。

Brodie 脓肿（骨骺端脓肿）：并非所有骨髓炎都有此表现。感染能够被自身防御系统部分对抗，将脓肿局限在骨皮质内。此病灶在 X 线平片上表现为小型空洞，被称为 Brodie 脓肿，内部包含休眠期细菌。

慢性骨髓炎

慢性骨髓炎——骨科领域的一种重要疾病，上世纪致残的主要原因，是急性骨髓炎持续性感染的并发症。

病理

脓液散布在坏死皮质骨周围的骨膜下（图 18.3）。骨膜形成"新骨"包绕脓肿，大块死骨被脓液包绕，而脓液又被活骨包绕（图 18.4）。死骨与活骨分离，由于体积太大不能通过窦道，所以不能从体内排出，被称为死骨形成。其周围的活骨被称为包鞘。

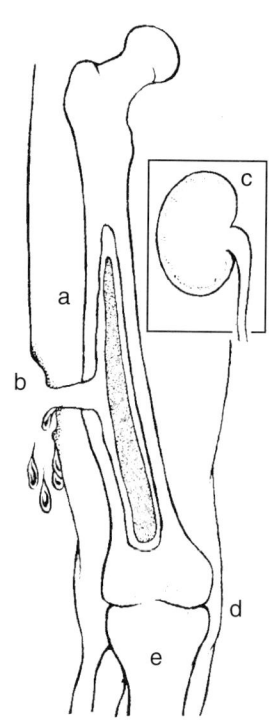

图 18.3 化脓性骨关节炎晚期并发症：(a) 包鞘、死骨与窦道形成；(b) 窦道边缘鳞状细胞癌变；(c) 肾小球淀粉样变；(d) 化脓性关节炎后关节强直；(e) 生长停滞造成畸形

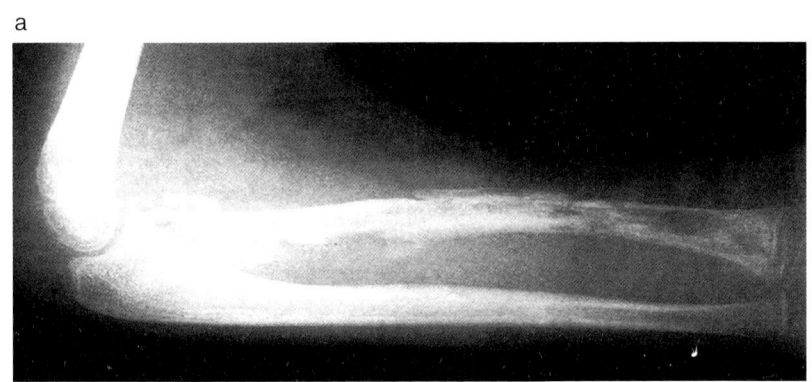
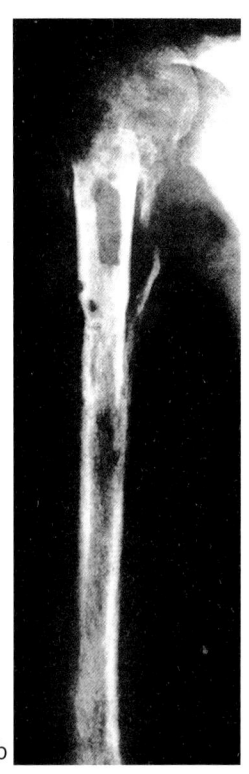

图 18.4(a) 桡骨慢性骨髓炎；(b) 肱骨慢性骨髓炎。通过钻洞、开窗引流已将脓液吸出，但一大块死骨片仍存留于包鞘腔内

临床表现

未治疗患者体内留有包含脓液和死骨的巨大骨性空腔，空腔通过窦道与外界交通，排出发臭脓液，偶见碎片死骨，需定期换药（图 18.5）。除此之外，还有严重并发症：

1. 骨骺生长板破坏带来的生长改变（图 18.6）；
2. 慢性感染导致继发淀粉样蛋白病；
3. 皮缘可发生恶变（Marjolin 溃疡）。

治疗

现在，许多慢性窦道可通过死骨清除和合理抗生素应用而治愈。这听似简单，但对于一些患者，移除所有死骨即意味着切除整段骨组织，通过外固定架桥接缺损区，并在感染根治后行缺损区植骨。这种扩大性手术需延长住院时间并长期使用足量抗生素，治疗时间需一年或更长。

化脓性关节炎

化脓性关节炎可由三种途径引起：
1. 骨感染蔓延；
2. 贯通伤口直接感染；
3. 菌血症。

临床表现

任何有关节发热并肿胀都应怀疑有化脓性关节炎，尤其是在别处有感染灶或患者已有全身性系统性疾病时。

感染关节极其疼痛，除非患有其他

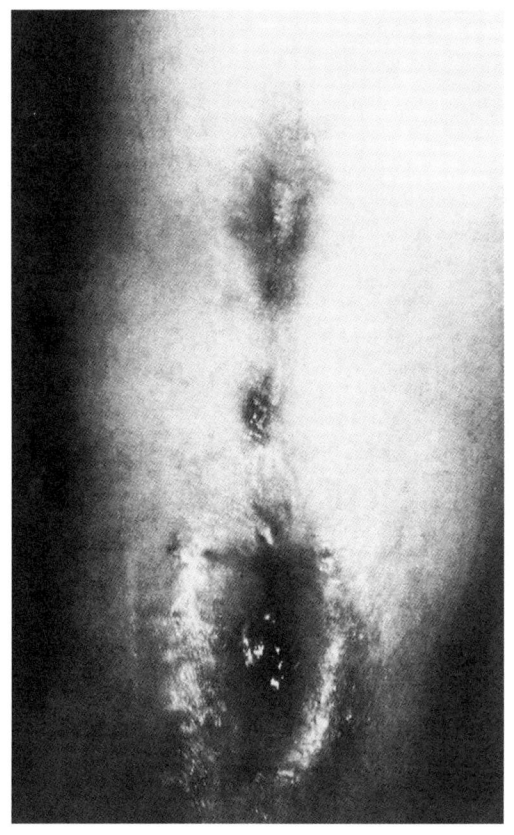

图 18.5 长达 20 年以上的骨髓炎形成的窦道

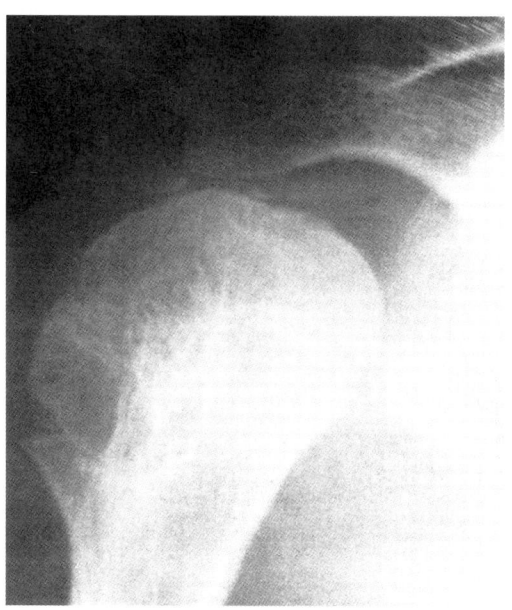

图 18.6 化脓性炎症造成的肱骨干骺端晚期破坏

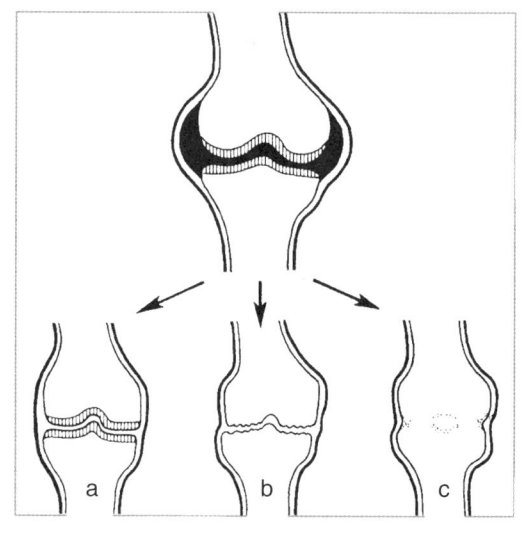

图 18.7 化脓性关节炎的自然预后：(a) 关节恢复正常；(b) 纤维性关节强直；(c) 骨性关节强直

能引起全身性衰弱的疾病如糖尿病外，患者常有全身表现。由于糖尿病患者对感染十分敏感，若出现任何不能解释的关节渗出，都应抽吸并送培养。

不要忘记了淋球菌！淋球菌对关节有特殊亲和力，当年轻人出现化脓性关节炎应联想到此菌。

未治疗的化脓性关节炎会破坏关节软骨，导致骨性关节强直(图 18.7)。关节若能强直于功能位，患者将十分幸运。但多数患者常将关节保持最舒适位置，即疼痛最轻位置，致使关节融合于不利于正常使用的位置。有时关节强直发生纤维连接而非骨组织连接，手术关节融合会起到较好效果。

新生儿败血症

新生儿败血症引起广泛的关节化脓性感染(图 18.8)。曾经很常见的 Tom Smith 关节炎，现已少见于发达国家，偶见于新生儿换血疗法和侵入性操作后。

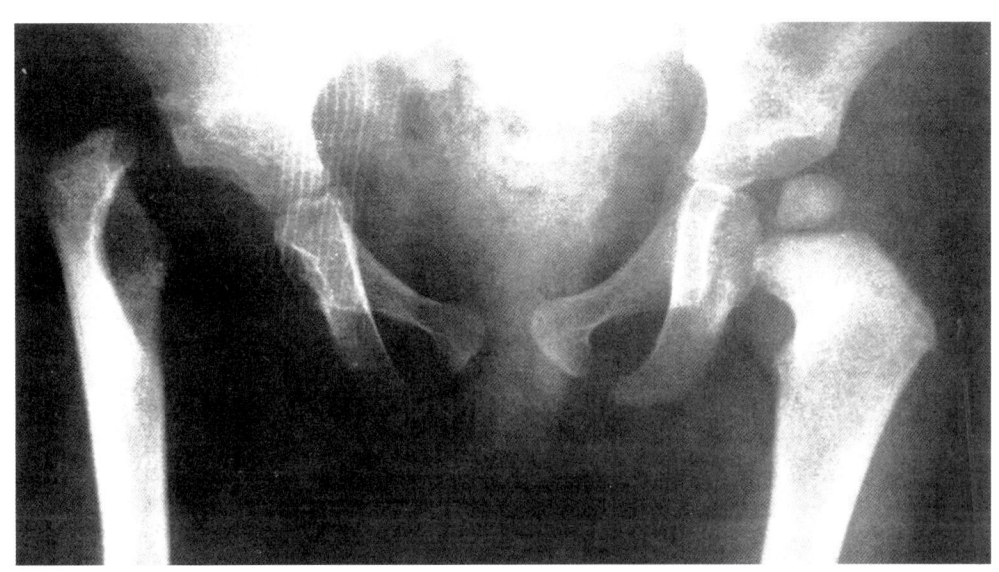

图 18.8　婴儿髋关节化脓性关节炎导致的股骨头脱位与吸收

治疗

治疗有赖于彻底的关节腔灌洗和足量抗生素的应用。如果配合使用足量抗生素，灌注引流系统使液体在关节内交替冲洗并间隔 1 或 2h 排出，通常会起到良好效果。彻底关节灌洗联合关节镜，松解关节内粘连，通常可根治化脓性关节炎。

结核病

骨结核病在欠发达国家仍是灾难，尽管在发达国家已很少见（图 18.9）。除了缓慢进展外，此病病程与普通骨和关节感染类似。骨结核是慢性疾病，症状出现缓慢，发热不明显，且脓肿形成缓慢。关节结核是一种滑膜疾病，与类风湿性关节炎较为相似，过去曾被认为是同一种疾病。

治疗方法与其他感染类似，但过程更为缓慢，常采用不同的药物治疗方案。

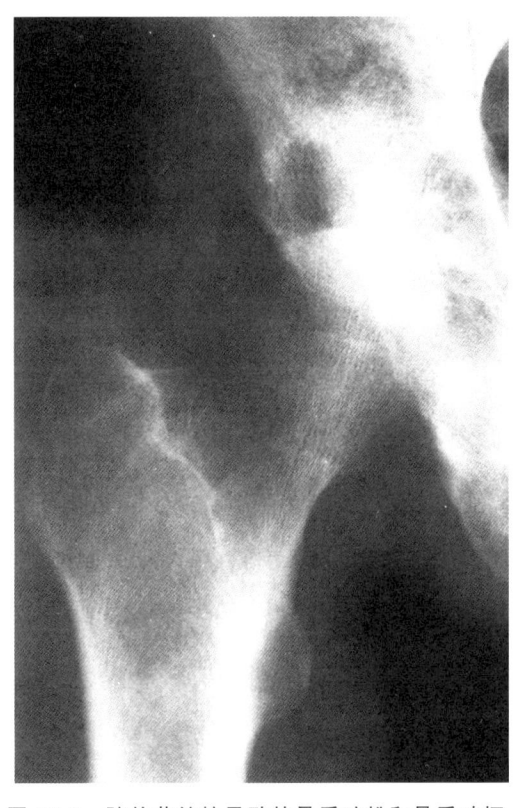

图 18.9　髋关节结核导致的骨质疏松和骨质破坏

如脓腔内没有死骨，联合使用抗结核菌药物，如乙硫异烟胺，利福平，异烟肼和乙胺丁醇通常有效。

抗结核药物
1. 乙硫异烟胺
2. 利福平
3. 异烟肼
4. 乙胺丁醇

这些药物应联合应用。

脊柱结核 (Pott 病)

详见相关章节。

椎间盘感染

椎间盘可能被一些条件致病菌感染，如布鲁氏杆菌、微球菌或真菌，可引起很严重的背痛。如能准确识别病源微生物的种类，抗生素治疗通常有效，但有时也需手术探查和脊柱融合术。

儿童也可发生缺乏任何明确感染灶的椎间盘炎症。

梅 毒

骨梅毒在现代社会十分罕见，梅毒性骨膜炎引起的经典军刀状胫骨更多见于博物馆内，而不是骨科病房。

从骨科角度来看，梅毒最重要的表现是 Charcot 神经性关节病。此关节严重不稳、感觉迟钝，常被认为适合关节置换术或关节融合术。但此类手术效果极差，必须避免这种尝试。

刘建敏 译
吴尧平 刘 建 校

第19章 代谢性疾病、发育异常、骨软骨炎和神经障碍

骨结构异常

许多骨骼疾患是由骨结构紊乱造成的,而非疾病侵袭所致。这些情况很复杂,可通过骨的组成和影响生长的因素等方面来简化。

骨生长受下列激素和维生素影响:

影响骨生长的因素:
1. 生长激素
2. 性激素
3. 甲状腺激素
4. 甲状旁腺素
5. 维生素 C
6. 维生素 D
7. 降钙素

生长激素对骨生长意义重大,其作用可维持到骨骺闭合后。生长激素过度分泌在发育完成后可引起骨肥厚,如肢端肥大症,在发育完成前可引起巨人症。

性激素与青春期的迅速发育有关。睾酮的释放可加速生长及骨骺关闭。如果睾酮释放障碍,骨骺生长时间则比正常长,导致患者身材高大,如传说中的太监个子高。

甲状腺激素维持正常的生长,其缺乏则阻碍生长发育,这就是甲状腺功能减退后呆小症患者身材矮小的原因。甲状腺毒症不会导致身材高大但可导致骨质疏松。

甲状旁腺素是血钙降低时释放的一种多肽物质。甲状旁腺素通过两种途径使得血钙上升:
1. 骨钙动员;
2. 增加肾小管对钙的吸收。

维生素 C 是合成胶原必需的原料。没有它骨骺端的类骨质不能有效形成,坏血病患儿骨骺端可检测到透射线的透明带。

维生素 D 有三方面的作用:
1. 促进消化道对钙的吸收;
2. 影响骨钙的吸收和沉积;
3. 影响肌张力,维生素 D 缺乏的患者表现为肌无力。

降钙素由甲状腺分泌,其确切作用不明。但如果降钙素分泌过多,会影响骨钙释放。

骨的四种主要成分可影响生长发育。生长发育障碍可根据骨结构的受累情况考虑其病因(图 19.1)。

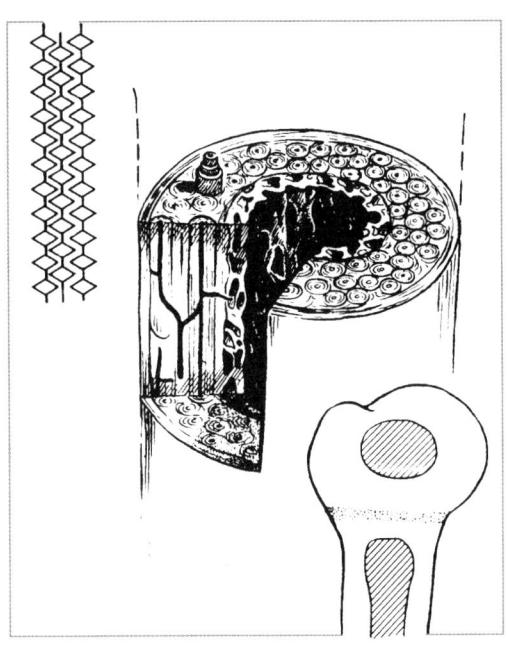

图 19.1 骨的组成。骨由结晶盐组成,沿胶原纤维排列,形成软骨、骨单位和哈佛系统

骨的成分

1. 胶原。
2. 羟磷灰石结晶沿胶原纤维有序排列。类骨质是没有钙化的正常骨质的前体。
3. 骨单位:长骨是由长管状的哈佛系统或哈佛单元构成。骨细胞位于骨密质腔隙内部,通过胞体树突穿过微管与其他骨细胞相连。这种接触使得骨细胞能对异常应激做出应答。
4. 软骨:骨生长发育始自含有蛋白聚糖的软骨。

胶原异常

坏血病

坏血病的表现包括骨骺异常钙化和毛细血管脆性异常所引起的骨膜下出血。

<u>治疗</u>:抗坏血酸(维生素 C)。

成骨不全

成骨不全或脆骨病,几乎总是散发。可通过带有部分外显特点的常染色体隐性遗传,其严重性可变异(图 19.2)。尽管骨脆性是最明显特征,但该病实质是脯氨酸代谢紊乱,妨碍了胶原形成。

骨脆性仅是此病的症状之一(图 19.3)。牙齿也可受累,常表现为褐色和异常致密——难看的牙齿。该病可引起眼巩膜基质异常,透过巩膜可看到视网膜色素,产生特征性的蓝色巩膜。此特征并不表现在每位患者身上。

成骨不全时病骨比正常骨骼柔软,弓状变形常反复发作,需通过复杂的截骨及内固定矫正。

其严重性分三级:

1. 一些严重者可表现为在母体子宫内发生多发骨折,不能存活。
2. 一些表现为儿童期多发骨折,发展成鸡胸和脊柱侧弯。
3. 还有一些仅表现为儿童期个别骨折,当骨骼生长完全时可有正常强度。

尽管已被明确患有脆骨症,但许多父母仍认为孩子具有多发骨折的倾向是由于引起骨骼异常的其他原因所致,并坚决要求医生明确诊断。对于一些患者,当诊断为非意外伤害时须慎重考虑。

矿化异常

骨丢失

骨丢失有三种途径:

1. 骨软化症——矿化作用减少。

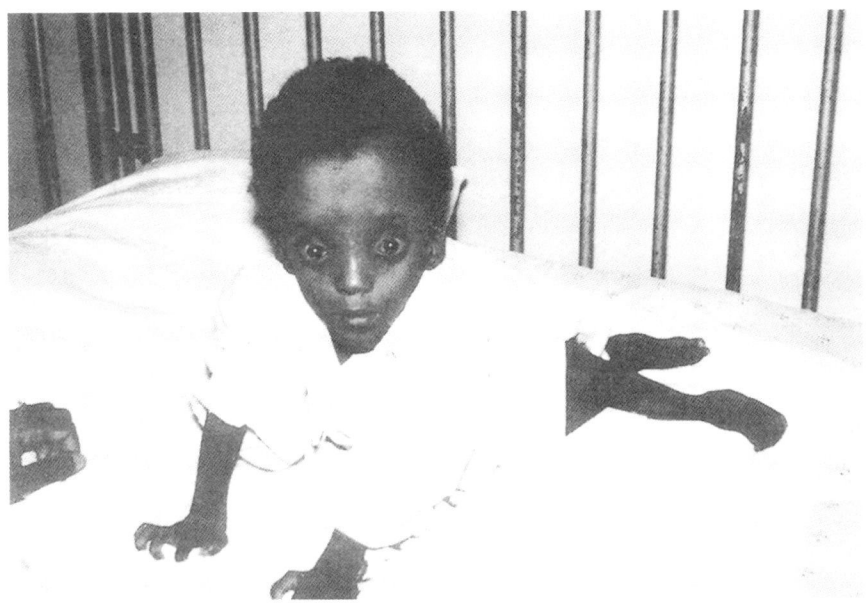

图 19.2　成骨不全的大体观

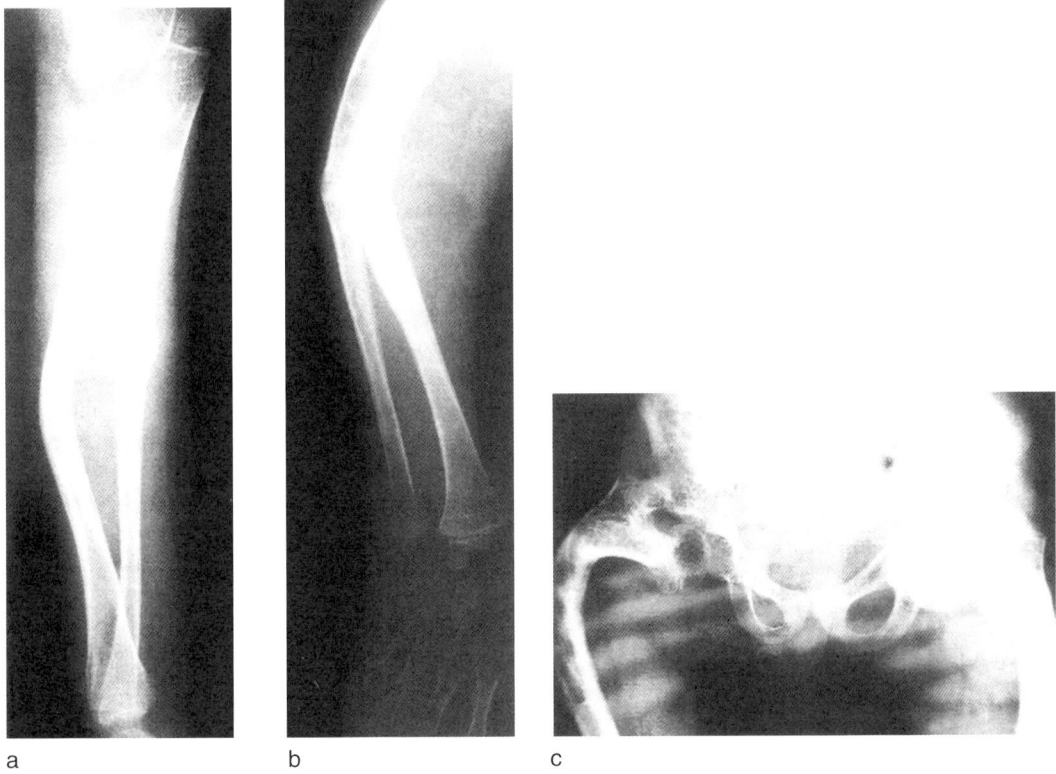

图 19.3　(a, b) 成骨不全导致的骨折,注意图中弓形突出的部分。(c) 股骨成骨不全造成的弓形突出

2. 骨质溶解——破骨细胞吸收增加。
3. 骨量减少——骨样组织减少。实际上,"骨量减少"更常用于描述放射线照片上骨质疏松,并不具特殊意义。

这三种途径常不同程度的同时发生。骨丢失结果即骨质疏松,有三种常见类型：

1. 特发性骨质疏松；
2. 失用性骨质疏松；
3. 类固醇性骨质疏松。

特发性骨质疏松

绝经后妇女由于雌二醇的缺乏,引起骨骼中胶原数量减少,从而使骨质变薄,并促骨痂形成。受累骨质,特别是松质骨,变得比正常骨质更脆弱,更容易发生骨折(图19.4)。股骨颈骨折和椎体压缩性骨折,常见于老年性骨质疏松症妇女受轻微外伤后。

临床和放射线片特征：患者常感骨痛,尤其是背痛,并逐渐形成驼背。放射线片检查可见骨质明显变薄,可出现病理性骨折。

治疗：这类骨质疏松的治疗通常难有明确效果,因为待到有明显症状时,疾病已积累了很长时间,治疗为时已晚。如果公认的早期激素治疗能够实施,或许能最大限度逆转骨质疏松并恢复正常骨结构。

一线治疗强烈推荐采用雌二醇激素替代疗法(HRT)。二线治疗是间断服用低剂量的1-羟基-亚乙基-1,1-二膦酸(用2周,停11周)。

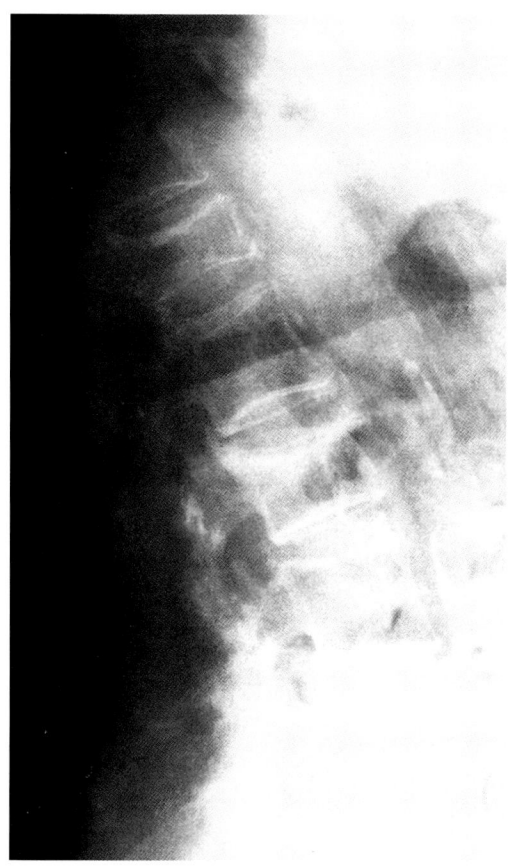

图19.4　骨质疏松导致的腰椎压缩性骨折

这是目前已知的最理想的治疗方法。

失用性骨质疏松

失用性骨质疏松见于无正常应力刺激的骨骼。患者常因瘫痪或者骨折后被限制负重而长期卧床所致。失用性骨质疏松也好发于宇航员。

治疗主要是通过活动和负重训练。

类固醇性骨质疏松

类固醇性骨质疏松见于大剂量应用类固醇激素的患者,常见于类风湿性关节炎或器官移植术后,以及库兴氏病。后果包括病理性骨折和脊椎压缩。

治疗是减少类固醇剂量或治疗原发病。

佝偻病

佝偻病是由于儿童时期缺钙和磷酸盐所致(图 19.5)。尽管现在比以前已很少见,佝偻病在不发达国家仍广泛发生。病因有四:

1. 最常见原因不合理膳食或缺乏晒太阳所致的维生素 D 缺乏。
2. 脂肪泻所致钙吸收不良。
3. 肾脏异常可影响维生素 D 代谢并发生肾衰导致肾病性佝偻病。
4. 肾小管异常所致血磷酸盐过少,引起维生素 D 抵抗性佝偻病。

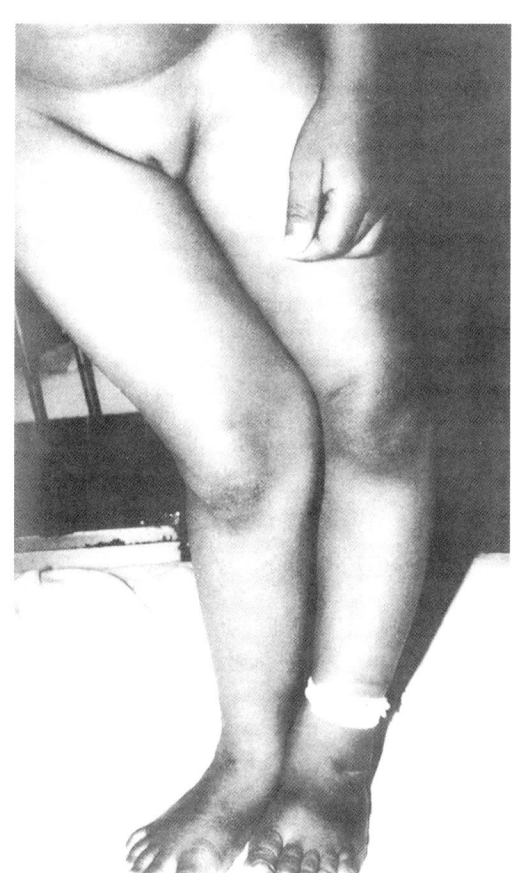

图 19.5　佝偻病大体观

临床和放射线片特征：佝偻病临床诊断靠骨弯曲变形和骨骺突出,这种现象的原因是非矿化类骨质过量堆积。影像学可见骨骺端类骨质层增宽,并有杯状骨骺(图 19.6)。

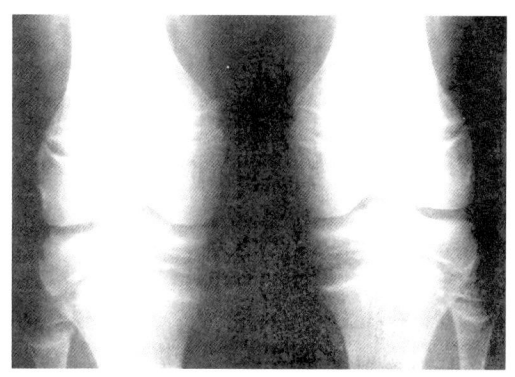

图 19.6　佝偻病。注意图中宽大的骨样接缝

检查：钙水平通常正常,但磷酸盐降低,并有碱性磷酸酶升高。

治疗：维生素 D 可明显改善症状,但遗留的畸形可能需要截骨术矫正。

骨软化症

骨软化症或骨软化,是成年期缺乏维生素 D 所致。软化骨硬度比正常骨低。长骨变弯曲并在张力侧发生微小骨折。

临床和放射线片特征：患者通常营养不良,有不适感,主诉骨痛并可能出现椎体压缩骨折。影像学可见到位于张力侧骨表面的骨折线,称为 Looser 带(假骨折线)(图 19.7)。髋臼和骨盆壁向内移位使得骨盆成三叶形(图 19.8)。

检查：血清钙和磷酸盐可降低,但碱性磷酸酶升高。骨活检示类骨质层增宽。

治疗：主要是要调整不当饮食,并服用维生素 D。

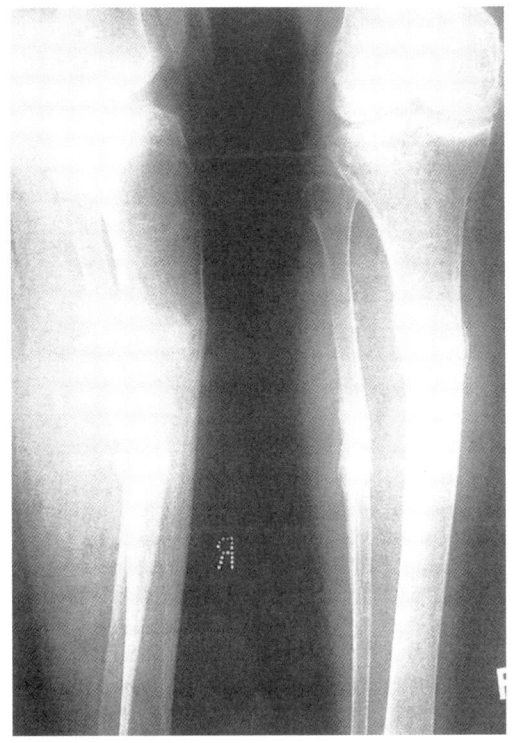

图 19.7 胫腓骨骨软化症导致的病理性骨折。注意胫骨前方的 Looser 带（假骨折线）

甲状旁腺功能亢进

甲状旁腺功能亢进也称为骨 Von Recklinghausen 病和囊性纤维性骨炎，病因是甲状旁腺素过量产生（图 19.9）。骨钙过度吸收，在病情严重时骨内形成充满褐色组织（褐色瘤）的囊肿。

甲状旁腺功能亢进可能是原发的、继发的、或三发的。

1. 原发性甲状旁腺功能亢进是由于分泌型腺瘤分泌过量的甲状旁腺素所致。

2. 继发性甲状旁腺功能亢进症是指由于肾脏疾病或营养不良性疾病引起血钙水平降低，为引发反应性骨钙动员所致的甲状旁腺激素过量分泌。

3. 三发性甲状旁腺功能亢进症是甲状旁腺过量分泌，甚至当原发病被治愈时仍过量分泌。常见原因是患者继发性甲状旁腺功能亢进时，形成的甲状旁腺组织自主性结节。

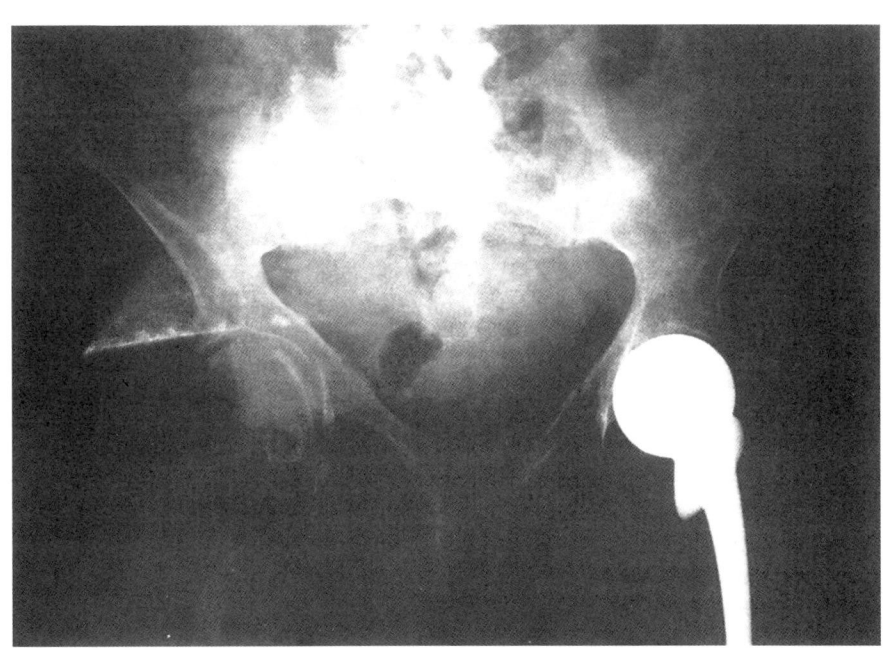

图 19.8 骨软化症。注意三叶形的骨盆，耻骨降支及右侧股骨发生骨折，左侧股骨颈病理性骨折后植入 Thompson 假体

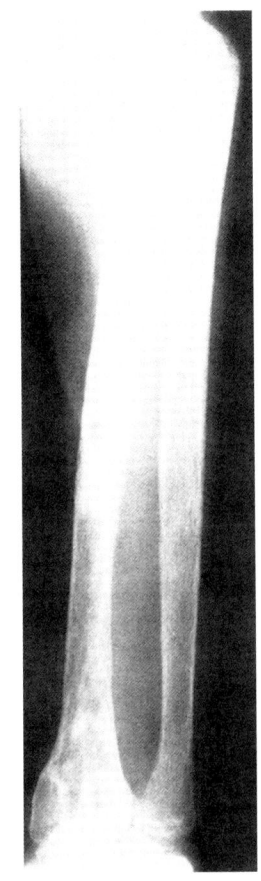

图 19.9　甲状旁腺功能亢进导致的囊肿形成

临床和放射线片特征：典型的患者表现为"呻吟、骨痛和腹部压痛"。骨痛是由于骨的软化和再吸收引起，呻吟源于人格改变。引起腹痛的原因尚不清楚。

检查：原发性甲状旁腺功能亢进症患者血钙升高，磷酸盐降低，碱性磷酸酶升高。其他类型甲状旁腺功能亢进症各检查指标变化因肾脏和其他病理情况而异。

治疗：如果能纠正过量的甲状旁腺激素分泌，骨结构可恢复正常。通常需要手术切除甲状旁腺。

骨结构异常

Paget 病

Paget 病或畸形性骨炎，是最常见的骨发育不良。由 James Paget 爵士在 1879 年描述，具体病因仍不清楚。

受累骨组织宽度增加，失去正常结构，血供增加（图 19.10）。体积变大是区分转移灶和其他类似疾病的依据。血供增加使患骨触诊温暖，在一些情况下可导致高排性心力衰竭。Paget 病骨也可弯曲，因此又称为畸形性骨炎。骨可异常柔软，或非常坚硬易断。

尽管一个患者可多骨受累，但 Paget 病不会跨过关节腔，常局限于单个骨段。

临床和放射线片特征：一般有骨痛，但有时即使 X 线平片上有严重改变，患者仍可无症状，直到发生骨性关节炎或病理性骨折。骨小梁缺乏正常排列顺序，

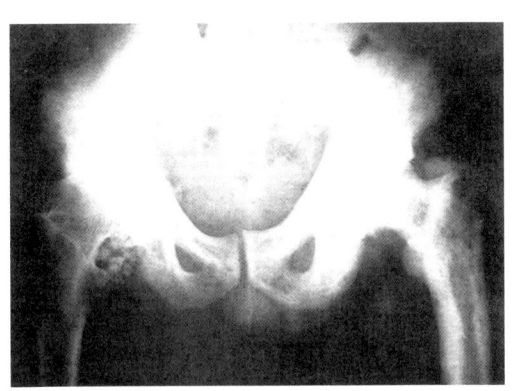

a

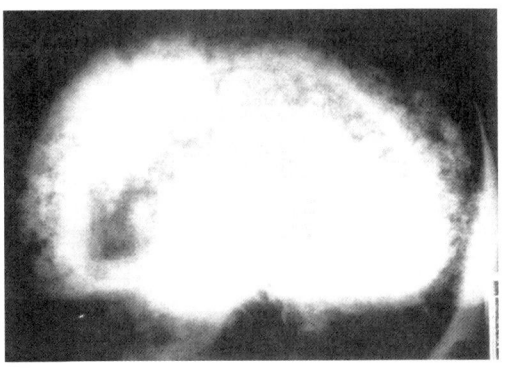

b

图 19.10　Paget 病累及(a)骨盆、左侧股骨和(b)颅骨

数量可能比正常还多。假骨折线如 Looser 带出现在骨张力侧。

<u>检查</u>：碱性磷酸酶升高，同位素扫描显示受累区变"热"。

<u>并发症</u>：Paget 病的骨质没有正常骨质坚硬，易发生病理性骨折，但愈合速度较正常骨折为快。

极少数病例会并发凶险的 Paget 肉瘤，一种特殊的恶性肿瘤（图 19.11），具体诱因尚不清楚。

治疗：单纯镇痛药对疼痛不一定有效。降钙素和口服二磷酸盐对 50%~70% 患者有效，随着二磷酸盐药物的更新有效率还在提高。

纤维性结构不良

纤维性结构不良侵袭骨内纤维结构（图 19.12）。受累区变脆，易发生病理性骨折。病因不详。

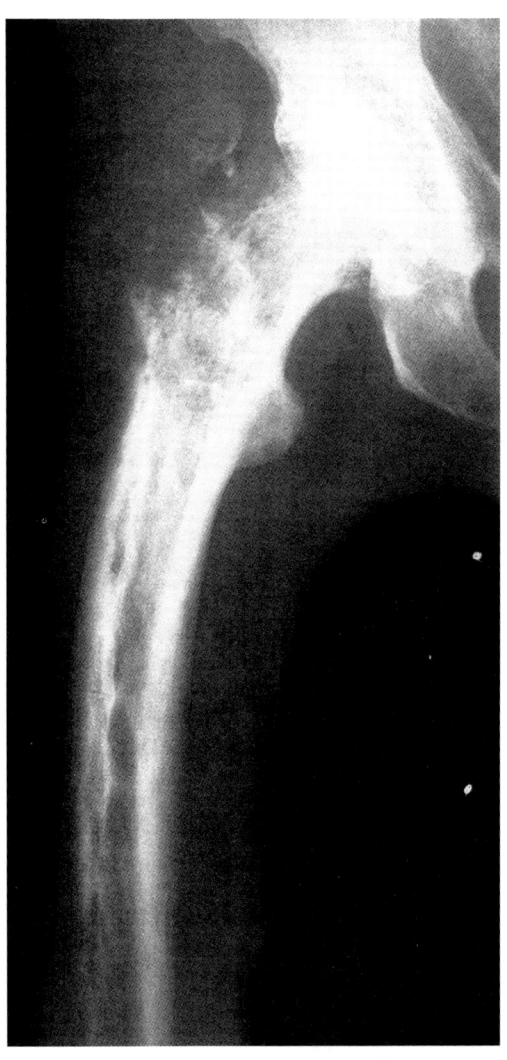

图 19.11 Paget 病导致股骨凸面假骨折及大转子肉瘤

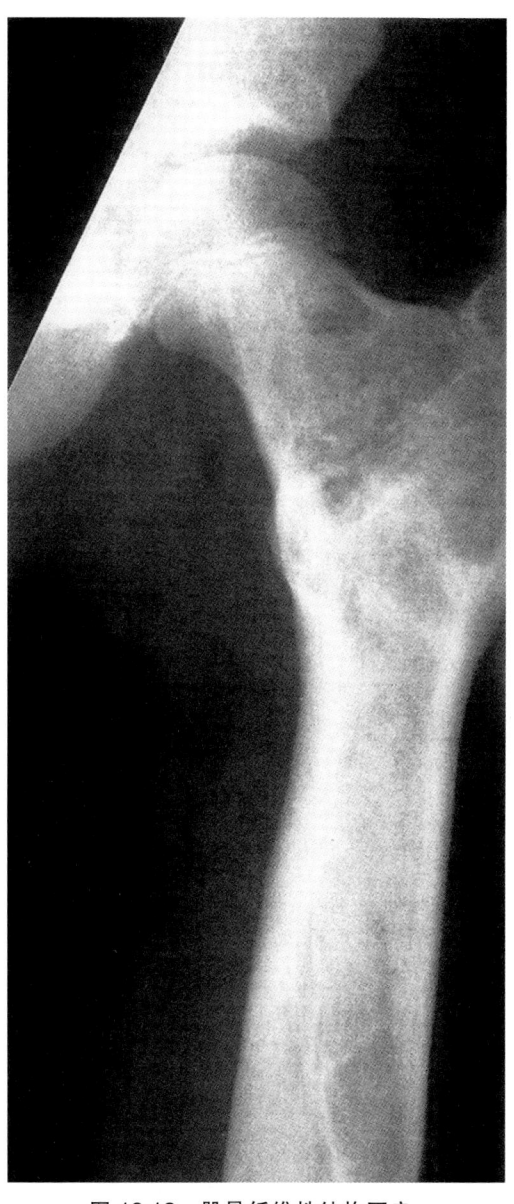

图 19.12 股骨纤维性结构不良

大理石状骨病(骨硬化病,Albers-schön berg病)

在X线平片上,长骨正常管状形态消失,呈实心棒状,同时椎体有特异的条带征(图19.13)。骨质尽管看上去结实,实际上很脆弱。一旦骨折,因为骨硬度极高,普通工具难以钻孔,骨折内固定很难实现。此病通过常染色体显性基因遗传,但常染色体隐性基因遗传患者更严重。

其他的发育异常

其他类型的发育异常难以计数,症状复杂多样,许多可见有意义的影像学异常。骨条纹、骨斑(图19.14)及烛台样骨(肢骨纹状肥大)随处可见。

软骨异常

黏多糖病

黏多糖病源于先天性软骨组分异常。

Hurler病或"软骨代谢障碍病"包括面部畸形、角膜不透明、骨骺和椎体畸形

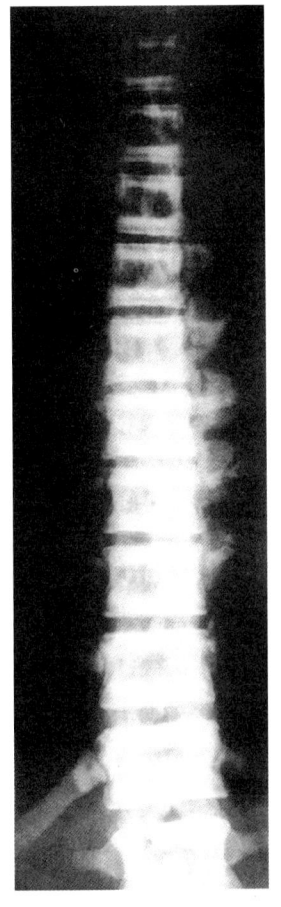

图19.13 骨硬化病导致的"夹心椎"

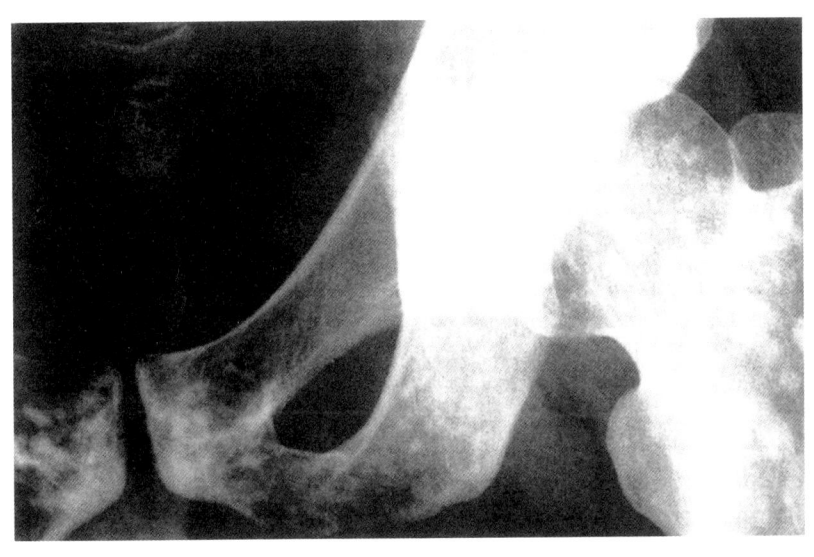

图19.14 全身脆弱性骨硬化病,又称"骨斑纹症"

并智力低下。这种疾病通过常染色体隐性基因遗传。

Morquio 病和 Hurler 病类似，但没有面部畸形、角膜不透明或智力低下。这种疾病通过常染色体隐性基因遗传。

软骨发育不全

软骨发育不全，又称软骨发育障碍。患者长骨不能正常生长，因此身材矮小，是常染色体显性遗传（图19.15）。马戏团里见到的侏儒家族常患有软骨发育不全。软骨发育不全患者的骨强度正常，智力正常。在犬类中也有类似的基因紊乱、四肢短小的品种，如达克斯猎狗，短脚猎犬和威尔士矮脚狗。

除身材矮小外，这种病带来的社会问题是软骨发育不良的另一类并发症。由于椎弓根比正常短小，椎管宽度异常狭小，软骨发育不良还可导致椎管狭窄症和神经损害。

锁骨颅骨发育不全

这种疾病听起来似乎与软骨发育不全相反。软骨化骨正常而膜内化骨异常，体现在颅骨和锁骨，可表现为发育不全。目前尚无有效治疗方法，通过常染色体显性基因遗传。

骨干性软骨发育不全

骨干性软骨发育不全是由常染色体显性遗传的全身性骨塑形不良性疾病。理解长骨如何从骺板生长较易，但理解为什么骨干比骨骺要窄则较为困难。是什么力量使得骨干变窄？无论什么机制，一旦失败即产生如图19.16的表现。

多发性骨骺发育异常增殖症

多发性骨骺发育异常增殖症是影响骺板的一种遗传性疾病。许多骨表现为不规则生长和畸形（图19.17）。

有许多其他少见的骨骺发育异常类型，以不同方式影响着生长板的发育。

骨 软 骨 炎

骨软骨炎是一个不好的名词术语，用于描述表现类似，但可有数种不同病理过程的疾病：

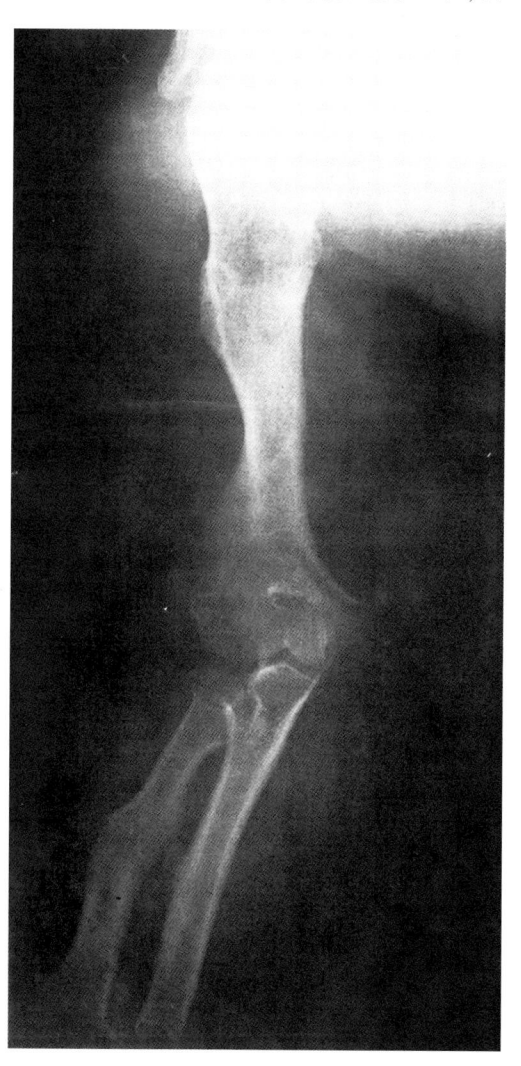

图 19.15　软骨发育不全

第 19 章 代谢性疾病、发育异常、骨软骨炎和神经障碍

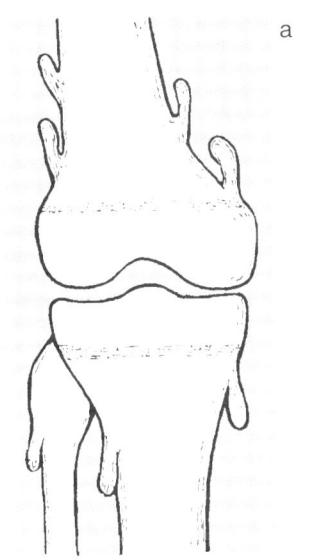

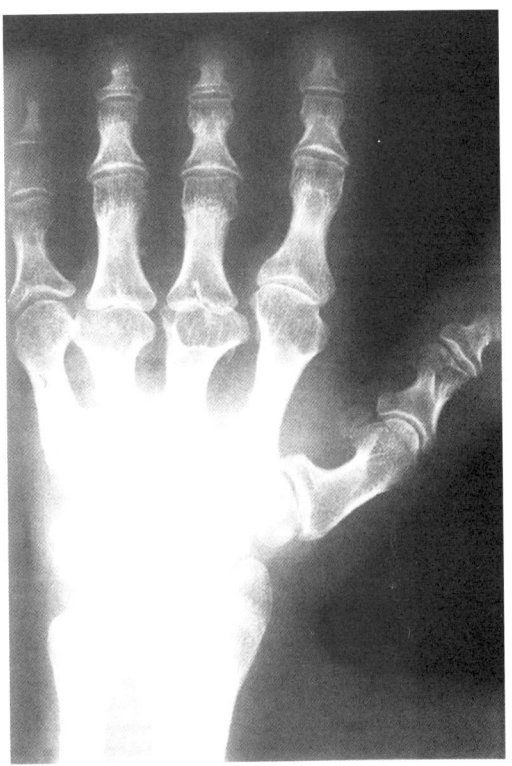

图 19.17 多发性骨骺发育异常增殖症患者手部

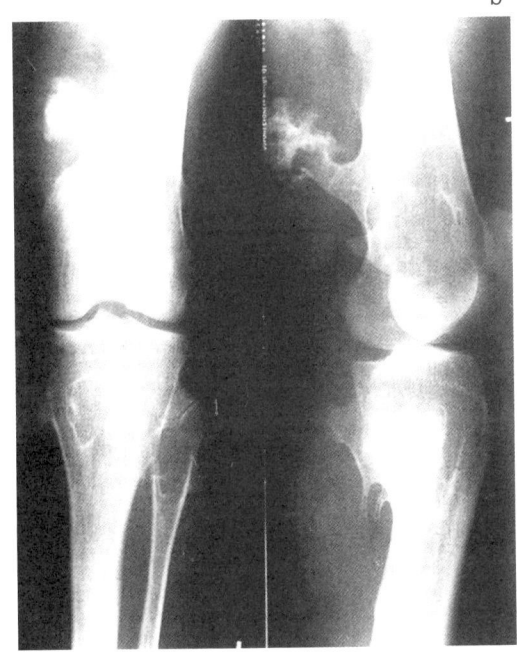

图 19.16 (a) 骨干性软骨发育不全出现来自生长板多发外生骨疣。(b) 骨干性软骨发育不全的 X 线平片

1. 血管异常；
2. 骨突损伤；
3. 原因不明情况。

血管的异常

许多骨软骨炎由短暂的血管供应紊乱引起(图 19.18)。病因几乎都与部分静脉闭塞有关,而不同于无菌性坏死。

Perthes 病

Perthes 病是股骨近端骺板的骨软骨炎，股骨头变软，并经数年逐渐变形(图 19.19)。这种病好发于 5~10 岁的儿童，男孩更常见。最初的病理变化是股骨头静脉流出受阻，改建后股骨头比原来的头要大且扁平。

治疗是直接将股骨头放入髋臼直至塑形完成，可通过石膏制动的保守疗法实现，但有时需要截骨术。

Kienböck 病

与 Perthes 病类似，但主要累及月状骨,使其塌陷、致密并逐渐变形(图

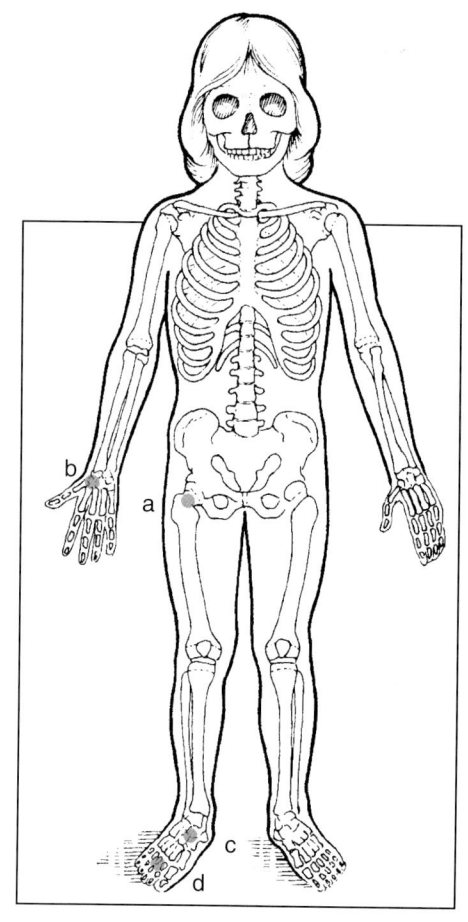

图 19.18 血管性骨软骨炎好发部位：(a) 髋关节的 Perthes 病；(b) 腕月状骨的 Kienbock 病；(c) 足舟骨的 Kohler's 病；(d) 跖骨头的 Freiberg 病

骨突损伤

肌肉附着在骨突上，在青少年发育高峰期可能有部分或是完全分离（图 19.21）。首先会出现骨痛，随着生长发育，骨突会再附着，疼痛也会逐渐消退。在一些患者会有碎骨片残留而引起疼痛，其表现更像骨刺或异物。这种疾病更好的命名是"牵拉性骨突炎"

Osgood-Schlatter 病

最常见的牵拉性骨突炎是 Osgood-Schlatter 病，表现为胫骨结节骨突与胫骨分离。这种疾病常见于处于生长阶段、精力旺盛的青少年，男孩约 12~13 岁，女孩则小一岁，此时他们的股四头肌正变粗壮，而胫骨结节骨突与胫骨尚未融合。

并不存在 Osgood-Schlatter 这么一个人。在 1903 年，Osgood 在美国描述了这种疾病；同年 Schlatter 在德国也描述了这种病。为避免混淆，这种疾病最后确定为"Osgood-Schlatter 病"。此命名使发现者共享了荣誉，但它听起来如此严重，患者父母往往需要医生明确孩子的生死。

保守的制动治疗可减轻活动引起的疼痛，并不需要石膏固定。多数损伤可随生长过程痊愈，只有约 5% 患者由于胫骨结节骨突没有连接而出现持续性疼痛（图 19.22）。有些患者需要注射类固醇类药物，但很少需要切除骨刺。

除了胫骨结节处永不消失的肿块，此病很少引起其他问题。

Sever 病

足后跟部跟腱的牵拉性骨突炎，会在跟骨结节上缘引起疼痛和压痛。

19.20）。这种疾病表现为腕背月状骨疼痛。疼痛通常一年后消退，但当腕部不慎扭伤或压迫后可复发。

Köhler 病

Köhler 病是足舟骨受累，表现为足背部疼痛。

其他部位

其他部位的骨骺可同样受累，表现为疏松、塌陷和再塑形的疾病周期，如累及二、三跖骨远端的 Freiberg 病。

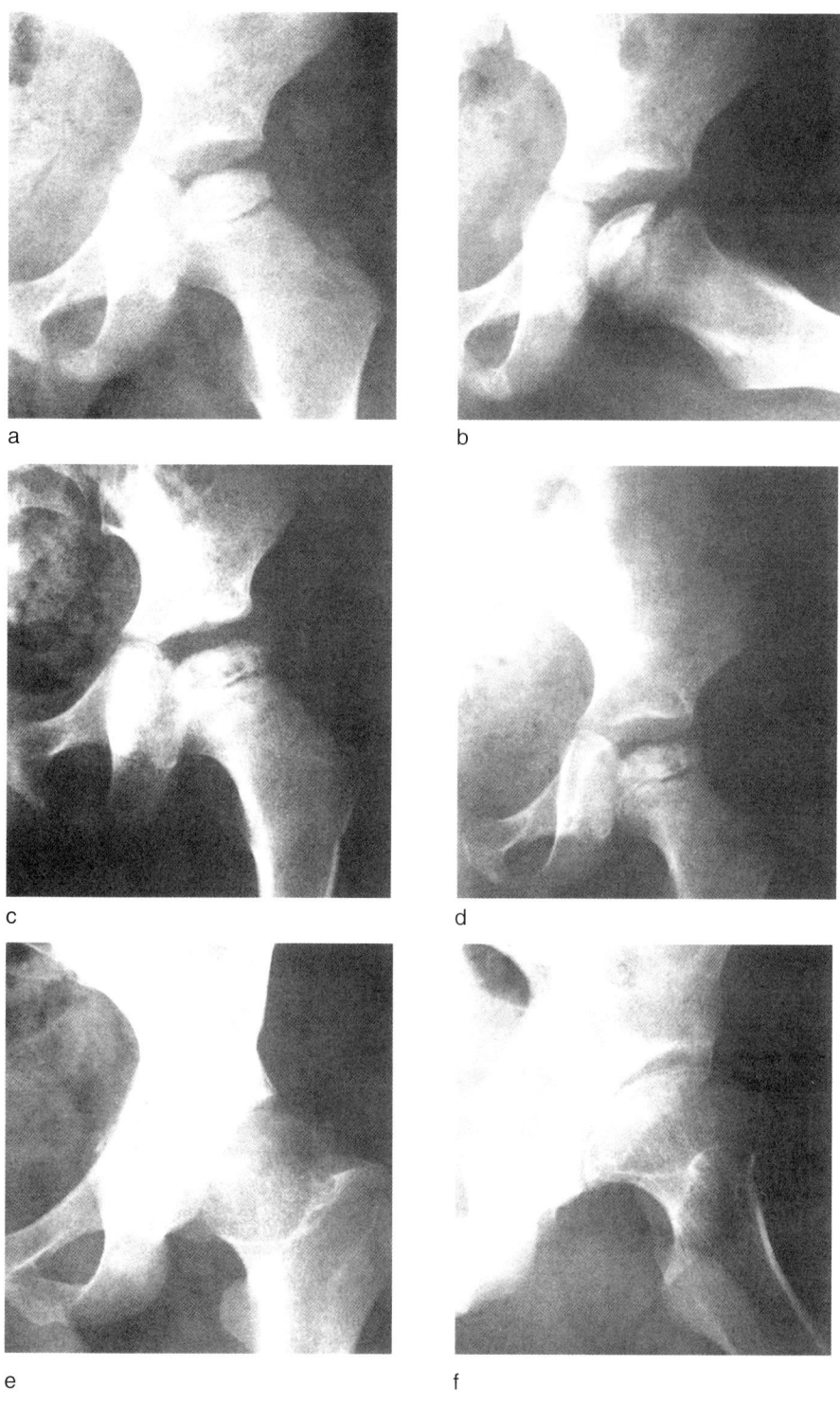

图 19.19　(a,b) Perthes 病导致股骨头密度增加其内有死骨形成；(c) 3 个月后病情进展；(d) 12 个月后股骨头开始重建。(e,f) Perthes 病的最终结果，通常称为"扁平髋"或"髋膨大"

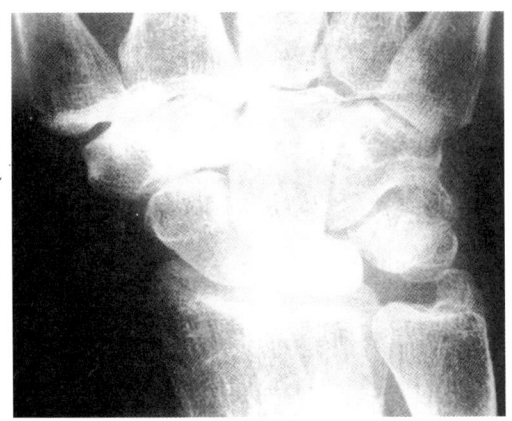

图 19.20　腕月状骨的 Kienböck 病

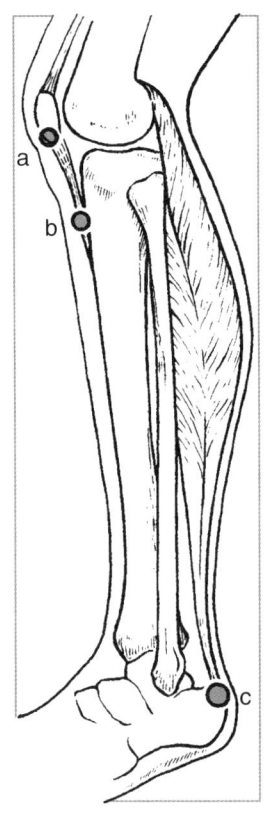

图 19.21　累及骨突的骨软骨炎：(a)Sinding Larsen 病；(b)Osgood-Schlatter 病；(c)Sever 病

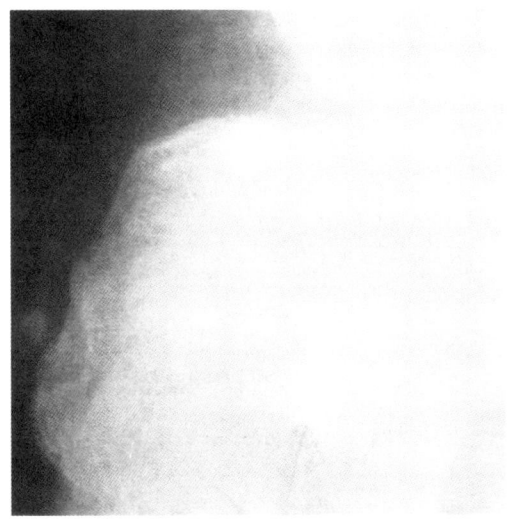

图 19.22　胫骨结节骨软骨病，又称 Osgood-Schlatter 病，可见胫骨结节骨突上有骨片分离

Sinding Larsen 病

Sinding Larsen 描述了由髌腱牵拉引起的髌骨下极疼痛。这种疾病与 Osgood-Schlatter 病类似，但会早 1~2 年发生（图 19.23）。

Scheuermann 病

在生长期和生长停滞期间，胸椎软骨环的前缘受损会引起疼痛。病因尚不清楚，与其他骨突性骨软骨炎不同，此病跟肌肉牵拉没有关系。这种疾病影响多个平面，从而引起胸椎后凸畸形。

治疗：尚无有效治疗。除了背部畸形外也无其他病损，当生长结束后，疼痛消退。应告知患儿父母：孩子由于驼背无法站直，喋喋不休地唠叨"站直"是无用的。

第19章 代谢性疾病、发育异常、骨软骨炎和神经障碍

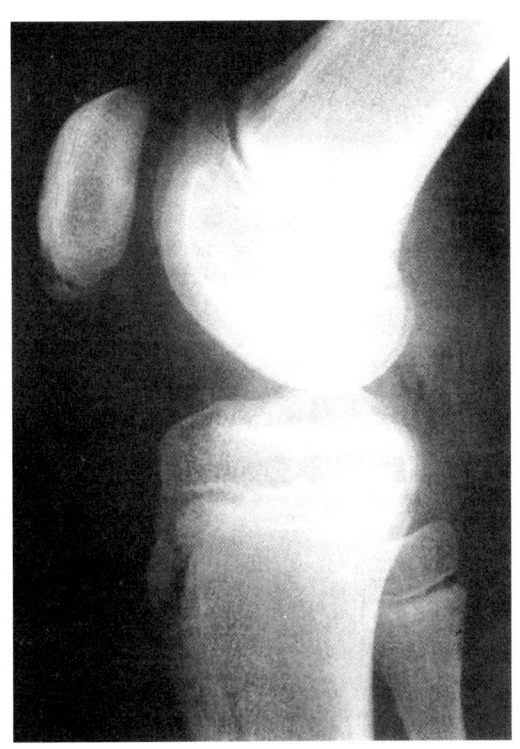

图 19.23　Sinding Larsen 病，髌骨下端出现骨突分离的碎片

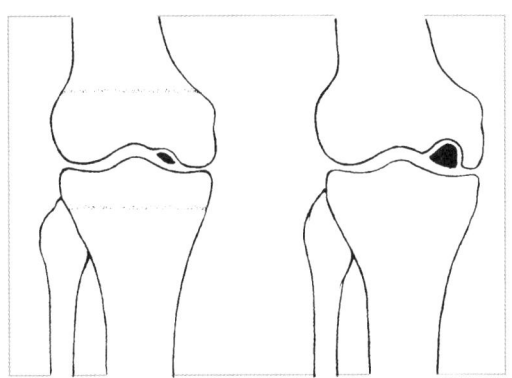

图 19.24　剥脱性骨软骨炎。病变起源于股骨内侧髁的小损伤，随着骨骼的增长病变加重，有时产生游离体

其他疾病

Calvés 病

儿童和青少年时期的椎体压缩以前被认为是 Calvés 氏病，但后来多数病例被证实是骨嗜酸性肉芽肿。Calvés 病并不是独立存在的疾病类型。

剥脱性骨软骨炎

剥脱性骨软骨炎是指大块骨与骨床逐渐的分离或者逐渐剥离（非脱水）（图19.24，图19.25）。股骨内髁部是最常见受累部位。剥脱性骨软骨炎在其他关节少见。其发展进程可通过放射线照片评估。这种损伤可能需要再附着后钻孔以促进愈合，如果受累区已分离则要手术切除。

神经肌肉障碍

尽管神经肌肉障碍属于神经病学研究的范畴，但许多患者因有异常的步态而首先在骨科门诊就诊。这类患者不能因为患的不是"外科"疾病而被忽略。

进行性假肥大性肌营养不良

进行性假肥大性肌营养不良是 X-性染色体连锁隐性基因遗传疾病，几乎都是男孩受累。男孩可正常度过早期发育阶段，在儿童期发展为肌无力，表现为基座样蹒跚步态，可被误诊为髋部不稳定。可通过肌酸磷酸激酶水平增高和肌肉活检确诊。

除了小夹板固定预防挛缩和对该病不良影响最小的电动轮椅辅助之外，此病尚无有效治疗方法。对于常见的严重进行性脊柱侧弯，为稳定脊柱可能需要脊柱融合术。

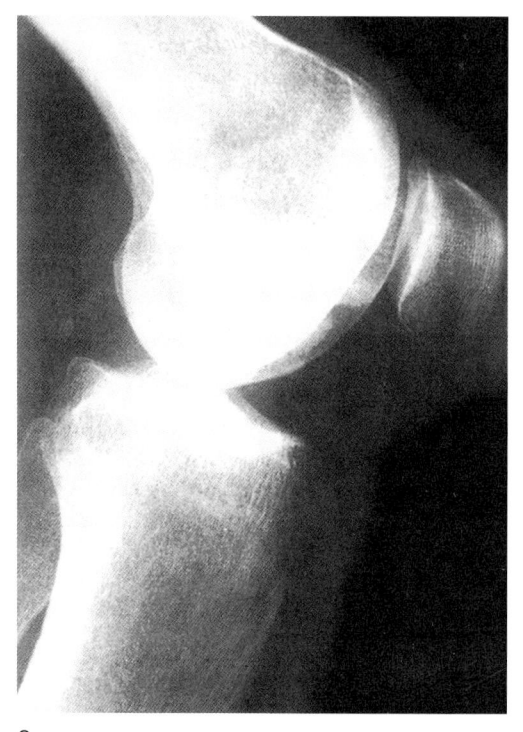
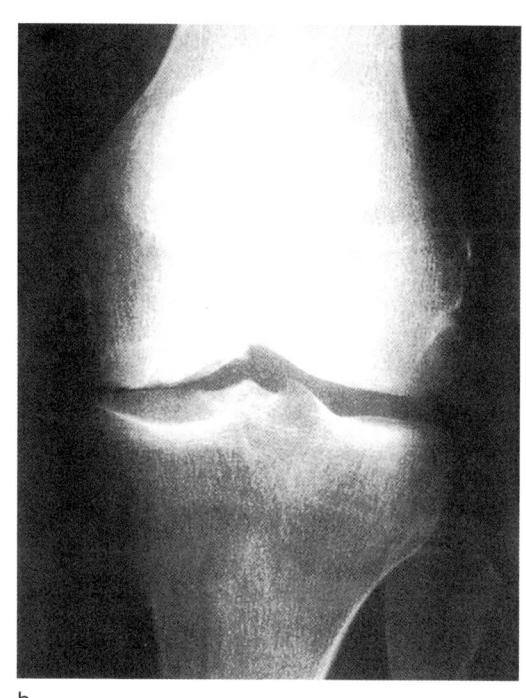

图 19.25 （a, b）成人剥脱性骨软骨炎的最终结果。X 线平片示完整的关节软骨下存在龛影,其中有潜在的游离体

患者常见在青年早期因并发介入性感染而死亡。

共济失调

共济失调常表现为踝关节无力,易误诊为踝关节扭伤复发。这种疾病有家族性,变异较大。

腓侧肌萎缩

这是一种累及双手和双脚的家族性疾病,但主要累及足部,表现为高弓足,踝反射和足底伸肌反射缺失。

根据疾病的严重性需要联合软组织松解和关节融合术。一些患者可不需处理。

急性脊髓灰质炎

因为小儿脊髓麻痹症在西方少见,如果患者在骨科首次就诊时,可能会被误诊。例如,患者发热后出现局部的肌肉无力,就要考虑到小儿脊髓麻痹症。

晚期小儿麻痹症

肌力不平衡会产生畸形。晚期小儿麻痹症的治疗包括平衡和保留有活性的肌肉,固定关节。为预防畸形,可能需要关节融合术。

例如,治疗踝关节背伸无力,可通过直角夹板或将小腿腓侧的跖屈肌腱转移。小儿麻痹症患者病情变化多样,需个体化治疗。

刘建敏　译

李宝丰　刘建　校

第20章 肉芽肿和肿瘤

肉芽肿性疾病

有三种网状内皮系统疾病累及骨组织，都很少见，但临床意义较为重大，可能被误诊为肿瘤：

1. 嗜酸性肉芽肿；
2. Hand-Schuller-Christian 病；
3. Gaucher 病。

嗜酸性肉芽肿

颅骨和其他部位的嗜酸性肉芽肿表现为"穿孔样"空洞病损。放射线表现类似于转移灶或骨囊肿（图20.1）。"孔洞"内有褐色软组织。

这种疾病不致命，可以自愈。

Hand-Schuller-Christian 病

这种病与嗜酸性肉芽肿类似，只是其病灶呈苍白色，且常常累及脑组织，尤其是脑垂体周围。这种疾病的病程缓慢，有可能致命。

Gaucher 病

Gaucher 病是一种由异常脂质（角甙脂）沉积于肝和其他组织而引起的全身性疾病。Gaucher 病在放射线片上表现出不规则的囊肿和空洞。受累骨组织可

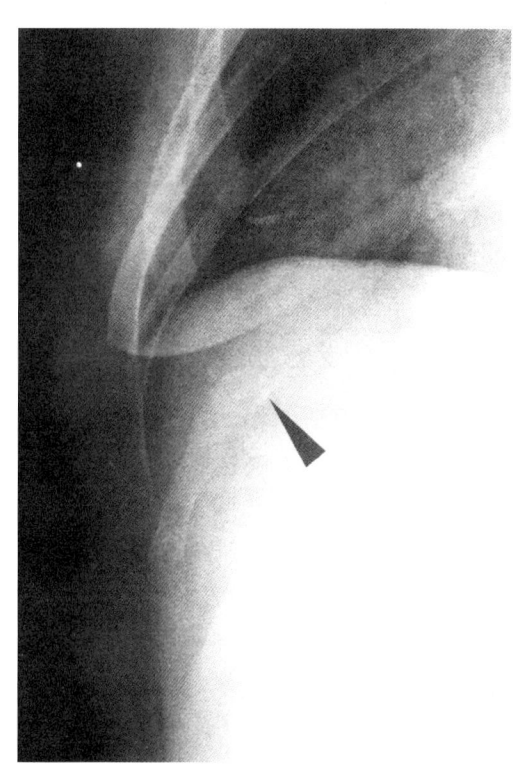

图 20.1　肋骨嗜酸性肉芽肿

能塌陷，尤其是股骨头和股骨髁部，必要时需行人工关节置换术。

肿　　瘤

骨肿瘤放射表现

当观察骨肿瘤放射线片时，要注意下列问题。

骨肿瘤放射线特征：
1. 是成骨性肿瘤还是溶骨性肿瘤？
2. 骨皮质是否完整、破裂或被侵蚀？
3. 如果皮质骨完整，是否比正常皮质骨薄？是否有外部或者髓腔内的锯齿状改变？
4. 髓腔是否比正常宽大？
5. 肿瘤形状是否提示有骨膜掀起？X线平片上肿瘤边缘的三角形骨组织，称为 Codman 三角，常见于恶性肿瘤。
6. 肿瘤是否呈纺锤体状，并有"洋葱皮"样表现？此现象常见于尤文氏肉瘤和其他生长迅速病灶。
7. 是否有日光样放射状钙化？此现象常见于骨肿瘤，尤其是成骨肉瘤。

表 20.1　根据骨肿瘤细胞的来源将其简单分为良性和恶性骨肿瘤

	良性	恶性
成纤维性	单纯囊肿	恶性纤维组织细胞瘤
	动脉瘤	
	骨囊肿	
	纤维性结构不良	
	非骨化性纤维瘤	纤维肉瘤
成软骨性	内生软骨瘤	软骨肉瘤
	骨膜软骨瘤	
	骨软骨瘤	
	软骨黏液瘤	
	纤维瘤	
	软骨母细胞瘤	
成骨性	骨样骨瘤	骨肉瘤
	骨母细胞瘤	
	骨化性纤维瘤	
未知来源	巨细胞瘤	尤文氏肉瘤
		滑膜肉瘤
骨髓		骨髓瘤
		淋巴瘤

骨肿瘤的分类

骨肿瘤的分类反映细胞的来源。它们可进一步被分为良性和恶性肿瘤（表20.1）。

单一的骨岛（图 20.2）没有特殊的意义，尽管它们常常在 X 线平片上表现显著。

良性骨肿瘤

纤维瘤

非骨化性纤维瘤（图 20.3）。此最常见肿瘤在 X 线平片上特异性表现为边界清楚的椭圆形阴影，常为多房性，不需要特殊的处理。

纤维性结构发育不良：这种疾病可表现为单发或多发的形式，常见于 20~30 岁的年轻人。放射线表现为毛玻璃样扩张性损害，受侵袭的骨可发生弯曲，在股骨近段可见"牧羊人手杖"样的畸形，这是弯曲变形的结果，并可能有多发骨折。多发性骨纤维性发育不良患者可能伴发有甲状腺机能减退，抗维生素 D 性佝偻病及库欣综合征。Albright 综合征时会包括多发性骨纤维性发育不良、咖啡斑、多发骨异常和性早熟。此病在 X 线平片上的表现相当有特征性，但有时需要做活组织检查。当发生疼痛时，需要刮除和骨移植等方法恰当治疗。尽管十分罕见，但有时可能伴发骨折。

单纯骨囊肿（图20.4）：这种囊肿可发生于生长期并且常位于骺板附近。通常直到发生病理性骨折前没有任何症

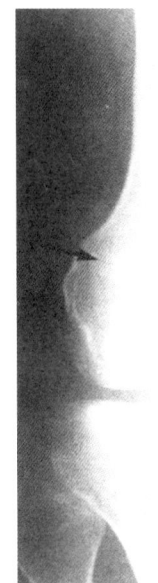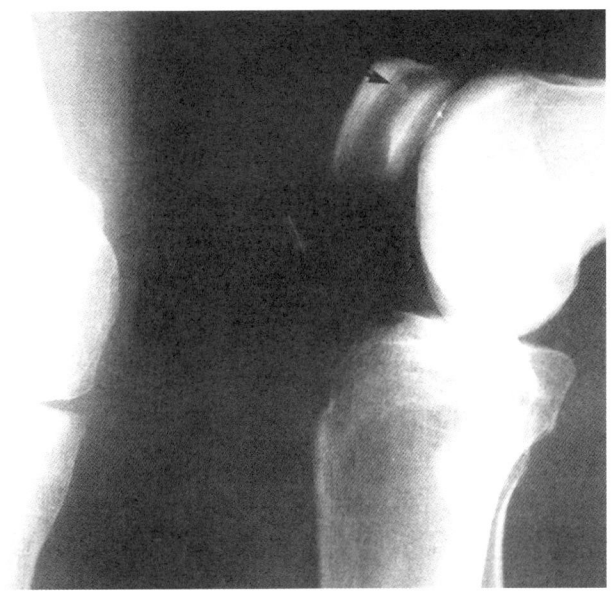

图 20.2　骨岛

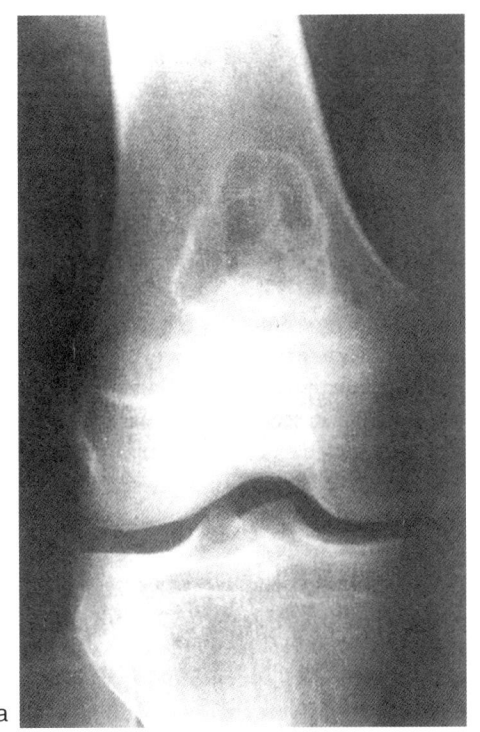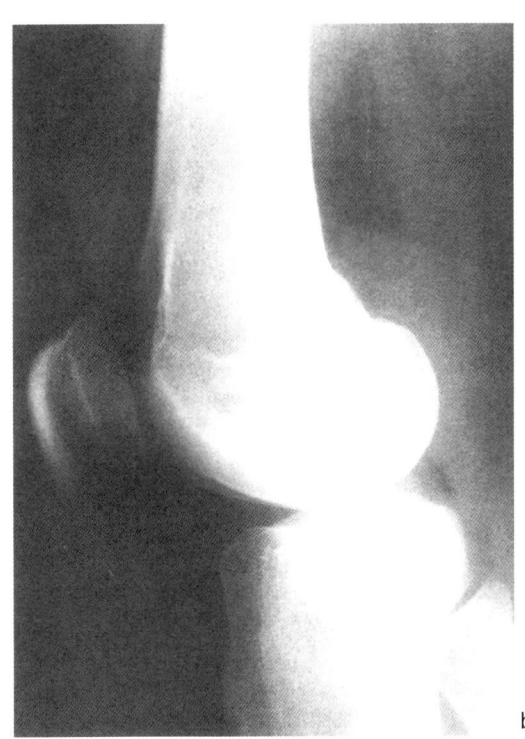

a　　　　　　　　　　　　　　　　　　　　　　　　　b

图 20.3　股骨下端非骨化性纤维瘤

状。X 线显示有局限性透光性病灶,常伴发病理性骨折。

骨扫描证实有吸收降低区域,除非发生骨折,否则一般不需治疗。这类囊肿在骨折后可自然愈合,必要时穿刺注射醋酸甲基泼尼松龙,有 80%~90% 的治愈

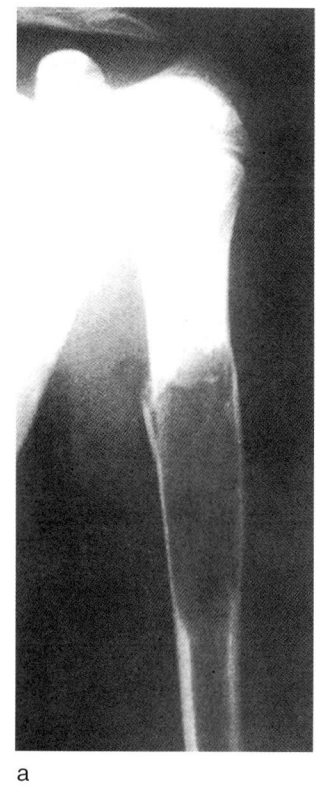
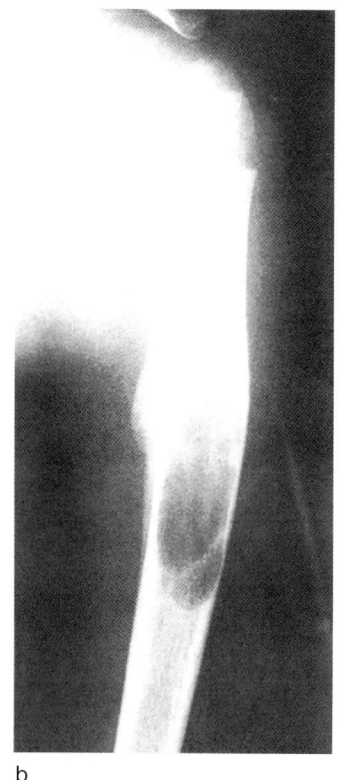

图 20.4　(a) 肱骨单纯性骨囊肿导致的病理性骨折；(b) 骨折愈合，囊腔不清晰

率，有时可能需要刮除植骨。

动脉瘤性骨囊肿(图 20.5)：这种囊腔内包含有一层厚的褐色膜包裹的血液。它们可发生于任何骨组织，包括脊柱。大约 50% 是原发的，50% 属良性病变的结果，如软骨母细胞瘤。

放射线的征象是膨胀性偏心性的损害，并且骨组织中有一薄的"蛋壳"环。CT 扫描可显示囊腔内的液平面。通常用刮除术和植骨的方法治疗。

成骨性肿瘤

骨样骨瘤(图 20.6，图 20.7)：任何骨组织都可能受累，但更常见于股骨、胫骨和脊柱。CT 见有特征性的骨皮质损害的病灶。患者常有疼痛，夜间尤其明显，并且服用阿司匹林可缓解。自然病程是自限性的，消除症状的方法如前述。尽管定位病灶比较困难，传统上还是行手术切除。引导下的激光消融术已显示出良好的效果。

骨母细胞瘤：这种肿瘤的特征是有未成熟的骨样物质，常见于脊柱后侧附件，偶见于颅骨。这种肿瘤比骨样骨瘤大（大于 2cm）。这种损害是侵袭性的，刮除术后有较高的复发率。

骨化性纤维瘤：这种肿瘤常被认为是由纤维性结构发育不良转变而来，且位置偏心，常见于儿童的胫骨或腓骨。有时可见其迅速增大，伴或不伴有骨折，但很少有外科手术适应证。

成软骨性肿瘤

内生软骨瘤(图 20.8)：成熟透明软

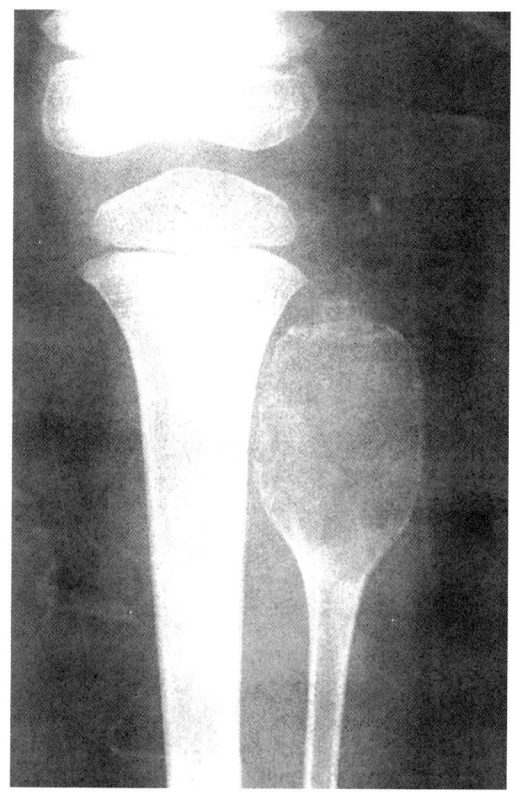

图 20.5 腓骨上端动脉瘤样骨囊肿,病变没有穿透骺板。

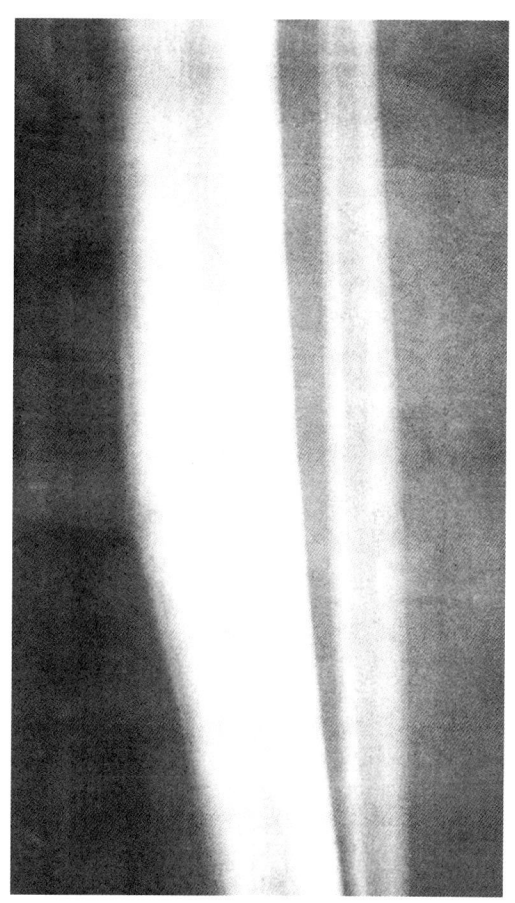

图 20.6 胫骨皮质旁骨样骨瘤

骨良性肿瘤,通常位于长骨干中心部位,可以表现有骺板残留。这种肿瘤可以是单发的或是多发的(Ollier 氏病)或伴有皮肤血管瘤(Maffucci 综合征)。少数情况下位于骨膜,可以是皮质旁软骨瘤或骨膜下软骨瘤。这类肿瘤常累及手和脚上的小管状骨,常见于 20~40 岁的患者。恶性转化被报告有特征性的放射线征象,即比正常的骨粗大且其内部有点状的钙化灶。偶尔采用刮除或植骨治疗,但有些患者需要随访,特别是骨盆或脊柱较大的肿瘤。

<u>骨软骨瘤</u>(图 20.9):这是最常见的良性骨肿瘤类型,是正常软骨内骨生长紊乱的结果。表现为起源于长骨皮质近骺端(外生骨疣)的无蒂或有蒂病灶。和真正的肿瘤不同,该病的生长与正常骨的成熟度类似,常发生在骨骼生长较快时期。90%是单一性的,但有 10%是多发性骨软骨瘤。这类肿瘤多数没有症状,少数可引起其周围组织(肌肉,韧带)的刺激反应。临床所见通常为可触及的肿块。

通常有厚约几毫米的软骨帽覆盖在病损部位。大的病损可能导致发育异常(尺骨弯曲等)。恶变有可能发生,尽管不知道其确切的发生率,约 10%~25%的患者可发生恶变。

<u>软骨母细胞瘤</u>:这种罕见的肿瘤发

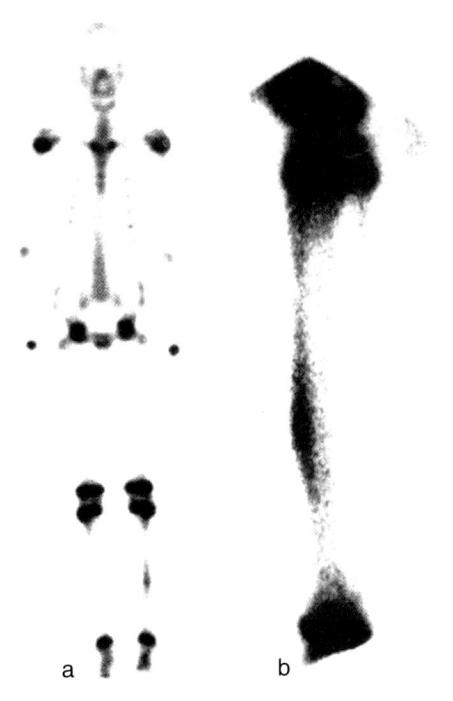

图 20.7 (a) 儿童同位素扫描示左胫骨的骨样骨瘤;(b) 左胫骨侧位片以显示骨样骨瘤在前方皮质的位置

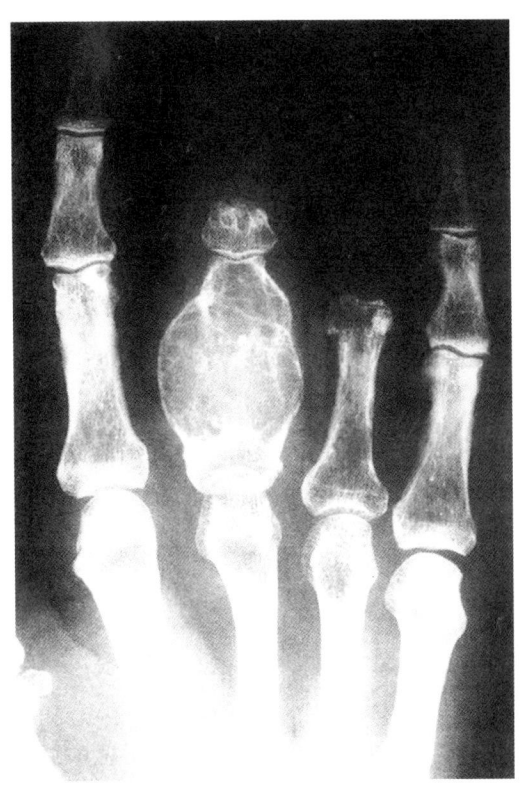

图 20.8 中指近节指骨内生软骨瘤,之前有过中、环指远端外伤性截肢

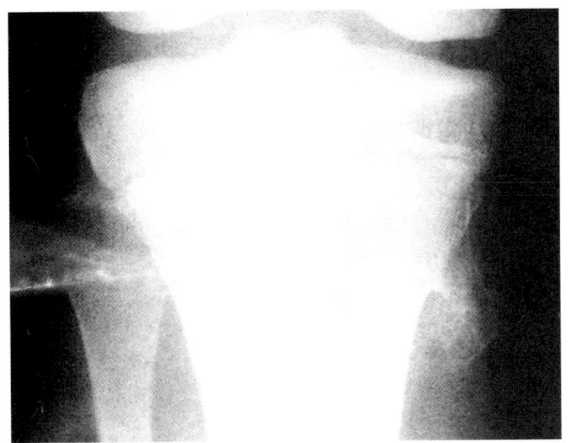

图 20.9 胫骨上端孤立的外生骨疣,背离骨后板方向生长

生于5~25岁的人群,常见于膝、髋和肩部。这种肿瘤通常累及骨骺,以致患者会有骺板疼痛。病损是溶骨性的,大约有50%的患者伴有钙化的发生,可能会继发动脉瘤性骨囊肿。软骨母细胞瘤是侵袭性的,属良性肿瘤但有转移的可能。通常将有巨细胞的肿瘤视为潜在的恶性肿瘤。

软骨黏液样纤维瘤:常见于胫骨近端的偏心性肿瘤。治疗包括刮除并植骨。

未知病因的肿瘤

巨细胞瘤(图20.10):这种肿瘤常见于30~40岁的中年人,发生部位主要是膝关节周围或桡骨远端。放射线特征表现是病损处膨大,且常是偏心性的。病灶边界清晰,被一层厚的硬化壁包绕,多邻近关节软骨。病理性骨折常见,治疗包括外科手术刮除和骨移植,用或不用苯酚烧灼、冷冻处理或甲基丙烯酸甲酯滴注。

原发恶性骨肿瘤

成纤维性肿瘤

恶性纤维组织细胞瘤(MFH)是恶性度很高的肿瘤,见于成年人。常发生于干骺端周围,尤其是膝关节。放射线显示"虫蚀"样溶骨性病变,伴有广泛的皮质破坏,但骨膜反应很轻并且很少有新骨形成。起源的原始细胞难以确定,治疗较困难,预后不良。

纤维肉瘤:这种罕见的肿瘤最可能是由恶性纤维组织细胞瘤(MFH)转变而来的,但也可继发于X射线治疗、Paget病、骨梗死或去分化软骨肉瘤。

成骨肿瘤

骨肉瘤(图20.11,20.12):这是最常见的原发于骨组织的肿瘤,常见于儿童和青少年。这种肿瘤常表现为在很小的创伤后出现肿胀。分为原发性和继发性(继发于Paget病、X射线放疗)。原发性骨肿瘤可根据位置进一步分类(骨膜外、中心或多中心)。

大约70%的患者没有可发现的转移灶,30%在局部手术和化疗后仍有很高的复发率。辅助性化疗使得保肢手术成为可能。所有类型的骨肉瘤预后都很差。

放射线特征性表现为溶骨性破坏、骨膜被掀起并产生"科德曼三角"

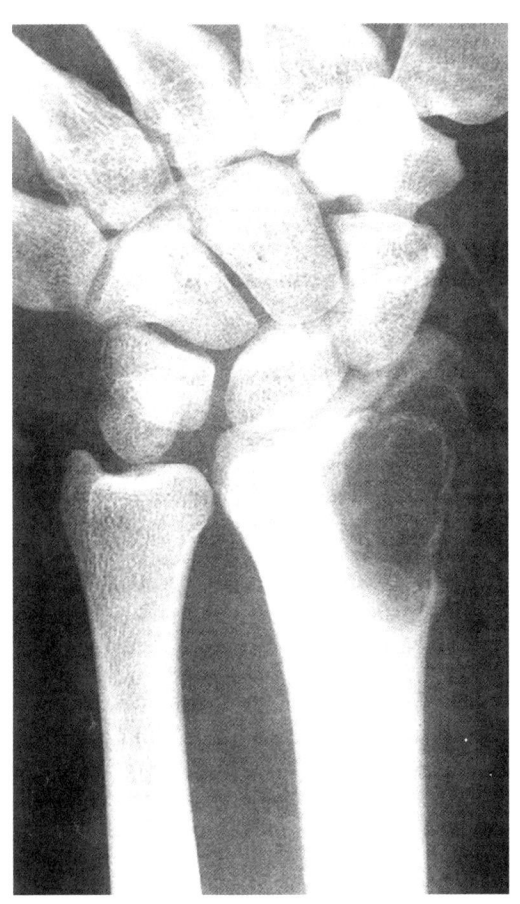

图20.10 桡骨巨细胞瘤向右侵犯到达关节边缘

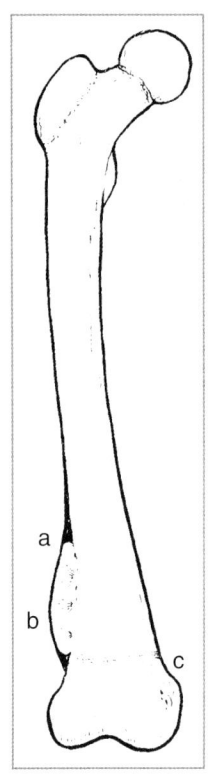

图 20.11 骨肉瘤的影像学特点：(a) 肿瘤边缘的 Codman 三角；(b) 肿瘤内"日光"钙化骨片；(c) 位于长骨生长端

(Codman 三角)。

成软骨性肿瘤

<u>软骨肉瘤</u>：这种肿瘤可分为中心性和周围性，或原发性和继发性（继发于原有的病损，如骨软骨瘤）。患者常有很长的疼痛史，或肿块，或二者均有。这类肿瘤可进一步区分为低分化或高分化型。肿瘤的生物表现与侵袭的部位有关，预后不良。

未知起源细胞的肿瘤

<u>尤文氏肉瘤</u>（图 20.13，图 20.14）：这种罕见肿瘤发生于十几岁的青少年，小圆形幼稚细胞内有常染色体易位，易位

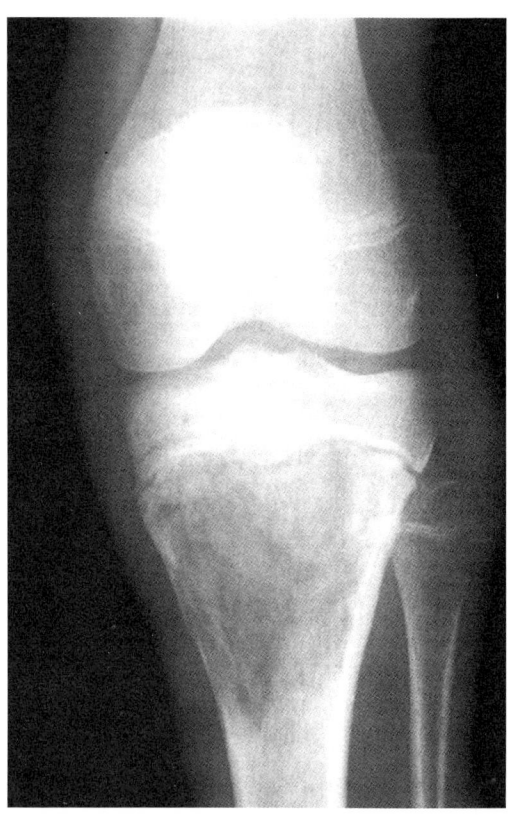

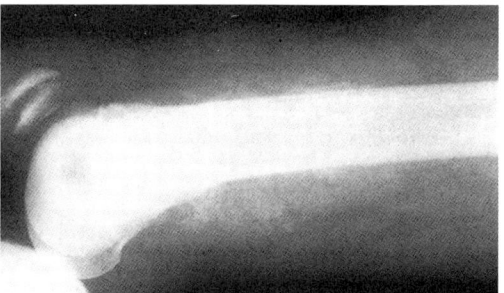

图 20.12　(a) 12 岁女孩胫骨上段骨肉瘤；(b) 股骨下段骨肉瘤，显示经典的"阳光放射样"钙化

出现在 11 和 22 号染色体之间。以前这种疾病都是致命的，但现在化疗和局部防治的方法都有了很大的进展。最重要的预后不良特征是：诊断同时发现有转移灶。这些有转移灶的患者的 5 年无病生存率仅有 20%，而没有发现转移灶患

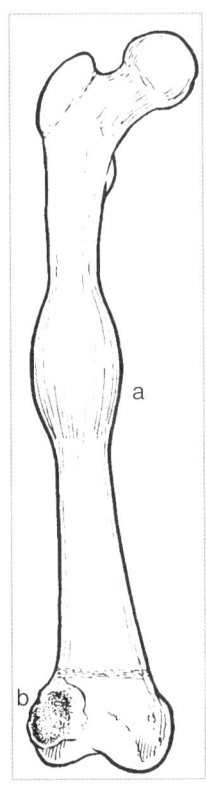

图 20.13 (a) 尤文氏肉瘤,可在长骨骨干的任何节段出现。(b) 巨细胞瘤常表现为干骺端的多房性囊肿,但不会越过骺线

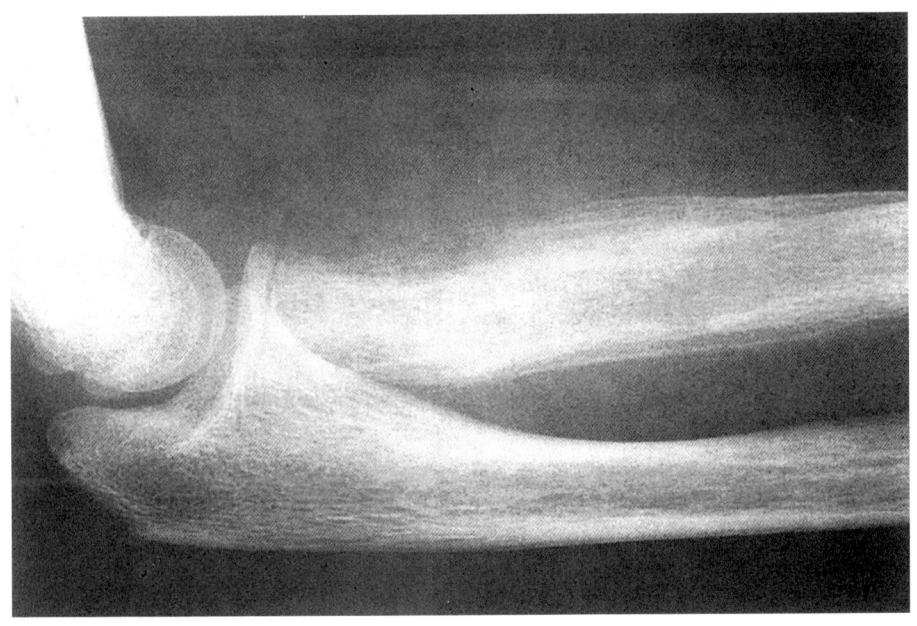

图 20.14 桡骨尤文氏肉瘤显示典型的皮质"洋葱皮样"改变

者的生存率是 55%。

外科切除术被认为是局部控制的最好方法。放射线表现有"洋葱皮"样骨膜反应的骨质破坏。它可累及广泛的骨质区域,并且可出现骨的跳跃区。

滑膜肉瘤:这种肿瘤组织学上跟关节滑膜类似,但很少来源于关节。常常表现为组织学恶化,但可以有很好的局限性或多结节性。软组织钙化的发生率大约是 25%,淋巴和血管转移常见,长期预后不良。

骨髓肿瘤

骨髓瘤:这是起源于浆细胞(高分化的 B 淋巴细胞)的肿瘤。临床表现包括疼痛和贫血,主要见于 50~60 岁的人群。单克隆丙种球蛋白病伴蛋白电泳 M 峰升高具有特征性。尿中可发现本周氏蛋白。放射线改变为骨组织上有多发的"凿除状"病损,骨扫描结果阳性。

单病灶(浆细胞瘤)十分罕见,可选择积极放疗。

骨淋巴瘤:这种肿瘤通常由其他部位的肿瘤播散而来,很少是原发性肿瘤。该肿瘤常见于 30~40 岁的人群,放射线显示有"虫蚀"样改变。治疗主要是化疗和放疗。

转移性骨肿瘤

最多见的恶性骨肿瘤是继发转移而来的(图 20.15)。最常见的骨转移癌(图 20.16)有肺癌、乳腺癌、前列腺癌及肾细胞癌。

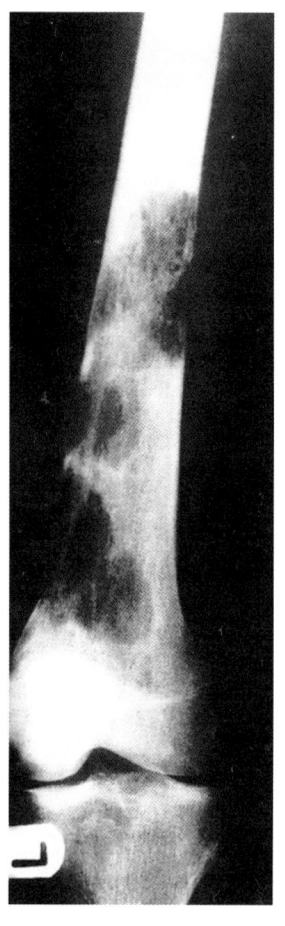

图 20.15 股骨转移瘤,可见其明显的粗糙边缘

最常见的骨转移性肿瘤:
1. 肺
2. 乳腺
3. 前列腺
4. 肾细胞癌

治疗

治疗方法取决于肿瘤类型,包括有放疗、化疗或激素疗法。如果有病理性骨

折发生，可能需要髓内针固定术。若有超过50%周长的骨损伤，为避免发生病理性骨折，预防性应用髓内针较为明智。

骨 MRI 扫描可显示继发转移肿瘤的范围。

刘建敏　译
李宝丰　刘　建　校

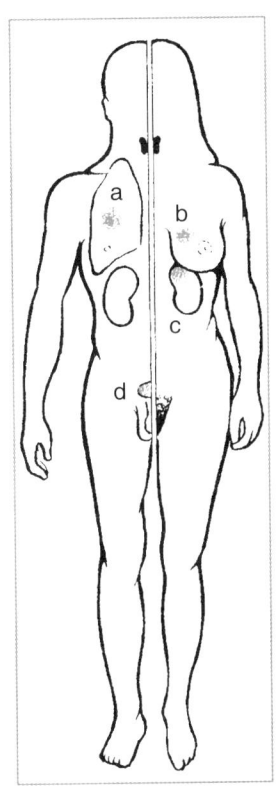

图 20.16 易发生骨转移的肿瘤：(a) 支气管肿瘤；(b) 乳腺癌；(c) 肾上腺样瘤；(d) 前列腺癌

第21章 儿童畸形

儿童畸形的治疗与 Andry 时代相同，但严重畸形如今更为少见。大多数被家长带到骨科诊所的儿童仅有轻微的下肢畸形，一般不需特殊处理，消除其疑虑即可。解释病情并不总是十分容易，患儿父母从受人尊敬的亲属，通常是祖父母，听到的任何善意的忠告或者无心之语，都可能引起难以消除的焦虑情绪。

在向患儿父母明确一切如常前，必须确认事实确无异常，为此，须首先理解何为正常情况和何为异常情况。

正常标志

生长发育的正常标志变化较大，需要儿童生长专家来仔细评估。从骨科角度来看，一些最重要的标志如图21.1所示。

如果儿童不能做到如下情况，从儿科观点即视为发育异常：

1. 9个月能坐。
2. 12个月独立站立。
3. 20个月行走。

步行问题

并不是所有儿童都能在同一年龄段走路，有一些儿童在应该走路时走得并不太好。一些孩子步态笨拙，到了成人时也是如此。还有一些习惯将一腿前置成支撑物而将另一腿当作后方推进。所有这些问题步态看上去很不协调，即便有时和正常步态较为相似，也应该予以校正。

在检查儿童或初学走路孩子的步态时，当孩子一进入诊查室就要留意观察。无论成人还是孩子，没人能够在被要求"正常"行走时，还能像平常那样行走。患者进入诊查室时也许是唯一观察步态的机会。

髋关节发育不良

在没有确定患儿步态正常之前，应首先考虑先天性髋关节发育不良可能，特别当儿童年龄介于12~18月之间时。如果有如下情况，除非X线平片排除，应首先考虑先天性髋关节脱位可能。

1. 双下肢长度不等。
2. 髋关节活动范围不对称。
3. 步态蹒跚摇摆。
4. 有失稳感。

髋关节脱位漏诊的后果非常严重，若怀疑患儿髋关节稳定性时，骨盆X线检查是最有利的证明。

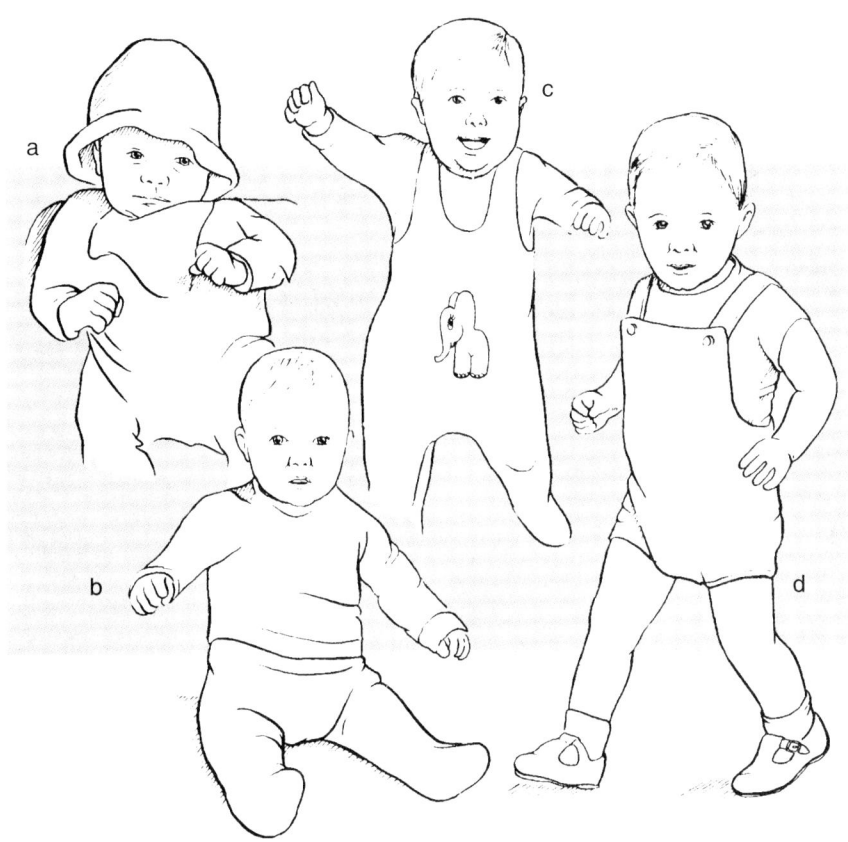

图 21.1 生长的标志:(a)3 个月时能抬头;(b)6 个月能坐;(c)9~12 个月能独立站立;(d)12~18 个月能走

膝内翻和膝外翻

儿童的膝外翻或内翻畸形很常见,但很少有严重后果。如今仅少数儿童患有佝偻病,但医生对此病的记忆仍较为鲜活,"O"形腿时仍会引起足够警觉。

许多婴儿在出生时就有胫骨内翻,出生时髋关节即处于外展位,使胫骨内翻十分明显。膝内翻也使得脚趾轻微内旋。如果儿童膝内翻十分明显,胫骨就可能出现凸向外侧的曲线,但界定胫骨正常与非正常曲线的界限仍较为模糊。

膝内翻通常 3 岁时可自行矫正,代以膝部轻微外翻(图 21.2)。膝外翻变化较大,4 岁时最严重,此时两踝间距 10cm 以内的外翻仍可以接受(4 岁时 4 寸)。患儿畸形常在 4、5 岁开始上学后即明显改观。

应该提醒父母亲的是,如果小于 5 岁儿童有如上症状,需排除以下严重疾病:

1. 维生素 D 或 C 缺乏。
2. Blount 病,胫骨上端发育异常,会导致膝内翻畸形。
3. 生长紊乱,如骨骺损伤和骨骺发育异常。

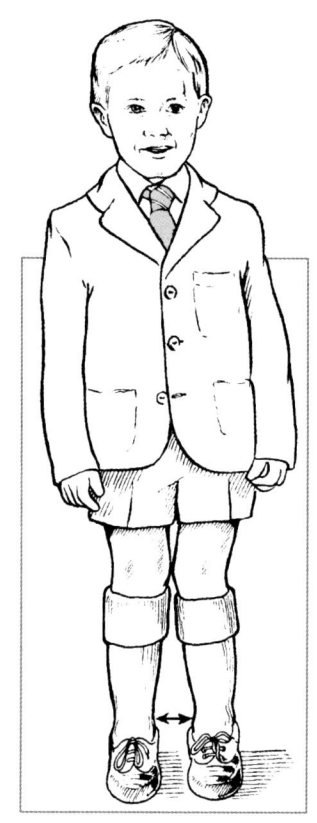

图 21.2　正常膝外翻。4 岁时两踝间 10cm 的外翻会自动矫正

有四种膝内翻和外翻因素要注意：
1. 两踝之间超过 10cm。
2. 有骨骼异常家族史。
3. 不对称。
4. 身材矮小症。

如果出现任一特征，即为严重发育异常或髋关节脱位。如果没有，儿童通常都发育正常。

内八字步态

在儿童门诊见到的最常见问题就是内八字步态。内八字步态常非常明显，儿童经常跌倒且会有人品头论足。

有三种原因会引起内八字步态：

1. 股骨颈前倾；
2. 跖骨内收畸形；
3. 胫骨外凸弯曲。

股骨颈前倾

最常见的原因是由于股骨颈相对于股骨干过度前倾，导致髋关节的异常旋转（图 21.3）。直腿时该旋转角度的异常比屈髋屈膝时更明显。

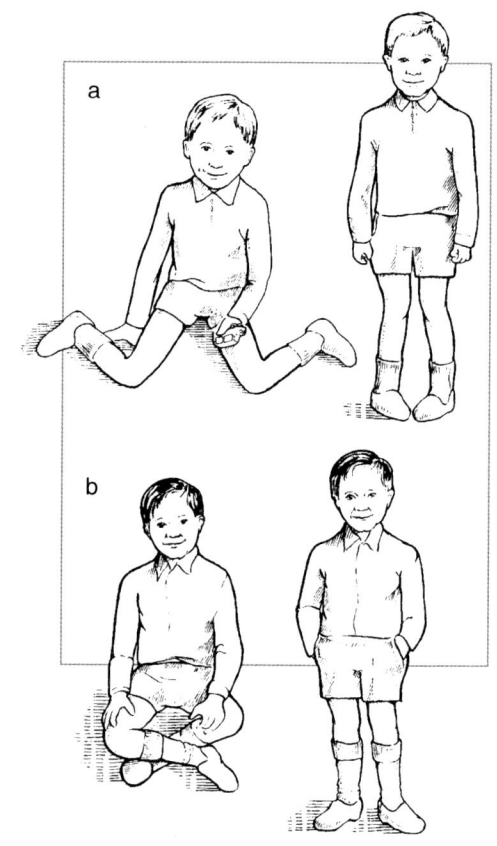

图 21.3　股骨颈的前后倾：(a)儿童股骨颈前倾时，坐立时双下肢外旋在外侧，行走时双足趾内旋；(b)儿童股骨颈后倾时，坐立时双下肢可交叉，行走时双足外旋

在成年人，髋关节的内、外旋转角度大致相等，但在儿童则可能有 90°内旋和仅 30°外旋。此时，儿童一般保持

足在关节动度中间位置来步行,即 30° 内旋位的平衡位置,且在腿部外旋时才能蹲下。很多父母不难回忆起小时候也做过类似事情,很容易使其不必担心。

治疗

不需特殊治疗,不论夹板还是手术。如果患者完全没有外旋动度,可在其长大后行股骨旋转截骨术。除此之外无须治疗,股骨形状会逐渐改变,使内旋和外旋角度逐步接近。股骨颈形状会在 10 岁以内持续改善。

跖骨内收畸形

跖骨内收畸形也能引起内八字步态,可用后面介绍治疗足部畸形的方法来矫正。

胫骨外凸

胫骨外凸也能引起足内翻步态。无须特殊治疗。

外八字步态

股骨颈后倾

少数儿童外旋范围比内旋范围大,走路像"卓别林"。这些儿童可以双腿交叉坐着,此动作对于髋过度内旋儿童来说是不可能的。腿外旋也见于髋关节脱位,在明确诊断前必须鉴别诊断。

治疗

与髋内旋一样,消除患儿父母的疑虑即可。

趾尖行走

有些儿童因足跟腱过紧,使踝关节背伸受限,造成这些儿童足跟不能放平,只能用足尖走路(图 21.4)。

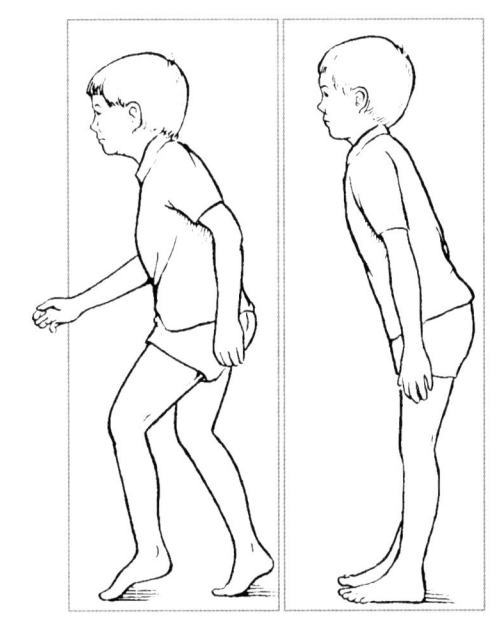

图 21.4 "趾尖行走"者的步姿及站立时的前倾

足踝部初看起来很正常,父母在就诊前可能已经有人这样安慰他们。医生查体时可发现踝关节背伸受限或不能背伸,孩子蹲下时常足跟不能着地,且出现特征性的身体前倾。如果患儿试图站直就会向后倒。患儿若赤足出现此体征则情况更差。

跟腱通常较为强大,若不治疗会相应改变患者步态。患者通常出现"跳跃"步态,即在身体重心跨过足部时尽力提起足尖。

必须知道有轻微脑瘫和多动儿童也用足趾尖走路。在足尖行走患者中必须除外神经疾患。

治疗

系列石膏固定可能有效，但通常均需跟腱延长术。

腘绳肌腱紧张

如果患儿腘绳肌腱紧张以阻止身体前屈，则怀疑脊椎滑脱。一旦儿童腘绳肌腱或腓肠肌群紧张，最基本检查就是腰骶椎的X线检查。

足部畸形

足部畸形可分为两种情况（图21.5）：

1. 前足部畸形，常见且轻微。
2. 后足部畸形，少见但严重。

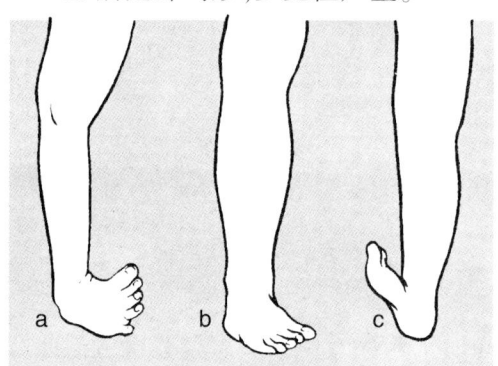

图 21.5　足部畸形：(a)马蹄内翻足并腓肠肌萎缩；(b)跖骨内收畸形；(c)仰趾外翻足

跖骨内收畸形

最常见的前足畸形就是跖骨内收畸形或前足钩状畸形，常见于6月左右患儿初步站立时。畸形出现在跗骨间关节，且后足完全正常（图21.6a）。遮住前足时检查后足能够明确诊断。在进行这一检查时，如遮住前足，通常后足部看起来完全正常（图21.6b）。

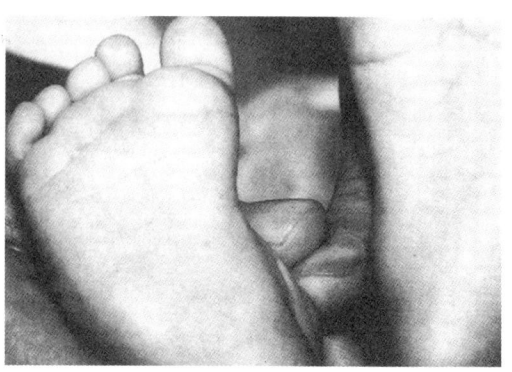

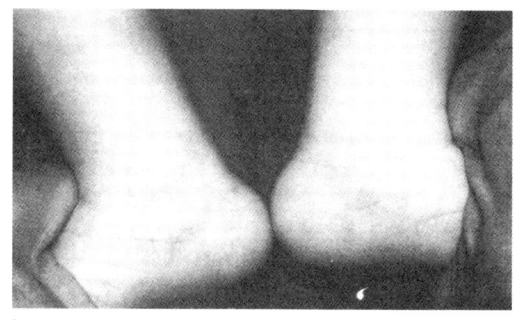

图 21.6　跖骨内收畸形。中足部的畸形(a)。如果将前足覆盖(b)，后足看起来完全正常

此病的原因不得而知，但有一个令人感兴趣的说法，就是儿童喜欢"面部朝下屁股朝上"的睡觉姿势。在这一体位时，只有两足尖相对且内旋位置才能保持稳定。实际情况也是如此，患儿在大约18个月大时，其"小屁股"长到太沉时就难以再这样睡觉后，足部畸形也会逐步好转。

前足内翻使儿童走路困难，常将自己绊倒，会在足前外侧产生疤痕，也会产生内八字步态，常合并股骨前倾，使内八字步态更为明显。

治疗

首先减轻父母的忧虑，患儿并无马蹄足畸形，且这种畸形90%能自行矫正。

在3岁之前，除了手法矫正外并无特殊治疗。常用一只手握住前足，另一只手握住后足并轻轻对抗牵拉，于小孩穿衣或洗澡时进行，每日两次。

在3岁以后，治疗主要依据足的活动度。如果手法轻压能使畸形得以矫正，则应继续手法矫形。如果不能，则应使用系列石膏固定。膝下石膏于最大矫正位置制动，每两周更换一次，使其逐渐矫正。若到6岁时仍有畸形，须行外科手术矫正。

先天性马蹄内翻足

先天性马蹄内翻足是常见的足部畸形，全足产生向内、向下畸形（图21.7）。

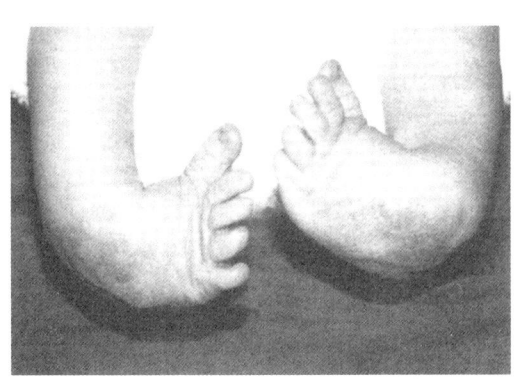

图21.7 新生儿马蹄内翻足

此足部形态自几个世纪以来一直被人们所认识，但仍有一种神秘感。在传说中，火神伏尔甘被从天堂掷出的时候脚受伤了，呈马蹄足畸形。诗人拜伦也有马蹄足。

目前已知，马蹄足畸形由小腿后内侧肌肉发育不良引起，以胫骨后肌、趾屈肌、腓肠肌和比目鱼肌为主。这些肌肉从其他角度来看完全正常，只是相对弱小。有时前足骨或胫腓骨短于对侧。若亲属中有类似疾病，或者患儿伴有其他基因疾病，马蹄足畸形可能性明显增大。

由于足和小腿内侧肌肉较为短小，使足被向下、向内侧牵拉，造成踝关节屈曲。随病变发展，距舟关节逐渐扭曲，合并舟骨向内侧脱位。儿童期骨骼及周围软组织相对较为柔软，使得骨畸形发展迅速。

治疗

没有任何治疗可使足部及小腿完全正常，在开始治疗前必须向父母解释此点。误导患儿父母相信此病可完全治愈并不合适。

治疗目的具有双重性：

1. 预防骨性畸形发展。
2. 保持足掌着地，此位置能使足底在地面放平。

治疗的第一个六周：用绷带包扎被动牵拉，可改善足部位置，但不能使其变为正常足（图21.8）。

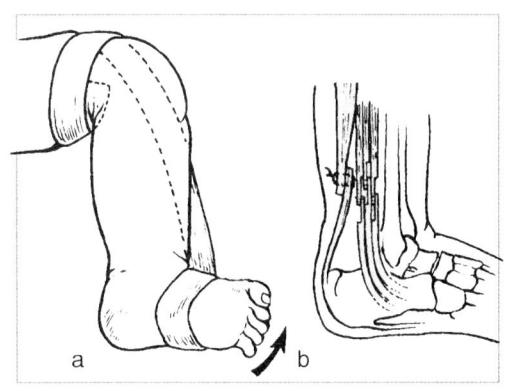

图21.8 马蹄内翻足的治疗：(a)绷带包扎将足向上及外侧牵拉；(b)如果失败，应该延长足内侧和小腿内侧结构，切断踝关节后侧关节囊

接下来六周中：如畸形依然存在，则应进行手术治疗，延长足内侧和小腿内侧结构，切断踝关节后侧关节囊。手术效果很好，但随着生长发育可能复发，需再次行延长术。

5~10 年后,如果畸形不能通过松解足外侧软组织而改善,则需要一次性楔形截骨纠正。

成年后若位置不满意(图 21.9),则需行以下三关节融合术(见图 25.3)。

1. 跟骰关节;
2. 距下关节;
3. 距舟关节。

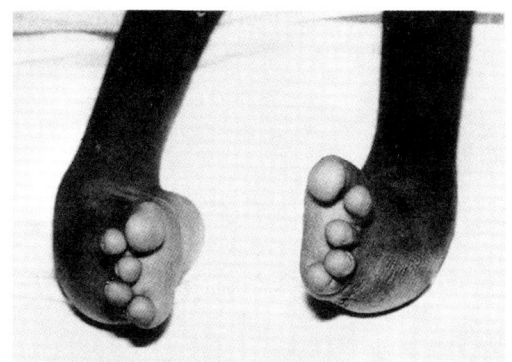

图 21.9 马蹄内翻足未治疗的后果

先天性垂直距骨

先天性垂直距骨是一种特殊的扁平足,在分娩后就很明显。虽然新生儿的 X 线平片非常难解释,但垂直距骨通常较明显(图 21.10)。

治疗:尽管罕见,但这情况必须早发现并早期切开复位,此足并不属于保守治疗的扁平足之列。

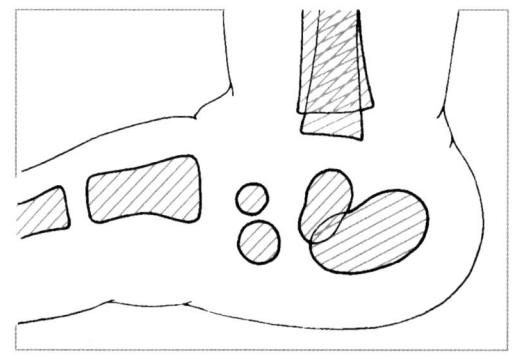

图 21.10 先天性垂直距骨患者骨的位置

仰趾外翻足

仰趾外翻足的足尖朝上,足跟朝下。这种畸形属姿势性,常见于小母亲分娩大婴儿时,在婴儿出生 12 个月能自行矫正,但有时需排除其他疾病,特别是髋关节脱位。

仰趾外翻足也可见于脊髓脊膜膨出患者,且伴有马尾异常。因此彻底检查下肢神经系统十分必要。

扁平足

成人扁平足的处理见相关章节。儿童可见到两种情况的扁平足:

1. 柔软扁平足;
2. 僵硬扁平足。

柔软扁平足

最常见类型是柔软扁平足。这种畸形只见于儿童站在光滑地面时,在足尖站立及或休息于检查床时消失。

治疗:大多这种情况下,患者都有广泛的韧带松弛,不需要特殊治疗。随着生长发育,足形态会变为正常,韧带也会变紧。矫形鞋只适用于个别的严重情况,这种鞋子有 3~5mm 厚楔形内衬或者支撑足弓。没有证据证明矫形支具能加速病程好转,但应用矫形支具对家长是一种安慰,毕竟是"做了些事情"。

僵硬扁平足

如果儿童脚尖站立或躺下时扁平足没有消失,就是僵硬扁平足。僵硬缘于关节异常和周围肌肉的痉挛,应检查排除跗骨融合及其他结构性畸形。

治疗依据于病理学表现,或许需要矫形支具或手术治疗。

儿童鞋

若认为鞋子会引起儿童足部畸形将毫无意义。以下两点值得考虑：

1. 足部畸形也出现于那些根本没有鞋子穿的发展中国家。

2. 试图通过外夹板固定来矫正足部畸形并不成功。

因此，很难理解为何一双每天穿12个小时的舒服鞋子会导致永久性发育改变。当然，儿童应该穿一双好鞋，一双好的儿童鞋应具有以下特征(图21.11)：

1. 坚固后跟能预防后足内翻或外翻。

2. 坚固内侧缘能支持纵向足弓。

3. 结实平坦的鞋底。

这样的鞋子能使足保持于正常位置，与地面有稳固接触。

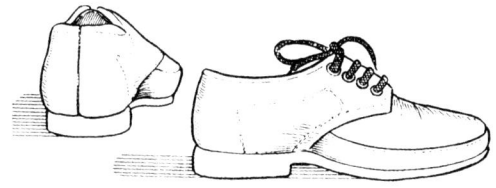

图21.11 优良的儿童鞋。鞋底平坦，后跟坚固以及有足够生长空间

髋关节发育不良(DDH)

髋关节发育不良以前被称为先天性髋关节脱位，患者如果在出生后一个月内未得到诊断和治疗，就会产生严重问题。发病率因种族不同而不同，在欧洲国家大约有1.5/1000的发病率。女孩发病率是男孩发病率的8倍以上，左髋比右髋发病率高，如果亲戚中有类似患者则发病率更高。有1/3先天性髋关节脱位的患者对侧髋关节也有异常。

诊断

诊断依赖于出生后的常规超声检查。放射线检查无效，因为股骨头通常在出生后10周，甚至更晚一些才钙化。Barlow及Ortolani等常见检查方法基本类似。

查体：婴儿平躺，无尿布，用拇指和食指把持股骨(图21.12)。髋外展并向前后方向活动股骨头。如果髋关节不稳，则会有股骨头进出髋臼的感觉。

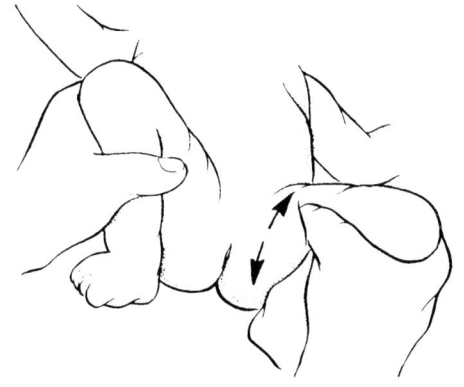

图21.12 先天性髋关节发育不良的一个检查。用拇指和食指把持股骨。髋外展并向前后方向活动股骨头

若正确操作，这项检查可以鉴别几乎所有的髋关节不稳定，但有两种例外。第一种是少数一岁内儿童股骨头可滑出髋臼，第二种非常罕见，股骨头生后即不能回位。

出生后约有20/1000的婴儿检查出现异常喀喇音，生后2周内出现症状的约有6/1000。

髋部超声检查有四种分类，对"高危髋"患儿都建议进行检查，即婴儿查体时有喀喇音、有髋脱位家族史或其他易患因素。

如果超声检查显示髋关节脱位或髋

臼顶部倾斜,则应使用夹板或固定支具,直到超声检查证实股骨头复位为止。

宁可将这种方法用于一百名正常儿童,也不能错过一位髋关节发育不良患儿,尽管这样可能因股骨头过度外展而引发股骨头无菌性坏死。

治疗

治疗方案取决于诊断时间,即越早诊断,治疗越容易。

出生时:如果髋关节脱位在出生后一周被诊断,可通过使用双层尿布或固定支具来保持髋部屈曲外展(图 21.13)。一项研究显示,包裹婴儿的北美洲印第安人的患儿发病率比背婴儿的同人种爱斯基摩人高得多。

Cambridge 夹板、Pavlik 挽具或 von Rosen 夹板。如果穿戴正确这些器具 12 周就能稳定髋关节(图 21.13)。骨盆放射线检查也能确定股骨头已复位。如果单纯 X 线平片不能确定,行关节造影可确定(图 21.14)。如果 12 周时效果满意,患

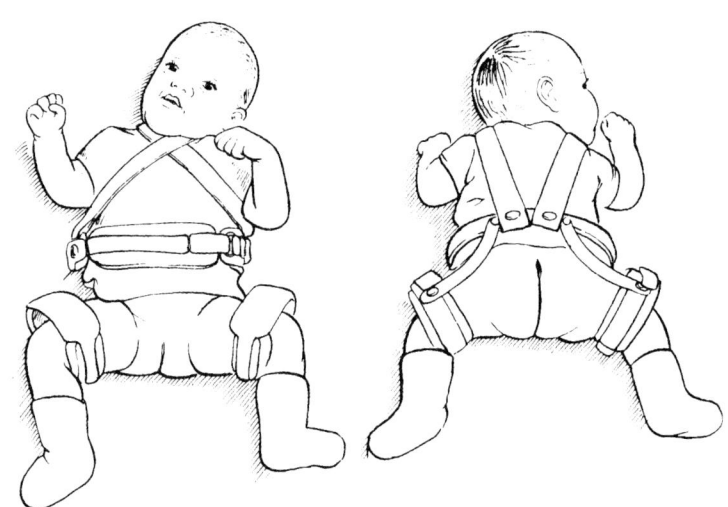

图 21.13 先天性髋关节发育不良治疗用 Cambridge 夹板

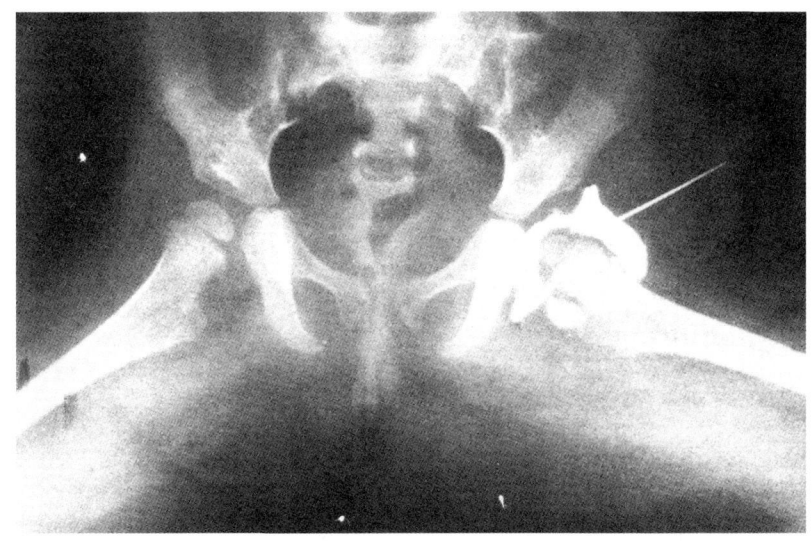

图 21.14 先天性髋关节脱位复位后的 X 线平片。注意髋臼良好成型但是与健侧仍然不同

儿可恢复正常直到骨骼发育成熟，但必须定期复查。应鼓励家长去检查子女或孙子孙女的髋关节是否脱位。

两个月时：如果在出生时未诊断，则应在出生 8 周后进行常规检查，这时会有明显的髋关节外展受限。这个年龄诊断出髋关节脱位，可通过绷带牵引或石膏固定术来治疗。

在 12~18 月时：如果在出生后 8 周时未得到诊断，则会到 12~18 个月时出现走路跛行和摇摆步态时才能被发现。可通过查体确诊，患儿下肢常短缩、足部旋转、皮肤皱褶不对称及 Trendelenburg 征阳性（图 21.15）。

在此阶段髋关节位治疗后也不能完全恢复，其治疗价格有些高，还会引起孩子和家庭的焦虑情绪，但经过一系列处置可获得关节稳定性。

如果早期诊断，其预后会比较理想。应该强调新生儿体检，漏诊髋关节脱位后果严重。只有少数双侧髋关节脱位患儿可以相对正常地生活，因为双侧髋关节脱位使患儿获得某种对称性（图 21.16）。

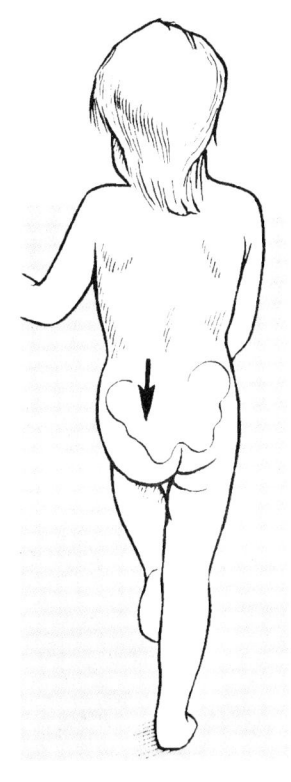

图 21.15　15 月儿童左侧先天性髋关节脱位的阳性 Trendelenburg 征

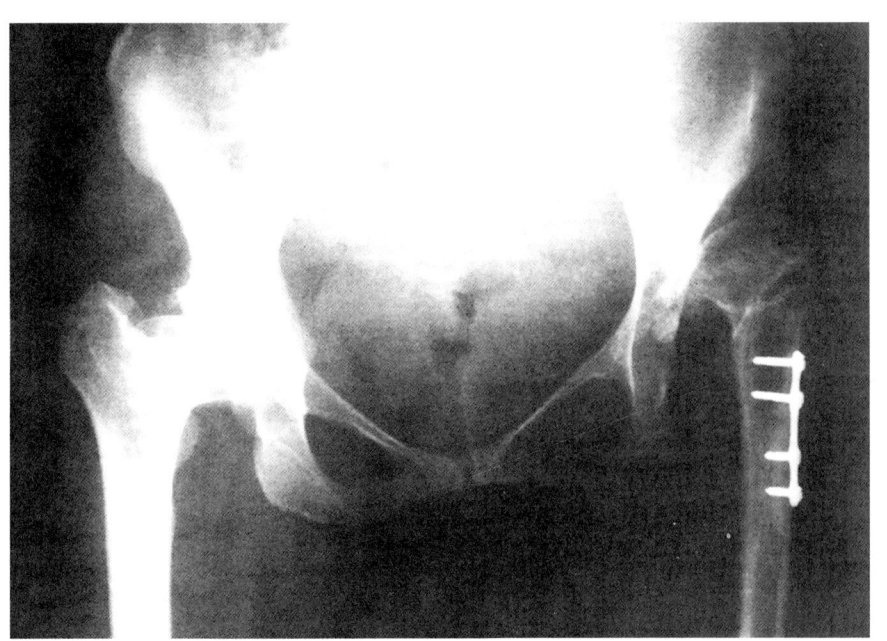

图 21.16　双侧先天性髋关节发育不良。尽管已经行截骨术左侧仍然脱位。由于过度外展夹板固定治疗引起两侧股骨头发育不良，这本来是可以避免的

神经系统障碍

脊柱裂和脊髓脊膜膨出

脊髓脊膜膨出是一种先天性神经板开放畸形。在儿童后背可以看到包括神经根和神经纤维在内的神经组织，常并无功能。病变周围常有毛发包绕（图21.17）。病变范围可见，可伴有Arnold-Chiari畸形和脑积水。

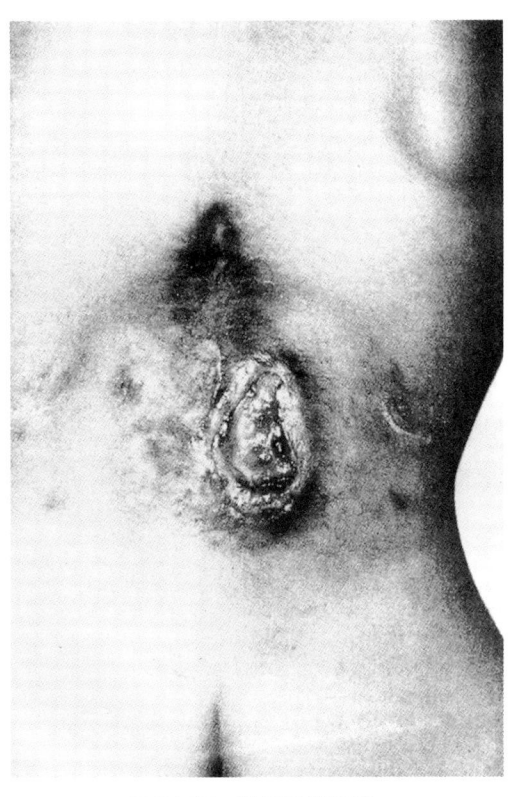

图 21.17　脊髓脊膜膨出

治疗

脊髓脊膜膨出牵涉很多系统。治疗牵涉到儿科、泌尿外科、神经外科和骨科等多种学科。

涉及的骨科治疗问题相当复杂，其智力发育由畸形程度决定。如果儿童有精神损害，最好是让其使用轮椅，而不是手术、假肢和加强物理治疗。患儿很难成为正常儿童或成人，使用轮椅是明智选择。

另有些脊髓脊膜膨出的患儿有正常智力，较容易克服这些困难。随着骨科矫形设备的高度发展，需要得到治疗的是患儿本人，而不单是疾病或病理表现。

可在两岁内对患儿进行个体治疗，进而决定进一步治疗方案。最佳治疗就是实事求是地判断患儿潜能，采用尽可能小的手术方案，防止畸形进展。

脊柱纵裂

脊柱纵裂详见相关章节。

大脑性瘫痪

脑瘫是由未成熟脑组织的损伤引起，常发生在分娩时。可导致多种神经障碍，包括先天性痉挛性麻痹和舞蹈症。

临床表现

肌肉失去随意控制是其主要表现。常见一侧屈肌群痉挛而产生痉挛性瘫痪，或双下肢痉挛状态。也可见脊柱畸形和智力障碍。下肢痉挛性瘫痪比上肢更易出现(图21.18)。

查体

肢体屈肌紧张会引起特征性体位。足呈马蹄状，膝关节屈曲，髋关节内收屈曲，手臂折叠于胸前，手腕和肘关节屈曲。

如果患者放松，轻柔手法操作就能克服屈肌的痉挛状态，但一旦一松手或者患儿受到刺激，痉挛状态就会重新出现。

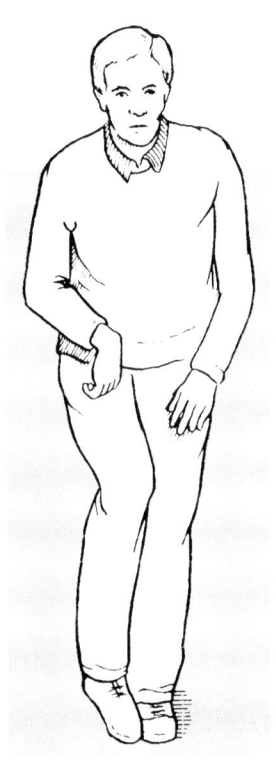

图 21.18 成人脑瘫后畸形。肘、腕、手、髋和踝屈肌群痉挛与伸肌群无法平衡

治疗

保守治疗十分重要，需父母给予精心照顾和支持。物理治疗能减轻肌肉痉挛最大限度发挥正常肌肉的功能。矫形器可支撑肢体，并控制不必要的运动。

如果保守治疗失败，可通过以下手术以减轻屈肌痉挛：

1. 使肌肉无神经支配；
2. 肌腱延长；
3. 肌腱止点转移。

年长患儿可通过截骨或融合术矫正骨畸形，并稳定关节。

选择治疗方式较为困难，患者的所有情况都要考虑。例如，马蹄足畸形可很容易的通过跟腱延长术矫正，但是患儿可通过马蹄足畸形弥补因髋关节和膝关节屈曲畸形。简言之，畸形不需要简单矫正，就整体而言，矫正的目的是为了改善整个肢体的功能。

内收肌痉挛可逐渐导致髋关节半脱位，从而使清洗会阴部变得困难。这种痉挛可通过切除内收肌腱和闭孔神经而改善。

脊髓灰质炎

脊髓灰质炎或称为小儿麻痹，可引起儿童畸形。免疫接种可有效预防，但仍有得小儿麻痹的可能。

有两种方法与脑性麻痹区别：

1. 瘫痪无力，无痉挛。
2. 任何肌肉都可受累，屈肌比伸肌受影响要少，个别神经根受累。

治疗

治疗目的是稳定关节，使肢体平衡。

保守治疗：物理治疗可克服肌肉挛缩，并康复肌肉。背带和下肢支具可以稳定肢体，但不足以控制和对抗痉挛肌肉力量。

手术：手术使未受累肌肉以平衡状态工作。例如，如果伸膝肌麻痹而屈肌正常，可取一条或多条腘绳肌腱移植到股四头肌以充当伸肌。如果肌肉仍不能保持平衡，则需要行膝关节固定以维持稳定。

先天性畸形

存在着许多的先天性畸形，但并不是所有畸形都需治疗，可等患儿生长发育完全后再作处置（图 21.19，图 21.20）。要牢记：功能状态比外观表现更为重要。将功能良好但外观难看的无痛手指，变成好看但无用的指头没有任何意义。

幸运的是，在患儿发育成熟之前很少需要手术矫形，患儿长大成人后可以自己决定是否手术。

锤状趾

第二趾远节指间关节屈曲强直。呈家族性，能引起足趾压力改变(图21.21a)。

治疗

如果病情需要，生长发育结束时可考虑矫直足趾或截趾。在此之前，简单切断屈肌腱就能减轻症状。

第二三趾交叉

如果第二、三趾交叉，可引起穿鞋困难(图21.21b)。

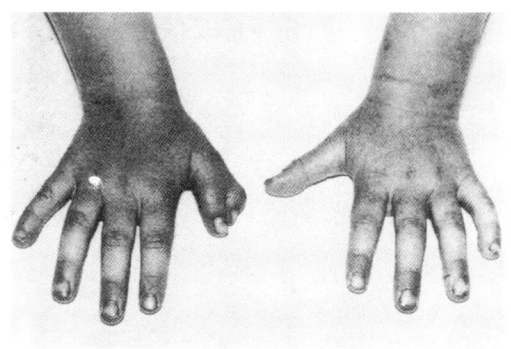

图21.19 拇指多指畸形

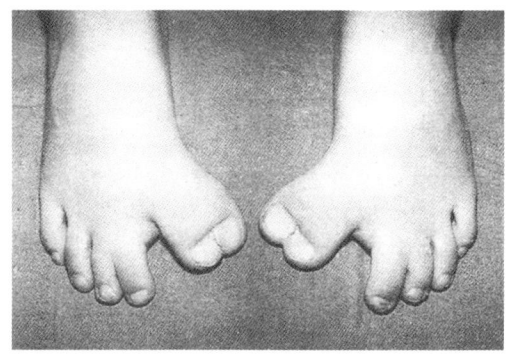

图21.20 蹞趾多指畸形

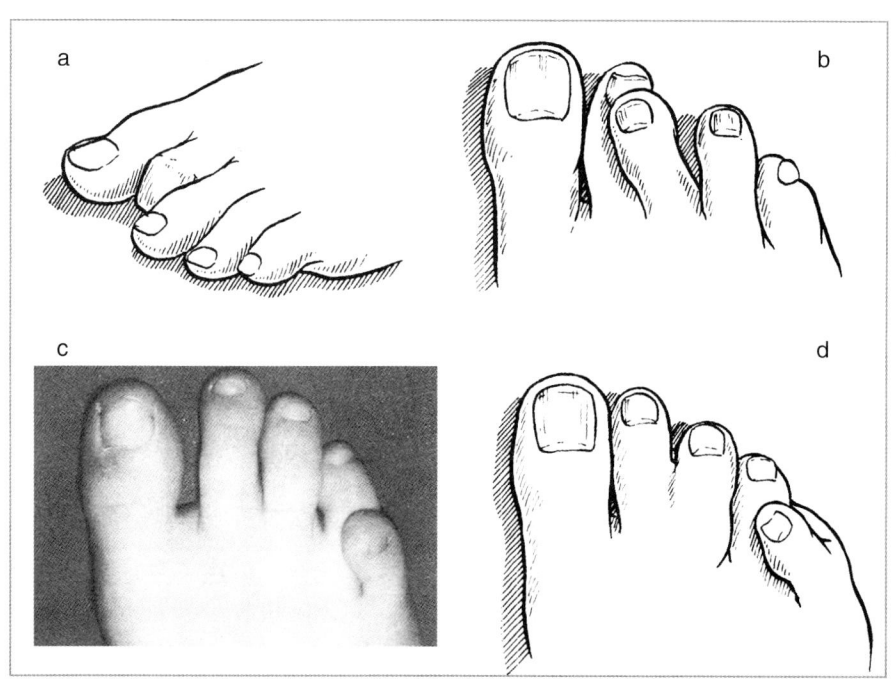

图21.21 (a)槌状趾畸形；(b)第2、3趾交叉；(c)第五趾重叠；(d)第五趾重叠并第2、3趾蹼状趾

治疗

无功能异常的畸形几乎不需要矫正。

第五趾重叠

小趾横跨在第四趾表面,会产生奇怪外观,且使穿鞋困难(图 21.21c、d)。

治疗

如果症状严重,应于青春期及早行畸形矫正。Butler 式手术方法较为激进,游离患趾直到神经和血管相连,然后再植于正常位置。其他较为保守的手术方式通常无效。

鳌状手指

鳌状手指(图 21.22)是常染色体显性遗传疾病,属于累及手足的发育不良,会产生不影响功能的奇怪外观。

肢体缺失(图 21.23)

肢体缺失属先天性疾病,极其罕见。肢体缺失又称海豹肢。这种称呼并不着重于"局部",而是其肢体整体看起来像海豹鳍状肢。海豹肢可由多种原因引起,常见原因就是大家所熟知的药物——沙利度胺。

任何肢体都可能有不同程度的缺失,股骨近端局部缺失会引起承重困难。

治疗采用支架和矫形器。

脊柱侧弯

很少脊柱侧弯患者需要治疗,但侧弯儿童常引起人们的关注。有如下几种类型。

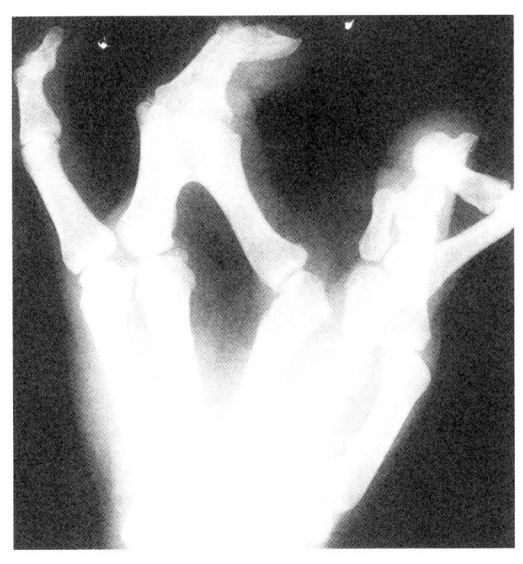
a

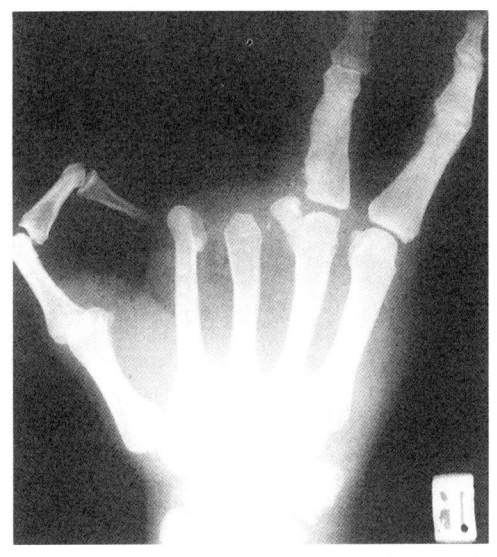
b

图 21.22 鳌状手指

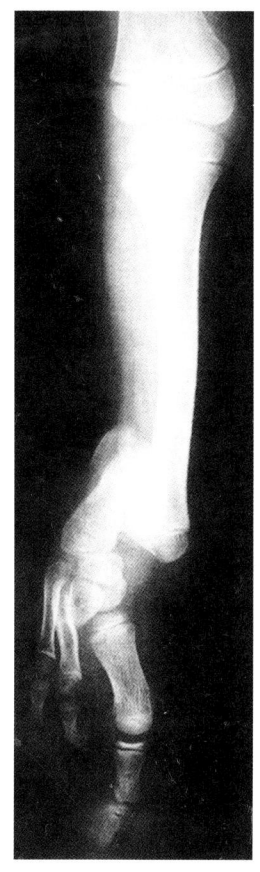

图 21.23　先天性腓骨缺如

岁),幼年期(3~10岁),青少年期(10岁~成熟期)和成年期(成熟期之后)。其中,青少年特发性脊柱侧弯最为常见(图 21.24)。它出现在青春生长高峰期,女孩比男孩更为常见,胸段常凸向右侧,原因未知。

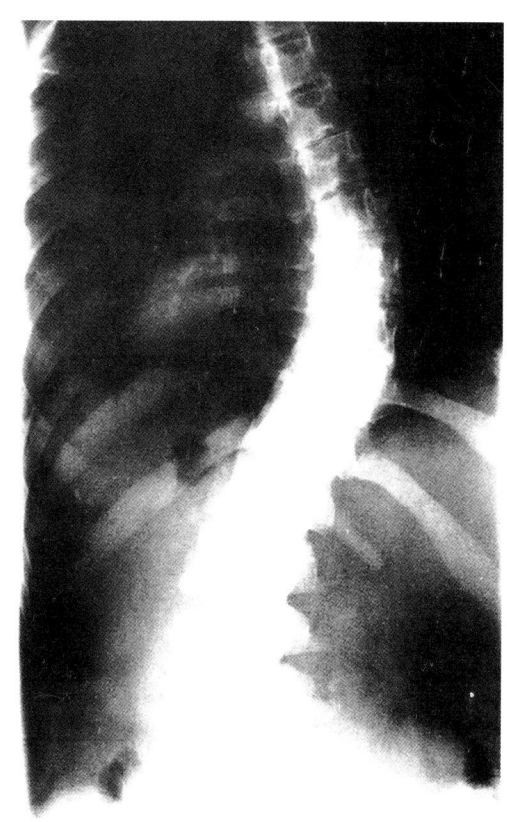

图 21.24　胸腰段特发性脊柱侧弯

脊柱侧弯类型
1. 非结构性弯曲:如肢体不等长时的弯曲,脊柱常无旋转。
2. 结构性弯曲:椎体可有旋转,有时伴椎体楔形变。
结构性侧弯可细分为四组:
　(1) 特发性脊柱侧弯
　(2) 先天性脊柱侧弯
　(3) 神经肌肉性脊柱侧弯
　(4) 混合性脊柱侧弯

轻微的脊柱侧弯可完全不被注意或仅有局部不对称表现,超过10%的青少年有不同程度的胸部不对称。未经治疗的严重病例会形成严重胸部畸形,造成典型驼背。有面部畸形的脊柱后凸很可能有神经纤维瘤病。

胸段脊柱最常累及且会有严重后果,侧弯在较柔软的腰椎、胸腰段和颈椎处也可见到。

特发性脊柱侧弯

特发性脊柱侧弯分为在婴儿期(0~3

自然病程

畸形出现在青春生长激增期，于随后 2~3 年内迅速加重，持续加重至生长停止。一些侧弯缓慢发展成为中、重度畸形，但也有可能完全不进展。

若不治疗侧弯畸形，也不会产生明显运动障碍，但会影响外观，损害心肺功能，引起脊柱关节退行性改变和坐位失平衡，进而引起疼痛。

临床表现

有五个重要的临床表现：

1. 脊柱弯曲：自患者背后检查外观，让患者向前弯腰时最明显，脊柱结构弯曲会增大，姿势性弯曲会减少（图 2.6）。
2. 两肩不水平。
3. 腰部不对称。
4. 胸部和腰部前屈不对称。
5. 有伴发疾病表现，如多发性神经纤维瘤时的 café-au-lait 斑及脊柱裂时的毛发斑。

治疗

并不是所有畸形预后都很差，明智的做法是让父母带孩子定期检查，以便在疾病发展时及时治疗。常有三种治疗方式：

1. 如果早期应用支具，能阻止婴儿期特发性侧弯发展。
2. 支具能阻止侧弯曲线进展，但大家对此仍有争议。有证据表明，支具保守治疗并无任何效果，而那些支具有效的侧弯本身也不会进展。
3. 严重畸形和进行性加重患者需手术治疗。侧弯可通过脊柱后路或前路矫形器矫正，且在正确位置融合内固定。前路和后路手术都是骨科手术的主要内容，可能会有包括截瘫在内的多种严重并发症。

婴儿先天性脊柱侧弯

先天性脊柱畸形如半椎体，在出生时就能发现患儿畸形。其治疗较为困难，或根本不可能治疗。

婴儿特发性脊柱侧弯在 3 岁内发展，男孩较女孩多见，胸段畸形常凸向左侧，与青少年特发性脊柱侧弯正好相反。90% 的胸部弯曲会自发好转，但严重时则需支具或内固定治疗。虽然一般不需特殊治疗，但在个体患者中使用支具治疗仍较为明智。

神经肌肉性脊柱侧弯

脊髓灰质炎、脊柱裂、神经纤维瘤或其他神经性疾病时，脊柱肌肉神经分布不平衡会产生严重脊柱侧弯，一般进行支具治疗或内固定治疗。该型侧弯的治疗不总是很成功。

其他疾病

肢体不等长

肢体长度完全相等较为罕见，总会有大约 1cm 左右的长度差异。下肢约有 1m，可允许 1% 的差别。

肢体不等长的处置：

发育成熟后 <2cm——不处理

2~5cm——增高鞋子

>5cm——有时需要手术

治疗

少于 2cm 的长度差异常难以察觉，5cm 以内的长度差异可通过增加鞋子厚度来治疗。双下肢长度差异大于 5cm 时，可以阻止较长肢体的骨骺，使其停止生长，或者在较长肢体完成生长后手术短缩。

当然，也可通过牵张延长较短肢体的骨干及骺板来平衡肢体长度。该手术并不容易，血管神经和肌腱常不像骨骼那样容易延长（图 21.25）。

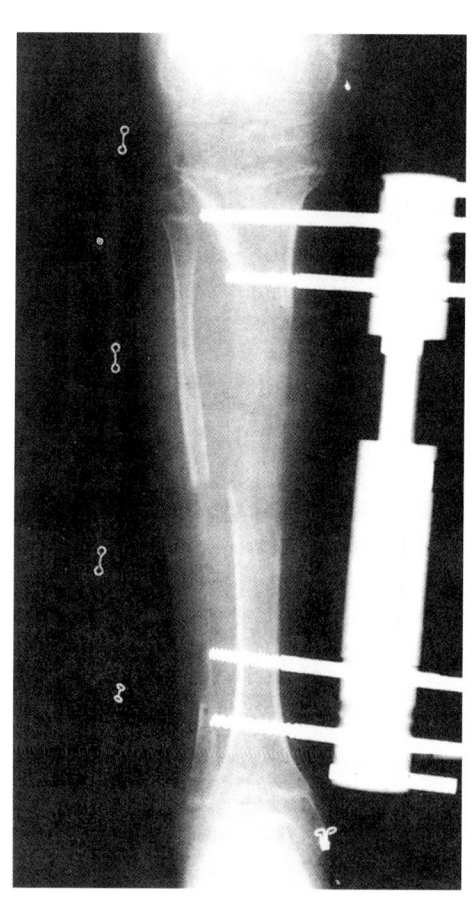

图 21.25　下肢延长手术的 X 线平片

确定肢体延长长度和何时行生长阻滞需要精确判定骨骼生长。有可能当生长停止时双下肢仍有长度差异。不同年龄个体骨骺生长率信息可从图表中得来。

先天性多关节挛缩

先天性关节挛缩非常罕见，横纹肌组织多被纤维组织代替而产生挛缩。受累关节丧失运动功能，常伴严重足部畸形和髋关节脱位，病情变化较大。

肘部常固定在伸展位，而手腕则固定在内收位。呼吸肌也会受累，有些患者因呼吸功能衰竭而死亡。患者智力正常，治疗愿望十分迫切。

治疗

治疗包括软组织松解和截骨矫形术，使患肢处于功能位置。

桡侧畸形手

先天性手部畸形比足部畸形少见，常见桡侧畸形手。该畸形常伴桡骨缺失或缺陷，使手腕关节失稳。

治疗

治疗包括将手固定在尺骨上，既可通过支具治疗，也可通过手术实现。

斜颈

斜颈如今较为少见，但曾经占用了骨科医生的大量时间。此病常因分娩时过度牵拉胸锁乳突肌所致，产科护理改良后此病日渐稀少。

被损伤的胸锁乳突肌内部形成结实的纤维团块。随着患儿生长发育，头部被一侧过紧的胸锁乳突肌牵拉而产生斜颈（图 21.26）。

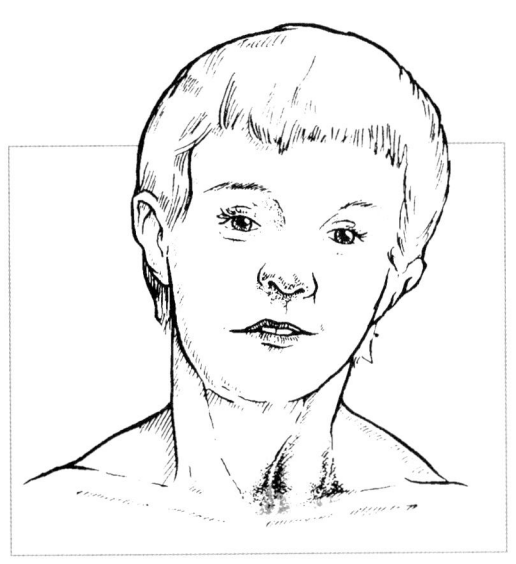

图 21.26 由于胸锁乳突部肿物引起的斜颈。注意不对称的眼睛和倾斜的面部

治疗

在出生后一年内,唯一有效的治疗方法是物理治疗。如果 1 年后畸形持续存在,则必须将胸锁乳突肌自锁骨处离断,保持头于正确位置,直到头部不再倾斜。有以下两点原因时需要及早手术处理:

1. 生长变化造成面部不对称。
2. 眼睛适应了斜颈位置,头部也趋向于该位置。

胫骨假关节

胫骨假关节十分罕见,应与多发性神经纤维瘤区别。常见胫骨中下 1/3 处骨缺损,可能继发于轻微外伤,也有可能完全缺失。这与成人萎缩性骨不连非常相似,骨性愈合很难完成。

儿童骨折常迅速愈合,但目前尚不清楚为什么胫骨假关节愈合得如此不好。

可行植骨融合内固定术治疗。

先天性膝关节脱位

这种情况十分罕见,膝关节常过度伸展,就如同膝关节反向安装一样。此病与髋关节脱位不同。

治疗

保守治疗或许有效,但常需开放性矫正手术治疗。

穆尚强　刘常浩　译
袁　志　校

第22章 肩、肘关节疾病

肩

习惯性肩关节脱位

急性肩关节脱位在相关章节有描述。尽管复位后大部分肩关节仍保持稳定，但有些会因轻微创伤就引起反复脱位。这种脱位可以是前脱位，后脱位，下方脱位和多方向脱位，但前方脱位最为常见。

习惯性前脱位

习惯性前脱位发生在肩部充分外展和旋转时，此时肱骨头抵在薄弱的下关节囊处。这种体位时手臂高过头顶，手掌朝前。这种情况常见于仰泳时、在球场线外伸手抓球或坐在轿车前排向后座伸手时（图22.1）。

如果有持续脱位，肱骨头表面就会变平，使其更加不稳定，在放射线片上会看到斧头状表现。

治疗

肱骨头脱位通常能早期复位，许多患者也能自己复位。有些患者不想手术并学会自己避免脱位发生，但也有些患者因肩关节失稳而丧失劳动力。

如果肩关节脱位三次，且患者不能防止再脱位发生，就应该考虑肩关节加固以维持其稳定性。有几种方法可以防止再脱位（图22.2）：

矫正肩关节前脱位的方法：

1. 加强下方关节囊（通过关节镜或切开手术）。
2. 在恰当位置加强关节盂（Bankart手术）。
3. 加强肩胛下肌防止外旋（Putti-Platt手术）。
4. 用骨块挡在关节盂颈部。
5. 所有这些方法联合应用。

手术后，手臂要用绷带固定3周时间。然后前臂可允许旋转运动，并开始物理治疗。结果通常令人满意。

习惯性后脱位

习惯性后脱位较前脱位少见，常见于"杂技表演聚会"的十几岁孩子。同样的患者也能将下颌关节咔嗒作响和用拇指能表演怪异特技。其肱骨头可被锁定在关节盂后位（图22.3）。

急性关节脱位在相关章节已有描述。

治疗

基本治疗就是告诉患者不要刻意做动作，要避免引起脱位的运动。习惯性后脱位很少引起残疾和关节失稳，如果需要手术治疗，骨块阻挡或关节盂截骨术

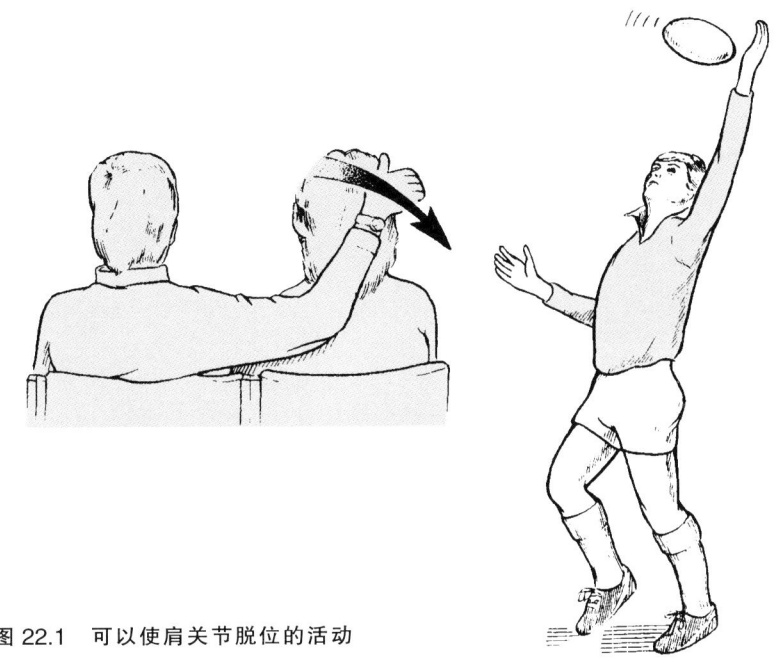

图 22.1 可以使肩关节脱位的活动

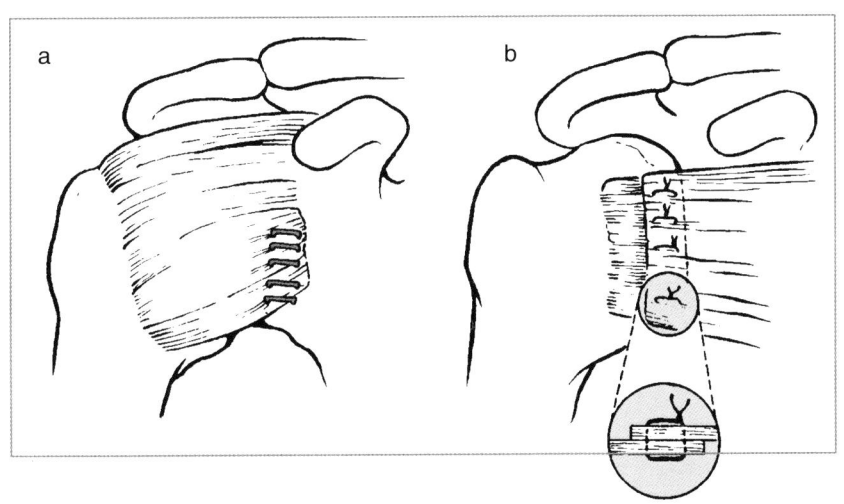

图 22.2 习惯性肩关节脱位的手术治疗：(a)关节囊下角的吻合固定术；(b)肩胛下肌紧缩术

都可以采用。此类手术常令人望而生畏，结果并不可靠。

肩关节内紊乱

肩关节盂唇就像膝关节的半月板，可在其边缘撕裂或分离，并能引起疼痛及咔嚓音或者关节内绞锁。关节游离体和不规则肱骨头表面能产生相似症状，这些损伤可通过内窥镜鉴别。

治疗

除非关节镜检查或关节造影确定有

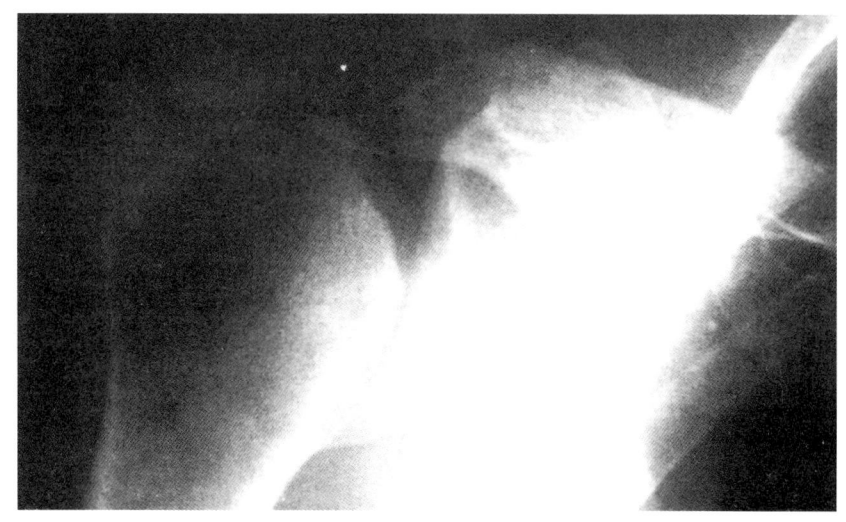

图 22.3 肩关节后脱位患者发育不良的肱骨头被锁定

损伤,否则不行开放手术。如果可以使用关节镜,此类损伤较容易得以矫正。

冈上肌肌腱炎

冈上肌腱在狭窄的肩峰和肱骨头间的通道内穿行,可在与肱骨头交叉部位引起退化或炎症(图 22.4)。在肩峰上外展时候可引起受累区域肿胀和疼痛,敏感区域穿过通道时疼痛就会消失。疼痛仅在部分运动范围内存在,通常于外展 60°~120°时出现疼痛,这种情况被称为"疼痛弧"征。

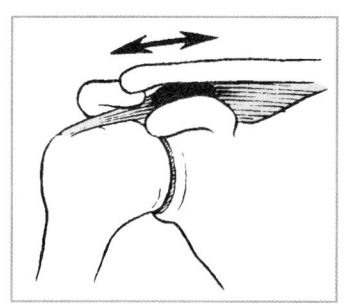

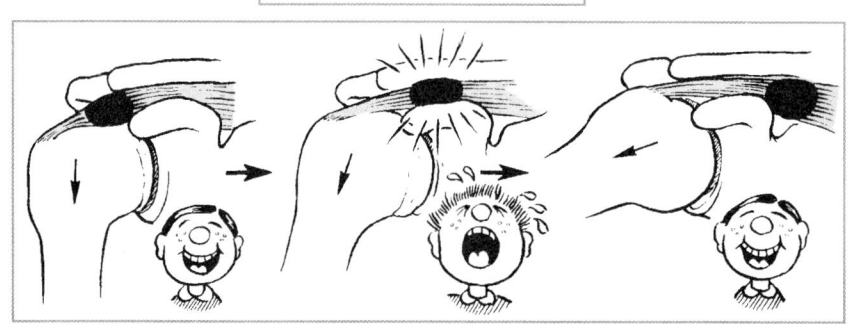

图 22.4 冈上肌肌腱炎和疼痛弧征。当冈上肌腱经过肩锁关节时引起的疼痛和肿胀区域

可通过比较被动活动和主动活动明确诊断。肩部被动运动时,因肌腱没有压力存在而不会出现疼痛。肌腱主动运动时被压迫在肱骨头上,此时会出现疼痛。

治疗

对于大多数患者,在肌腱周围注射氢化可的松 25mg 常会起效。注射时手臂自然下垂,患者取坐位并有良好支撑。针头从肩峰下顺肌腱走行穿入。

虽然按摩疗法和超声波理疗经常使用,物理治疗常无明显效果。

急性钙化性冈上肌肌腱炎

此冈上肌肌腱炎起病迅速,在数小时内即疼痛剧烈,放射线检查可发现冈上肌腱内钙化影。患者大多二三十岁,可能有不同程度的结晶性关节炎。女性较男性更易受累。

治疗

在钙化灶区域注射氢化可的松可收到明显效果,但需注射三次才有可能完全减轻。钙化灶有时可行穿刺吸液,可以减轻疼痛。

冈上肌肌腱断裂

冈上肌肌腱可自发断裂而无急性症状(图 22.5)。尸体肌腱研究表明,40 岁患者约有 40%,60 岁患者约有 60%,80 岁患者约有 80% 有肌腱损伤,但只有很小比例的患者有肩部症状。由此可以得出结论,尽管 40 岁以后肩部有间歇性疼痛,许多冈上肌肌腱断裂患者可无症状。

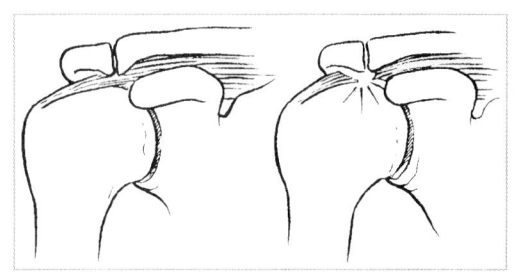

图 22.5　冈上肌腱断裂。冈上肌腱在经过肩锁关节下的骨赘而断裂

肌腱逐渐磨损退化且局部缺血,肩锁关节内骨赘形成是可能的发病机制。

治疗

应用消炎药使症状缓解,物理治疗对大多数患者都有效,必要时行肩锁关节清理术。此术式也可关节镜下微创施行。

肩周炎

肩周炎的特征是当肩向外旋转超过 50% 时会出现疼痛。此病较为普遍也较为麻烦。肩部先开始疼痛,然后出现僵硬。肩关节僵硬使许多动作都出现困难,如手接触口部、向后梳头、在背后系扣子、挂钩等。

发病原因不明。或许有促进因素,如轻度创伤,但通常无外伤史。肩袖局部的自身免疫反应可能是一种解释。

病程分为三个阶段:

1. 疼痛阶段:在开始阶段大约持续 6 个月左右,会有疼痛和各方向的运动受限。此时要与冈上肌肌腱炎的特殊活动时疼痛相区别。

2. 僵硬阶段:肩部非常僵硬,通常是无疼痛的全程运动受限。这一阶段可称为"冻结肩",可持续 6~12 个月。疼痛逐渐消失,但僵硬持续存在。

3.恢复阶段:在接下来的6个月里,运动会逐渐恢复,但很少能完全恢复。

治疗

治疗依据于疾病阶段。

<u>疼痛阶段</u>:抗炎药有效。对于疼痛严重的患者可用短效类固醇激素。在此阶段物理治疗无效。

<u>僵硬阶段</u>:在此阶段物理治疗有时可提高活动度,但改善程度不可预知。

<u>恢复阶段</u>:物理治疗或在麻醉状态下的手法推拿可增加运动范围。

肱二头肌肌腱断裂

肱二头肌肌腱长头像冈上肌腱一样,在肩部很容易受伤,易于在临近肩胛骨起点处断裂(图22.6)。这种损伤可发生老年患者轻微外伤时,断裂肌肉的肌腹强烈收缩,在上臂较低位的位置形成硬块,常称popeye征,该体征命名缘于有名的大力水手popeye(图22.7)。

通常患者会感到肩部有突然断裂的

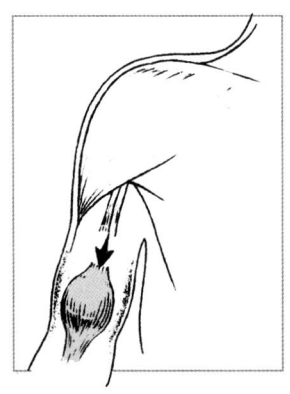

图22.6 肱二头肌肌腱断裂时肌腹强烈收缩在上臂低位形成硬块

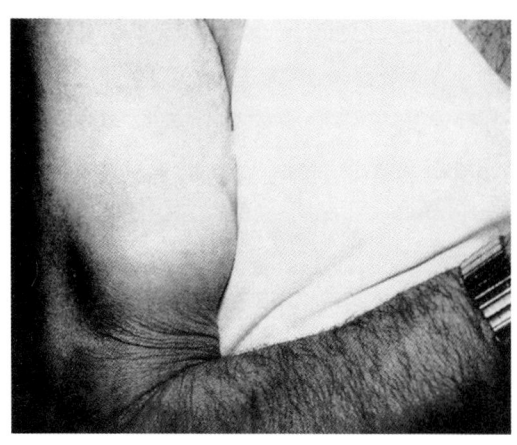

图22.7 肱二头肌肌腱断裂的患者

感觉。随后发现臂部出现新包块,很快会有皮下出血,颜色随之改变。

治疗

除做好安慰和解释工作外无特殊治疗。软组织肿胀、淤血逐渐消退,肱二头肌短头还有功能会代偿性肥大。肩部运动会有一些影响。

肩锁关节不稳

患者在肩峰关节失稳前常常漏诊急性肩锁关节脱位。当手臂于胸前平肩高度工作时就会出现疼痛,在黑板上写字或搬运盘子时候也是如此。关节本身很少压痛,通常在关节处有明显阶梯感,把手臂放于一侧,把另一手放在肘下垂直向上推肱骨,可消除此台阶。

确切的临床特征依据于损伤的程度。

治疗

除非关节部有局限性压痛,一般不需要手术治疗,手术时也许要切除锁骨远端。

牵涉痛

肩周疼痛,特别是冈上肌周围,经常属于颈部牵涉痛。对所有自诉肩部疼痛的患者都要行颈椎检查。

肩部骨性关节炎

肩部骨性关节炎会引起肩部活动受限,特别是外展和前屈。肩胛骨的胸壁运动会部分代偿肩关节的运动,但仍会遗留相当程度的残疾。

治疗

物理治疗和药物治疗会有帮助。疼痛严重和活动受限患者应行人工关节置换术。

肩部类风湿关节炎

肩部常不承重。不幸的是,类风湿性关节炎患者在椅子上起来时或使用手杖时,其肘关节和肩关节就变为承重关节。使情况更加糟糕的是,肩关节本身力学并不稳定,有较大滑囊腔,易被类风湿性炎症所侵袭。

治疗

治疗主要依赖消炎药和矫形器,一些关节疼痛和功能紊乱患者仍需行关节置换(图 22.8),当然也可行关节切除成形术。类风湿性关节炎患者关节置换后效果常令人满意。

肘

网球肘

肌腱附着部最常见的损伤就是网球肘,即肱骨外侧髁伸肌腱附着点(图

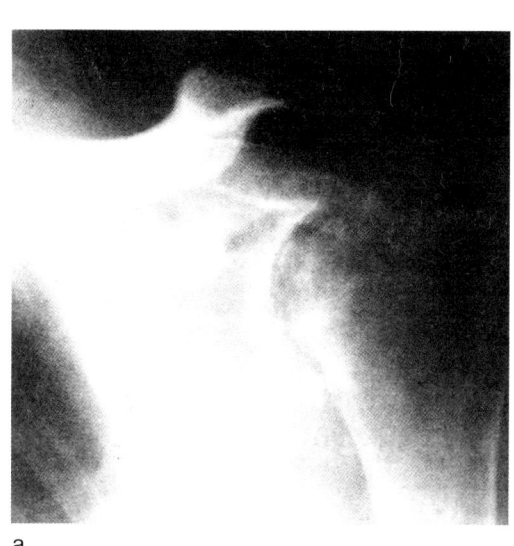
a

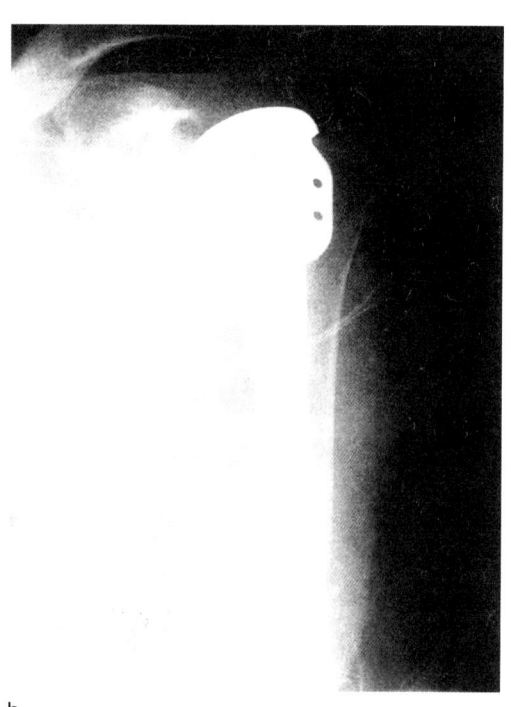
b

图 22.8　类风湿关节炎经全肩关节置换术治疗

22.9）。这种损伤常由伸肌紧张情况下剧烈屈腕造成，常发生于打网球时错误反手击球时。该损伤也会发生于日常活动时，如园艺和抬物时。

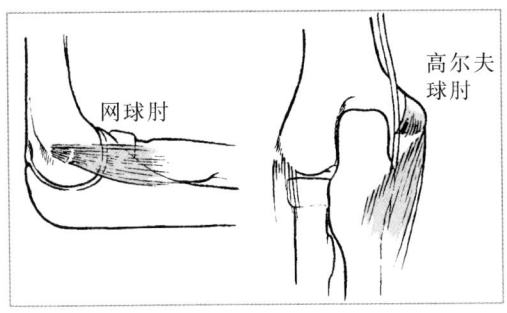

图22.9 网球肘和高尔夫球肘肌肉损伤的部位

查体发现肱骨外上髁压痛，伸肌紧张时应力抵抗屈腕活动，会诱发疼痛症状。

治疗

治疗就是休息，即避免伸肌收缩，或在触痛部位注射氢化可的松注射液。在受累部位同时注射2ml 1%的利多卡因也有帮助，可协助激素扩散，并通过局麻效应确定注射部位是否准确。首次注射有效率为75%，第二次为50%，第三次为25%。

如果三次注射没有奏效，就须考虑自肱骨起点处分离伸肌。但这种手术很不舒服，结果也难以确定，手术时将肌肉自骨上剥离，一些医生会切除部分外上髁骨质。

高尔夫球肘

高尔夫肘与网球肘情况相似，是肱骨内上髁屈肌总腱附着的牵张和扭伤。典型症状常由高尔夫球手没有击在球上而误击地面引起，会损伤屈肌起点。高尔夫球肘的发病没有那么普遍，触痛区域不如网球肘那么精确。

治疗

治疗主要依靠局部封闭，同时注意避开尺侧神经。治疗不如网球肘有效。

游离体

肘部形成游离体有三种原因：
1. 骨软骨骨折后骨片形成。
2. 游离体滑液内逐渐生长，关节滑液是极好的软骨培养基。
3. 剥脱性骨软骨炎，比膝关节罕见得多。

临床特征

游离体会引起肘部机械绞锁（图22.10）。鹰嘴窝内的游离体会限制伸展运动，游离体卡在尺桡骨间时会限制前臂的旋前旋后运动。

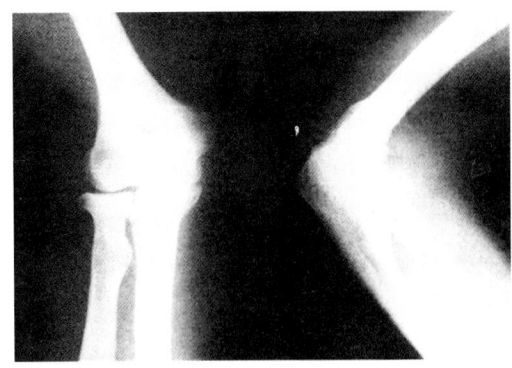

图22.10 早期骨性关节炎肘关节内游离体

治疗

如果诊断明确，必须将游离体清除，功能恢复较为缓慢，也有伸展受限可能。

鹰嘴滑囊炎

与膝部髌前滑囊相比，鹰嘴滑囊是

正常滑囊结构。正常时滑囊较小,一旦发炎或感染就会变大,出现发热和疼痛。

过去,鹰嘴滑囊炎被人们视作"学生肘",因学生们常花掉大量时间支着肘部看课本。今天,这种情况常见于创伤后或小穿透伤。也可见于类风湿关节炎或痛风患者,两者都能引起软组织炎症。

治疗

可应用抗生素及切开引流治疗感染滑囊,若感染复发则应切除。非感染性炎症很少需要手术治疗,若炎症复发,有时需手术切除。痛风需要针对性治疗,否则,手术切除后也会再次复发。

骨性关节炎

肘部骨性关节炎会引起肘部的屈伸运动受限,会引起手部体力劳动者的残废,如铁匠、瓦匠和钢铁工人。

治疗

用消炎药物保守治疗,只要有可能尽量改变日常活动。因为骨赘切除容易复发,很少需关节清理术。关节置换后不可避免的松动,常没有效果。

类风湿性关节炎

类风湿性关节炎能影响肘和上尺桡关节,必须区别对待。

肘

类风湿关节炎时肘部疼痛是主要问题,但屈曲运动也会受限,且肘部常不稳定。若下肢也同时受累,则会出现一些特殊问题。当患者用拐杖或推椅子扶手起身时,肘关节也会像肩关节一样成为承重关节。

治疗:如果药物保守治疗未能减轻病情,而需行外科手术切除滑膜。肘部疼痛且对功能要求不高的患者可行关节置换术。

上肱桡关节

桡骨头被滑膜包绕并参与组成上肱桡关节。前臂旋前旋后运动都受限制,但屈伸运动可不受累及。

治疗:如果保守治疗不成功,且症状局限于旋前旋后受限,手术切除桡骨小头即可,并可与肘部滑膜切除术相结合。桡骨头近端人工假体置换曾经被广泛应用,但如今即使对类风湿性关节炎或骨折患者也很少使用。

穆尚强　刘常浩　译
袁　志　校

第23章 腕和手部疾病

类风湿性关节炎

腕关节

类风湿性关节炎影响滑膜。腕关节和尺桡关节下方滑膜组织丰富，使得这些关节易患此病。

临床特点

类风湿性关节炎的病情发展遵循一般规律。在急性期，关节疼痛肿胀明显，随后逐渐消退。如果病情没有得到控制，手背指间沟部滑膜病变会侵袭伸肌腱，并使其全部断裂(图23.1)。

包绕关节的肌腱也会受到侵袭并且最终断裂。小指伸肌腱常常第一个受到破坏，拇长伸肌腱在桡骨远端Lister结节附着部位也会遭到破坏(图23.2，图23.3)。此后，逐渐出现指间韧带牵拉，骨质溶解，关节不能保持正常位置，腕关节桡侧偏及相对前臂旋后畸形，手指尺侧偏斜，成为特征性畸形改变。

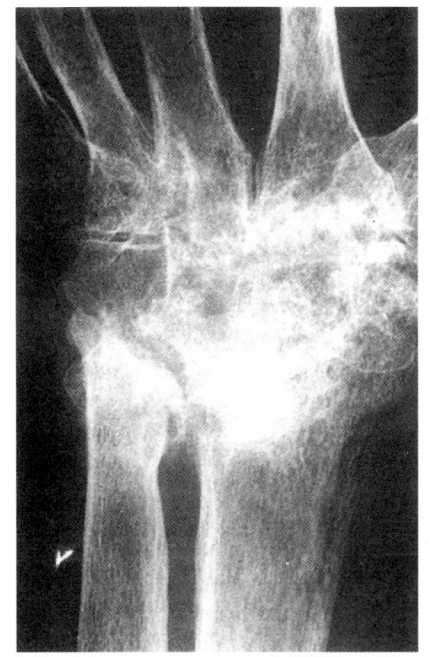
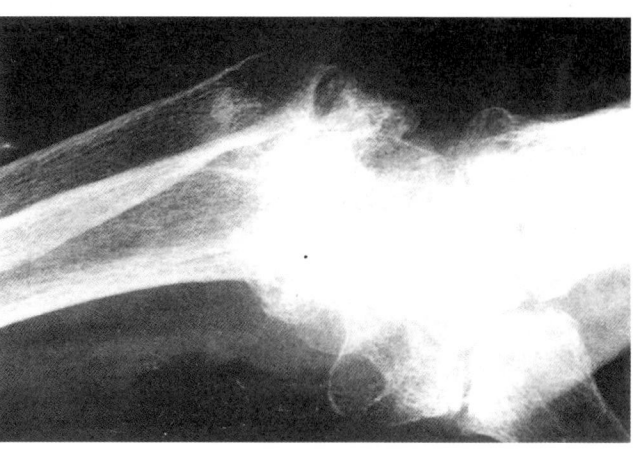

图23.1 晚期类风湿关节炎的腕关节。注意腕骨已经融合并且腕关节屈曲位强直

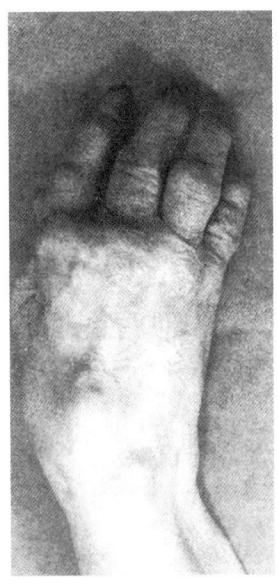

图 23.2 类风湿关节炎患者伸肌腱周围的巨大滑囊和掌指关节脱位

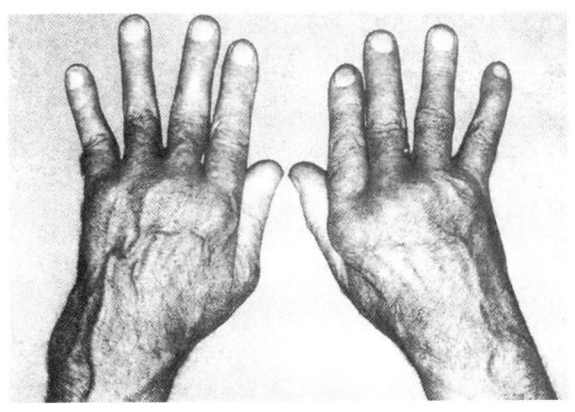

a

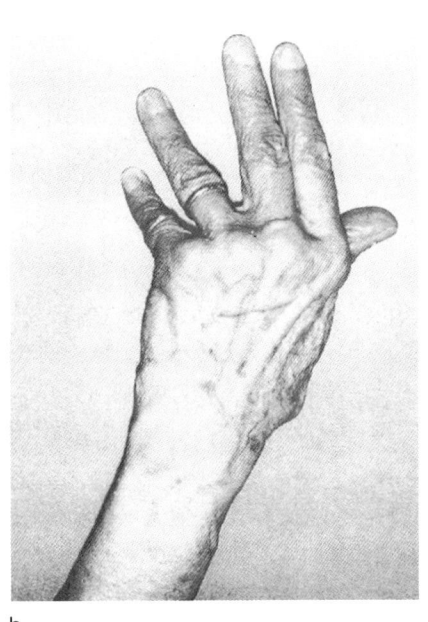

b

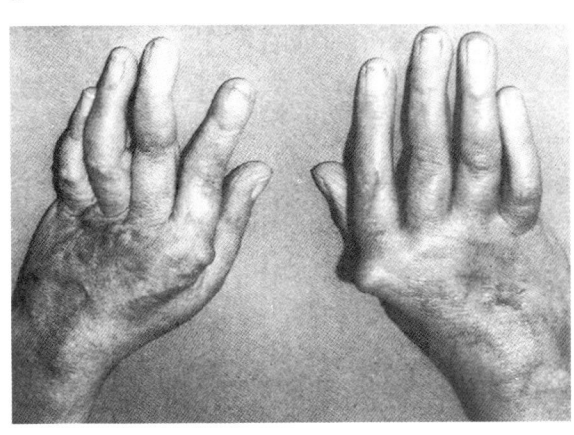

c

图 23.3 手部类风湿关节炎。(a) 早期尺偏;(b)晚期小指和环指的伸肌腱断裂;(c)掌指关节进行性破坏和"鹅颈"畸形

治疗

抗炎药辅以休息的保守治疗方法通常有效，若药物疗法不能控制滑膜炎发展，以下适应证可手术治疗。

1. 如果保守治疗无效，采用滑膜切除术去除痛性炎症滑膜组织。
2. 修复断裂韧带。
3. 如果尺骨远端受累，则应该在其影响到腕部肌腱前将其切除。
4. 腕关节失稳时可进行关节融合术。注意，关节融合术仅仅限制腕关节屈伸运动，并不影响其内旋和外旋作用。
5. 人工关节置换术。

尽管多关节疾病属关节融合术禁忌证，但对于类风湿性关节炎患者而言，腕关节融合术疗效满意。如果双侧腕关节都需要做关节融合，则需要注意不要使其同时融合于背伸位置。双腕背伸时患者很难系上纽扣，卫生自理几乎不可能。将自己的腕关节保持在背伸状态就知道那样是多么不方便了。

手

手部类风湿性关节炎带来许多问题，并且更易致残。由于滑膜增殖，双侧掌指关节通常表现为对称性肿胀并伴有疼痛，首先表现为掌骨间隙被填充（图23.4），随后小关节被破坏，发生固定性畸形（图23.5）。

治疗

类风湿关节炎手的治疗本身具有特殊性。

初治最好由一名风湿病学家给予保

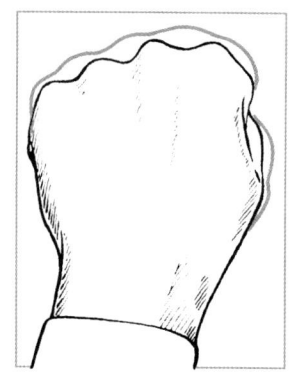

图23.4　类风湿性关节炎的掌骨间隙填充

守治疗，包括关节制动、职业疗法以及药物治疗。如果休息、晚间夹板制动以及抗炎药物不能控制症状或使其缓解，则须采用手术去除掌指关节增生的滑膜组织。此方法能够缓解疼痛，但没有证据表明能够减小关节损伤。

一旦保守治疗失败，就必须考虑手术治疗。这需要对患者病情以及手术可能的受益做仔细而全面的评估。

手术并不是针对疾病本身，也不是因为手术可行，手术只是针对性的改善功能。

以下为手术适应证：

1. 用"备用"肌腱修复断裂的肌腱，如示指固有伸肌腱；或将断裂肌腱附着在未受损肌腱上，使其拥有正常伸肌腱功能。
2. 人工关节置换修复受损掌指关节。
3. 纠正其他畸形，包括鹅颈样畸形——内在肌肉萎缩、掌板受损、指屈肌痉挛协同引发。伸肌腱脱位可能也需要纠正（图23.6）。

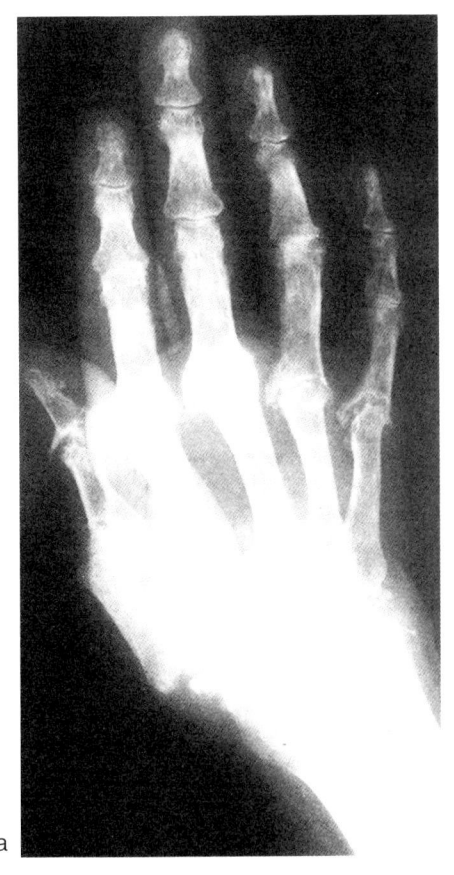
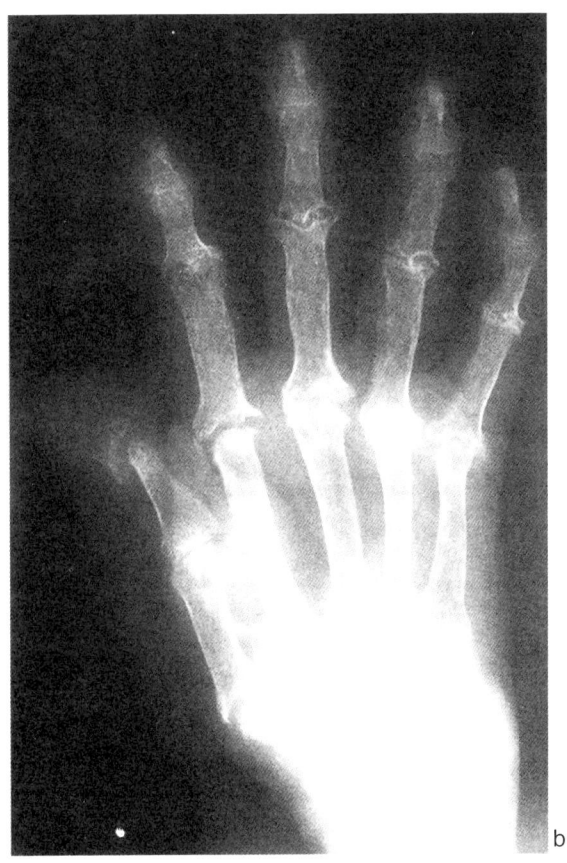

图 23.5 （a）类风湿性关节炎的手部小关节破坏情况；(b)晚期类风湿性关节炎患者手部近节指间关节伸直固定和第一掌指关节内收畸形

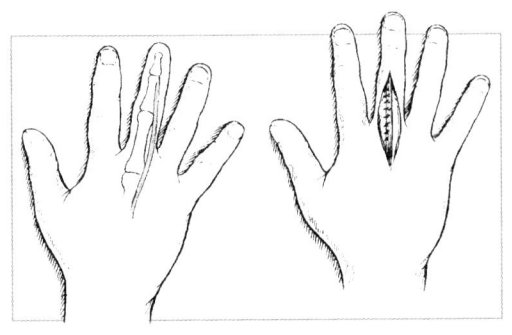

图 23.6 类风湿关节炎的肌腱移位术。滑离掌指关节后侧的伸肌腱需要重新固定

骨性关节炎

腕关节

腕关节骨性关节炎通常是创伤后晚期结果，常由舟状骨骨折引发，能引起活动后疼痛和腕关节强直(图 23.7)。

治疗

如果患者只是活动腕部时疼痛，加强腕部支撑就已足够。如果药物无效则需要关节融合术。术前试验性石膏固定一段时间有助于患者预计可能的效果，并使其相信手腕融合后旋前旋后功能依然会保留。

手

骨性关节炎会累及大多角骨掌骨关节，在手部紧握和扭动时感到疼痛

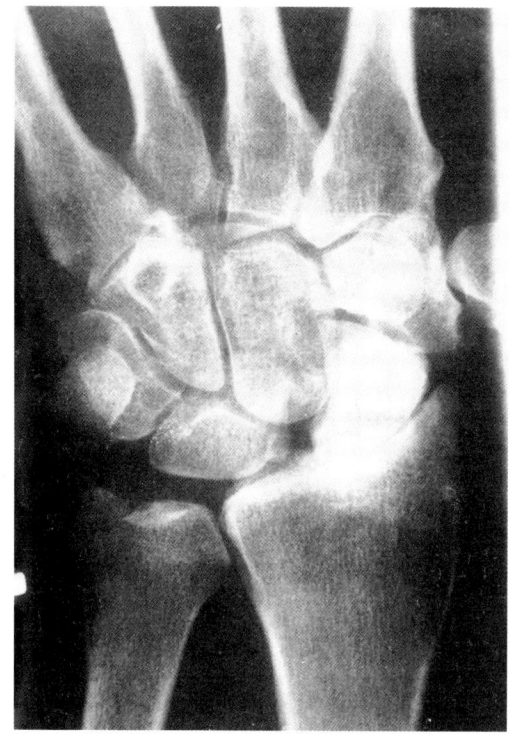

图 23.7 腕部骨性关节炎导致桡腕关节狭窄,伴月骨周围脱位

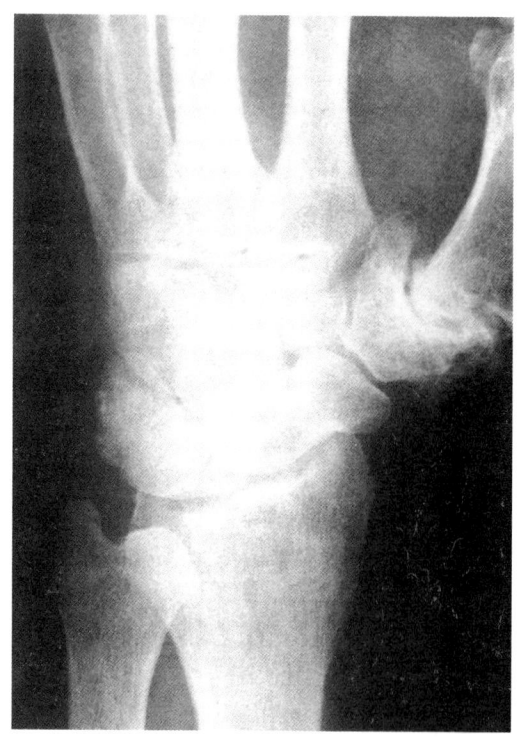

图 23.8 第一腕掌关节进展性骨性关节炎

(图 23.8)。关节部常有触痛,拇指外展受限,纵向应力也能诱导症状发生。

治疗

保守治疗包括拇指夹板支撑,抗炎药物以及限制活动。如果这些方法没有效果,则需手术治疗。

硅橡胶关节切除成形术或插入成形术是最有效的手术方法。

手指

指间关节发生骨关节炎时,指间关节边缘有赘生骨刺生成(图 23.9)。如果结节发生在远节指间关节就被称为 Heberden 结节,如果发生在近节指间关节就叫做 Boucher 结节,这与类风湿性关节炎所见的指间关节肿胀不同。

治疗

手术治疗无益,物理疗法或许可以改善功能。

肌 腱 疾 病

桡骨茎突狭窄性腱鞘炎

拇短伸肌和拇长展肌从邻近桡骨茎突的一个紧密纤维鞘下经过,当拧湿衣服或做其他扭转动作时,重复压迫这些肌腱会引起局部腱鞘炎(图 23.10)。肌腱肿胀伴活动时疼痛,纤维鞘增厚并在桡骨外侧靠近腕部的地方形成一个坚硬肿物。纤维鞘上方或下方腱鞘有时也

治疗

如果制动不能缓解病情,激素封闭会起到一定效果。如果这样也没有作用,则必须手术松解纤维鞘。

指伸肌腱腱鞘炎

指伸肌腱没有腱鞘,与屈肌相比更不易患腱鞘炎,但腱旁组织仍可发炎。受累肌腱在运动时会发出皮革感摩擦音。

治疗

休息和夹板固定通常有效,但必要时也需类固醇激素注射。

弹响指

指深屈肌腱在进入腱鞘位置处容易受到摩擦,并出现水肿(图23.11)。腱鞘内肌腱水肿需要腱鞘松解以缓解压力,但实际上腱鞘会将肌腱束缚得更紧,使得水肿加重,并形成了一个恶性循环。

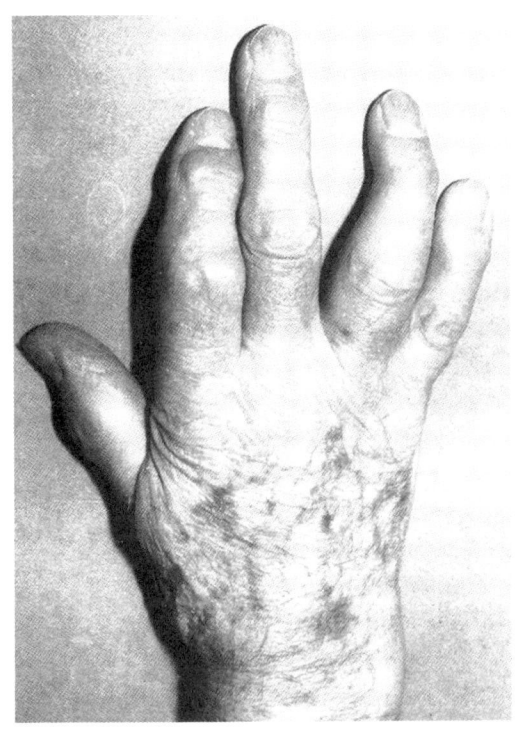

图23.9 全身性骨关节炎手部小关节受累情况

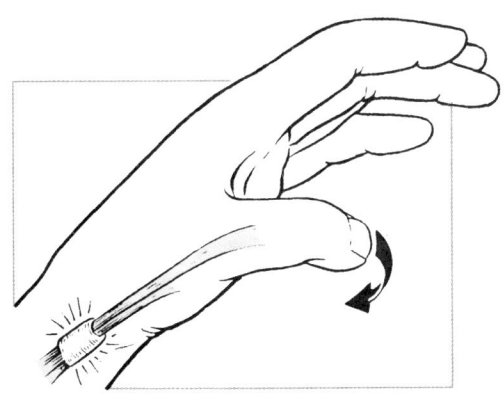

图23.10 桡骨茎突狭窄性腱鞘炎。拇短伸肌和拇长展肌从邻近桡骨茎突的一个紧密纤维鞘下经过时被激惹

会发生炎症,运动时会产生一种柔和的碾轧声。

应力牵张肌腱可以明确诊断。让患者握拳并以其余4指握住拇指,轻轻屈曲并尺偏,从而牵张肌腱并再现疼痛。

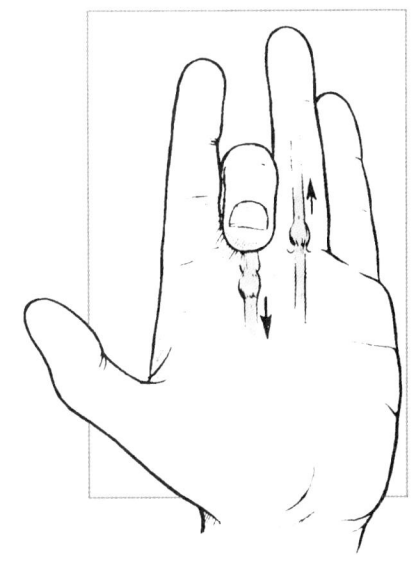

图23.11 弹响指。弹响是由于屈肌腱水肿后屈伸活动经过腱鞘时产生的

临床特征

肌腱水肿使得肌腱运动不利,并使其在进入腱鞘时产生"爆破音"。屈肌比伸肌力量强,肌腱常被固定在屈曲位置,手指只能被动伸直,伸直时常伴随咔嗒声。

这种现象被称为"扳机指",经过夜间屈指睡眠后晨起加重,白天随组织水肿消退而逐渐好转。

治疗

症状通常由不习惯的重复性动作引发,休息及减少运动后可以缓解。如果无效,则需腱鞘内注射类固醇激素。

如果三次注射后症状仍未缓解,则需要手术切开屈肌腱鞘,为肿胀肌腱减压。虽然手术效果较为明显,但仅适用于所有保守疗法均无效的患者。

扳机拇指

拇指也会出现同样症状,绞锁于屈曲位置。在婴儿期也能见到此病,常发生于2岁以前。

治疗

绝大多数患者都能够通过封闭腱鞘治疗,但儿童则不同,若4岁前症状仍未解决,就需切开腱鞘减压。

腱鞘囊肿

由腱鞘黏液汇聚所致,与腱周和关节周围滑囊类似。尽管这种囊肿叫做腱鞘神经节样囊肿,但本身与神经系统毫无关系。

滑液由滑膜细胞产生,正常情况下分泌的滑液会进入关节腔。一旦未进入关节腔而进入软组织,那么就会产生腱鞘囊肿(图23.12)。

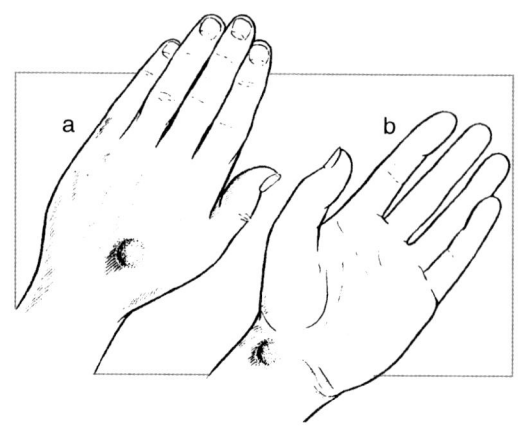

图23.12 腕部的腱鞘囊肿。(a)手背部的腱鞘囊肿;(b)手掌侧屈肌腱与桡动脉间的腱鞘囊肿

腱鞘囊肿可以发生于任何关节及腱鞘周围,但并不和关节腔相通。一些腱鞘囊肿沿神经鞘扩展,造成神经损伤。另一些腱鞘囊肿向骨膜方向深入,累及骨组织。

临床特征

腱鞘囊肿通常发生在青年人,因舟月韧带的关系,在腕关节背侧较易发现。它们也常常发病于腕关节掌侧,处于屈肌腱和桡动脉之间。

腱鞘囊肿大小各异,手部活动后会出现疼痛,亦会影响手部功能。

治疗

腱鞘囊肿有时在意外碰撞后破裂或自愈。如果腱鞘囊肿没有自发消失,且影响正常功能,则需手术切除。

如果腱鞘囊肿引起神经症状,则有早期切除指征。若没有手术指征,则应该尽可能推迟手术,这是因为:

1. 疤痕常常比囊肿更难看。
2. 手术部位的软组织水肿几乎与原来的囊肿一样大,并且将持续6个月才能消退。
3. 腱鞘囊肿可以原位复发,原发部位滑膜的异常分泌常产生许多小囊肿,而不是一个单一的大囊肿。
4. 广泛切除囊肿周围组织能减少复发率,但这种手术会给患者带来许多难以预料的不适。

珍珠样腱鞘囊肿

与一般腱鞘囊肿不同的是,这种囊肿发生在屈肌腱鞘正中线上,在这一部位纤维十字交叉包绕掌指关节和指间关节(图23.13)。这些囊肿小而圆,质地紧致,当手握紧如方向盘等物体时感疼痛。

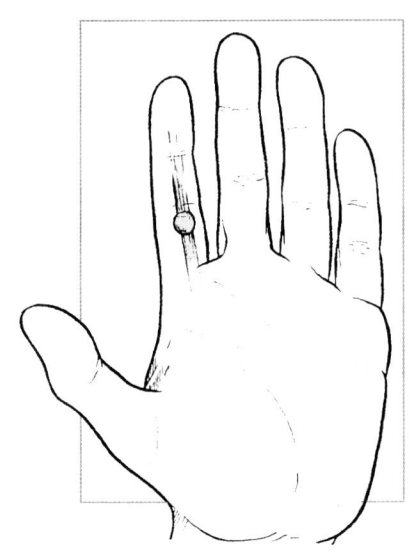

图23.13 珍珠样腱鞘囊肿——一种小的发生在关节水平的屈肌腱鞘囊肿

治疗

珍珠样腱鞘囊肿常常在经皮简单穿刺引流后破裂并消退,但有时也需要切开。手术中看到这种囊肿与珍珠相似,并且有一层薄薄的包膜。此病不易复发。

远节指间关节的腱鞘囊肿

远节指间关节还可以发生黏液囊肿,它会影响甲床,有时还能延伸到腹侧骨髓中。囊肿影响美观而且妨碍手指功能。

治疗

药物对这种囊肿很少有效,必须手术切开,通常容易复发。

感 染

手部感染是一种很严重的疾病。手部功能依赖于软组织彼此之间的顺畅滑动,任何能够引起"运动部位"黏附的因素都会带来严重后果。手部感染可以分为以下几类:

手部感染:
- 甲沟炎
- 指腹感染或"化脓性指头炎"
- 腱鞘感染
- 指蹼感染
- 深部感染

甲沟炎

甲沟炎是一类常见疾病(图23.14)。炎症始于甲沟皮肤的破损,波及甲下区域,由组织张力增加引起剧烈疼痛。或许因为人们现在更加注意手部卫生,此病发病率较以往已有明显下降。

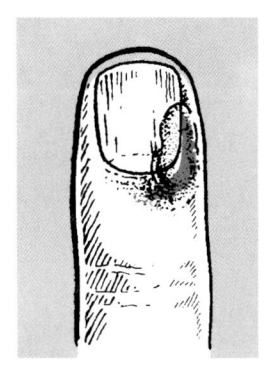

图 23.14 甲沟炎发生的部位

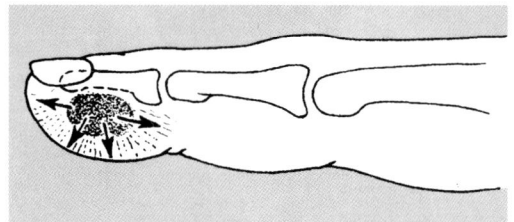

图23.16 指腹间隙感染(化脓性指头炎)。由于纤维性隔膜阻止了脓液的扩散引起了严重的疼痛

治疗

甲沟炎部位需要清创,给予抗生素并将手抬高(图 23.15)。除非病情能快速缓解,否则就需将指甲周边掀起,清除聚集的脓液,或者将远端半边指甲截除。

以上操作必须在全麻或者神经区域阻滞下进行;禁用局麻,因其会促进感染扩散。

间隙内有许多结实的纤维性隔膜,也能妨碍软组织膨胀。即使间隙内积聚少量脓液也会引起严重疼痛,特别当指头无意间触击时更加明显。

治疗

治疗同软组织病变相似。如果休息、抗生素和抬高患手不能快速缓解疼痛,则应通过指侧方横切口或斜切口将间隔切开排脓,但不要将指腹处切成"鱼嘴状"。

疱疹性化脓性指头炎

单纯性疱疹能引起指腹组织间隙感染,常见于卫生保健工作者。切开会使情况更糟,护士和助产员患化脓性指头炎时应小心。

指蹼间隙感染

相邻指蹼间隙含疏松软组织,可形成较大脓肿,但疼痛反应较轻(图 23.17)。深部穿刺伤是常见原因。

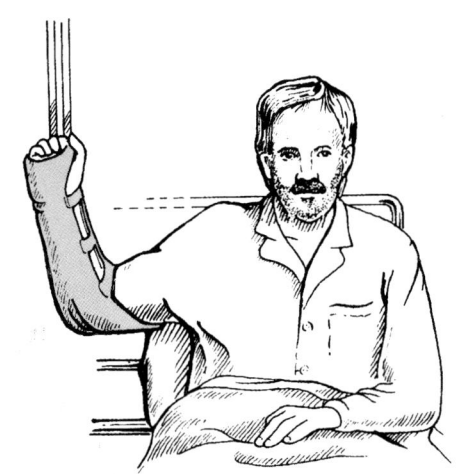

图 23.15 抬高感染患者患肢

指腹间隙感染

指腹间隙感染通常用"化脓性指头炎"的名字,通常由深部刺伤引起(图 23.16)。

治疗

如果抬高患手和应用抗生素不能减轻疼痛,则需要做小切口引流脓液。

痛，维持于腱鞘容量最大的轻微屈曲位置。任何运动都会加剧疼痛。感染范围跟腱鞘的解剖关系有关(图23.18)。

治疗

肌腱粘连结果比甲沟炎或间隙感染更要严重，需要积极治疗。患者必须抬高患手并给予足够抗生素，可静脉内给药。

如果6h内无效，则应将腱鞘远近端切开并灌洗。

深层感染

手掌部有两个间隙——大鱼际间隙和小鱼际间隙，中间以筋膜相隔，有防止感染扩散作用(图23.18)。掌间隙的感染继发于临近组织感染、穿刺伤或者指蹼间隙感染沿蚓状肌扩散。

因感染位置较深，且有许多间隙为

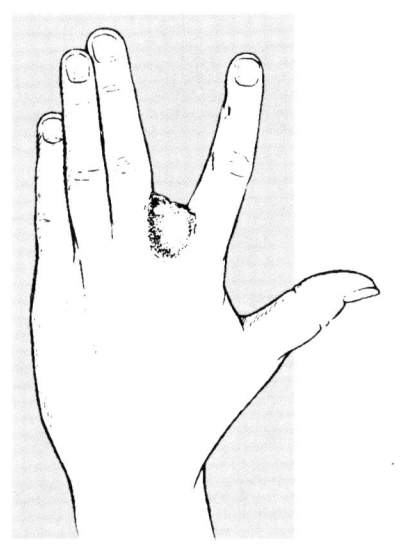

图23.17 指蹼间隙感染

腱鞘感染

腱鞘感染可来源于指腹感染扩散，或者直接来源于穿刺损伤，腱鞘为细菌感染扩散提供了方便途径。手指很快疼

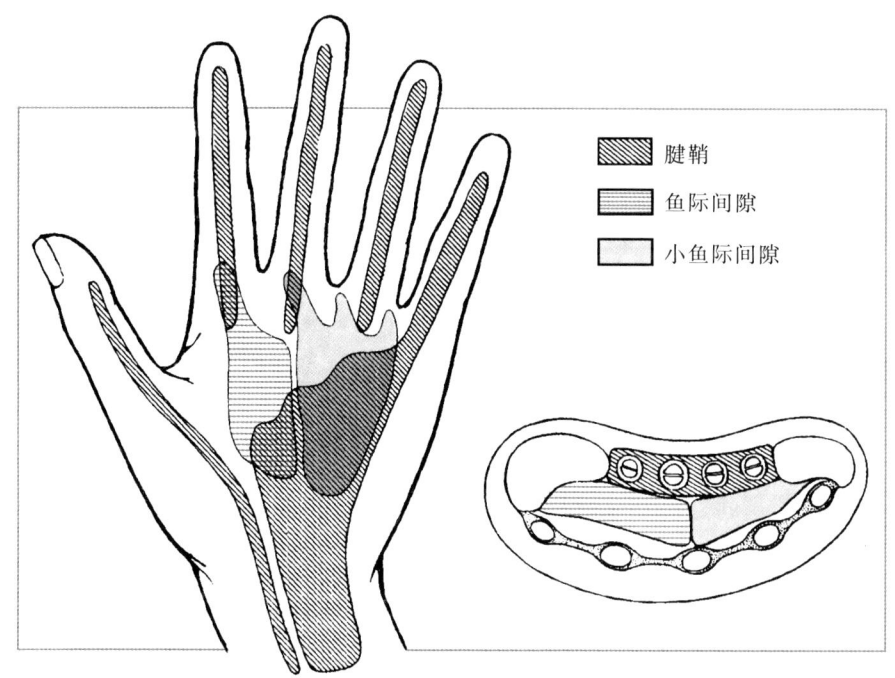

图23.18 手掌和手部的腱鞘感染和深层感染。感染被限制在腱鞘区域

感染提供扩散空间,所以疼痛没有前述手部感染类型明显。手掌广泛肿胀,手指运动受限,感染部出现深部压痛。

治疗

患者必须抬高手臂并给予足量抗生素。如果短期内治疗效果并不明显,则应让有经验的手外科医生逐个间隙的行切开减压。

Dupuytren 病(筋膜挛缩)

巴黎的一个外科医生——Dupuytren男爵,在1831年描绘了手部的屈曲挛缩。此病开始于环指和小指,最终使其极度屈曲挛缩,使得戴手套或握手困难(图23.19)。引起挛缩手的形态好像是因为骑马时手抓缰绳所致,但驾驶马车者并不会得此病,其真正原因仍然未明。

病理

基本病理变化是筋膜挛缩,与Peyronie病和腹膜后纤维化等病类似。挛缩也能累及皮肤。

临床特征

通常两侧对称起病,常见于男性,可在家族内流传且伴随糖尿病、癫痫和酗酒。足底可有纤维性结节,与跖腱膜纤维瘤相似。有时可在指关节背部见到纤维组织垫。

治疗

保守治疗无效,但其症状不至致残,轻度畸形最好不处理,特别是老年患者。

外科切除软骨样挛缩组织可能有效。手术成功与否取决于挛缩范围和关节有无受累。因为解剖关系,即便掌指关节屈曲挛缩多年也很容易矫直,指间关节常很快强直于屈曲位置。

即使恢复了完全活动度,在疾病进展过程中也会复发。只要患者无残疾及指间关节未受累就不需要手术。手术有两个适应证:

1. 指间关节挛缩超过30°。
2. 掌指关节残疾。

如果畸形严重,不能被矫正,或许必须切除受累部位,通常将小指在掌骨颈部切除。

Kienböck 病

月骨骨软骨炎在相关章节有描述,可引起握掌时手腕部活动范围远端的疼痛。用坚固的夹板固定有效,很少行手术治疗。

神经障碍

手部感觉和运动障碍较为常见,鉴别诊断通常较困难。症状也可累及手臂,因其症状常出现于手所以在此描述。下面的情况能解释大部分病因(图23.20)。

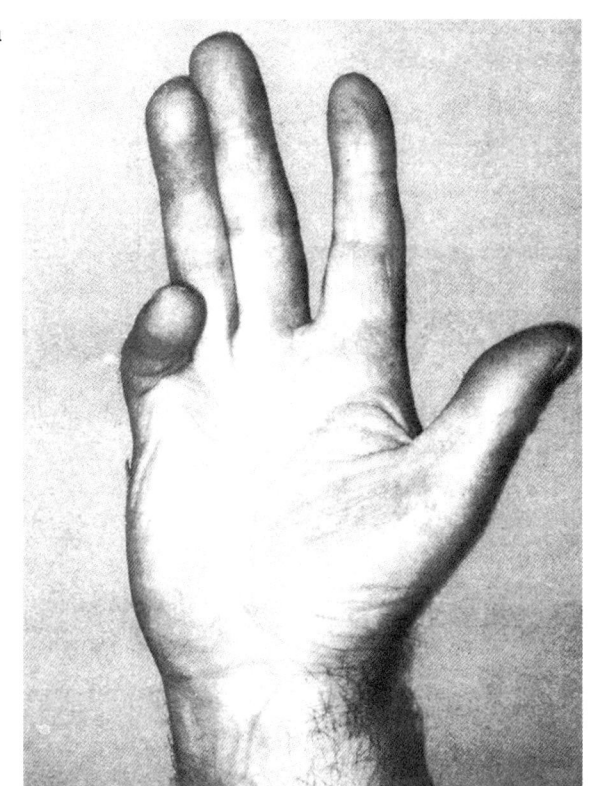

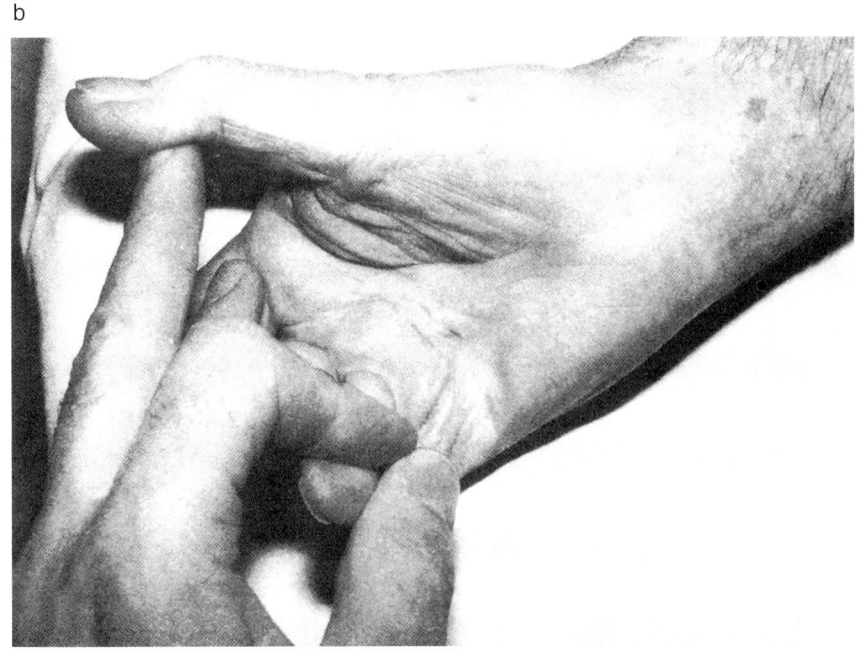

图 23.19 (a)小指的筋膜挛缩;(b)拇指受累

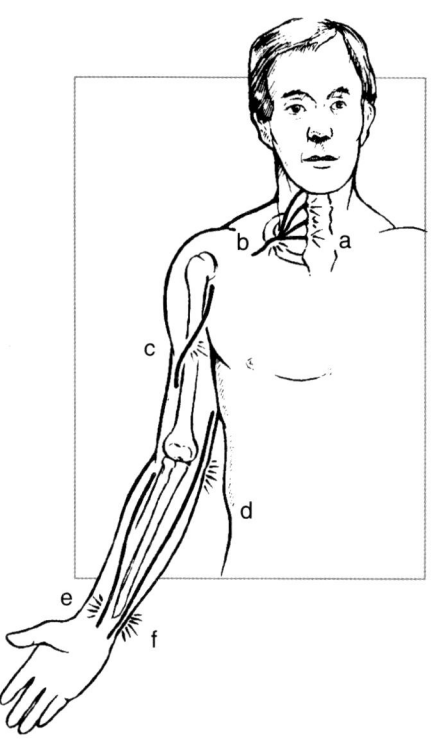

图23.20 上肢神经障碍的部位:(a)颈椎病;(b)胸廓出口综合征;(c)桡神经损伤;(d)肘部尺神经压迫;(e)正中神经压迫;(f)腕部尺神经压迫

> **上肢神经异常的常见原因：**
> - 颈椎病
> - 胸廓出口综合征
> - 桡神经损伤
> - 肘部尺神经压迫
> - 腕管综合征时正中神经压迫
> - 腕部尺神经压迫
> - 复合原因

尺神经卡压

病因

尺神经可在肘部内上髁后部受压（图23.21）。肘部屈曲时症状会明显增加，读书或睡觉时拉伸肘部的尺神经会

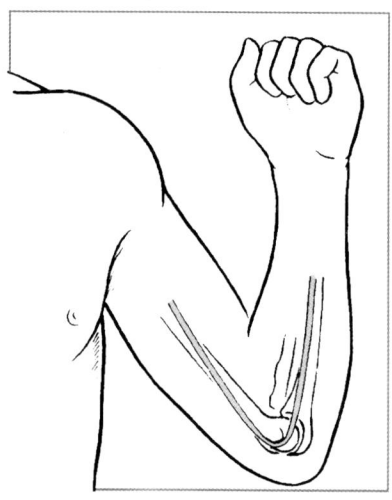

图23.21 尺神经经过肱骨内上髁后方，可能由于完全屈曲被牵拉而受伤

加重症状。

这种情况可因儿童肱骨髁上骨折后肘部外翻而引起。随着儿童的年龄增长，外翻畸形增大伴尺神经牵张，症状随之发展。这种情况亦可称为"迟缓性尺神经麻痹"。

任何肘部异常，无论是创伤或骨性关节炎，都会引起尺神经压迫。这种症状也可无任何诱因。

临床特征

特殊症状就是麻刺感、疼痛和尺神经分布区的麻木，常包括小指、环指尺侧半指和手内侧。重症患者会有手无力、笨拙和骨间肌萎缩。

查体会发现尺神经支配区感觉减退和手内在肌萎缩。重症患者还可见到手内在肌无力的典型爪形手形态。

尺神经在肘部可触及，有时轻压就会出现麻木感。如果按压神经不能再现症状，可行神经电生理检查显示肘部神经阻滞现象。

治疗

除避免肘部压迫之处，还应保持肘部于伸直状态。尺神经卡压无保守治疗。

如果尺神经压迫症状较重，可将较表浅的尺神经移植到内上髁较安全的位置。可从其纤维通道内游离神经，将其置于内上髁取捷径横过肘部，神经就会减压并释放张力。

解除神经压力可防止神经功能进一步减退，但神经未必完全恢复。术前应告诫患者，手术只为防止病情进一步变坏，并不能完全治愈。

正中神经受压（腕管综合征）
病因

正中神经穿过腕管进入手掌，腕管由骨沟管和坚韧纤维顶组成（屈肌支持带），里面有九条肌腱通过，每条肌腱都有两层滑膜包绕（图 23.22）。腕管没有为组织肿胀提供空间，任何肌腱或其周围滑膜的肿胀都会压迫正中神经。

腕管综合征的常见原因是液体潴留。腕部各肌腱在工作时或休息时的反复强烈运动，可造成腕管内部液体潴留，患者多因此来骨科就诊。任何引起滑液黏稠的情况都会是其病因，如类风湿性关节炎和克雷氏骨折。

临床特征

正中神经受压会引起其神经支配区的感觉障碍，大多数患者拇指前面、食指、中指和环指桡侧部感觉障碍。因为掌部的正中神经分支来源于腕部以上，所以手掌不会受累。

患者的症状在晚上会加重，患者常会在睡梦中痛醒，并上下甩动手掌以减轻症状。很快，感觉异常症状被向上最远到肘部的疼痛所代替，最后进展为正中神经分布区麻木。

大多数患者注意到小指并未受影响，那些主诉所有手指均受累的患者应值得怀疑。

鉴别诊断

鉴别诊断包括周围神经病变、单神经炎、脊柱病和胸廓入口处肿瘤，还有臂丛神经受累。腕管综合征是一种常见的病症易被人们忽视。若有疑问，可通过神经传导检查确诊。

保守治疗

保守治疗包括休息，利尿剂和氢化可的松注射。

休息和利尿剂：妊娠期出现的腕管综合征会在分娩后症状消失。大多数患者在原始病因去除后即恢复正常。如果症状持续出现，利尿剂及夜间夹板固定

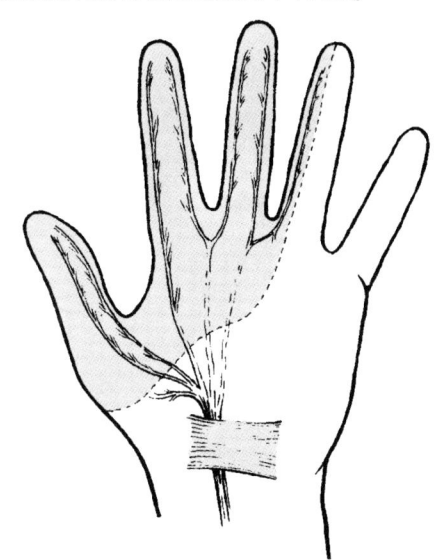

图 23.22 腕管综合征。正中神经在腕部肌腱下被卡压，导致拇指前面、食指、中指和环指桡侧部感觉障碍和鱼际肌萎缩

等保守治疗会有效果。

氢化可的松注射：用氢化可的松在腕管注射会有效果，但如果在三次注射后仍然存在症状，则须行腕管减压。

手术治疗

腕管减压术是直接的和可靠的手术方式，且很少复发。腕管减压需将腕横韧带从上至下纵行全程切开。

腕部尺神经卡压

在腕部深层的尺神经也会在豌豆骨旁的隧道内受压。这种情况非常罕见，一般尺神经受压问题都在肘部出现。

治疗

一般症状都较轻，如果症状确实严重，并被电生理检查证实，则需要行手术治疗。

桡神经损伤

上臂

因桡神经围绕在肱骨周围，所以易于在腋窝部肱骨内侧受压时所伤。错误使用腋部拐杖会引起桡神经麻痹，硬物压迫时也会受伤。用手臂撑着打盹儿或坐着时将手臂靠在邻座椅背都可能损伤桡神经（图23.23）。

其特殊症状就是在查体中发现"垂腕状"伸肌无力。拇指背侧桡神经支配区有一小范围感觉减退。当神经减压后会出现同一区域的感觉减退。

桡神经也会被肱骨骨折片损伤，若有类似病史需考虑此诊断。

骨间背侧神经

就像腓骨头上的腓总神经一样，围

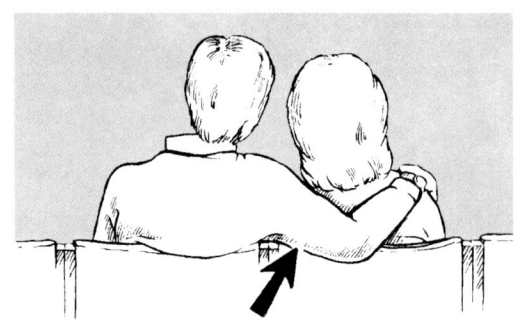

图23.23　手臂靠在座位椅背时桡神经被卡压

绕在桡骨颈的骨间背侧神经容易受伤，骨间神经尽管其命名是"骨间"，但实际上并不在尺桡骨间走行。与腓神经相比，它被称为"骨间"就是因为其行走于骨间膜。

最常见损伤原因是创伤，在肘部手术时一定不能忘记其解剖位置。如果在此位置受伤，就会引起腕部和全部手指的伸肌无力，但很少会有感觉障碍。

前臂外侧皮神经

通往手部的前臂外侧皮神经容易受累，其与手部相连通的特点使其成为少数几个可以被触摸到的感觉皮神经。若拇长伸肌收缩，沿肌腱方向牵拉拇指指间，可感觉到此神经引起的手部麻刺感。

治疗

对于机械损伤、神经粘连或周围骨刺，手术是唯一解决办法。

胸廓入口处肿瘤

肺尖部的肿瘤可累及到臂丛神经和颈部交感神经链（图23.24）。尽管罕见，但是在诊断中也要重点考虑。放射线可鉴别。

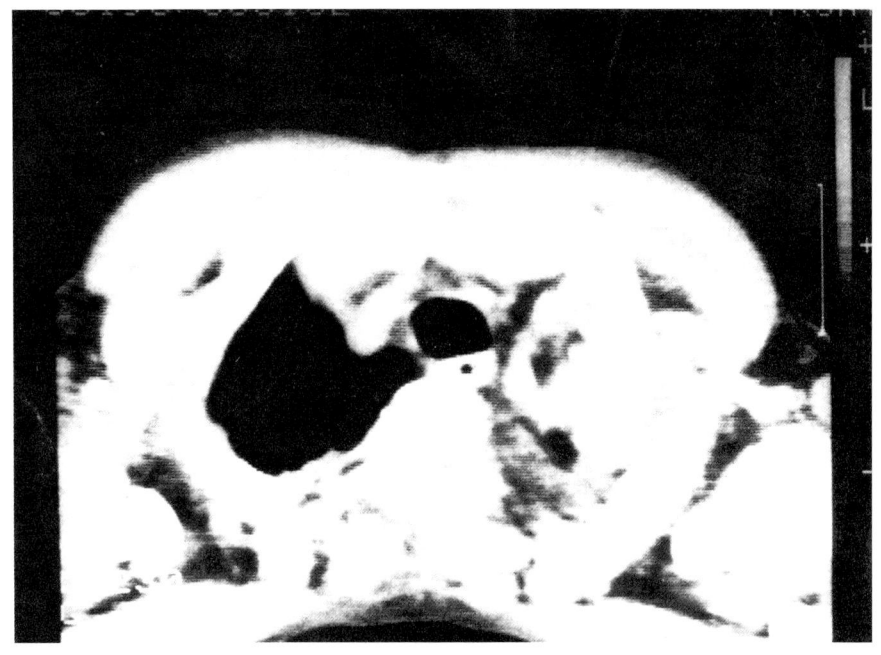

图 23.24　CT 扫描显示肺尖部肿瘤造成 Horner 综合征和臂神经痛

颈椎病

颈部神经根在穿过神经根管时可被压迫或激惹。典型症状是,患者会单一体节的感觉受限,通常在 C_5 或 C_6(图 23.25)。感觉分配区可提示诊断部位,但很难客观评价神经损伤,(EMG)肌电图可排除正中神经、尺神经或桡神经损伤。运动症状通常会被感觉症状掩盖,前臂肌肉由多个神经支配的,常无肌力减弱。

治疗

见相关章节。

胸廓出口综合征

当最低的颈神经根穿过胸廓出口处第一肋或纤维颈肋时,若受到压迫会引起前臂向下和 T_1 分布区疼痛。

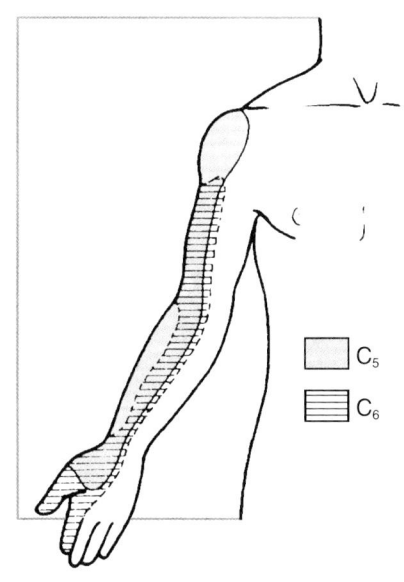

图 23.25　C_5 和 C_6 神经根支配区

治疗

有时切除肋骨会减轻症状,若胸廓肿瘤引起压迫症状,手术最好由习惯这一区域的胸外科医生来做。

复合原因

多种原因常复合存在,使诊断更为困难。如果患者有腕管症状,也有 C_5 神经根压迫症状,则前臂桡侧和手部都会有感觉改变,电生理检查或许有帮助,但不能确诊。

治疗

对于这样的患者,在一个时期只治疗一种病因较为明智,同时提醒患者,可能需要多种治疗方式来解决所有症状。颈椎病可通过物理治疗减轻症状,腕管综合征则可能须行腕管减压术。

穆尚强　刘常浩　译
袁　志　校

第 24 章 髋关节、膝关节疾病

髋关节骨性关节炎

临床特征

髋关节骨性关节炎在西方国家是引起残疾的最主要疾病之一。此病可由多种原因引起，本质是髋关节机械性磨损，而非某种疾病。骨性关节炎常见于骨折、肥胖或有感染史的患者，也可能与某些基因相关。本病在亚洲地区发病较少。

本病的特征性症状如下：
1. 疼痛；
2. 髋关节活动丧失；
3. 异常步态。

<u>疼痛</u>：疼痛在髋关节运动或承重时会明显加重，有时也在休息时发生，严重者可以影响患者睡眠。疼痛首先表现为钝痛，但随着病情的加重，逐渐变为尖锐刺痛。

疼痛常发生在腹股沟区，并沿股部外侧向下蔓延。有些患者的疼痛牵涉到股部低至膝关节附近，致使他们错误地认为疼痛是由膝关节而不是髋关节疾病引起的。虽然很多医生知道这种类型的牵涉痛很容易引起误诊，但还是常在不经意间混淆。

<u>活动丧失</u>：运动功能丧失是由骨赘形成引起的。骨赘包绕关节，改变了关节面形状，引起活动丧失。由此会产生屈曲、内收和外旋运动异常。屈曲畸形可由腰椎过度伸直代偿，但会引起腰背疼痛。内收畸形会表现出腿部明显短缩，患者常会抱怨"越来越短"。

下肢僵硬使得诸如系鞋带、穿袜子、剪趾甲等活动变得十分困难。

<u>异常步态</u>：跛行由两方面原因引起：关节活动受限和避痛步态。避痛步态即是以异常的形态行走来减轻髋关节的承重，从而减轻疼痛。跛行常由患者身边人发现，仅有少数患者会极其担心自己的跛行。

临床查体

髋关节骨性关节炎患者是对医学生进行临床期末测验的理想考题。只有愚钝的学生才会在没有熟练掌握髋关节查体方法时去应试。

<u>运动</u>：检查方法详见相关章节。查体通常会发现患肢有明显缩短，而屈曲挛缩畸形可通过 Thomas 试验来发现。

放射学诊断

髋关节骨性关节炎在 X 线平片上有明显改变(图 24.1)。

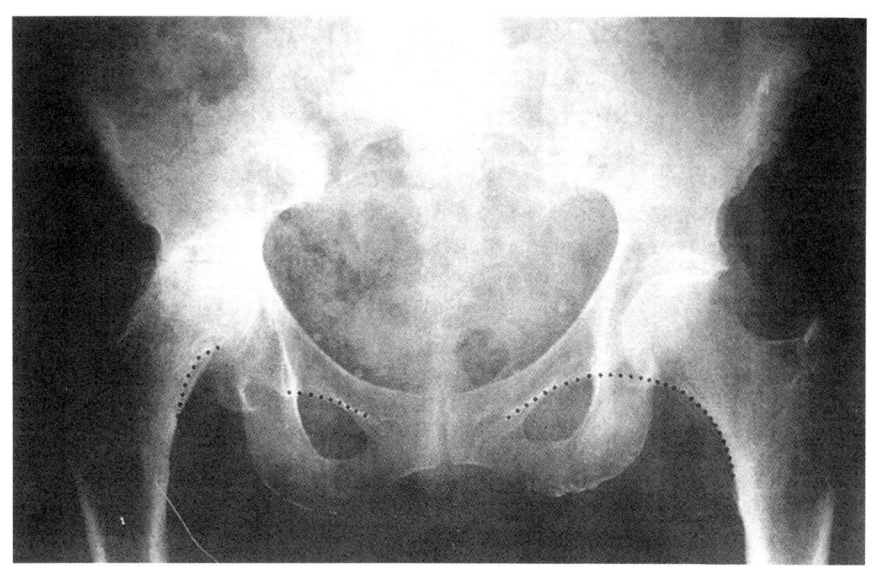

图 24.1 髋关节骨性关节炎导致关节腔狭窄、囊性变、软骨下骨硬化、骨赞生成、股骨头增厚及骨质破坏，Shenton 线（虚线）提示股骨头塌陷

髋关节骨性关节炎的放射学改变：
1. 关节间隙变窄。
2. 股骨头及髋臼形成囊肿。
3. 软骨下骨质硬化。
4. 骨赘形成。
5. 股骨颈内侧骨皮质增厚。
6. 如果同时存在骨质破坏，Shenton 线将变得不连贯，提示下肢变短。

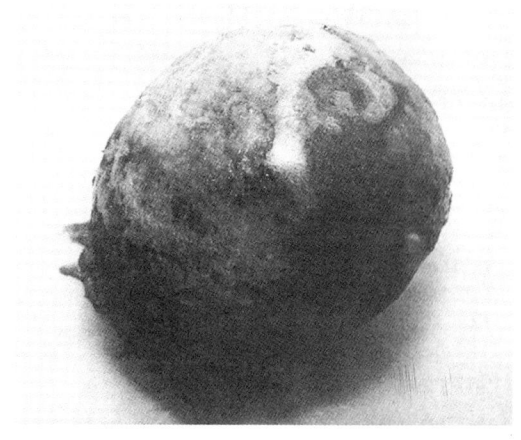

图 24.2 髋关节骨性关节炎患者的股骨头，注意裸露的骨质和被侵蚀的部分

病理学改变

髋关节骨性关节炎始于关节面分层及磨损颗粒形成。磨损颗粒被磨到关节侧方，对滑膜产生刺激，造成疼痛和骨赘形成。

随着病情发展，关节软骨磨损，暴露出软骨下骨质，发生骨质硬化（图24.2）。进而，在关节面形成沟槽，使原来的球-窝关节逐渐变为滚珠轴承型关节。随后，骨面有囊肿形成，继而可能引发股骨头塌陷。

若不加以治疗，髋关节屈曲、内收和外旋运动会受限，导致严重运动障碍。

治疗

髋关节骨性关节炎保守疗法如下：

髋关节骨性关节炎保守疗法

1. 使用抗炎药。
2. 控制体重。
3. 使用拐杖，只有健侧手用正确方式拄拐才有益处。
4. 适当增高较短腿一侧鞋的高度，以消除明显的长度差异，同时可以减轻腰椎和对侧髋关节的压力。
5. 使用日常生活辅助器，可以帮助患者穿上鞋袜及捡起掉落的物品。

以上保守疗法十分重要，如果没有施行，在手术前也应首先考虑并向患者推荐。有证据证明早期行关节镜下关节清理术是有效的，但对关节炎已存在的老年患者疗效是不佳的。

髋关节类风湿性关节炎

像发生在其他部位一样，类风湿性关节炎会造成骨质损伤，但无骨赘及骨性关节炎时形成的硬化结节。相反，发病时会引起股骨头逐渐腐蚀或突然塌陷，造成腿部的真性短缩（图24.3）。

治疗

如果保守治疗失败，关节置换是唯一有效的治疗手段。类风湿使患者活动受限，同时这些患者体重较轻，髋关节负担较小，手术通常对类风湿患者有较好的效果。

全髋关节置换术

全髋关节置换术是治疗髋关节骨

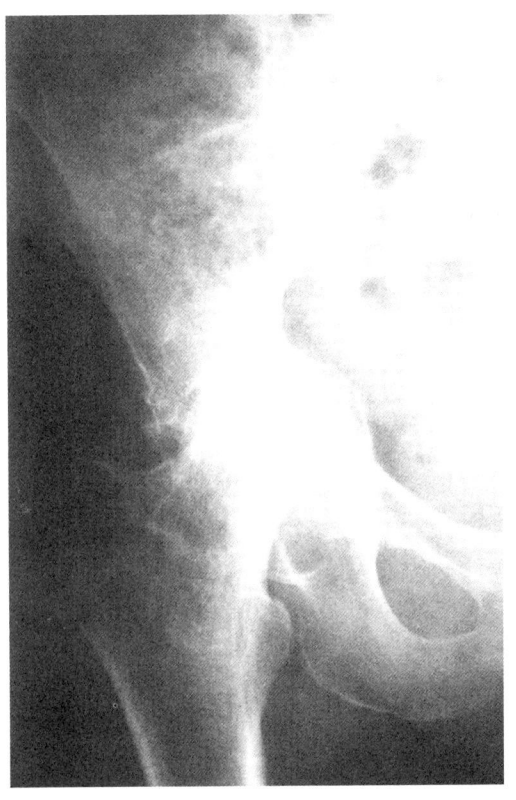

图24.3 髋关节类风湿性关节炎，注意髋臼顶部变薄

性关节炎最常用的手术方法，手术使用人工材料替换髋关节原有的两个关节面（图24.4）。手术将髋臼扩大以嵌入一个杯状物，用金属球替代股骨头。金属球的一端与插入股骨干的金属杆相连，另一端与髋臼中的杯状物形成关节。没有股骨内金属杆的表面置换假体已经应用于临床（图24.5）。

髋关节置换假体可分为多种类型，但大多数都有由不锈钢或铬、钴、钼合金制成的股骨插入部分，和高密度聚乙烯制成的髋臼杯状部分。这两部分通常通过医用骨水泥与骨骼相粘连。金属对金属的假体可以减少关节内的磨损颗粒。

如今有一些假体并不通过骨水泥固

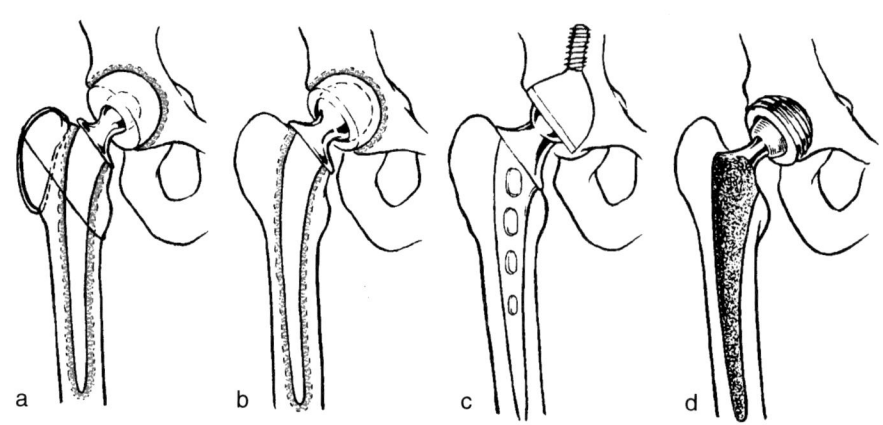

图24.4 全髋关节置换术的类型：(a) Charnley 型，大转子重附丽；(b) Müller 型，使用更大的股骨头；(c) 指环形假体，使用带有长螺杆的髋臼旋入，不使用骨水泥；(d) 不使用骨水泥固定，热塑形假体表面和螺旋臼

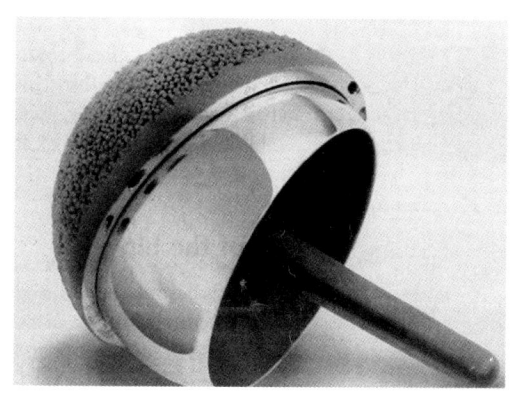

图24.5 髋关节表面置换假体

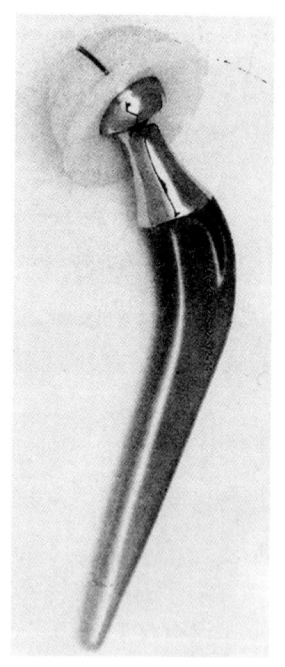

定，而由骨长入假体表面不规则孔洞实现固定。材料上可供骨骼长入的孔洞大小和形状是决定固定强度的重要因素。假体表面覆盖羟基磷灰石能加速骨骼向内生长。除此之外，陶瓷假体现在也已投入使用，并有许多新型设计也在源源不断地进入临床应用。

图24.6 Charnley 型假体

在众多髋关节置换术中，最广为人知的是 Charnley 低摩擦关节成形术、Exeter 型和 Stanmore 型（图24.6，图24.7）。

全髋关节置换后假体的摩擦阻力是正常关节的40多倍，这会在假体与骨之间的固定产生应力。此外，刚性的假体柄插入股骨干后会引起股骨干受力增加。

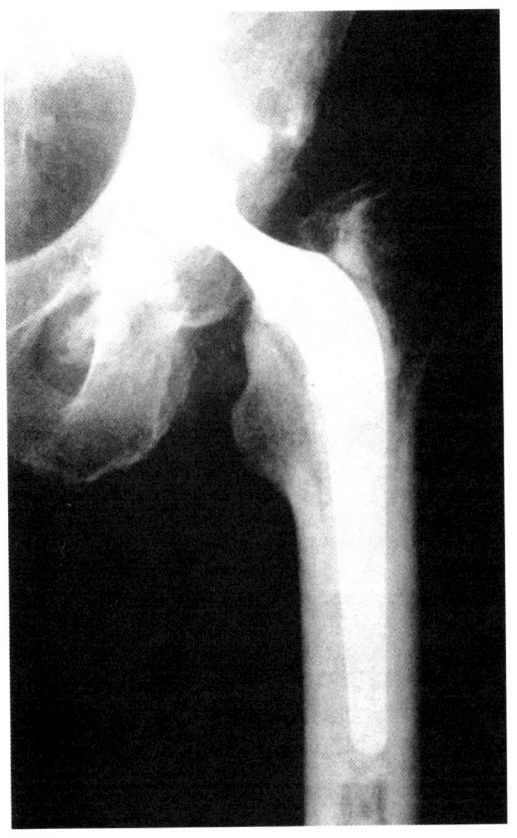

图 24.7 Charnley 型全髋关节置换

少其对股骨干的应力,但这种技术目前并未显示出巨大的优势。
- 陶瓷型:此型假体的承重面由氧化铝材料制成。尽管其机械性能良好,但部件可能发生裂缝,且陶瓷磨损颗粒可能会有刺激性。
- 重塑型:使用金属对金属的关节连接,而没有长的股骨干部分。(图 24.8)。

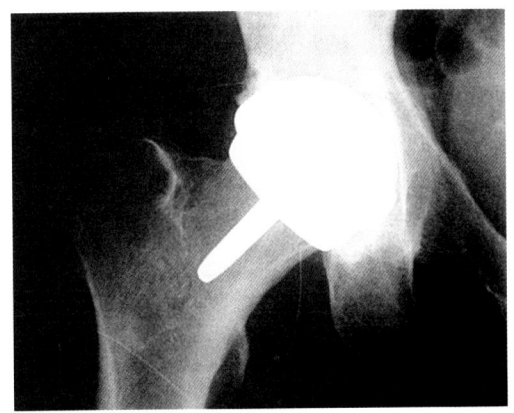

图 24.8 金属对金属表面置换

人工髋关节的种类:
- 黏合型:在这种最常使用的类型中,假体通过丙烯酸骨水泥与骨骼黏合。一旦假体松动,丙烯酸骨水泥会对骨骼造成损伤。例如 Charnley 型关节,由 John Charnley 设计制作,这种假体自 20 世纪 60 年代后期使用至今。它由不锈钢材料制成,有一个较小的股骨头,一个高密度聚乙烯杯状物,通过丙烯酸骨水泥与骨骼黏合。
- 混杂型:一种或多种类型的假体通过黏合剂固定。
- 等弹性模量型:插入骨干的金属体由与骨弹性相近的材料制成,以减

疗效

全髋关节置换术对将近 98% 的患者都有良好或优良的治疗效果。手术可以很好的解除患者的疼痛,带来一些运动功能的恢复。同时,异常步态也能得到改善。

这种手术的疗效如此之好,以至于给髋关节手术带来了巨大变革,同时造福于那些曾经被认为"无法治疗"的患者。但是,这也给骨科的医疗资源带来了巨大压力。

适应证

施行全髋关节置换术最理想的患者是上了年纪、体重较轻、疼痛严重且对髋关节

使用没有太多要求的女性。最不适宜的患者是年轻、体重大、活跃、想在术后继续踢球或干重体力劳动的男性。在这两种极端情况之间，将权衡患者疼痛及残疾程度及其年龄、关节运动需求等方面，通常情况下不应对以下患者行全髋关节置换术：

1. 60 岁以下的患者；
2. 过度肥胖患者；
3. 重体力劳动患者。

手术方法

此手术可通过不同方法、经由不同手术入路施行。具体包括：

1. 前外侧入路，从阔筋膜张肌和臀肌间进入。
2. 后路入路，经由后侧关节囊进入。
3. Charnley 入路，采取离断大转子的方法。
4. 离断臀肌和部分股外侧肌进入。

尽管手术入路不同，但手术原则是相同的。术中需清除髋臼关节面碎屑和软组织，并取出股骨头。接下来用假体的各部件替换髋臼，并通过机械方法或骨水泥使其固定。最后换上假体股骨头，用同样方法固定。

预防感染

髋关节假体感染对患者来说将是巨大的灾难。因此，术中应通过以下方法尽量避免感染发生：

1. 术中严格无菌操作；
2. 预防性使用抗生素；
3. 两者联合。

无菌技术：手术在超净空气循环良好的手术室中进行，且医生穿着带自身排气系统的密封手术衣(图 24.9)，可将手术感染率减少到 0.2%，但这并不意味着常规手术室中无法进行该手术。

预防性使用抗生素：在常规手术室中预防性使用抗生素可以达到和超净手术室近似的效果。术前服用氟氯青霉素 500mg，连续使用 3 次，是同样有效的抗感染方法。如果患者对青霉素过敏，可改用万古霉素。

同时使用以上两种方法可以更大程度的减少感染发生率。

导管插入术：手术一开始就插入导管会增大感染的风险性。如果导管插入不可避免，则应在完全无菌条件下进行，并在导管外覆盖适当抗菌药。

交叉感染：对清洁性要求较高的关节置换术患者不宜与患脓肿、结肠造口及有其他开放性感染的患者同住一个病房。

术后护理

一些医生术后 2d 内常在患者大腿间放置一个楔形枕头，用以维持髋关节外展位。这种做法尤其对 Charnley 型小股骨头假体有较大辅助作用。负压引流管通常在术后第 2d、患者可以起床坐立时拔出。此时患者应避免坐过低的凳子，因为这会使髋关节屈曲超过 90°，易引起髋关节脱位。术后 4~5d，多数患者便可借助肘杖行走，10d 左右即可出院。出院时，患者除需借助肘杖上下楼梯外，其他日常活动都可自理。

术后 6~12 周内，大部分患者会感到髋关节轻微疼痛，伴有关节运动功能的进一步改善，可以进行简单锻炼。但应尽量避免重体力运动，尤其是搬抬和跳跃，以防骨-骨水泥界面承受过大应力。

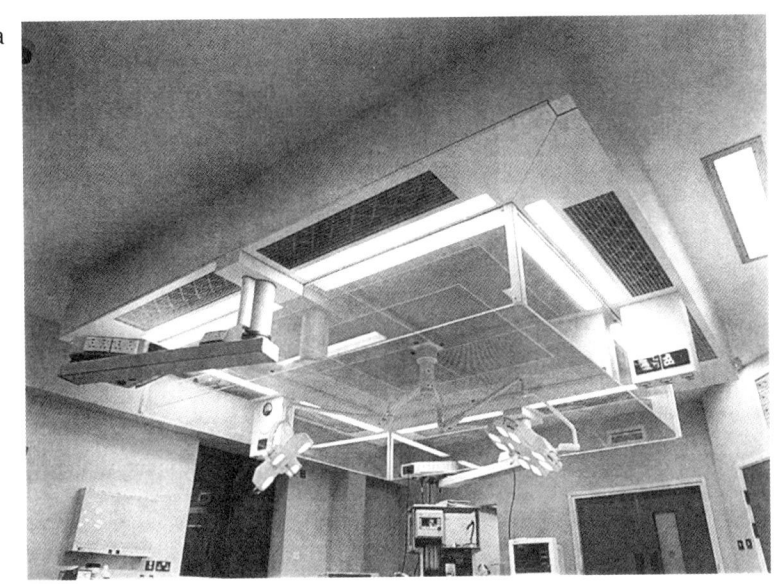

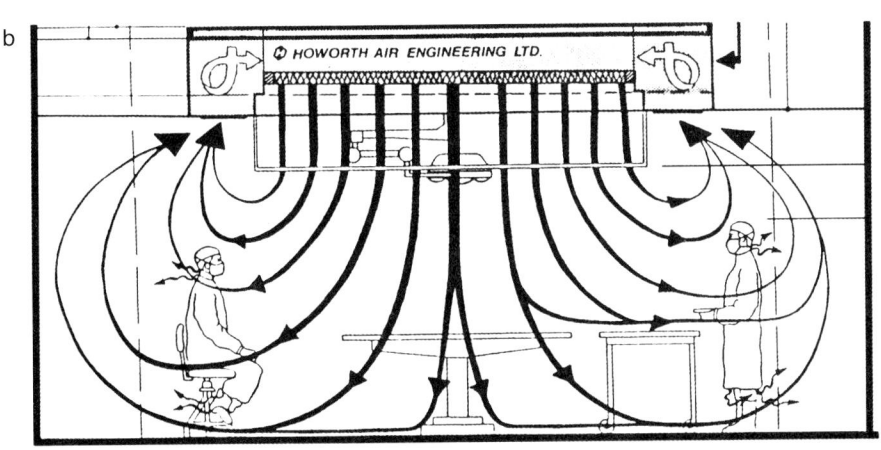

图 24.9　(a) 世界上第一个清洁空气封闭式手术室——Charnley Howorth 正压超净系统。(b) 超净系统内的空气呈指数式流动。Howorth Airtech 公司授权使用

手术失败

并不是所有髋关节置换都能成功。据估计,每年有 0.5%~1% 的患者因感染或假体松动(图 24.10)而使治疗失败。

全髋关节置换后的早期感染基本注定了治疗的失败,因此手术时就应该采取必要措施以防止感染发生。

后期感染也可通过血行传播而发生,如尿路感染传播等。

能引起髋关节置换后感染的微生物通常都被认为是非致病性微生物,如表皮葡萄球菌。尽管造成这种现象的原因还不明确,但推测可能因为这些细菌在假体周围的异常组织中大量繁殖,或者假体释放的微量金属盐抑制了巨噬细胞活性。

感染的治疗:取出被感染的假体和周围的碎屑,并更换新假体是一种可行的

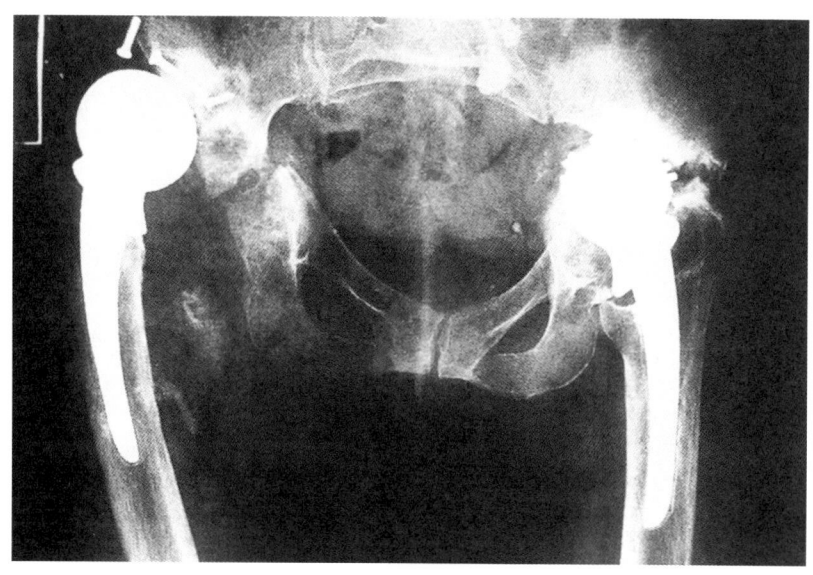

图 24.10 早期使用的 McKee-Farrar 假体发生了松动及骨盆骨折

治疗。尽管手术会有很好疗效,但若不成功,则需取出假体,行切除型关节形成术。

松动:丙烯酸骨水泥对抗压力的作用较强,对抗剪切应力和扭转力矩能力较弱。当骨水泥完整时仅会引起轻微的软组织反应,而当其变成颗粒时,会引发异物反应而损坏骨质。当两者同时发生时,意味着剧烈的扭转应力会使骨水泥断裂,使骨水泥的两面都"磨损",产生磨损颗粒从而破坏骨质。引起进一步的松动和骨水泥断裂,导致骨-骨水泥界面崩溃。

从很多方面来看,髋关节假体都可以比作是旧车上的玻璃纤维补丁。只要汽车停在车库,此修复表面看上去很完美,而当车艰难地开过颠簸公路时,纤维片就会松动、掉落。这个类比简单明了,手术中使用的骨水泥就像修复旧车用的玻璃纤维。

从临床的角度看,松动通常对那些好动、体重过重者的股骨部分造成影响,表现为髋关节承重或运动时疼痛。

通常股部疼痛意味着股骨部分松动,而腹股沟部疼痛反映了髋臼部分的松动。只有松动到达十分严重程度时,患者才会感到假体在骨内移动。

松动的治疗:用新假体换掉松动假体可能会有效,但手术较首次髋关节置换难度更大,可靠性也较差。切除型关节形成术(图 24.11)可能会作为补救程序而被使用。

其他并发症

其他并发症包括假体断裂,下沉、脱位(图 24.12,图 24.13)和过度新骨形成(图 24.14)等。

对人工髋关节疼痛的检查

人工髋关节发生疼痛常需要进行以下检查:

- X 线平片检查
- 验血
- 同位素扫描
- 关节穿刺

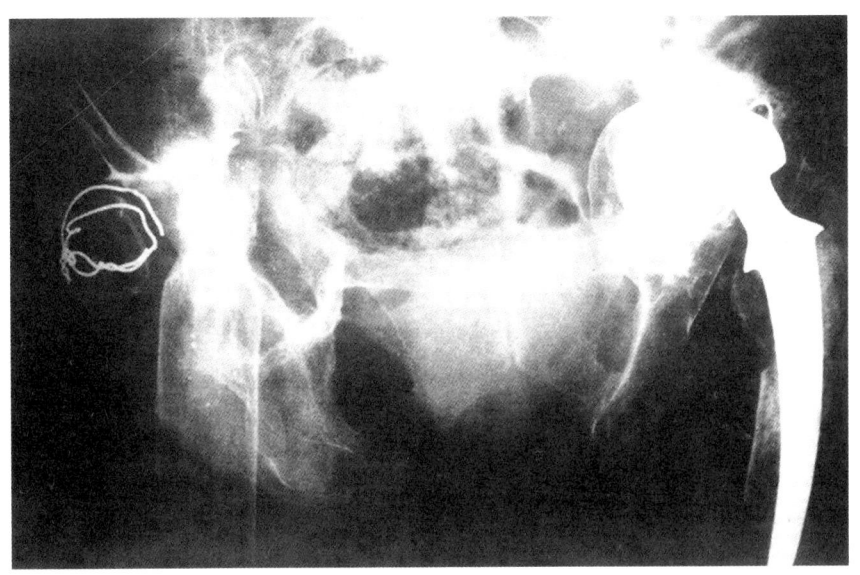

图 24.11 疏松的类风湿样的骨,右髋假体已经取出,左髋骨水泥周围骨折

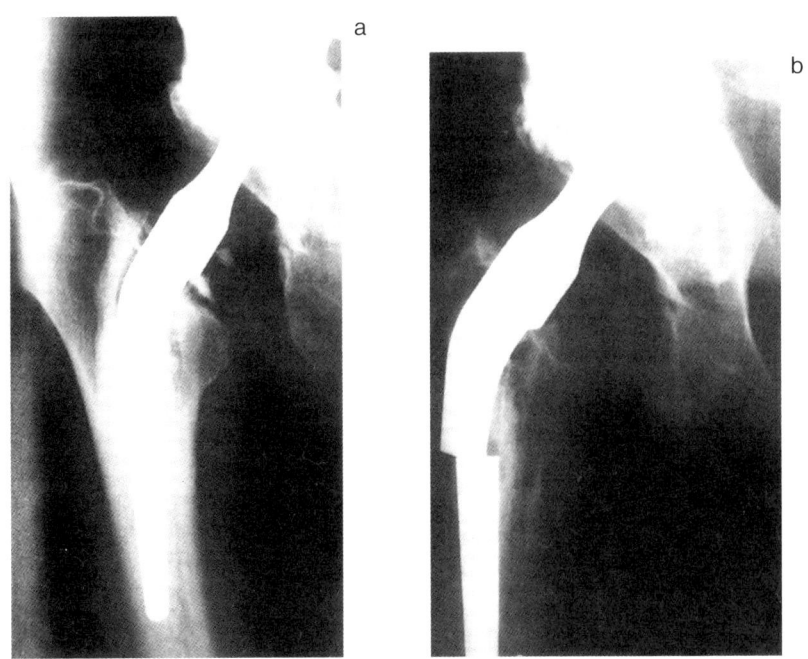

图 24.12 股骨假体断裂。(a) 注意骨水泥与假体间的"雨刷"样缝隙;(b) 假体断裂

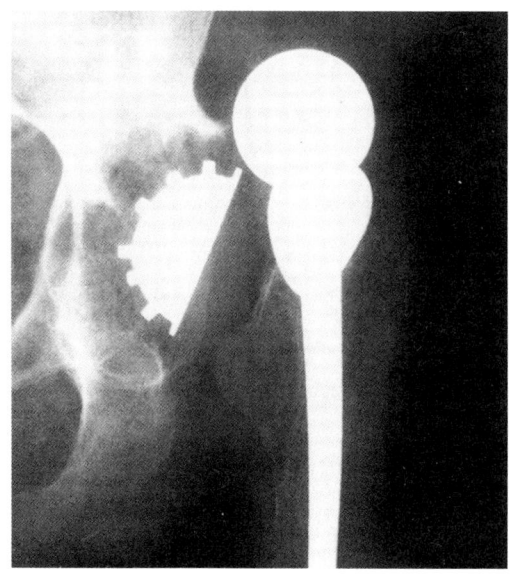

图 24.13　假体脱位，由于臼杯安装角度过大引起

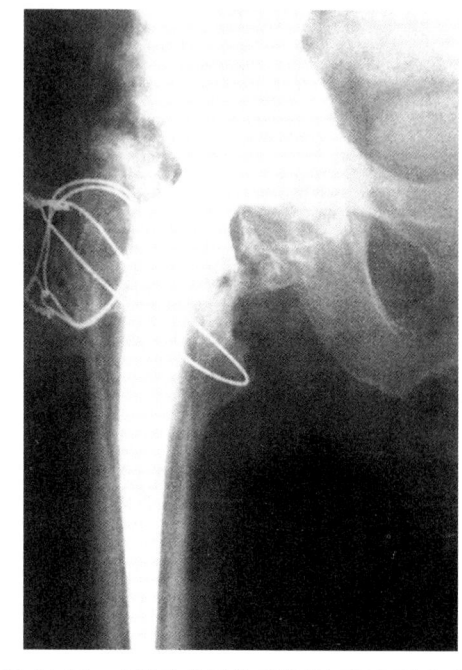

图 24.14　全髋关节置换后假体周围新骨生成

X 线平片检查：松动或感染假体周围会有 X 线界线，伴有皮质骨深面扇状改变。这种改变是由异物反应或感染腐蚀造成。

验血：髋关节假体周围感染通常不会有明显表现，血液白细胞计数也常正常。但血沉会增加到 30~50mm/h，血沉增加在假体松动或感染时均会出现，本身没有特异性。

同位素扫描：锝-99 扫描可以显示松动和感染区，镓或铟扫描则能显示感染区域（图 24.15）。

关节穿刺：抽出假体周围积液有助

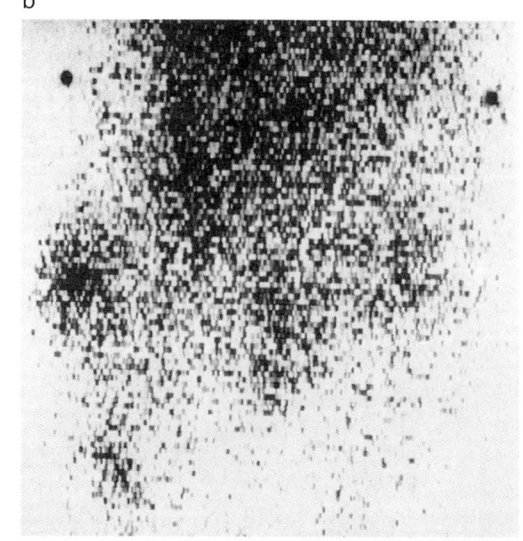

图 24.15　(a) 锝-99 扫描示假体股骨部分松动及感染。(b) 镓扫描示假体尖端和大转子活动增强，提示感染

于收集病源细菌证据,但即使是无菌穿刺也无法避免感染,应在无菌条件较好的手术室中进行。

髋关节置换翻修

髋关节的重新置换(翻修)比首次手术更为困难。主要技术难题在于异常解剖环境下分离各种组织,股神经、坐骨神经等可能被致密瘢痕组织包绕,加大了手术难度。

此外,移除假体和骨水泥也十分困难。骨水泥比正常骨质坚硬,将其从股骨干深处取出时,可能造成股骨劈裂。因此,如果植入假体不合适,会给股骨和髋臼带来很大的骨量丢失。

同时还要尽一切可能保证伤口不发生感染。术中可取组织切片做革兰氏染色,以检查是否发生感染,但应注意:染色阴性不能排除感染可能。一旦发现有感染征兆,就应清除一切异物,彻底冲洗伤口,伤口充填抗生素串珠并关闭切口。

此外,还应给予最少8周的全身性抗生素治疗,以控制可能发生的残余感染。之后,才可再次手术植入假体。

骨量丢失可以通过植骨纠正,植入自体骨或同种异体骨均可。对于不同患者,可能需要针对其个体状况定制较常规假体更大的特殊假体,当然,这样的假体会更加昂贵。此外,假体的固定也会更加困难,要求更精细准确的操作。

鉴于以上原因,从技术要求、手术时间及手术费用等多方面考虑,髋关节及其他关节置换后的翻修术都将是一个困难、棘手的手术。

其他针对骨性关节炎的手术
截骨术

过去,在没有全髋关节置换术时,通常采用股骨截骨术治疗髋关节骨性关节炎,手术通过改变股骨形状来改变其受力位置(图 24.16)。从某种角度来看,这与移走门前破损地毯有着相似之处。此

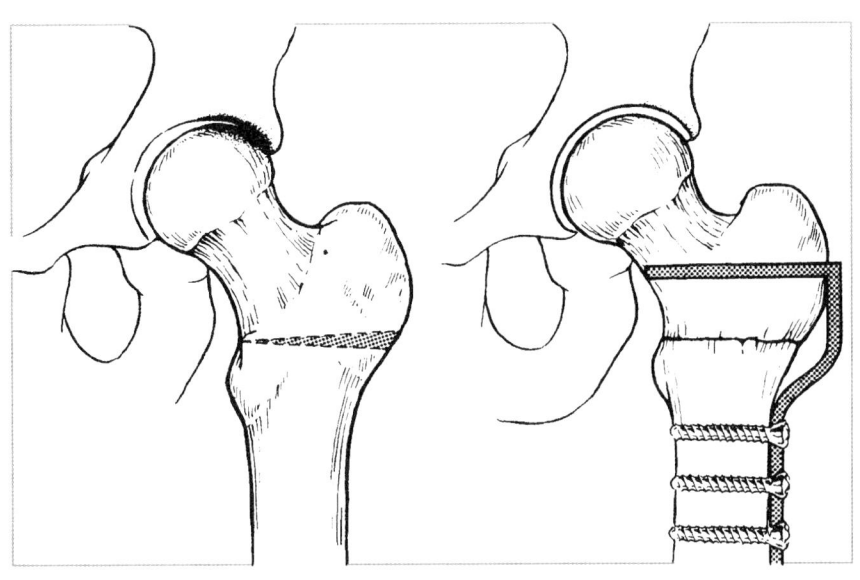

图 24.16 髋关节骨性关节炎的截骨术,通过截去股骨上楔形骨块改变髋关节的负重力线

外,截骨术会影响到骨的静脉回流,从而可能使得微骨折愈合。

75%的患者在术后2年可以得到满意恢复,但有些患者要承受更长时间的疼痛。对一些年轻、不适于进行全髋关节置换的患者可采用本手术治疗。

切除型关节形成术

切除型关节形成术是由Girdlestone发明、主要用于骨性关节炎治疗的手术方法,至今还被称为Girdlestone手术。髋关节术后被强直性纤维取代,这种手术与Keller手术和其他切除型关节形成术相似。

手术使原来稳定但疼痛的关节转变成失稳但无痛的关节。下肢长度会缩短,但功能将增强。现在,该手术可作为全髋关节置换失败后的补救手术,而不是最初的主要治疗性手术。

关节融合术

髋关节融合术可使髋关节终生固定,一般用于受到广泛髋关节创伤的年轻患者,如摩托车祸患者(图24.17)。尽管这类患者可以选择全髋关节置换,但往往因为年轻好动而注定会失败。

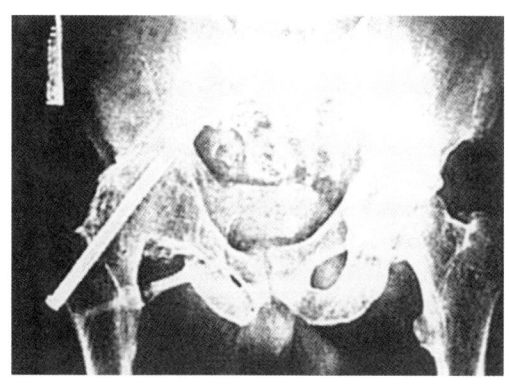

图24.17　髋关节融合术

关节融合术治疗的优势在于,日后可以对固定的髋关节进行全髋关节置换;而一开始就采取全髋关节置换,失败后只能再次更换关节或切除关节。

关节融合术也有它的缺点:由于髋关节失去运动功能,腰椎关节和膝关节要用过度的运动进行补偿,因而造成这些关节的磨损和疾病。

半关节形成术

曾有人用仅更换股骨头的方法来治疗髋关节骨性关节炎,但以失败告终。原因是假体的金属头会磨损患者已退化的髋臼。股骨颈骨折患者的髋臼没有发生病变,此时单纯股骨头置换效果稍好。

插入关节形成术

在全髋关节置换术发明前,插入杯状物模具的关节形成术是治疗髋关节骨性关节炎的标准手术,但现在已经废弃不用。

关节表面置换形成术,与插入模型关节形成术相似,手术将双侧关节面全部更换,而股骨干保持完整。这种手术于20世纪80年代发明,但由于疗效太差,很快就被淘汰,很少有假体可以维持正常位置。

其他髋关节疾病

髋关节内陷

髋关节内陷是病因未明的疾病(图24.18)。发病时,髋臼内侧壁变得极薄,股骨头向内侧移行。结果造成髋关节中立位的强直。

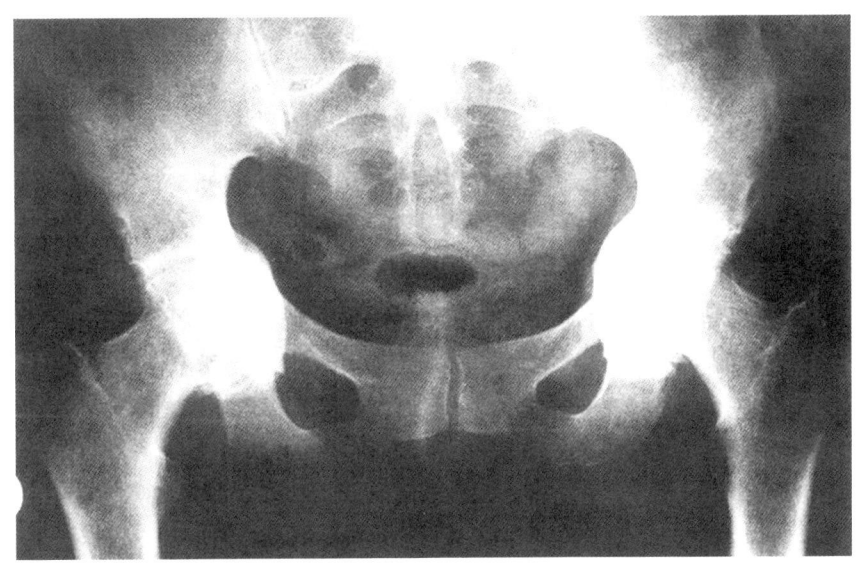

图 24.18　双侧髋关节内陷

治疗：如不治疗，患者将失去旋转和外展运动功能，通常累及双侧关节。除了关节置换外，没有更好的治疗方法。

强直性脊柱炎

强直性脊柱炎会造成脊柱和包括髋关节在内的大型承重关节的强直。

治疗：全髋关节置换可以短期恢复关节的运动功能，但一段时期后，由于人工关节周围骨质发生骨性粘连，髋关节会再次强直。目前，除了一般的保守疗法能逐渐加强关节运动功能外，尚无针对髋关节的有效治疗方法。

关节结核

在过去，结核病是造成髋关节疾病的一个常见原因，很多患者因此遭受关节受损或强直的痛苦。全髋关节置换疗效常常不错。理论上认为结核分枝杆菌会在髋关节深部休眠，并有在手术时活化的风险，但临床上未见与此相符的表现。

转子滑囊炎

转子滑囊在大转子和外展肌之间，像其他部位的滑液囊一样，都会发生炎症和肿胀。急性钙化性转子滑囊炎与急性钙化性冈上肌腱炎表现相似。

临床检查中会发现疼痛局限在大转子周围，滑液囊处有触痛。髋关节可以完成被动运动，但在主动外展及有阻力外展时会产生疼痛。X线平片可以看到大转子尖有钙化性膨起。

治疗：滑液囊内类固醇注射可以起到立即缓解症状的效果。

化脓性关节炎

现在已经很少见到急性化脓性关节炎的患者，因此该病容易漏诊。

治疗：若在24h内得不到治疗，髋关节的关节软骨就会遭破坏，进而不可避免地造成髋关节骨性关节炎。因此，患有急性疾病且伴髋关节疼痛的儿童,在确诊其他疾病前,首先应考虑化脓性关节炎的可能。

在血液培养涂片送检后,应立即行静脉内抗生素注射和髋关节探查。

在成年人中,化脓性关节炎少见,有时可见淋病性关节炎。那些过度劳累、患有糖尿病和服用类固醇的患者,常常会发生化脓性关节炎。

激惹性(一过性)滑膜炎

这种疾病的发病原因不明。它可能发生于病毒性上呼吸道感染后的2~3周。将本病与髋关节化脓性关节炎及占髋关节疾病4%的Perthes病区分是十分重要的。即使不予治疗,本病也常在2~3d内自行消退。

治疗:除了安慰患者和服用一些镇痛药外,本病无需其他治疗。但本病的诊断十分重要,因为它与急性化脓性关节炎的前期症状相似,要避免误诊。在接诊髋关节问题的儿童时要格外谨慎,如果患者有全身性疾病或发热的表现,则应住院察看,以便需要时及时给予全身性抗生素治疗。通过髋关节超声扫描和抽取关节积液可以对这两种疾病区分,这也是门诊常用的诊断方法。

弹响髋

正常的髋关节内有时会发出奇怪的声音,引起患者的恐慌,而实际上这并不是什么严重的疾病。最常见的原因是患者用受累腿站立、做膝关节屈伸运动时,髂胫束穿过大转子而引起声响(图24.19)。

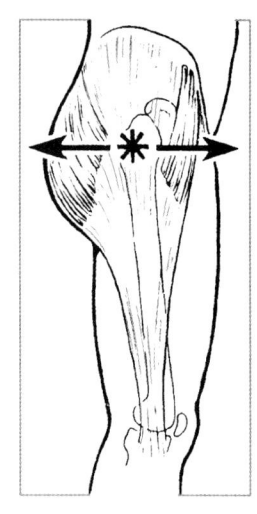

图24.19 弹响髋是由髂胫束摩擦大转子产生的

另外一些患者在髋关节屈曲外旋时会听到这种砰击声,而内旋时没有。

治疗:这种情况下,患者通常会认为自己患有髋关节脱位一类的疾病,只需消除患者的顾虑即可,无须采取其他治疗。

膝关节骨性关节炎

临床特征

膝关节骨性关节炎可继发于外伤、感染、半月板切除、韧带损伤及其他关节损伤性疾病,但有时也在没有明显原因的情况下发病。

通常膝关节内侧间室较外侧间室更易受到累及,当内侧间室受损时,会出现腿部内翻畸形(图24.20,图24.21)。随着内翻畸形的出现,更多的外力集中在内侧间室,造成更大的损伤,畸形更加严重,由此形成恶性循环,疾病迅速发展(图24.22)。在检查中,通过外翻应力可张开内侧结构,使胫骨回到正常位置。此体征提示内侧间室的磨损,而不是内侧

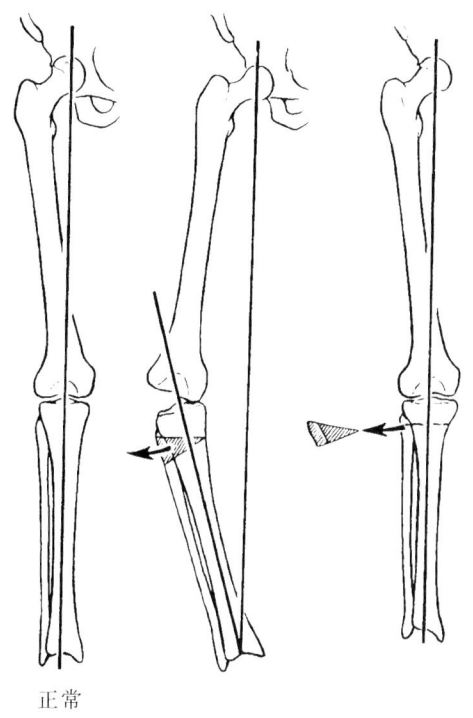

图 24.20 膝关节骨性关节炎的矫正性截骨,手术的目的是使髋、膝、踝的力线恢复正常

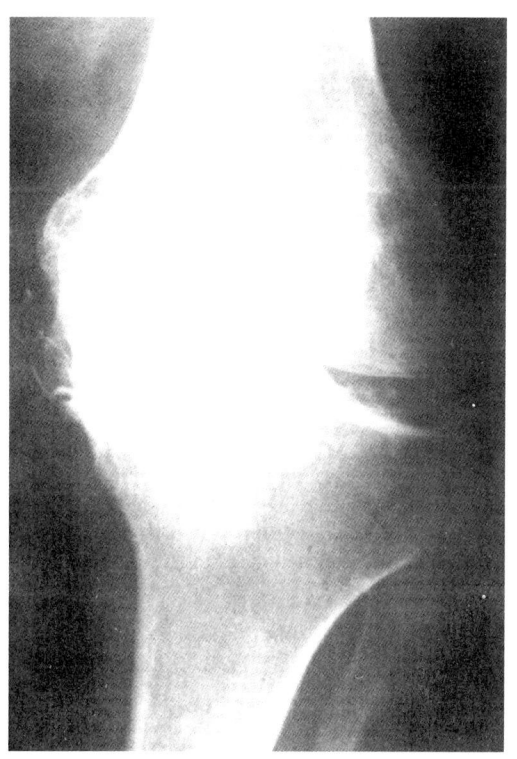

图 24.22 膝关节内侧间室骨性关节炎,可见内侧间室狭窄、外侧间室增宽、内翻畸形

膝关节外侧间室骨性关节炎与内侧间室相反,发病时造成外翻畸形。

治疗

考虑手术治疗前总是应该先尝试保守治疗。

很多早期膝关节骨性关节炎的患者在长时间行走后会感到膝关节疼痛,此时只需抗炎药治疗即可。有些患者发现在进行大量活动前服药可以减轻症状。例如,在周末高尔夫赛或长时间购物前服药。

病情更重者,可采取的保守治疗常有:拄手杖、减轻体重、限制运动、服用镇痛药及抗炎药。只有在这些保守治疗失败后才应该考虑手术治疗。

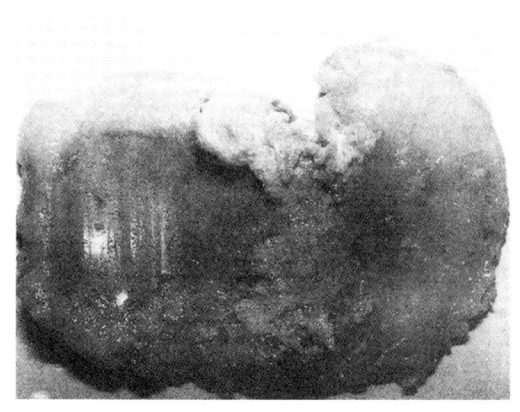

图 24.21 全膝关节置换时将胫骨上关节面切除,内侧平台可见暴露的骨质和沟槽,周围是骨赘,外侧平台基本正常。凸面向上

副韧带的松弛。

随着病情发展,关节周围骨赘形成,在股骨与胫骨部发生囊肿,关节运动时有摩擦感。

胫骨截骨

胫骨截骨可以改善内侧间室磨损引起的内翻畸形，并通过使未磨损的外侧间室承受更多体重，打破造成疾病迅速发展的恶性循环(图 24.23)。这种手术对膝关节内侧磨损而外侧完好的患者有很好疗效。

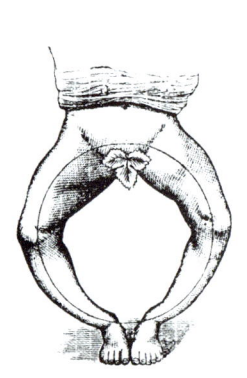
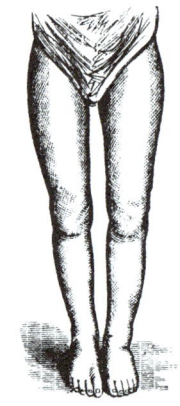

图 24.23 矫正性截骨术［摘自 *Osteotomy* Mac-Ewen, William(1880)，J & A Churchill, London. 伦敦 Wellcome 学院图书馆授权使用］

手术的缺点是会给患者带来极大的不便，有时效果也不好。截骨后需 6~8 周才能愈合，手术也并没有解决本质的骨性关节炎问题。然而，75% 的患者在术后两年内都对效果感到满意，而且手术保留了原有骨质，日后需要时还可进行膝关节置换术。

股骨下端截骨

对膝关节外翻超过 10° 的患者，股骨下端截骨会比胫骨上端截骨更为有效。

当膝关节外侧间室磨损时，股骨髁骨质丢失会比胫骨平台严重，通过截去胫骨来纠正畸形会造成膝关节水平面的改变，这有可能导致进一步的问题。手术从股骨内侧下端截去一片楔形骨片，使用钢板连接截骨后的断端(图 24.24)。术后早期即可活动及承重，钢板应在术后一年左右取出。

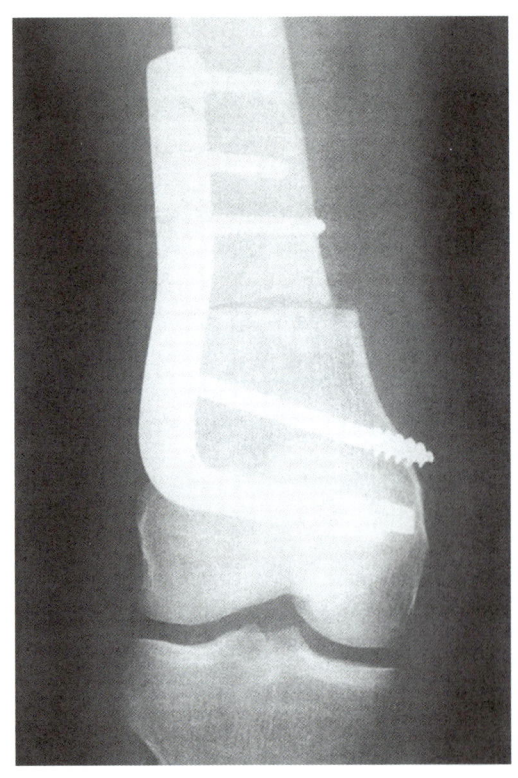

图 24.24 足外翻股骨下端截骨，使用钢板和螺钉内固定

全膝关节置换术

全膝关节置换术比全髋关节置换术更具技术挑战。髋关节可以做任何方向的运动，并能沿轴旋转，而膝关节只在一个平面内做 150° 以内的屈伸运动。

这种运动的差别蕴含着很大的不同。它使得固定膝关节假体会产生比固定髋关节假体更大的压力，从而更易引发松动。此外，在设计假体时也要尽量减小假体关节面与患者骨质间的相互作用力。

放置膝关节假体也比髋关节假体有

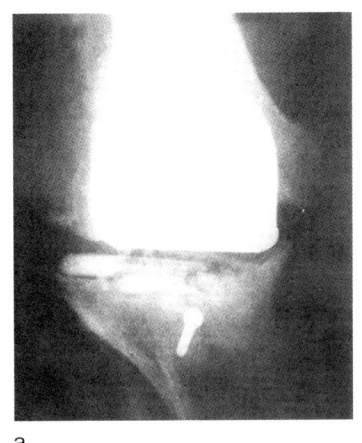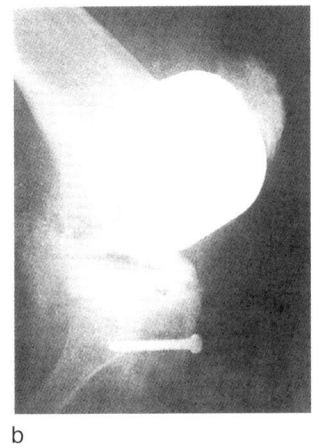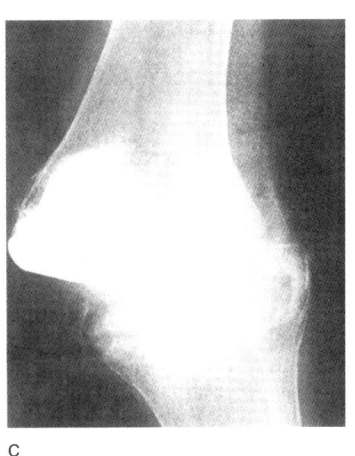

图 24.25　全膝关节置换失败。(a, b) 胫骨平台下骨质塌陷，股骨端假体完全脱离股骨。(c) 关节内侧错开，假体脱位，该手术是在患者同时患有髋关节强直的条件下完成的

更精确的要求，即使 3° 的偏差都会导致手术失败。除了以上困难之外，膝关节假体体积更大，放置位置也更为表浅。

全膝关节置换术失败后的处理也更加复杂（图 24.25）。髋关节置换失败后可以采用切除型关节形成术补救，而膝关节切除的效果很差，必要时只能行膝关节融合术，但有时关节融合术也几乎是不可能的。

因此，如果处理不当，极有可能使患者病情恶化，而不是好转。

疗效：膝关节置换疗效的评定往往没有髋关节置换那么严格。通常做到以下几点即认为手术成功：

1. 膝关节可以伸直。
2. 膝关节可以屈曲运动达到 100°，以便患者可以从座椅上站起。
3. 患者站立时腿部可以承重。
4. 关节稳定。

大约 90% 的患者在术后 5 年内都能维持这个标准。

全膝关节假体可以分为四类，其固定可以通过丙烯酸骨水泥实现，也可不

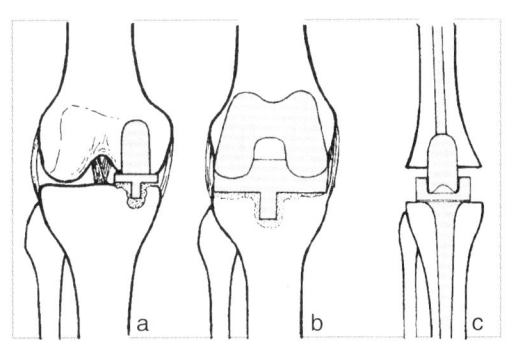

图 24.26　全膝关节置换术的类型：(a) 单髁置换；(b) 非限制型假体全膝置换；(c) 限制型铰链式全膝置换

加任何黏合剂（图 24.26）：

1. 非限制型假体；
2. 半限制型表面假体；
3. 平台活动型假体；
4. 全限制型假体（铰链式）。

这些假体也可被称为单髁假体和全关节置换假体。单髁置换假体仅替换受损的内侧间室或外侧间室。全置换假体则同时更换内、外间室，并将髌股关节一同置换。

非限制性假体：由金属与塑料两部分组成，分别固定于股骨和胫骨关节面。

假体仅仅重新塑造了关节面,不对关节稳定性起到任何作用,只能应用在稳定性关节或韧带完整时。通常针对疾病早期或仅有一侧间室损伤的患者使用,如若效果不佳,可在此基础上改变为另一种表面置换(图24.27)。

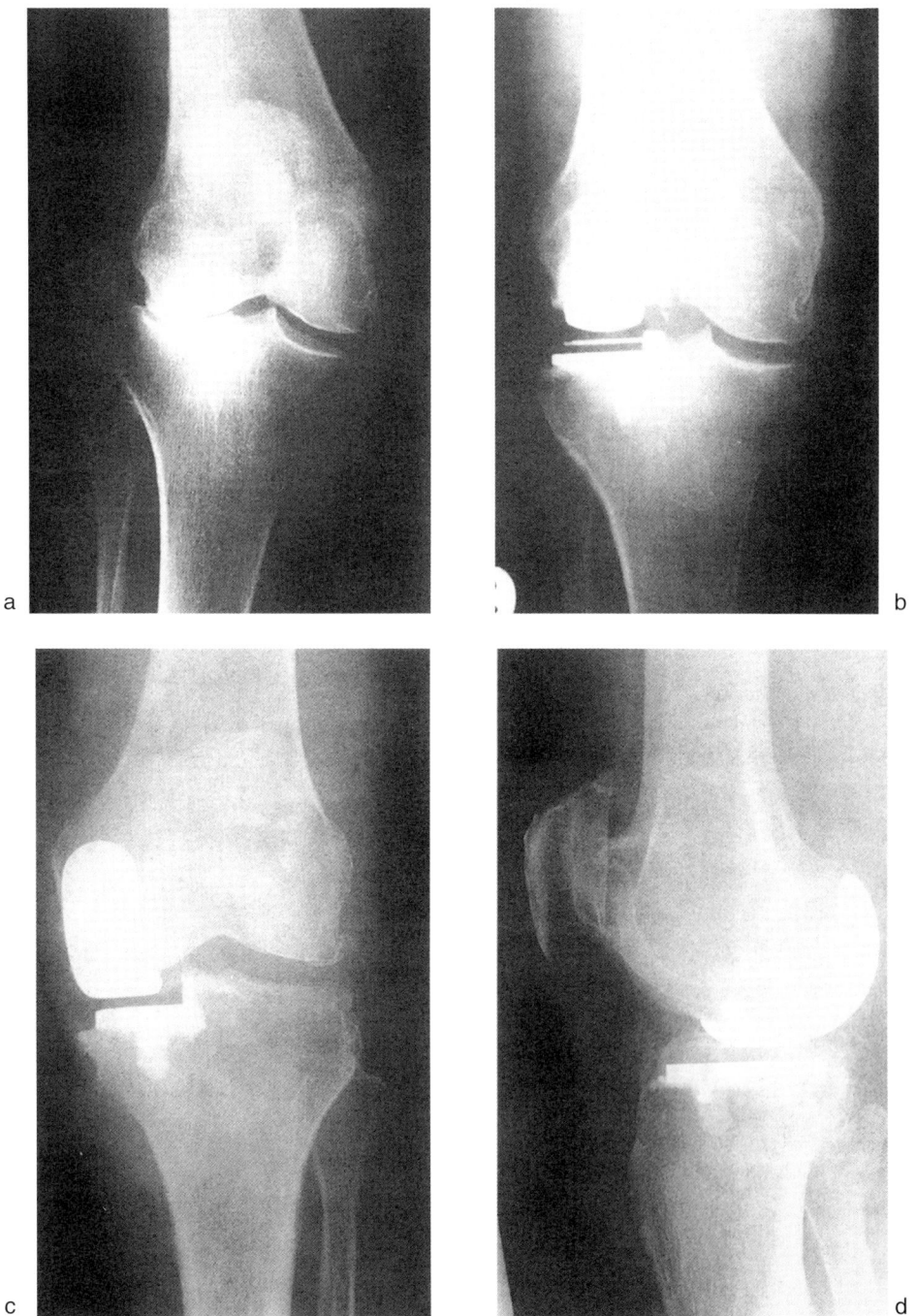

图 24.27　(a) 膝关节骨性关节炎导致外翻畸形;(b) 通过单髁置换得以矫正;(c) 正位与(d) 侧位显示另一种纠正内翻畸形的假体

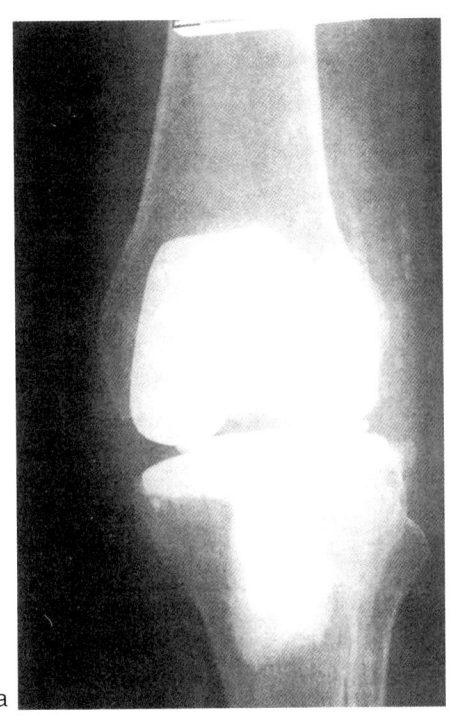
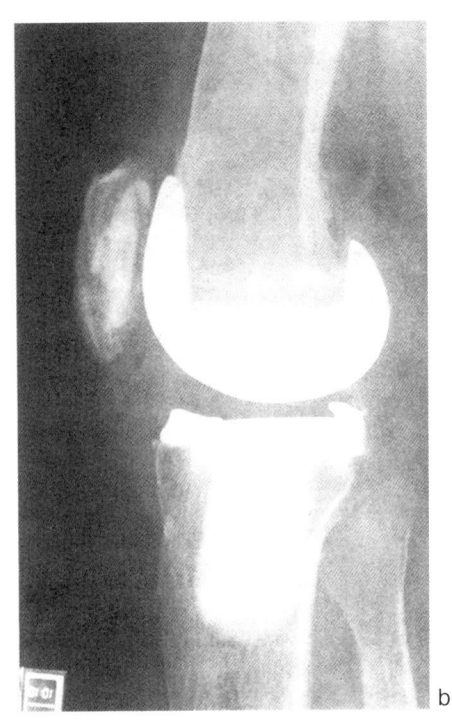

图 24.28 Insall–Burstein 全膝关节置换

半限制假体：此类假体更换两个关节面及髌骨，并对关节稳定性加强。这就意味着假体的固定会对骨骼造成更大压力（图 24.28）。假体对关节稳定性的加强程度由其设计决定。

半限制型假体比非限制型假体更适用于重症患者。

平台活动型假体：允许胫骨平台上的衬垫相对于胫骨有一定的活动，这样可以减少关节的磨损。

全限制型假体（铰链式）：铰链膝属于限制型假体，即两个关节面机械地牢固相连。对于骨质较差、严重不稳的关节，这类假体可以提供一个稳定的下肢（图 24.29）。其缺点是手术需要切除大量骨质，使得日后的翻修难于进行（图 24.30）。如果假体因松动或感染而取出，

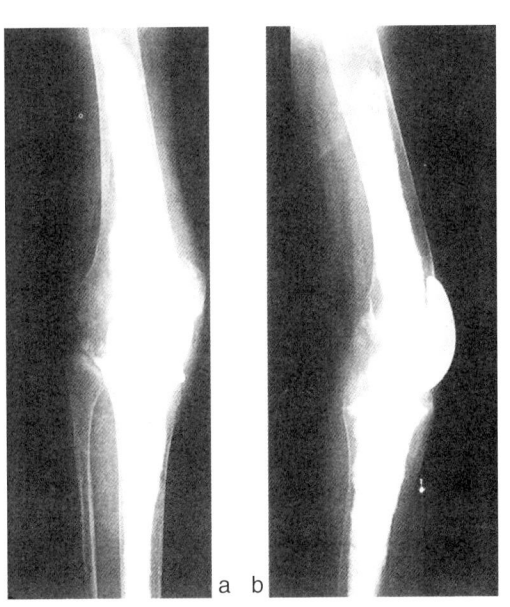

图 24.29 Stanmore 铰链式全膝关节置换

骨头会形成两个喇叭状孔洞，几乎不可能再行人工关节固定，有时唯一的处理方法就是截肢。

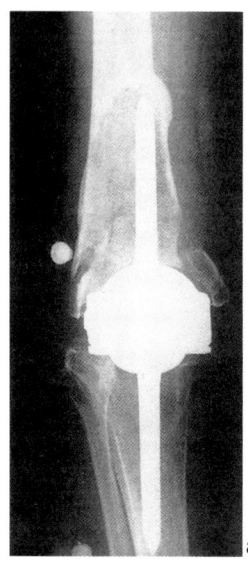
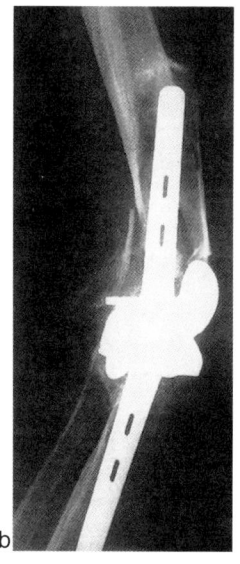

图 24.30 Walldius 全膝置换失败，造成股骨骨折，股骨假体末端和胫骨假体穿出骨皮质

膝关节置换翻修

鉴于三个原因，修整膝关节假体较髋关节更为困难和复杂：

1. 必须保存软组织张力以消除可能的内翻或外翻不稳定。

2. 无论是松动还是感染，都会造成骨量丢失，这意味着再次植入的假体要比原假体更大。

3. 伸肌结构系统必须保持完整。

通常，使用"个体定制"假体进行翻修术。这些假体通常以模块化形式提供给医生，在手术中根据实际情况组装、应用。

如果人工膝关节因感染而需要更换，应将原假体和骨水泥全部取出，并彻底清除感染。术中需要使用含缓释抗生素的丙烯酸骨水泥，使抗生素能够维持6~12周。这段时间内，膝关节的稳定性较差，患者难以行走。在感染彻底清除后便可植入新的假体，但术后应继续使用抗生素数周至数月。即使这样，感染仍有可能复发。

如果补救措施无效，必要情况时应考虑截肢。

关节融合术

像其他关节融合术一样，膝关节融合也是一种可靠的手术，并能维持终生。术后患者可以很好的走路，但坐下、下车及从浴盆站起等动作将变得困难，甚至不可能。严重膝关节损伤的年轻患者适用这种手术。

关节融合术通常在外固定器械的辅助下，通过压紧两个关节面来实现（图24.31）。

关节清理术

对早期膝关节骨性关节炎患者实施关节镜清理术，清除半月板碎片、骨赘及关节软骨碎片，以保持半月板轮廓完整，在75%患者身上得到了满意的疗效。此外，通过关节镜还可以对关节面进行彻底的检查，从而给出准确的预后，但不能从根本上消除骨性关节炎。

关节清理术不能替代截骨及关节置换术。

膝关节骨性关节炎的治疗

这节仅是简单的膝关节骨性关节炎处理指南。

1. 以下症状适于使用非类固醇抗炎药、减轻体重及理疗等保守疗法治疗：反复积液渗出、轻度畸形、近似正常的X线平片伴有或无力学症状时。

2. 若上述情况下保守治疗失败，可行关节镜下关节清理术。

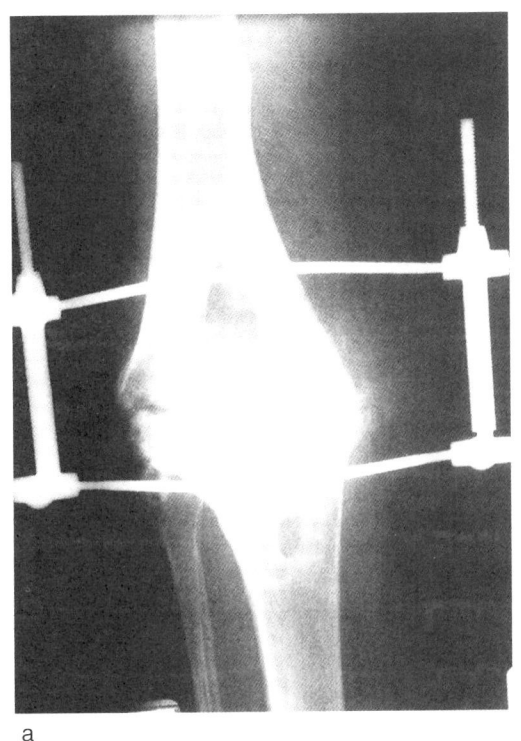
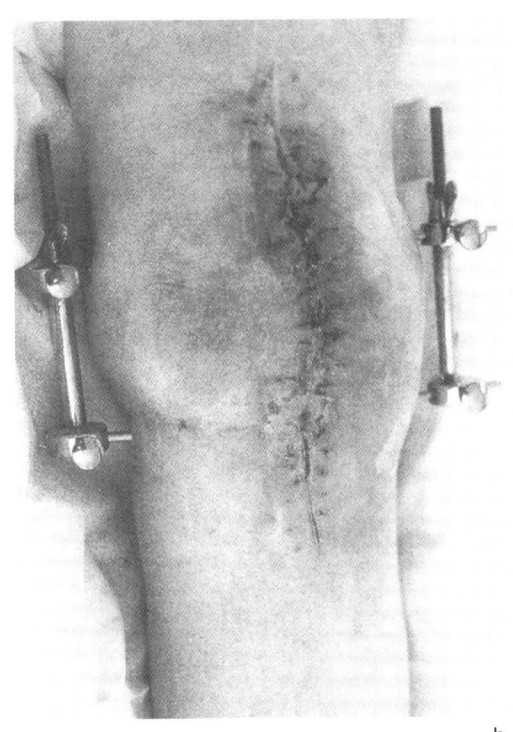

图 24.31　使用 Charnley 夹进行人工关节融合,本手术为全膝置换感染后的补救

3. 60 岁以下患者畸形逐渐加重或残疾,可以考虑截骨术。

4. 60 岁以上患者畸形逐渐加重,且病灶局限在一侧间室,可考虑单髁置换术。

5. 60 岁以上患者存在畸形,病灶累及两侧间室,可考虑使用非限制型全膝关节置换。

6. 70 岁以上患者有严重关节不稳或塌陷,如有必要,可考虑限制型全膝关节置换。

膝关节类风湿性关节炎

急性类风湿性关节炎通常采取保守治疗,但如果出现无法用药物控制的滑膜病变,可行滑膜切除术(图 24.32)。

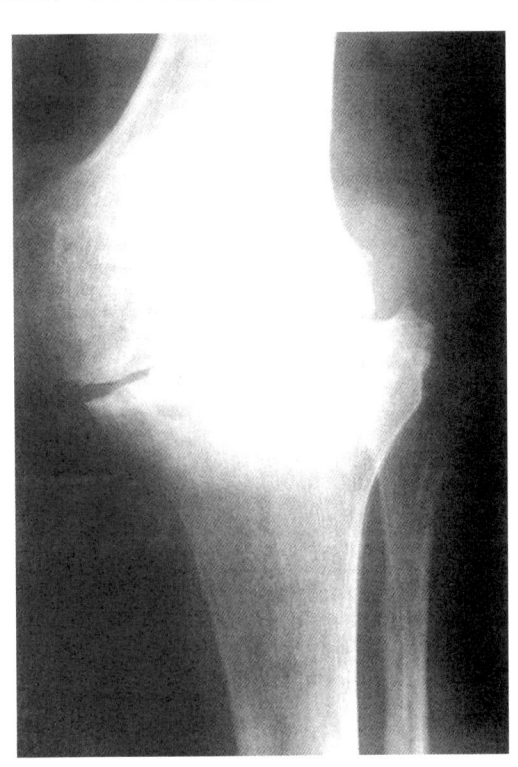

图 24.32　类风湿性关节炎导致胫骨平台骨质破坏和外翻畸形

对60岁以上的患者可采用化学方法或钇同位素放射法进行滑膜切除术。随着药物处理手段的进步,通过手术方法进行滑膜切除已越来越少,除非患者是年轻人且病情较重。

即使通过手术切除滑膜,现在也多采用关节镜下切除,以使创伤最小。

治疗

随着病情的发展,骨质会遭到破坏而出现畸形,此时需采取补救措施。补救措施通常会选择关节置换而不是截骨。

膝关节化脓性关节炎

很多原因都会造成膝关节化脓性关节炎:
1. 膝关节穿通伤。
2. 股骨下端或胫骨上端骨髓炎的蔓延。
3. 全身感染,如败血症或淋球菌感染。

治疗

类似于其他关节的化脓性关节炎,膝关节化脓性关节炎可以通过卧床休息、足量抗生素及关节冲洗得到治疗。灌洗引流术尤其适用于膝关节化脓性关节炎,配合关节镜下彻底的关节清洗会更加有效。

膝关节内紊乱

膝关节内紊乱(internal derangement of the knee, IDK)是一个常用的临时性诊断,多用于膝关节出现机械性损伤症状的患者。同时其英文缩写"IDK"也表示"我不知道(I don't know)",因此,临床医生应尽力给患者做出明确诊断,而不是简单地写上"IDK"。

很多原因都会造成膝关节内紊乱。

常见的膝关节内紊乱
- 半月板损伤
- 游离体
- 软骨分离症
- 剥脱性骨软骨炎

半月板损伤

半月板损伤是最常见的膝关节内紊乱。半月板可因外伤受损,但患者通常仅受到轻微外伤,甚至根本记不起有外伤史。也正因为如此,半月板损伤患者更常见于骨科门诊,而不是急诊科。

半月板的功能

半月板是构成膝关节承重装置的重要部分,可以缓解股骨髁凸面向下的冲击力(图24.33)。半月板的作用如此之大,以至于一旦将其切除,关节软骨的最大承受重量将增加5倍。因此,半月板切除术实际是将关节软骨暴露给更大的压力环境,已有证据表明,半月板全切除患者中,75%在10年内发生了膝关节退行性骨性关节炎。

如果在进行半月板切除术时就已有退行性骨性关节炎的表现,术后会加快关节炎发展。因此,对这类患者手术时,应尽可能多地保留其半月板组织。

半月板的结构与韧带相似,但半月板较弯曲,且基质更硬。当发生半月板

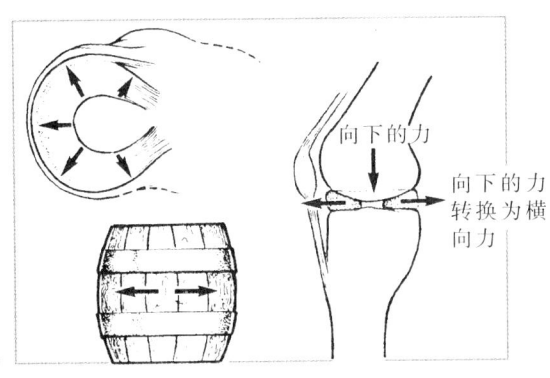

图 24.33 半月板的功能就像木桶的铁箍

撕裂时,会产生活动性软骨样碎片,残留在膝关节内,并在关节内移动,影响正常运动。

半月板损伤的典型症状由半月板碎片在关节内运动造成。这些典型症状包括频发的膝关节绞锁与解锁,即膝关节运动时发生机械性阻碍,随即又恢复正常的现象。原发性半月板撕裂及随后的关节绞锁通常由轻微暴力造成,有时也发生于膝关节屈曲旋转时,甚至是睡觉翻身时。

患者通常用"绞锁"一词甚至是"裂断"来形容偶尔发作的剧烈疼痛。但很奇怪,在描述其他关节时,患者从不使用这个词语。"绞锁"实际就是指关节的机械性"卡住",除此之外,再无其他含义。

半月板撕裂

半月板撕裂可见到几种不同类型(图 24.34)。外周撕裂会产生一个长条形的碎片,碎片两端与半月板相连,并能通过摆动跨过半月板进入髁间窝。碎片的运动方式就像水桶柄的运动一样,因此这些碎片又被称为桶柄样碎片(图 24.35)。

发生肿胀或带有小柄的碎片不会引起机械性的绞锁,但它们可以在关节腔内外运动,有时在膝关节的中间或外侧沟中可以触及这些碎片。

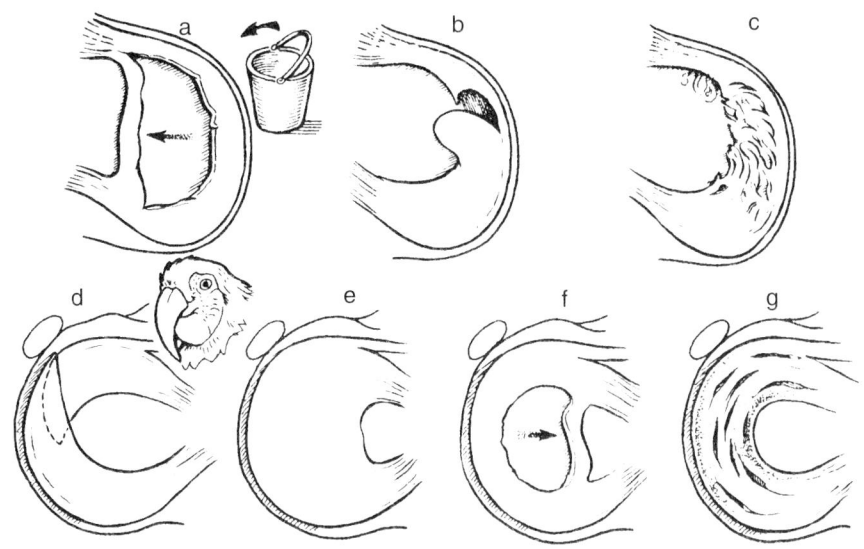

图 24.34 半月板损伤类型:(a) 桶柄状撕裂;(b) 活瓣样撕裂;(c) 内侧半月板退行性撕裂;(d) 外侧半月板斜形撕裂(鹦鹉嘴样撕裂);(e) 外侧盘状半月板;(f) 外侧半月板桶柄状撕裂绞锁;(g) 外侧半月板囊性变(黏液样变)

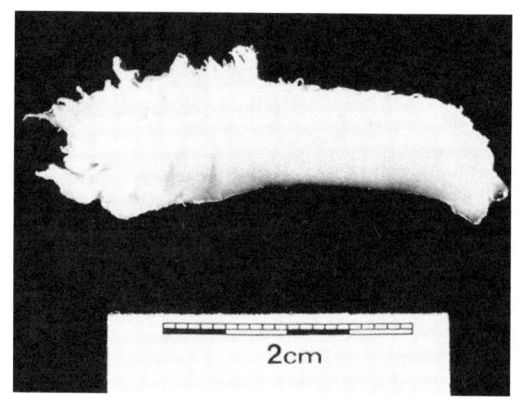

图 24.35　内侧半月板桶柄样碎片

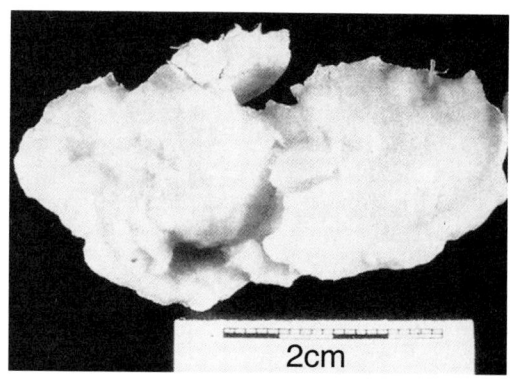

图 24.36　外侧半月板囊性变（黏液样变）

在膝关节外侧，基于腘肌而发生的复杂性斜形撕裂，由于其独特外形，又被称为"鹦鹉喙"撕裂。这类撕裂发生于外侧髁负重状态下的剧烈扭伤。这种撕裂不会发生在内侧半月板，因为那里没有腘肌经过。

盘状半月板

大约5%的人群有外侧半月板先天性畸形，半月板没有其特征性弯曲形状。该半月板可能是圆形或盘形的，但常见形状像半个月亮。半月板也可能比正常要厚。

完整的盘状半月板很少引发症状，仅对儿童可能造成其膝关节的伸展障碍，或者在伸直膝关节时发出巨大响声。盘状半月板也会发生撕裂，并引起类似其他半月板撕裂的机械性症状，或引起"囊性变"而造成膝关节的钝性酸痛。

"囊状"半月板

半月板组织会发生黏液样变性，使得正常的坚固组织变成柔软易碎的杂乱组织（图24.36）。此种病变在外侧半月板比内侧半月板多见。

囊状半月板的典型症状是膝外侧部钝痛，这种疼痛在夜间最为突出。此病目前尚无有效的保守疗法。

半月板囊肿

医生必须很好的区分半月板退变和关节外侧囊肿。囊肿可以在任何部位形成，常不需打开关节即可切除。

退化半月板上的真性囊肿可以通过水平裂与膝关节相交通，有时被称为"鱼嘴样"撕裂。

治疗

由于半月板在承重功能上起重要作用，在关节镜或MRI正确诊断前，不应轻率的采取处理措施。仅凭查体做出的诊断，只有70%准确率。

撕裂：一旦确认半月板撕裂，就应切除游离碎片，并尽可能多地保留正常组织。手术通常在关节镜下进行，这不仅可以使医生做出准确的诊断，而且可以在切除撕裂组织时尽可能完整地保留正常组织（图24.37）。患者在关节镜下切除半月板后一周即可进行轻体力劳动，两周内可进行重体力劳动。

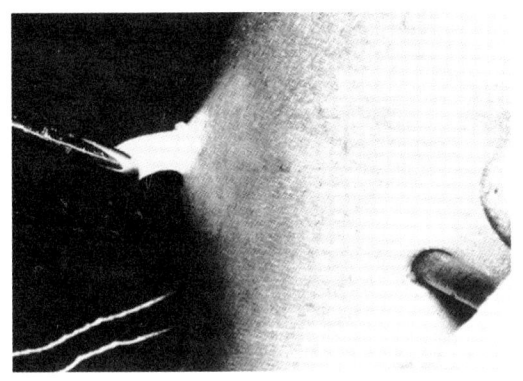
图 24.37 通过膝关节镜取出内侧半月板碎片

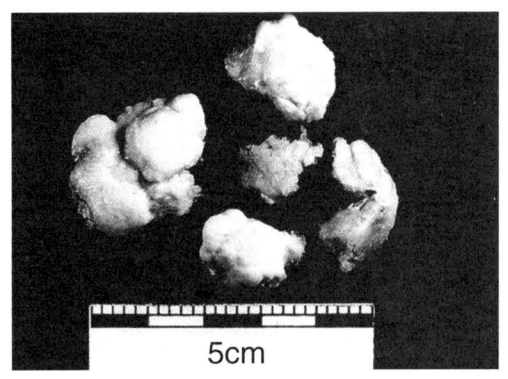
图 24.38 膝关节内取出的多个游离体

开放性半月板切除术也可以使患者得到良好的远期效果。但其最初康复将比关节镜手术慢很多，患者通常在术后3月内无法回到工作岗位。通常只有在医生无力实施关节镜下半月板切除术时，才会进行开放性半月板切除。

缝合术适用于半月板的外周撕裂，此类患者半月板松动但仍保存完整。常伴有前交叉韧带断裂。

盘状半月板：保守治疗对盘状半月板十分重要。由于该病常见于儿童，实施全外侧半月板切除会导致儿童过早的发生骨性关节炎，一般不提倡手术切除全部半月板。盘状半月板症状明显时，应切除关节内的撕裂碎片。

囊性半月板：该病通常需要通过切除受影响的组织来治疗，即意味着全半月板切除。如果仅发生小区域的病变，切除受损区域即可收到良好疗效，但其他的正常组织可能会很快退变。

游离体

游离体（图 24.38）常由剥脱性骨软骨炎、滑膜软骨瘤病、骨软骨骨折及局限性关节软骨分离症等造成。它们浮动于膝关节，阻碍关节的正常运动。游离体也可在滑膜液中生长，因为滑膜液是一种良好的组织培养液。游离体是造成膝关节内碎片的主要物质，通常可以确定其大小及形状。游离体有时也被称为"关节鼠"，这是一个很形象的比喻。因为有时你一眼就能认出它们，但随即消失得无影无踪，甚至难以再次找到。

X 线平片在诊断中起到的作用有限，且至少需要两个不同平面的影像才能做出诊断（图 24.39）。1/4 的游离体可被 X 线穿透，同时，并不是所有的膝关节内孤立钙化区都是由游离体造成的。有些游离体和滑膜紧密连接，而有时不经意间也会将游离体和腓肠豆状籽骨混淆。

游离体不应被称作"异物"。诸如子弹或小沙砾之类来自体外的异物很少出现在关节内。

治疗

取出游动碎片是缓解症状的唯一可靠方法。

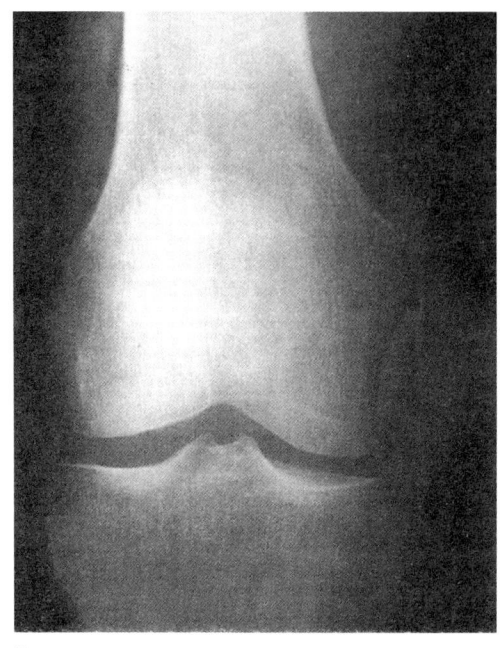 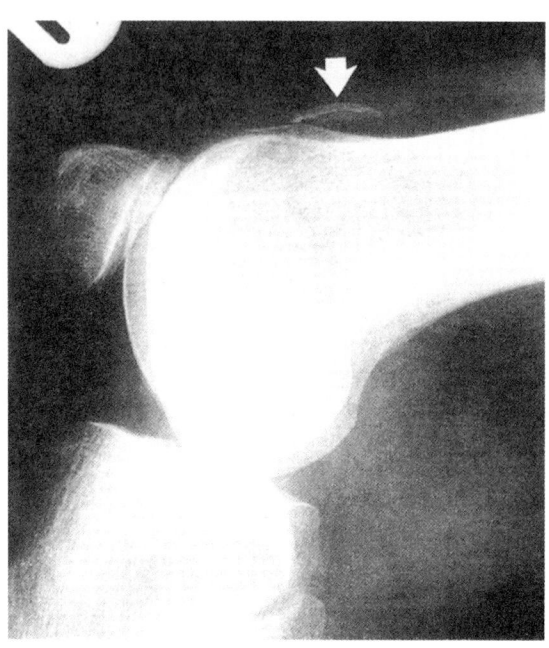

图 24.39 （a）膝关节剥脱性骨软骨炎,你能看见龛影或碎片吗？（b）游离体（箭头示）在髌上囊

骨软骨损伤

很多不同的病理过程都会累及股骨髁。这些疾病本身是独立的,有着各自的治疗方法与预后。它们并不是剥脱性骨软骨炎的所有类型,此拉丁语诊断有时确实易于引起混淆。

骨软骨损伤主要有以下五种类型：
1. 骨软骨骨折；
2. 软骨剥脱及分离；
3. 剥脱性骨软骨炎；
4. 自发性骨坏死；
5. 外侧髁剥脱性骨软骨炎。

骨软骨骨折

青少年或青年在扭动膝关节或遭到直接击打时,易发生骨或软骨片脱落（图 24.40）。患者通常可以回忆起骨片脱落时刻,这些意外常常伴有关节内积血。

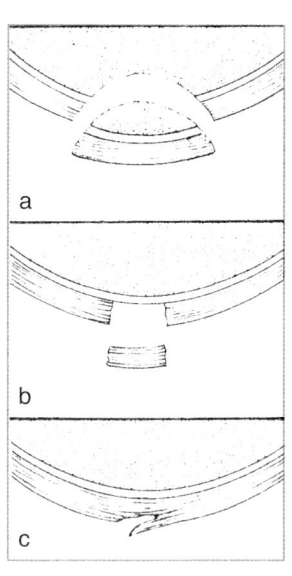

图 24.40 （a）关节面骨软骨骨折累及关节软骨和骨；(b）关节软骨全层分离,未累及骨；(c）部分软骨层瓣状分离

治疗

如果脱落骨片大到足以承受螺丝钉,就可以重新复位。很多骨软骨性的碎片不能被诊断出来,将作为游离体在关节内浮动。受损软骨面逐渐由纤维软骨愈合,游离骨片也逐渐变得光滑圆钝。

软骨分离和软骨瓣

骨软骨骨折在30岁以后就很少发生,但此时易发生关节软骨的分离,产生碎片(图24.41)。因为关节软骨可被射线穿透,所以X线平片不能显示出分离的软骨碎片,但可通过关节镜发现。

浅层软骨部分分离或者软骨瓣形成也可能发生,并出现与半月板撕裂相似的症状。这些病变常发生于较大年龄的人群。

骨软骨骨折在10~25岁年龄段最为常见,分离在25~40岁年龄段常见,而软骨瓣多发于40岁以上的年龄段。

治疗

有些软骨瓣可因关节活动而自行消退,同时症状消失。

即使加以治疗,软骨分离也通常不会完全恢复。通常采取去除病变部位表面皮质骨的方法使其转变为骨软骨折,从而缓解症状。对于软骨部分分离的患者,如果症状不消失,就可以手术切去游离软骨,仅完整保留病变软骨的基底部即可。

剥脱性骨软骨炎

剥脱性骨软骨炎(dissecans"剥离"而不是 desiccans"干燥")累及股骨内侧髁,好发于8~12岁儿童,主要症状是疼痛(图24.42)。男孩比女孩更易患病,其患病比为6∶1。当行走或膝关节过度伸展时,疼痛加剧。

查体可能出现紧靠髌韧带处的触痛及膝关节过度伸展时的疼痛。有时疼痛在足部内旋时会更加显著。

早期X线平片仅能看到内侧髁有

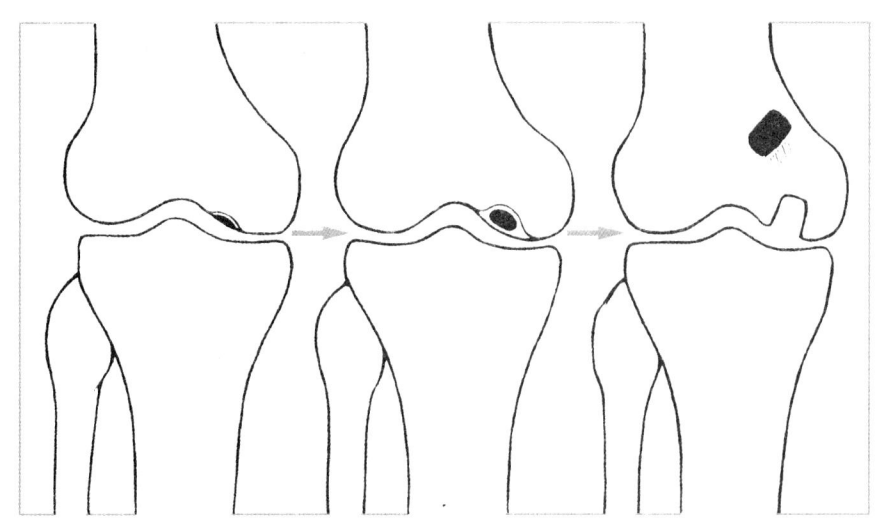

图 24.41 剥脱性骨软骨炎的发展:从股骨内侧髁的小病变发展到游离体形成

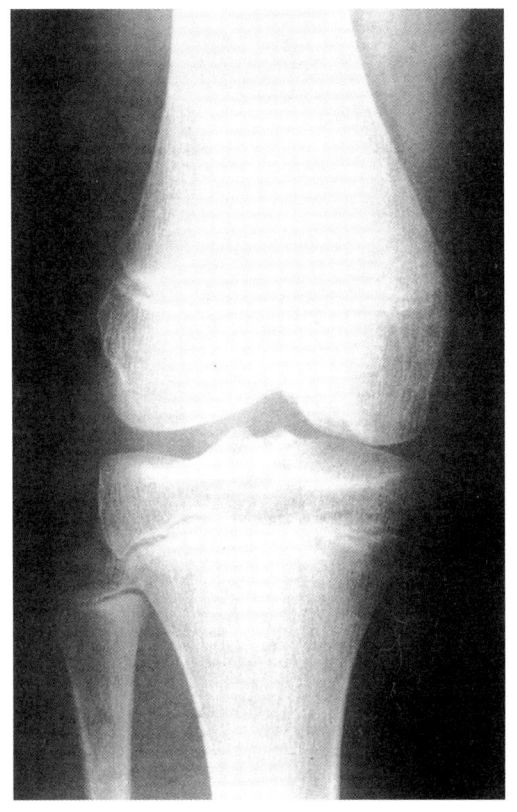

图 24.42 骨骼发育成熟前的分离性骨软骨炎

小面积的不规则区域。随着患儿生长发育，不规则区域不断扩大，逐渐与股骨内侧髁分离，出现高密度骨线。在不规则区域的开口处可能会有很多"碎片"。起初，覆盖在病变上的关节面还能保持完整，但当患者骨质成熟时，碎片将变得疏松，从股骨上脱落，形成膝关节内游离体。

治疗

保守治疗：很多碎片在不予治疗的情况下会自发愈合，且没有证据能够表明石膏制动会增加自然愈合率。除非患者有持续6个月以上的疼痛，且X线平片上无碎片愈合征兆，否则不应考虑手术治疗。

手术治疗：接受手术的患者中，90%可使受损部位愈合。手术在关节表面钻孔，穿过病变区域进入股骨内侧髁。手术可在关节镜下进行。

如果关节面破裂或者较为松动，可通过小螺丝钉或细针加固。多种方法都可以达到治疗目的。

一旦碎片从骨面脱落成为游离体，就形成了关节面永久性的缺陷。试图复位碎片往往不会成功，通常需手术切除。

自发性骨坏死

50岁以上的患者可能发生股骨内侧髁承重部位的骨坏死。其原因目前尚未明确。通常仅有松质骨受累，在骨质塌陷前，关节软骨和骨皮质保持完整。本病常伴有疼痛和进行性加重的内翻畸形。

治疗

关节镜下清理会给患者带来暂时的缓解。通过截骨使承重转移到膝关节外侧会有一些疗效，但从长远角度来看，关节置换是必要的。

股骨外侧髁骨软骨炎

在成年人，很早就会发生股骨外侧髁承重部位的大面积软骨剥脱。这种疾病与前述的"典型"剥脱性骨软骨炎在发病年龄、病变形状和结果等方面有所不同。病因目前尚不明确，治疗结果也不好。

治疗

由于骨质太过松软而无法将脱离碎片复位，只能采用切除松动碎片的方法治疗。

其他膝关节疾病

腘窝囊肿

膝关节滑液腔常会经过关节囊后部的缺损进入腘窝，通常位于腓肠肌头部上方(图 24.43, 24.44)。其结果是膝关节后部肿胀，给患者带来的不舒适感往往强于疼痛或屈曲受限。患者行走后疼痛会加重，可能与间歇性跛行相混淆。

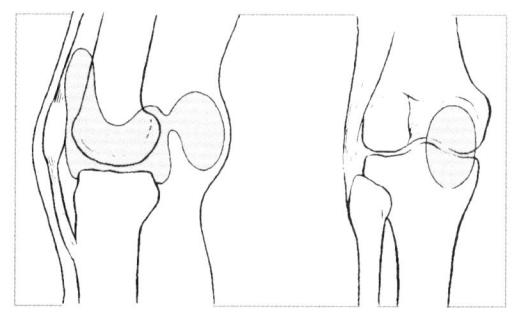

图 24.43 腓肌滑囊与膝关节滑液囊相通

腘窝囊肿通常是膝关节其他部位病变的病理征兆，而非本身的疾病。类风湿性关节炎、痛风和结核都会引起大而疼痛的腘窝肿物，骨关节炎和创伤是更常见的诱因。在描述肿胀物时应慎用"Baker 囊肿"一词。Baker 在 1877 年记述了延伸到踝关节的巨大肿物。最初的 Baker 囊肿可能是结核或类风湿性起源的囊肿，现在已经很少见到。

腘窝囊肿也可见于儿童，表现出腘窝部牢固或坚硬的肿物。这种肿物常会引起人们关于恶性肿瘤的担忧，简单的透光试验就可以消除此种担心。

自然病程

不予治疗，腘窝囊肿会发生以下情况中的一种：

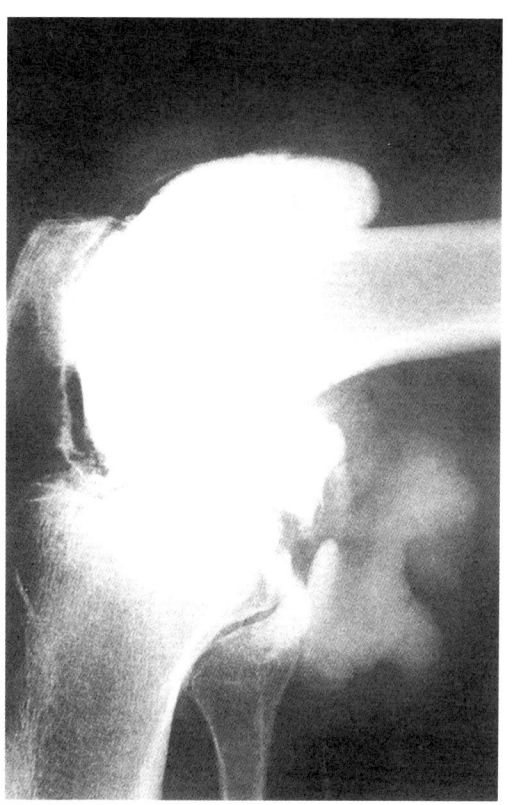

图 24.44 关节照影显示造影剂自破裂的腘窝囊肿渗入腓肠肌中

1. 逐渐消失。
2. 腘窝囊肿突然破裂，造成深部静脉血栓形成的假象。腓肠肌变得发热、红肿及有触痛，医生可能会建议患者住院并进行抗凝血治疗。关节造影可显示关节滑液流入腓肠肌内来确诊本病。
3. 囊肿变得十分紧张和疼痛，给患者造成极大痛苦，需手术切除。

治疗

因大部分腘窝囊肿会自行消退，故很少采取手术治疗。但应对关节进行检查以排除痛风、类风湿性关节炎或关节内紊乱等症及潜在诱因。同时应该警告患者其囊肿可能破裂，可避免不必要的抗凝处理。如果囊肿确实发生了破裂，仅需适当休息和服用镇痛药。

切除腘窝囊肿是一个复杂的过程，涉及腘窝的解剖剥离；并且可能复发。

韧 带 失 稳

前交叉韧带失稳
临床特征

前交叉韧带失稳的患者有着特征显著的病史。该病开始于不慎摔倒或扭伤时的剧烈撕裂样剧痛。即使多年以后，大部分患者仍能清楚地描述当时的情况。损伤形成后，膝关节肿胀，随后肿胀逐渐消退。自此，膝关节承重或扭转时会发生失稳。即使患者能沿直线快跑，转弯时也必须减速。

有些患者仅在膝关节受到极大外力的情况下才表现出症状，如参加足球比赛时；而有些患者的关节会极不稳定，以至于在上楼、走卵石路时、甚至走平路时都无法完成转身动作。

近 1/3 的前交叉韧带损伤患者需要进行关节重建。剩余 2/3 的患者中，一半膝关节偶尔发生小问题，一半根本没有任何症状。

与半月板损伤相比，前交叉韧带失稳病史与半月板损伤病史有着明显不同。

> **前交叉韧带损伤与半月板损伤的区别：**
> 1. 前交叉韧带损伤发生于膝关节伸直位的高速扭转或减速运动时；半月板损伤由膝关节屈曲时的低速运动造成。
> 2. 交叉韧带损伤后患者会立即不能运动。
> 3. 韧带损伤当时即会引起患者的注意，而半月板损伤很少在当时引起患者注意。
> 4. 半月板损伤造成关节绞锁和伸缩受阻，而韧带损伤造成关节失稳。

诊断同时患有半月板撕裂和前交叉韧带损伤的患者较为困难，常同时出现关节绞锁和失稳，但若仔细分析病史，就能分清两类因素。

发病机制

关节失稳由膝关节外侧间室的特殊结构造成，该结构包含两个凸凹面，一旦受力后彼此将滑离对方。仅有前交叉韧带固定股骨外侧髁与胫骨外侧平台间以维持两者的正确位置（图 24.45）。

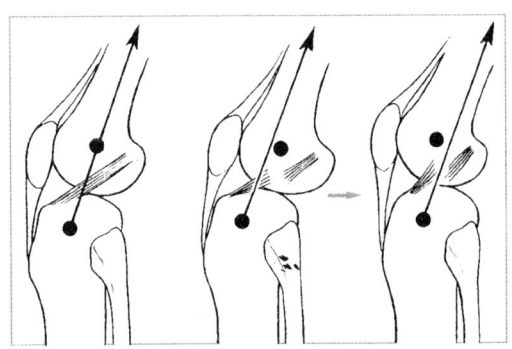

图 24.45 "轴移"现象的原理，如果前交叉韧带断裂，外侧胫骨平台的短弓结构滑到股骨髁前方，膝关节屈曲时，髂胫束移动到旋转轴的后方，骨复位时发出响声

临床查体

通常很难通过查体确定前交叉韧带松弛。腘绳肌腱必须完全放松以引出抽屉试验阳性。即使腘绳肌腱处于紧张状态，Lachman 检查也会呈现阳性结果。轴

移试验，即患者在膝外侧间室负重状态下屈膝来重现症状，通常难以实施，并要求医生有着丰富的经验。

治疗

保守治疗不能完全治愈韧带疾病，但可以给患者带来功能恢复。

物理治疗主要加强腘绳肌腱力量，使其协助前交叉韧带将胫骨固定在股骨上并向后牵拉，从而弥补前交叉韧带的功能不足。股四头肌锻炼会造成相反的结果，加重病情。

经医生与患者深入探讨之后，很多患者都乐于放弃剧烈体育运动，并调整轻度残疾后的生活。

手术治疗：如果症状影响日常生活，经保守治疗无效，就可能需要前交叉韧带重建。此手术复杂，需大量康复锻炼，至少6月内无法恢复运动。手术可采用两种方式：

1. 用天然组织或人工假体替换受损的前交叉韧带。
2. 使用髂胫束进行关节囊外修补。

手术方式的选择通常遵循以下原则：复合型关节内重建使用髌韧带的内1/3，关节外重建使用髂胫束。

80%的患者在术后5年内疗效满意。

使用人工韧带大约在1918年见诸报道，并在几年内停止使用。原因是其远期疗效较差，通常几年内就已损坏。

慢性后交叉韧带失稳

相比前交叉韧带，后交叉韧带较少发生问题。但当它们发生问题时，往往是顽固性的。

后交叉韧带伤的常见症状是下坡时或屈膝承重时感到关节不稳。

后交叉韧带在以下两种情况下会发生破裂：

1. 膝关节屈曲时前部受到重击。
2. 膝关节伸展过度。

如果患者有上述受伤史，或在胫骨上端有击打造成的疤痕，则应对其后交叉韧带进行检查。

临床查体

本病可通过后抽屉试验阳性（图24.46）与前交叉韧带损伤相区分。尽管与前抽屉征有些相似，但从膝关节侧面观察则很容易区分。

治疗

股四头肌功能可以补偿后交叉韧带的失稳。进行手术比较困难，也不可靠，仅在出现残疾时才予以考虑。很多著名运动员在仅仅经过保守治疗后就能达到他们受伤前的水准。

内侧副韧带失稳

实际上，单纯的内侧副韧带损伤不会出现症状，症状仅在伴有前交叉韧带损伤时才会出现。对于急性损伤的处理详见相关章节。

内侧副韧带损伤患者受到足部侧方撞击时会出现关节失稳。

治疗

韧带重建十分困难。大多数患者的症状是合并前交叉韧带损伤的结果，通过前交叉韧带重建即可缓解症状。

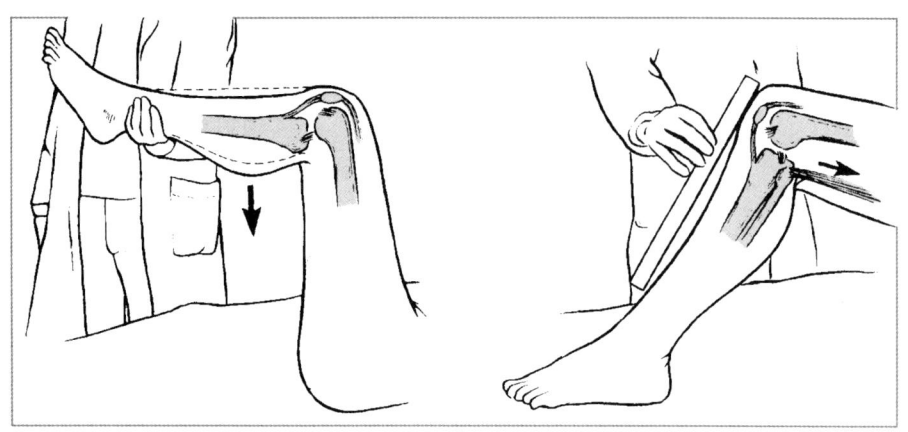

图 24.46　后交叉韧带断裂,抬起脚踝时可见胫骨下陷。也可在髌骨和胫骨嵴上放一直尺,可见胫骨后陷

膝关节前部疼痛

髌股关节

膝关节前部的疼痛常来自髌股关节,而不是胫股关节。髌股关节在膝关节屈曲负重时会受到很大的压力,如蹲坐或下楼梯时,但其病变也可由其他原因引起(图 24.47)。

髌股关节的机械构造使其在屈膝时承受了 7 倍体重的压力,因此应力负荷很高。疼痛常发生在膝盖周围,患者常会用手掌按摩疼痛的膝盖。严重的疼痛可能使患者无法参加体育活动,甚至无法上下楼梯。

尽管患者的关节面会变得异常,疼痛也可能由关节周围结构引起。

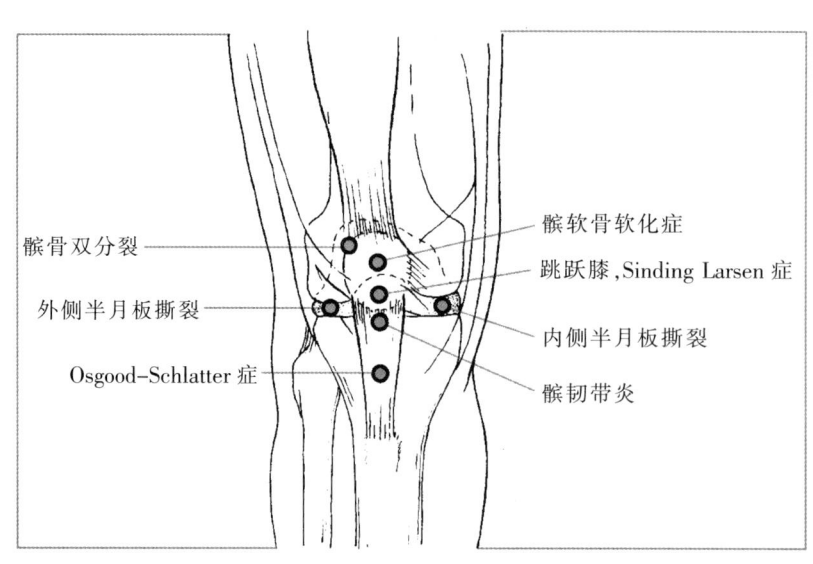

图 24.47　膝关节前部疼痛的病因

青少年膝关节前部疼痛

青春期膝关节前部疼痛是个特殊的病症。13~15岁的女孩常易受累，疼痛有时如此严重，以至无法参加体育活动，甚至无法从一个教室走到另一个教室。

查体患者往往没有异常的体征，仅有髌骨触痛。有些患者患有交感神经反射性营养不良，但早期肤色改变不明显。

本病尚无合理的解释。有种说法认为患者在青春期快速生长，体重和肌肉力量都发生了很大增长，从而造成关节受力的激增。同时下肢骨骼的生长加大了膝关节扭转力矩，使髌股关节受力显著增加。

大多数膝前部疼痛的青少年不经治疗便可自行恢复。如果没有机械症状，如弹响、失稳或渗出等，通常在1~2年内逐渐恢复。

治疗

如果患者不出现机械性症状或体征，且X线平片显示关节正常，仅需定期检查，如每6个月一次，直至症状消失。

理疗不太可能起到治疗作用，甚至会加重疼痛。在任何情况下，手术（包括关节镜检查）都应该避免。关节镜也无法看到疼痛本身，同时任何操作的损伤都可能造成交感神经反射性营养不良。

若有必要排除关节内紊乱，MRI是比关节镜检查更好的方法。治疗的重点在于定期安慰患者和解除其思想负担，直至疼痛消失。

髌骨软化症

"髌骨软化症"仅仅是指"髌骨关节软骨的软化"，但也常用作青少年膝关节前部疼痛的代名词。

由于髌股关节的受力如此之大，以至关节软骨的一些区域过度负荷，发生了软化和肿胀。这种病症就被称为"髌骨软化症"，其发病早期可能是可逆的。有些患者软化的骨面会发生裂缝，开始碎裂，实际上形成了早期的骨性关节炎。

髌骨软化症仅是膝前部疼痛的一个原因，还有其他原因也会造成膝前部疼痛。

治疗

在患者不出现明显的髌骨捻发音和弹响音时，可参照上述治疗青少年膝关节前部疼痛的方法进行治疗。如无好转，就需通过关节镜清除髌骨关节面上的病变。通常，髌骨关节面病变的患者预后较差，很多会进一步发展成为髌股关节骨性关节炎。

侧压综合征

在有些患者，髌骨不能稳固地处于正常的股骨滑车内。相反，髌骨倾斜较为明显，使髌骨外侧沿股骨滑车外缘滑动。

查体时会发现疼痛局限于髌骨外侧缘。如果不加以治疗，这种疾病可能发展为图24.48所示的髌股关节骨性关节炎。

治疗

目前尚无可靠的保守疗法。如果症状持续6个月以上，可以考虑外侧分离术以分离伸肌支持带的外侧区域。这可以使髌骨回到正常的解剖位置并缓解疼痛。事实证明这对75%的患者都有较好

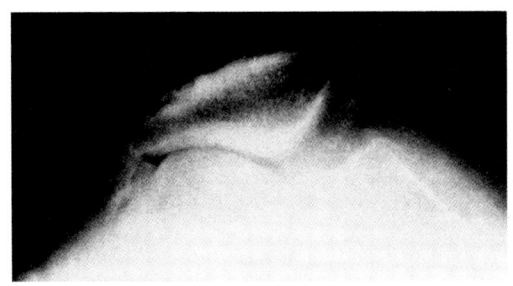

图 24.48 髌股关节骨性关节炎，累及髌骨外侧面

疗效。但术后需大量的物理治疗，且恢复过程缓慢。

注意：外侧分离术不适用于原因不明的膝关节外侧疼痛或髌骨软化症。

滑膜皱襞综合征

膝关节屈曲时，内侧滑膜皱襞会折叠覆于股骨内侧髁，此时易受外伤或髁部延迟压力的刺激。若滑膜皱襞结构为疼痛原因，患者可用食指指明疼痛位置。

治疗

如果症状不随时间缓解，可以通过关节镜切除滑膜皱襞缓解疼痛。

跳跃膝

跳跃膝的发病与网球肘相似。其发病部位在髌韧带于髌骨下极的附丽处（图 24.49）。患者无法进行剧烈的跳跃运动，体育活动受到影响。

治疗

治疗与网球肘的治疗相似。如果疼痛点（而不是肌腱）注射 3 次氢化可的松后仍无好转，就须探查该区域，在组织上钻孔甚至切除。通常采取这种处理后，患者在 6 个月内无法参加体育运动。

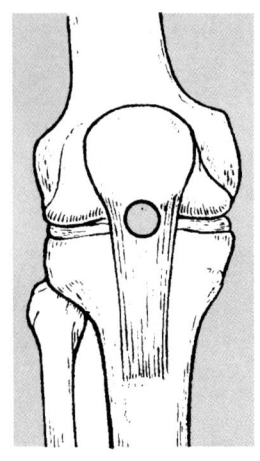

图 24.49 跳跃膝。髌骨下极、髌骨下极的髌韧带附着处中点疼痛

髌骨双分裂

有些患者的髌骨上外侧部分分裂，形成独立结构。目前对此病是先天性还是获得性尚无定论（图 24.50）。该病常发生于双侧髌骨。

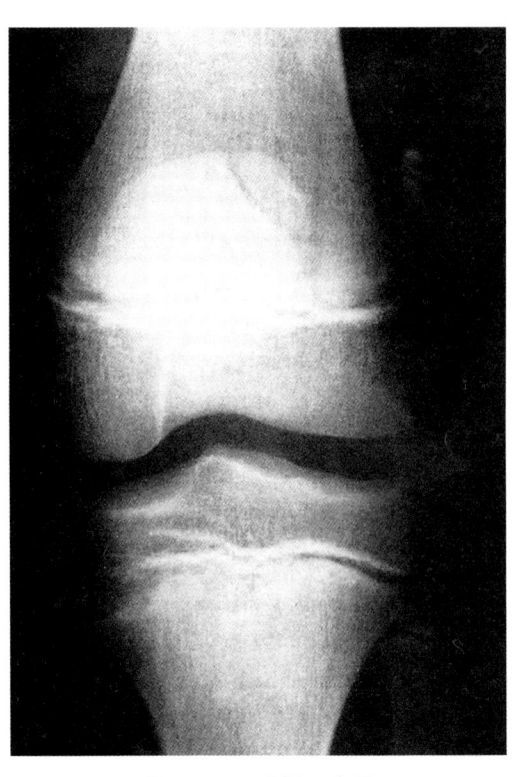

图 24.50 髌骨双分裂

治疗

除非患者感到疼痛，本病很少采用手术治疗。手术切除少量的分裂骨质，或者松解伸肌结构，都可缓解疼痛。

髌股关节骨性关节炎

如果髌骨关节面发生骨性关节炎，患者在负重屈膝时会感到疼痛。此时膝关节在负重时会产生捻发音，触摸时有"膝关节内有碎饼干"的感觉，有些患者的捻发音甚至可以直接听到。通常膝关节外侧面比内侧面更易受损（图24.48），该病常发于40岁以上的患者。

治疗

除了一般的减轻体重、服用镇痛药及抗炎药外，尚无切实有效的保守疗法。如果疼痛剧烈，需要行髌骨切除术，用光滑的肌腱替代粗糙的关节面。髌骨切除后需仔细修补肌腱，术后还需理疗以恢复关节运动与股四头肌力量。

在髌股关节骨性关节炎时，胫股关节通常不受累及。但需要注意的是，当胫股关节发生严重骨性关节炎时，髌骨切除将使得全膝关节置换变得非常困难。

肥胖者膝前部疼痛

由于膝关节屈曲时，髌股关节受到的压力是体重的7倍，因此肥胖患者更容易发生髌股关节疼痛。很多患者由于过大的压力使得髌骨关节面运动超过了其自身限制，从而造成了关节的不可逆损伤。

治疗

目前尚无有效的治疗方法。在患者体重控制到正常范围之前进行手术并不明智。

女佣膝（髌前滑囊炎）

髌前滑囊是膝关节的正常结构，它在膝关节屈曲时，使得皮肤可以在髌骨上自由滑动（图24.51）。如果滑液囊受到感染、损伤或是发炎，液体会在囊内聚积并在髌前形成肿物。在特征体位上，可借肿物的位置区分本病与膝关节渗出症。本病有时会在囊内形成纤维小体，使患者在下跪时感到剧烈疼痛。

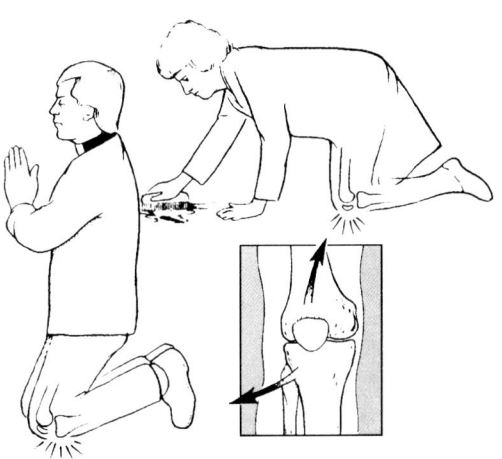

图24.51 女佣膝与牧师膝，前者病变在髌前滑囊，后者在髌下滑囊

在机械化到来前的旧时代，女佣们工作的大部分时间都处于下跪或前倾的体位来擦洗地板或是进行其他家务活动。现在，"女佣膝"是地毯工、连接工和盖顶工的职业病，这些职业的工作者在处于跪姿时，都应使用保护垫以减少此病的发生。

治疗

休息后，肿胀通常能自行消退。有些患者则需要滑膜囊内注射氢化可的松治疗。如果上述方法无效或肿胀反复发生，就需进行滑膜切除。患有痛风的患者易发生髌前滑囊炎与鹰嘴滑囊炎，如果痛风得不到有效治疗，滑囊炎也难以治愈或容易复发。

牧师膝（髌骨下滑囊炎）

位于胫骨结节前方的髌下滑囊也会发生炎症。这种疾病被称为牧师膝，因为相比女佣，牧师们更多的处于直立位，他们的胫骨结节比髌骨要承受更多的压力。

治疗

治疗方法与髌前滑囊炎相同。

髌骨失稳

髌股关节仅有有限的机械适配性，髌韧带与股四头肌也不在同一条直线上。髌韧带与股四头肌之间的夹角被称为Q角，正常人大约为20°（图24.52）。

由于Q角的存在，每次股四头肌收缩时，都会将外侧的力量传递到髌骨。外侧力量的传递受到三个因素的限制：

1. 髌骨中嵴位于股骨滑车内。
2. 内侧结构紧张性。
3. 股骨滑车外侧嵴。

如果以上3点中的任意一点发生异常，如发生小髌骨或高位髌骨、广泛韧带松弛或是股骨外侧髁发育异常，都有可能造成髌骨失稳。

复发性髌骨脱位

复发性髌骨脱位是发生在青春期的疾病，相比男孩子，女孩因其韧带更为松

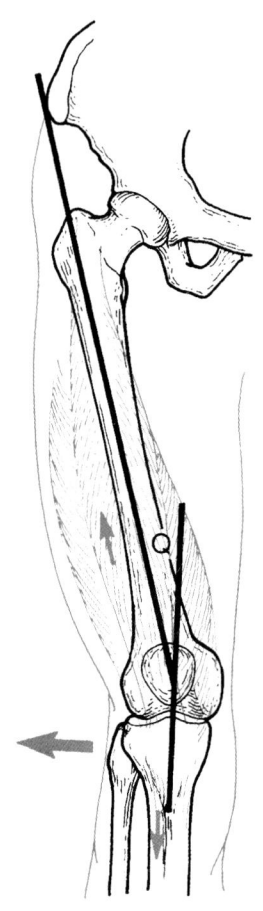

图 24.52 "Q"角:(a) 伸膝装置运动方向从起点到止点并不是一条垂直线;(b) 股四头肌收缩时髌骨被拉向外侧

弛、骨骼更小而更易发病。脱位常发生于轻度屈膝时的扭转运动，而且每代人都会发明使髌骨脱位的新舞步（图14.30）。

患者自己常能感觉出髌骨已从原位脱出，但如果髌骨很快复位，常会被误诊为关节内紊乱。有些患者会说他们发生了膝关节脱位，这也常会令医生误解。

治疗

如果发生了3次以上的髌骨脱位，且患者已经停止生长，可以进行手术以恢复其稳定性。

通过多种方式可使关节稳固：

1. 松解外侧结构。

2. 通过将胫骨结节内移，减小Q角，重新制定股四头肌机械传导的路径。

3. 将胫骨结节移向远端，以使髌骨更多地进入股骨滑车。

4. 加固内侧结构。

治疗方案的选择依赖于需要解决的解剖问题。膝关节及韧带解剖正常时，通常仅需进行外侧松解，如果发生韧带松弛，则需进行胫骨结节的内移。那些髌骨较小且位置偏高的患者需要进行胫骨结节向远端及内侧移动，并结合外侧松解或内侧紧缩。

习惯性髌骨脱位与先天性髌骨脱位

习惯性髌骨脱位和先天性髌骨脱位与复发性髌骨脱位不同（图24.53）。习惯性脱位时，髌骨在膝关节每次屈曲时都会因为外侧结构的异常紧张而发生脱出。本病可由外伤后纤维化或新生儿期的股外侧肌注射引起。

先天性髌骨脱位极少发生，其纠正也需要复杂的手术。本病的治疗原则与复发性髌骨脱位相似。

Osgood-Schlatter症与Sinding Larsen症：这些疾病也可导致膝关节前部疼痛，详见相关章节。

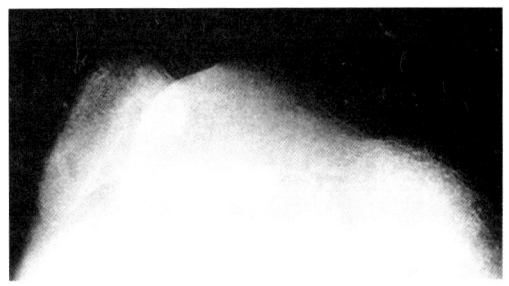

图24.53 髌骨习惯性脱位，注意形状异常的髌骨与髁间沟。

刘常浩　译
吕昌伟　孟国林　校

第 25 章 踝关节及足部疾病

踝 关 节

踝关节骨性关节炎

任何踝关节损伤都有可能引起踝关节骨性关节炎。这种损伤可能是诸如骨折、反复性微小骨折一类的单一损伤,也可能是包括感染在内的一系列关节病变。

临床特征

退变发生后,距骨颈周围形成骨赘,影响关节运动。通常最先发生背屈运动障碍。逐渐患者发现赤脚时无法正常行走,这是由于不穿鞋时失去了鞋跟对踝关节屈曲位的支持作用。

随着距骨颈和胫骨前唇骨赘的增长,踝关节僵硬加重,即使穿鞋,也会在走路时产生疼痛。这时患者常会到医院就医。

足球踝

足球踝多发于职业球员,因踝关节关节囊前部反复劳损引起(图 25.1)。随着病情进展,前部关节囊两端纤维处出现新生骨质,产生限制运动的骨赘。本病与早期踝关节骨性关节炎难以区分。

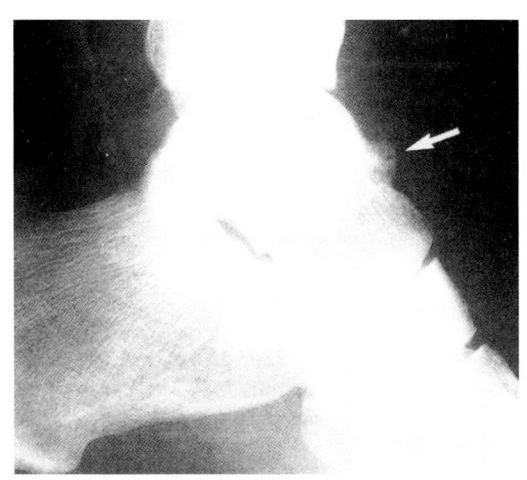 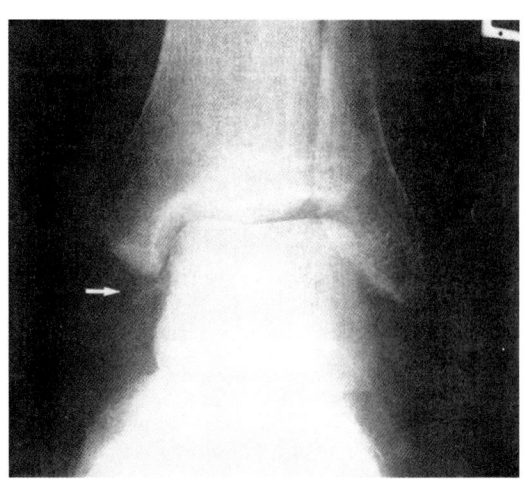

a　　　　　　　　　　　　　　　　　　　　　　　　　　b

图 25.1　足球踝。骨性关节炎早期表现为骨赘和新骨形成(箭头示)

保守治疗

本病可采取三种保守疗法：

1. 增加鞋跟高度，可减少前部骨赘的受力。
2. 普通工作靴可以减少踝关节受到的成角外力。
3. 服用抗炎药。

如果上述简单处理不能缓解病情，需考虑手术治疗。

手术治疗

本病通常很少采用手术治疗。如进行手术，可采用以下方法：

1. 骨赘切除。
2. 关节融合。
3. 关节置换。

骨赘切除术：通过切除距骨颈和胫骨前缘骨赘来改善背伸功能，在几年内能缓解症状。这对足球踝患者尤为有效，但如果患者继续踢球，症状可能复发。

关节融合：如果患者疼痛剧烈，就需进行关节融合。踝关节的融合仅会丧失屈伸运动功能，而发生在距下关节的内翻和外翻及跗骨间关节的内旋和外旋运动都不受影响。踝关节融合后恢复缓慢，医生需要提醒患者，术后需2年才能达到最终效果。

踝关节融合时通常使关节处在轻度屈曲位，以适应鞋跟高度，但同时也会造成赤脚行走困难。经常换穿不同鞋跟高度的鞋子的女性不适于进行本手术。

关节置换从理论上可行，但目前的假体尚不能提供有效的治疗。

分离性骨软骨炎与骨软骨骨折

类似于膝关节，距骨也会发生小骨片的松动脱落。骨软骨骨折也会随之发生(图25.2)。

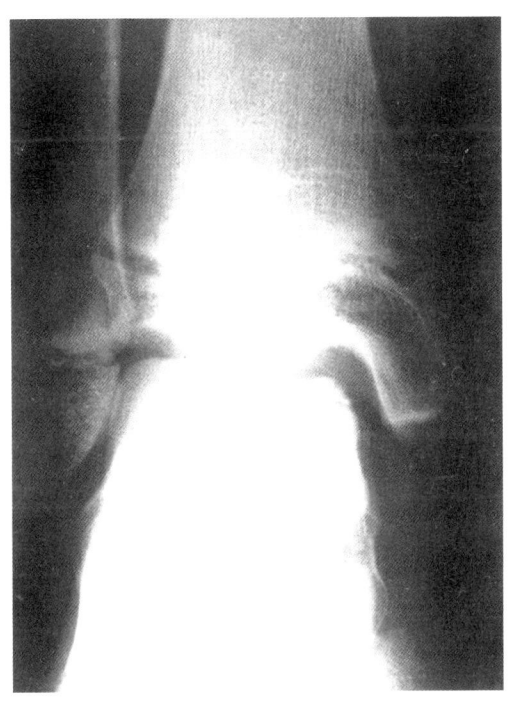

图25.2　距骨剥脱性骨软骨炎

治疗

如果脱落骨片引起疼痛或引发机械性症状，就应通过关节镜或关节切开术将其取出。

无菌性坏死

距骨颈骨折可能引起距骨体的无菌性坏死。最终引起距骨高度降低和踝关节强直等症状。如不加以治疗，几年后，关节强直会越发严重，而疼痛逐渐消失。由于踝关节距骨侧发生骨坏死，关节融合术无法实施。假体置换也不会成功，患者只能接受残疾的事实。

治疗

除了使用镇痛药和穿较硬靴子以支持踝关节外，尚无其他的积极治疗措施。

类风湿性关节炎

类风湿性关节炎造成骨结构的破坏，带来足部、踝关节的疼痛和失稳。由于骨质丢失，韧带不能将骨骼固定在正常位置，从而造成足外翻，使踝关节外侧受力增大，造成磨损，进而加重足外翻畸形。

治疗

因类风湿性关节炎造成的踝关节外翻与失稳很难治疗。考虑手术前通常应进行保守治疗。以下几种措施可能有效：

1. 通过使用踝关节支具或外科鞋来控制畸形，但通常效果有限。
2. 关节融合。尽管骨质较差，关节融合常有很好疗效。
3. 全踝关节置换。相比其他关节置换，全踝关节置换的可靠性较差。
4. 截骨。以纠正足部与踝关节位置关系，但畸形可能复发。

类风湿性踝关节炎患者的其他关节也常受累，通常需全面考虑病情加以治疗。

韧带失稳

踝关节韧带扭伤使关节失稳，易于反复发作。患者通常会抱怨即使一点小伤都会扭伤脚踝，而临床和影像学检查均无异常发现。

外侧副韧带是最易发生损伤的部位，有时也会发生关节囊前部的损伤。

治疗

通过锻炼加强本体反射和加强踝关节周围肌肉力量都可以缓解症状。如果以上治疗无效或有内侧韧带松弛迹象，就应通过手术加强踝关节外侧。手术常采用改变腓骨短肌腱行径或跖肌游离移植方式。

跗管综合征

足底内侧神经从踝关节内侧韧带下方穿过，与胫骨后肌腱和屈肌腱一同进入足部，这与腕管的解剖结构相似。因此，足底内侧神经易受到肌腱肿胀或占位性病变如腱鞘囊肿的压迫。跗管综合征的症状包括疼痛及足底内侧神经分布区感觉异常。

本病非常少见，但对出现后足神经症状者应予以考虑。

治疗

经电生理检查确认跗管内神经受压后，须进行跗管减压。

足 部 疾 病

距下关节

骨性关节炎

距下关节可以使踝关节进行内翻、外翻运动。距骨损伤或跟骨骨折都会造成内、外翻受限，使患者难以在崎岖路面行走，或行走时产生疼痛。

距下关节损伤通常由跟骨骨折造成，从高处摔下时足跟着地易引发这种骨折。这种损伤在建筑工人中多见。而恰恰是这些建筑工人需要一个健康的距下关节，来应付工地高低不平的地面。

治疗

距下关节损伤至少需要两年才会到达最终阶段，任何手术都要等到这一阶段才能考虑。在此之前，穿硬靴子限制内、外翻可保护踝关节及距下关节，减少疼痛，甚至能使一些患者在崎岖路面行走。

如果关节疼痛持续2年以上，就需进行距下关节融合术治疗。与踝关节关节融合相似，手术需要至少2年才能最终康复。

跗骨关节

跗骨关节近端与跟骨相邻、远端与骰骨和足舟骨相接，与跗跖关节一同作用，使得前足可以做旋前及旋后运动。距下关节、跗骨关节和跗跖关节紧密相连，其中一个关节发生损伤，都会影响其他两个关节的功能。

跗骨关节可因外伤、马蹄内翻足及其他足部畸形造成损伤。关节损伤会造成疼痛和足部运动受限，这些在临床检查中都可发现。

治疗

通过穿着较硬的鞋子或靴子进行保守治疗通常有效，但如果无法控制疼痛与畸形，就需考虑三关节融合术。

三关节融合术：是距舟、跟骰和距下三个关节的关节融合术，通过手术将跗骨固定成一块骨头（图25.3）。术后踝关节和跗骨间关节运动不受影响，但内、外翻运动功能将丧失。该手术常作为患者成年后遗留畸形的最终治疗。

距周全关节融合术：距周全关节融合术是在三关节融合的基础上再进行踝关节融合，通常在距骨外伤受损或缺血坏死时使用。

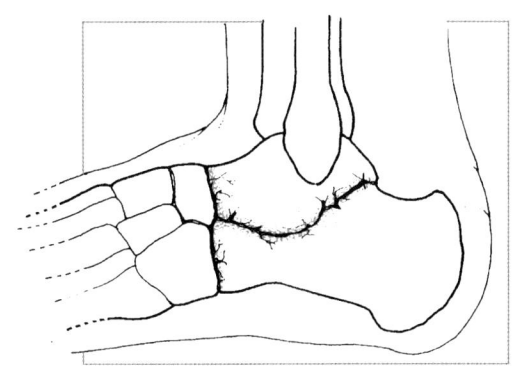

图25.3 三关节融合，融合跟骰关节、距舟关节及距下关节

Köhler症

与发生于髋关节的Perthes症和发生于腕关节的Kienböck症相似，Köhler症是一种血管性骨软骨炎，会造成舟状骨的塌陷。受损关节处产生疼痛，受损骨质变得敏感。X线平片显示骨密度增高，伴有骨质塌陷，并在2~3年的时间内逐渐重新成骨。新骨的形状与原骨不同，但常能提供良好功能。

治疗

本病无须特殊治疗。

Sever症

Sever症的发生与膝关节发生的Osgood-Schlatter症和Sinding Larsen症相似，是跟腱附丽点的牵拉性骨突炎。本病多发于12岁左右的男孩，患者在跟腱附着于跟骨处发生疼痛及压痛。

治疗

本病无需治疗，在12个月内症状即可消失，穿鞋跟稍高的鞋有助于缓解跟腱紧张。

跟腱炎和腱旁组织炎

跟腱周围的腱旁组织可能因反复摩擦而受损。这在运动员中常见。

治疗

如果休息、增高鞋跟和注意运动技巧都不能使病情好转,可以在肌腱与腱旁组织间隙中注射类固醇治疗,但注意不可将药物注射入肌腱。

对某些顽固病例,可通过手术将腱旁组织从肌腱上分离。

跟腱部分破裂

跟腱内部的纤维有时会在不影响肌腱连续性的情况下发生破裂。这类患者挤压试验呈阴性,肌腱中部产生梭形肿胀并疼痛。

治疗

症状常在12~18个月内消失,且增加鞋跟高度会对治疗有所帮助。如果这段时间之后症状仍然存在,就要对肌腱进行检查。通常在原来发生内部纤维破裂的部位会有囊肿或软化灶形成。

屈肌腱及腓侧肌腱炎

腓侧肌腱和屈肌腱被屈肌腱鞘包绕,在肌腱从小腿进入足部的转角处易发生腱鞘炎而影响肌腱,尤其是在有踝关节或距下关节外伤的情况下。

治疗

服用抗炎药及腱鞘内类固醇注射可以收到良好疗效。

习惯性腓骨肌腱半脱位

腓骨肌腱经过外踝后方的狭窄沟槽,可以突然滑脱出沟槽而移到外踝前方。患者会感到踝关节不稳和容易摔跤。

治疗

保守治疗很少有效。若有必要,可行肌腱走行沟槽的骨阻挡术。

足底筋膜炎

足底筋膜炎是一种常见且麻烦的疾病,它由跟骨跖腱膜附着部应力刺激引起,患者走路时会产生疼痛(图25.4)。

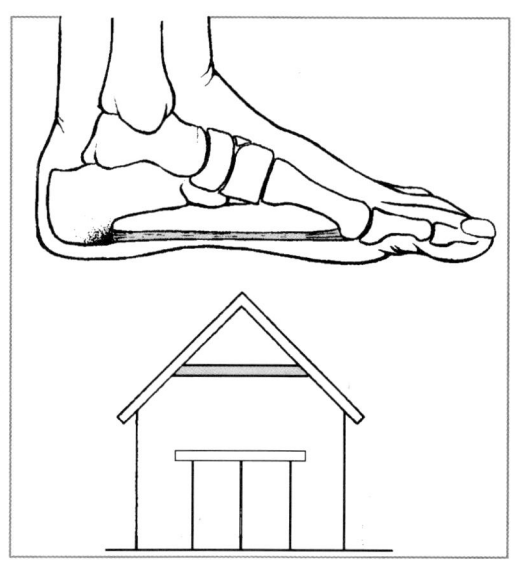

图25.4 足底筋膜炎。跖腱膜象房梁一样支持足内弓,其后方附着处可能发生炎症,引起疼痛

查体会发现跖腱膜跟骨附着部压痛,X线平片可能显示同一部位有骨刺生成,除此之外,再无其他异常(图25.5)。

治疗

稍微增加鞋跟高度和鞋内填充较硬东西通常可以缓解症状。医生常会建议

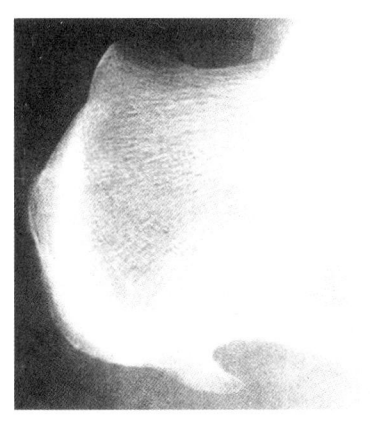

图 25.5 足底骨刺

进行类固醇注射,但注射过程疼痛且效果也不好。切除 X 线平片上骨刺的想法较为吸引人,但常难以奏效。

"足后跟结节"

足后跟结节或外生骨疣发生于跟腱外侧,尤其影响青少年穿鞋问题。

结节常在 11 岁左右出现,当生长完成时就不再引起疼痛。

治疗

如果结节很大且带来疼痛,就需手术将其切除,但这是一个很复杂的手术。手术除了切除原有结节外,还需切除潜在骨性肿块、瘢痕及软组织肿胀物,这就使得手术十分复杂。此外,还可以考虑跟骨截骨术治疗。

距舟间骨栅

距骨、舟骨及其他跗骨有时会被一块骨头相连,这个骨块是先天性异常。会完全阻碍距下关节运动,在足扭转时造成疼痛。

在有些患者,这些"骨栅"实际是纤维组织而不是真正的骨组织。因此,尽管有异常存在,关节活动还是可能的。

治疗

随着患者的生长,症状会逐渐消退,穿着支持性鞋类也有助于症状的消退。只有极少数的患者需要进行手术切除骨块。

腱鞘囊肿

足背部关节较为表浅,就像手背关节一样,腱鞘囊肿可能导致很复杂的症状。在对患者下诊断前一定要确认肿胀处不是跗短伸肌肌腹,因为跗短伸肌肌腹有时看上去与腱鞘囊肿、脂肪瘤和软组织肿瘤十分相似。

治疗

只有在囊肿持续不消退且疼痛时才考虑切除术。与手部腱鞘囊肿相似,术后疤痕及肿胀可能会比原发囊肿还麻烦。甚至疼痛会在术后持续 6 个月。

足背外生骨疣

足背部是外生骨疣的多发区,尤其是舟骨和楔形骨连接处。肿胀会影响到穿鞋问题,有时骨疣上会生长出滑液囊。

治疗

如果肿物带来诸多不便,就应手术切除。

嵌甲

由于趾甲是弯曲的,它的边缘有可能深入到足趾的肉质中(图 25.6)。跗趾甲内侧缘常发生嵌甲,深入足趾肉质中,每走一步都会对软组织造成损伤。受损

426 简明骨科学

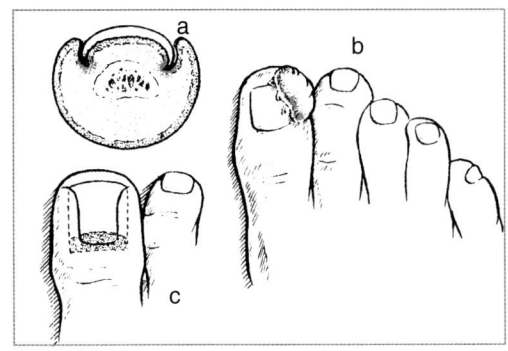

图25.6 嵌甲：(a)趾甲卷曲进入肉里；(b)周围组织肿胀、发炎，可能发生感染；(c)如果保守治疗无效，应去除趾甲与甲床

区域可能发生感染，在大趾甲的内侧缘造成慢性感染性肉芽肿病变。

治疗

以下三种保守疗法（图25.7）通常有效：

1. 定期清洗。
2. 在趾甲边缘下放置小片脱脂棉。
3. 使趾甲长出足趾末端。先将趾甲尽可能地减短，保留趾甲缝嵌甲处指甲若矛状，等趾甲生长超过足趾末端时再将嵌甲从易受累软组织中取出。

手术疗法：如果保守治疗失败，可采取以下手术方法进行治疗：

1. 拔甲。
2. 趾甲楔形切除。
3. 切除趾甲及甲床。

拔甲：可通过手术使感染部位暴露，同时减少其上的压力，以使感染消退，但不能改变趾甲形状。因此，趾甲再次长出时，嵌甲会复发。

趾甲楔形切除：比拔甲更为积极。手术除了拔除趾甲、切除感染发炎的内侧甲沟外，还将内侧1/3的甲床切除。

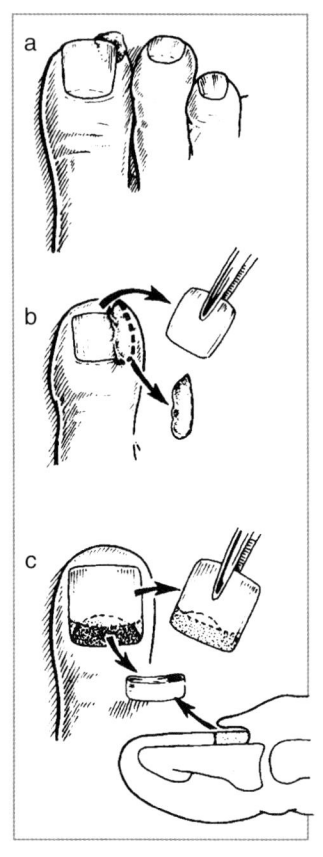

图25.7 嵌甲的治疗：(a)用小块棉花保护趾甲锐缘；(b)拔甲、切除炎性组织；(c) Zadik手术拔甲、清理甲床

这可以阻止内侧1/3的趾甲再生，从而使得伤口愈合。但本手术会使趾甲变得较窄。

切除趾甲及甲床：如果趾甲楔形切除后病症仍然存在，就需将趾甲与趾甲生发组织一同切除。该手术也称Zadik手术，术后在趾甲处形成纤维性瘢痕。

这些手术在实际操作中都很难，因为在甲褶等处皮肤及其他组织都像信封一样反折，这就要求手术中细致、彻底地处理拐角部位。

如果清理不够彻底，甲床转角处再次长出角样指甲，此时需要二次手术切除。通过在趾甲生成组织处涂抹苯酚，可以将复发率降至最低。苯酚也可用于防止趾甲楔形切除后复发。

麻醉：如果足趾没有感染，手术仅需局麻，使用利多卡因进行环形阻断。足趾手术麻醉时，利多卡因中不能添加肾上腺素，因为它会造成动脉痉挛，进一步引起局部缺血和坏疽，甚至导致截趾。此外，局部麻醉药剂的扩散可能导致感染的扩散，因此在有感染迹象时，手术应在全麻下进行。

钩甲

在一些老年人，他们的踇趾甲增厚严重，且伴有畸形，形如钩爪（图25.8）。

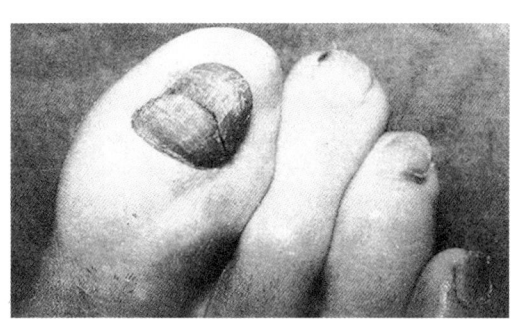

图 25.8　钩甲

治疗

由于趾甲坚硬，切除增生部分十分困难，因此需要去除整个趾甲。钩甲时增生的骨质从甲床及甲褶中长出，因此这些结构均须切除。

僵踇

僵踇是指"踇趾僵硬"，由第一跖趾关节骨性关节炎造成（图25.9）。本病病因未明，但推测可能是早期跖趾关节持续损伤所至，因为本病患者在二三十岁时表现出的骨性关节炎症状与一些五十岁老人的症状相似。本病不会扩散影响到其他关节，因此患者担心患致残性关节炎的顾虑可以打消。

临床特征

由于关节面损伤，第一跖骨头骨赘形成，造成趾的背屈受限。足趾变得越来越硬，逐渐固定在屈趾位。这会造成以下三种后果：

1. 患者仅在赤脚时能舒适地走路，女性患者发现自己无法穿着高跟鞋走路。

2. 由于大趾伸展能力的丧失，"跨大步"的幅度将减小。

3. 为了避免体重集中在踇趾，患者常会蜷起脚以外侧着地，而不是用跖骨头着地、受力。这种异常步态会导致踝关节与膝关节的疼痛。

临床检查时，可以在第一跖骨头处触及骨赘，踇趾所在部位的鞋底也比其他部位磨损得严重。

保守治疗

保守治疗包括穿着低跟鞋子和在鞋底加入跖骨支撑块，这样可以大大减少第一跖趾关节的受力。跖骨支撑块使得患者在行走时很不舒服，有时甚至造成患者摔倒。如果这些治疗方法无效，就需进行手术治疗。

手术治疗

骨赘切除及截骨：在近节趾骨切除骨赘及截骨可能有效，但病情会复发。

切除型关节形成术（Keller手术）：手术可能有效，但形成的假关节也会僵硬（图25.10）。

关节融合：手术可靠，但术后踇趾的

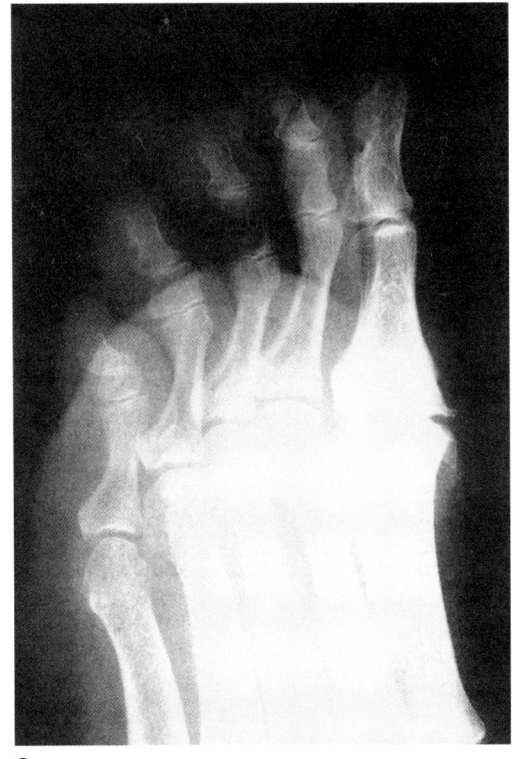
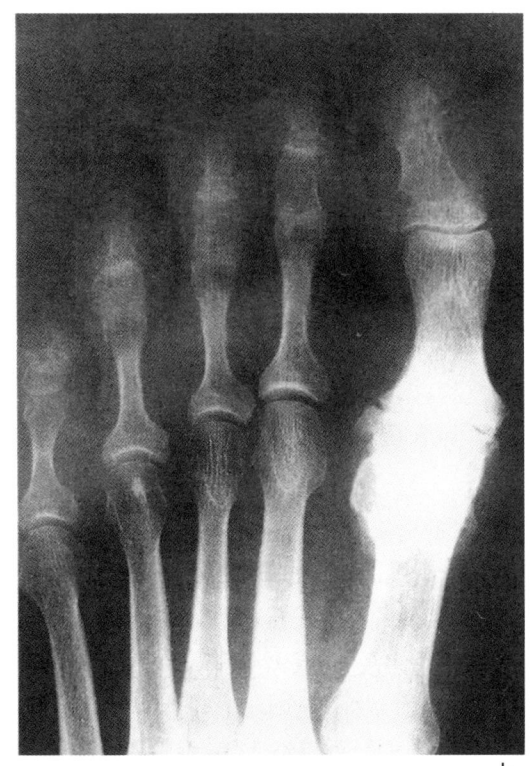

图 25.9 僵踇。由第一跖趾关节早期骨性关节炎引起

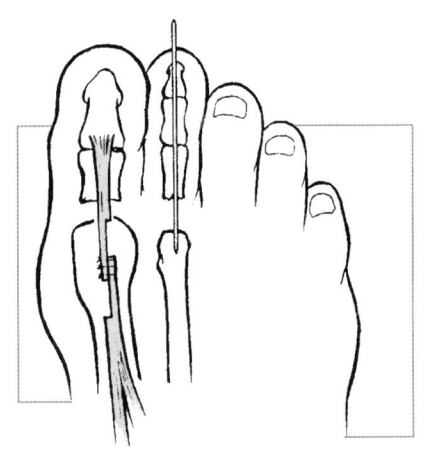

图 25.10 Keller 手术矫正踇趾外翻，同时矫正第二趾。修平第一跖骨外生骨疣，切除近节趾骨基底部，延长肌腱。第二跖骨的位置利用克氏针纵向穿入矫正

位置使得挑选鞋子十分困难，手术通常仅适用于男性患者。手术将踇趾固定于轻微内收背屈位，以满足患者术后行走、穿鞋需要。

插入型关节形成术：通常在关节间插入硅胶间隔物，但同其他加入外来物质的手术一样，术后会发生疼痛和炎症。

踇外翻

引起踇外翻（图 25.11）的原因尚不明确，有些说法认为是穿着带尖鞋及高跟鞋造成的，但这些说法都站不住脚。本病发病有一定的家族性，同时在原始部落赤脚走路的人中多见。根本就没有证据能够证明穿鞋会对本病产生或好或坏的任何影响。当然，在已经发病情况下若穿鞋不合适，也会加重病情。

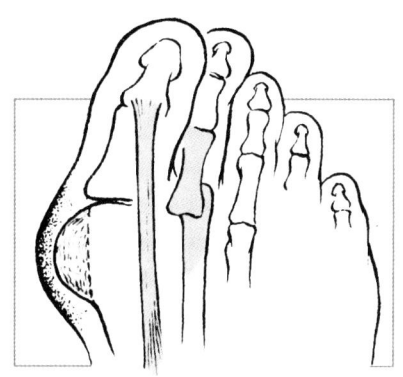

图 25.11 踇外翻的晚期病理变化。第一趾外翻,第二趾从其上方或下方跨过,第二跖趾关节脱位,拇长伸肌呈弓弦样拉紧加重畸形。第一跖骨头外生骨疣处滑液囊炎症

主要有两类人易患踇外翻。第一类是青少年和年轻成人,发病通常呈家族性的,发病首先引起第一跖骨内翻。这类患者的关节面常常完好无损。

第二类患者多是老年女性及少量老年男性,其发病常由第一跖趾关节退行性病变引起,或继发于邻近足趾的畸形(图 25.12,25.13)。这两类患者的病因差别很大,需要采取不同的方法治疗。

保守治疗

保守治疗不能从根本上纠正畸形。使用海绵垫或夹板可能使患者在行走时舒适些,但不能阻止疾病进展。

外科鞋对于年老体弱、不合适进行手术矫正的患者十分适用,但这种鞋子不易被年轻患者接受。

手术疗法

多种手术均可达到治疗效果(图 25.14):

1. 跖骨截骨术;
2. 外生骨疣切除术;

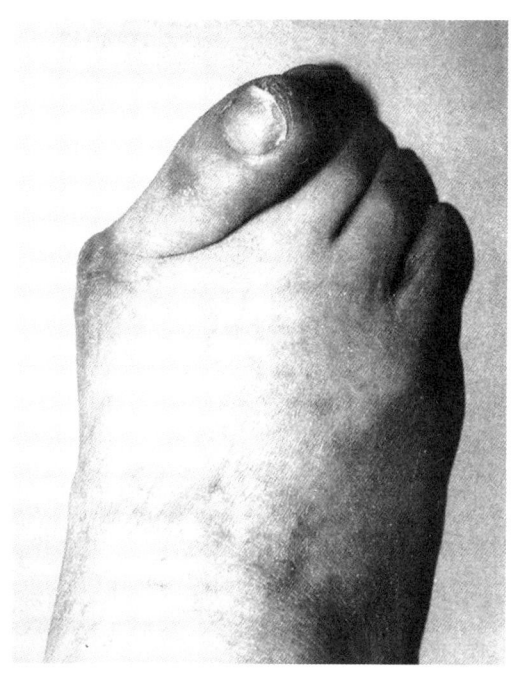

图 25.12 老年患者踇外翻,踇趾骑在第二趾上

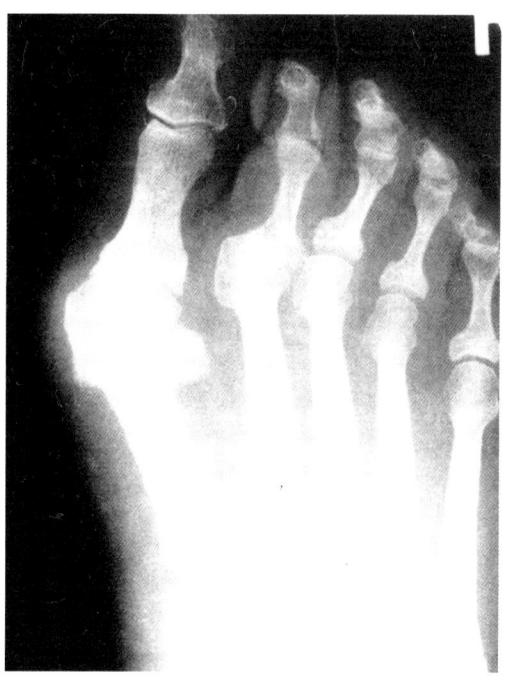

图 25.13 踇外翻的 X 线平片,伴第一跖趾关节早期骨性关节炎及第二跖趾关节脱位

3. 切除型关节形成术(Keller 手术);
4. 关节融合术。

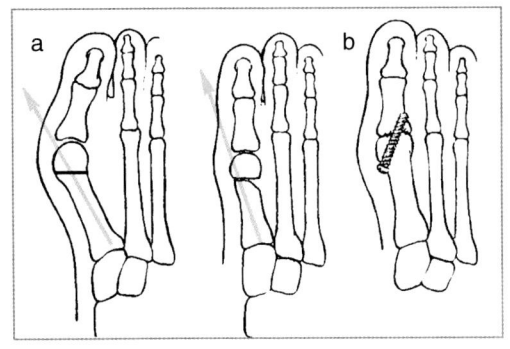

图 25.14 （a）年轻患者行跖骨截骨术以纠正早期第一跖骨内翻及姆外翻。（b）第一跖趾关节融合术

跖骨截骨术：对年轻患者多采用此手术，通过向外侧及小范围向下调整拇趾及跖骨头的位置来矫正畸形。跖骨头小范围的调整是为了使其受力平衡。本手术适用于关节完整的年轻患者。

外生骨疣切除术：如果患者主诉跖骨头骨性肿胀，就有理由将骨疣切除，但需要告知患者：即使骨疣切除后，足部畸形仍有可能发展。

切除型关节形成术：又称为 Keller 手术（图 25.10），术后姆趾较正常稍短，且更"松软"。姆趾变短会造成籽骨向后滑动，使跖骨头失去支持，从而导致前足疼痛。本手术适用于有关节炎或为继发性畸形的老年患者。

关节融合术：本手术最常用于男性患者其他足趾继发性畸形的治疗（图 25.14b），有时也会用于姆外翻的治疗。

治疗方式的选择：治疗方式的选择很大程度上取决于患者的年龄。青少年畸形通常由第一跖骨内翻造成的，表现为代偿性的足趾外翻。此时病情可能快速发展，保守治疗没有疗效，需进行跖骨截骨术治疗。

老年患者的问题常在于跖骨头外生性骨疣或其下滑囊病变。这种滑囊病变肿块常被称为姆囊炎，有时会出现红肿、疼痛或感染（见下）。

如果出现跖骨内翻的现象，就需切除外生性骨疣和滑液囊，并进行截骨。如果没有出现跖骨内翻，或在姆外翻之外还有退行性骨性关节炎，外生性骨疣切除术和切除型关节形成术是更好的选择。

姆囊炎

患者会抱怨其病症为"姆囊炎"，但对不同患者，姆囊炎意味着不同病变（图 25.15）。严格地说，姆囊炎是第一跖骨头上不适当突起的滑液囊或是跖骨外生性骨疣。

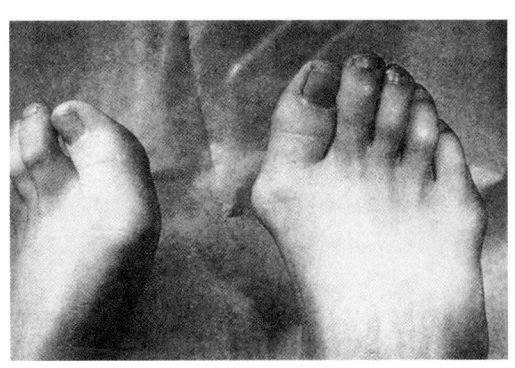

图 25.15 一例轻度姆外翻，可见位于第一跖骨突起骨疣上的滑囊

滑液囊会发生感染，且感染可扩散到第一跖趾关节。糖尿病患者会因此导致坏疽，类风湿性关节炎患者会因此而皮肤愈合缓慢。

治疗

柔软的鞋垫和舒适鞋子可以缓解多数患者的病痛。如果不能解决问题，就应考虑手术治疗。

在没有姆外翻的情况下，姆囊肿切除术对去除肿物和滑液囊疗效很好。当出现姆外翻时，单单切除姆囊肿是不够的，事实表明，手术反而会加重畸形的程度。

继发性畸形
其他足趾的侧方移位

姆外翻可能将其他足趾挤向外侧，有时甚至会出现其他四趾位于横位姆趾上的现象。

治疗

尽管手术矫正所有畸形是可行的，但对于严重畸形的老年患者来说，使用外科鞋治疗比进行大范围矫正手术更好。

第二趾间关节脱位

第二跖趾关节在趾屈时常发生趾间关节半脱位。有些患者近侧趾间关节脱位，使得足趾固定在跖屈位，造成近节趾骨附于第二跖骨背侧（图25.11）。

治疗

保守治疗没有效果，通过手术切除趾骨基底部或近侧趾间关节融合术可以使足趾恢复到较好位置。

如采取Keller手术，可用纵行克氏针将足趾固定。

趾甲下外生性骨疣

远端趾骨背侧的小外生性骨疣会造成剧烈疼痛，此病变为良性病变（图25.16）。

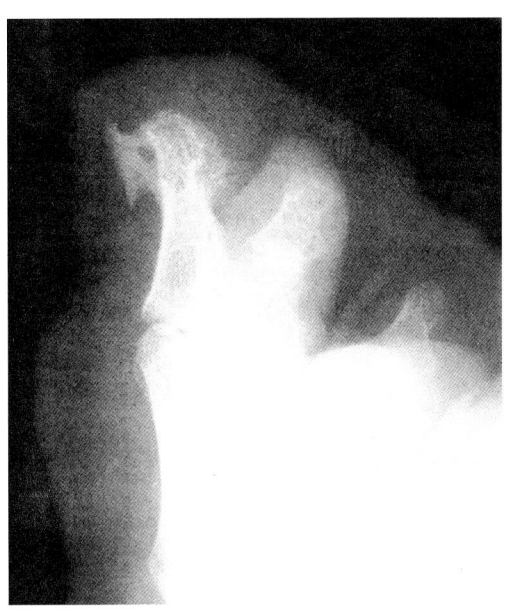

图25.16 趾甲下外生骨疣

治疗

切除外生性骨疣是唯一有效的治疗方法。

锤状趾

锤状趾在相关章节已有描述。继发于姆外翻的锤状趾需治疗姆外翻。锤状趾如不加以治疗会导致邻近趾间关节滑囊病变，或是造成第二跖骨头下的鸡眼。

治疗

近侧趾间关节融合术可以矫正畸形，但仅能在跖趾关节正常情况下采用。如果跖趾关节发生了常见的脱位，就需将趾骨基底部一同切除。

槌状趾

槌状趾（图21.20）是远端趾间关节的先天性畸形，通常为家族性发病。槌状趾会影响到穿鞋问题，并使得末端趾骨产生水泡。

治疗

保守治疗没有效果。但若没有严重症状,通常不对畸形进行处理。如果畸形对趾尖产生了巨大压力,常需进行末段趾骨的关节融合或截趾以解除病痛。

跖痛症

前足疼痛又称跖痛症,可由多种因素引起。例如,Keller 手术等前足手术和第二趾脱位等都会造成跖骨头增生,引起疼痛。

治疗

如果使用软鞋垫无效,就需进行跖骨截骨术来缓解疼痛。手术可将跖骨头置于更好的位置,承担其所能承受比例的体重。

Morton 跖痛症

足底内侧神经与足底外侧神经在足底第三、四跖骨头间汇合(图 25.17)。此处,神经纤维会受到很大的压力,导致神经纤维化。由此会使神经纤维增粗增大,被称为 Morton 神经瘤。

Morton 神经瘤患者的主诉十分有特征,他们会描述其感觉为"鞋里有石头",并伴有第三、四趾邻近部位的刺麻感。

临床检查第三、四趾间时会发现触痛,可能还伴有足趾感觉减弱,足部两侧加压时点击该处会产生疼痛。此部位的同样症状和体征也可由腱鞘囊肿引起。

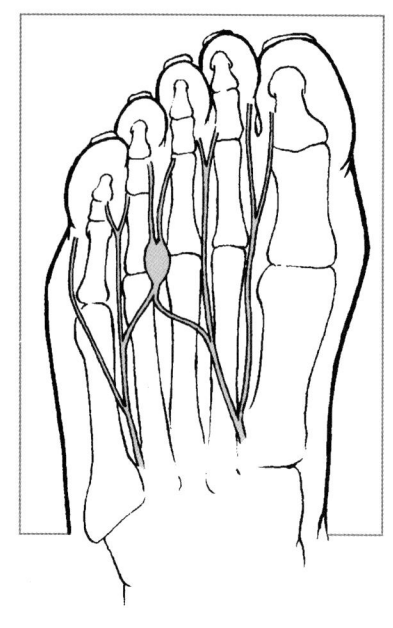

图 25.17　Morton 跖骨痛

治疗

有时使用软鞋垫支持跖骨骨干会有一定疗效,但如果症状不能消除并造成运动困难,就需切除神经瘤。

Freiberg 症

跖骨头可在青春期受到 Freiberg 症的影响,Freiberg 症是与 Perthe 症(图 25.18)相似的血管性骨软骨炎。该病通常累及第二、三跖骨头。

治疗

本病无须专门治疗。

类风湿性关节炎

类风湿性关节炎会损伤全身的小关节,因此足部易受影响。足部与手部发病相似,都伴有其他并发症,使患者行走时疼痛。

跖趾关节受累是个尤为突出的问

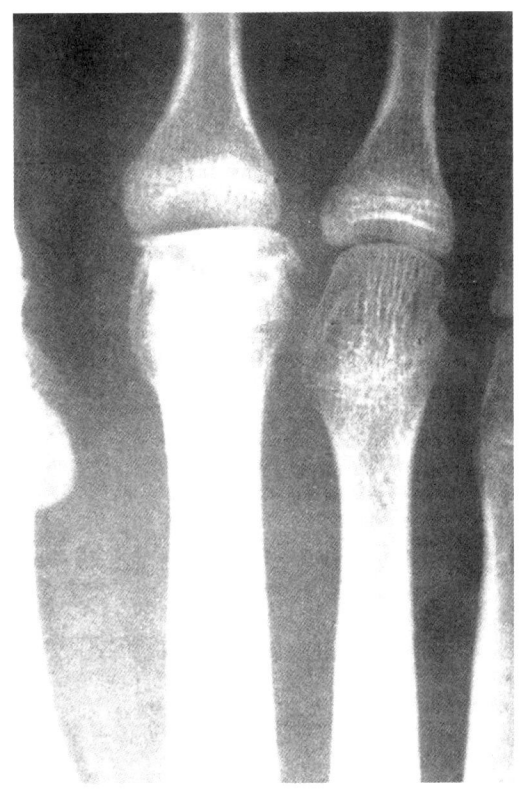

图 25.18 跖骨头处 Freiberg 症

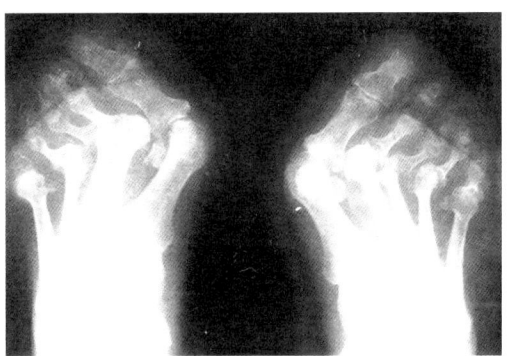

图 25.20 前足类风湿性关节炎伴骨破坏和跖趾关节脱位

题。随着组织功能减弱，趾骨向背侧移动，造成骨损伤，并使原来位于跖骨头下方承重横垫移动到足趾下方（图 25.19，25.20）。使得跖骨头与地面间仅由萎缩的肌腱和薄薄的皮肤相隔。跖骨头会磨损皮肤，造成感染和进一步的

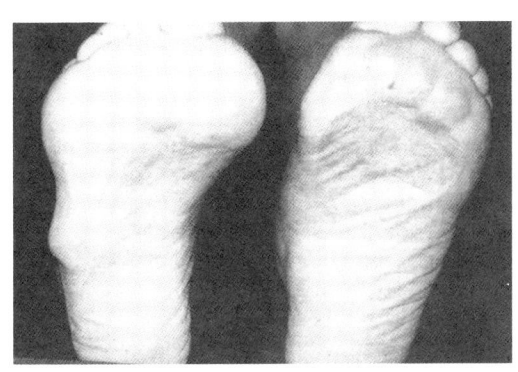

图 25.19 足部类风湿性关节炎，可见突起的跖骨头及类风湿结节

骨损伤。

治疗

可以通过穿着软鞋进行保守治疗，同时需要关注足底皮肤的变化，加强足底皮肤护理。突起的外生性骨疣和跖骨头可以造成皮肤损伤，皮肤病变会很快延伸到骨质层面，在患者使用类固醇药物时最为明显。

如果保守治疗无效，就需进行前足关节形成术，去除所有的跖骨头，并将足底软组织的承重横垫复位回原跖骨头下方。这是一种可靠的手术，可以收到较好的长期疗效。

疲劳性骨折

疲劳性骨折已在相关章节提及。

痛风

有关痛风的描述详见相关章节。传统认为只有第一跖趾关节会受累及，但实际上其他关节也常受到累及。

扁平足

全身性韧带松弛会对足部造成与其

他部位相似的改变。当足部承重时,由于韧带松弛,会造成足弓变平。儿童患有扁平足时,趾尖站立或平躺在检查床可使足弓恢复正常,在相关章节已有叙述。

扁平足疼痛是一些距下关节、跗骨关节退行性骨性关节炎患者疼痛的原因。

尽管扁平足会造成行走时疼痛,但鸡眼、疣和跖骨头突出是更常见的引起前足疼痛的原因。

治疗

除了穿着舒适的鞋子和支具支持足内侧弓外,没有更好的保守疗法。大多数患者即使足部畸形也能很好的生活,仅极少数的患者会发生残疾,需要通过三关节融合术调整其足部骨骼的位置。对年龄较大的患者,特制的外科鞋会起到一定帮助作用。

足弓塌陷

足弓塌陷或减弱是民间俗语。通常指患者在行走时发生疼痛,有时患者甚至没有足横弓,起到作用的仅仅是内侧足弓。

弓形足

足弓增高可由先天性骨性畸形引起,也可能是神经性疾病造成的,例如屈肌群痉挛。

治疗

假如没有潜在的神经性病变且足部运动功能良好,穿着舒适的鞋子是唯一需要的治疗。如果足部疼痛或因其他原因感到不适,可以通过截骨术或软组织减压缓解症状,以使脚掌可以着地运动。

神经障碍

骨科临床中的一个常见陷阱就是容易把严重但罕见的疾病误诊为普通疾病。

患有 Friedreich 共济失调、腓肠肌萎缩和肌营养不良的患者在骨科医师面前都会表现出足部畸形。腓骨肌和腓肠肌萎缩提示医生应该考虑神经性疾病的可能性。

脊柱隐裂和脊柱纵裂都会造成脊髓栓系,使神经根在生长时受到牵拉。足部畸形通常就是这些病症最先出现的临床体征。这些疾病通常会伴有感觉症状和快速起病,这些都可以作为疾病诊断的线索。通常应对突然发病的足部畸形,或足部畸形伴感觉症状者加以谨慎检查。

趾尖行走症

儿童长期依靠趾尖行走的症状详见相关章节。

其他足部疼痛

不应忽略其他原因引起的未看医生的足痛患者。在足部疾病的诊断、治疗上,有时修脚工和足疗师可能比骨科医生做得更好。

刘常浩 译
吕昌伟 孟国林 校

第26章 脊柱疾病

颈椎疾病

急性椎间盘突出

由于颈椎较为灵活，椎间盘由此承受了很大应力。颈神经根穿出椎间孔时容易受到突出椎间盘的压迫（图 26.1）。相比腰椎间盘突出，颈部椎间盘突出的部位更加靠外，且常只影响到一个节段。

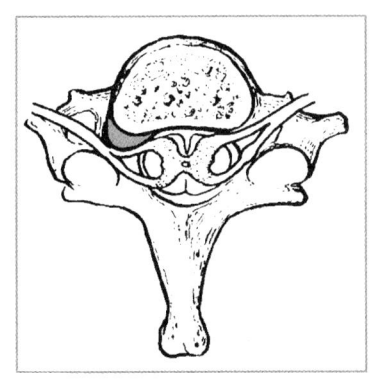

图 26.1 颈椎椎间盘突出压迫颈神经根

与腰椎间盘突出时的下肢疼痛、感觉改变及功能障碍类似，颈椎间盘突出常伴前臂和手部桡侧的疼痛与感觉障碍，以 C_5~C_8 神经根症状最为常见。其中，C_8 突出常造成抓握无力，而 C_5~C_6 突出造成肘部屈伸无力。

同时颈部运动也会受到影响，表现为患侧颈部屈伸和旋转障碍。

治疗

保守治疗：通常止痛、休息、佩戴颈围及牵引会缓解疼痛症状，但当疼痛迁延且十分严重时，应急诊行椎间盘切除术。

手术治疗：椎间盘切除术可以缓解疼痛、改善神经功能，但相比腰部椎间盘切除术，颈部手术更容易造成颈椎失稳，使神经根在椎间盘切除后仍然易受到激惹。为了避免此问题，可于颈椎椎间盘切除术同时行颈椎融合术。所谓颈椎融合术就是在相邻椎体间插入骨块以使其融合。但颈椎融合会使其他正常的椎间盘过度负荷，目前仍存在争议。

颈椎病

对 40 岁以上人群，颈椎病和腰椎病普遍存在，但常常没有症状。

脊柱病有别于骨性关节炎，其病变部位在椎间盘周围，而骨性关节炎的病变则在滑膜关节内（图 26.2）。脊柱小关节属滑膜关节，理论上可发生骨性关节炎，但实际上因小关节无关节腔而不会发生骨性关节炎。为便于操作，临床中常将这两种疾病综合在一起，称为退行性关节病。

颈椎病者常有颈部钝痛，向下放射到肩部及手臂上部并影响其运动。这种

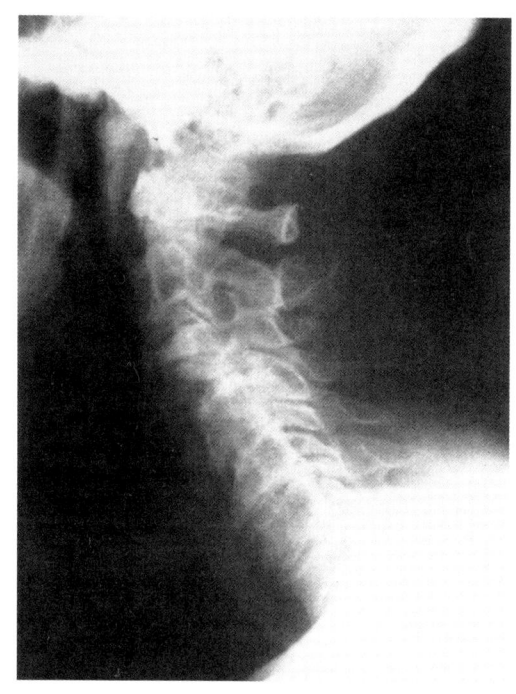

图 26.2 颈椎病，患者同时有先天性 C_2、C_3 融合

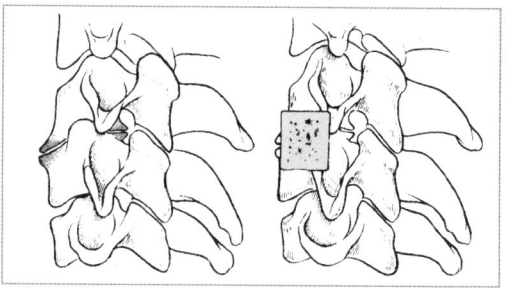

图 26.3 颈椎融合。使用骨块限制运动，同时保留受累椎体

疼痛容易与由冈上肌肌腱炎或其他肩部疾病引起的疼痛混淆。

治疗

常规疗法是热疗、休息、消炎镇痛药及颈围支持。当症状有所消退时，患者适当锻炼以恢复运动功能十分重要。但要说明的是，到目前为止，仍没有科学研究证明锻炼可影响疾病自然进程。

或许法国文学家 Voltaire 道出了其中的真理："一个好医生只是成功地消除了患者的顾虑，而消除病症则是自然的功劳。"

脊柱病一般无须手术治疗，仅在患者疼痛逐渐发展并到达严重地步时才考虑手术（图 26.3）。

类风湿性关节炎

类风湿性关节炎除对手、足等小关节造成严重损害外，同时会对颈椎产生影响（图 26.4）。其中，寰枢关节因横韧带周围环绕着大量滑膜襞而最易受到累及。如果横韧带牵拉寰椎，就会造成头部前倾，同时枢椎齿状突将压迫颈髓，产生四肢麻痹症状。

以下症状对于麻醉师来说尤为重要：一旦病症累及颞颌关节，患者将很难

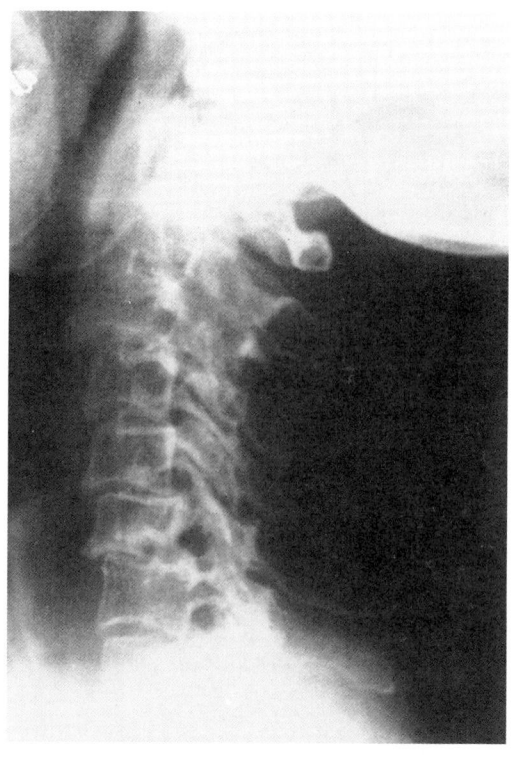

图 26.4 脊柱类风湿性关节炎导致颈椎多节段滑脱

张嘴。如果患者颈部也很僵硬,麻醉医生将很难进行气管插管术,用手搬动患者头颈部将十分危险。因此,类风湿性关节炎的患者在麻醉前必须进行颈部放射学检查。此外,所有医护人员,特别是康复病房的医护人员,要明确认识到搬动类风湿性关节炎患者脖子的潜在危险。

治疗

佩戴颈围通常是有效的治疗方法,但疼痛持续或神经功能受损时,应考虑行寰枢椎融合术。

急性斜颈

严重急性颈痛可由多种因素引起,如急性颈椎间盘突出、肌肉痉挛、创伤性小关节面骨性关节炎、淋巴结炎或是未确诊的颈椎脱位。

治疗

治疗一般依据病因而定。在排除严重损伤前提下,颈部疼痛强直多采用颈围支持、保暖及止痛治疗。

颈肋

病变表现为 C_7 与第一肋之间有残留的"肋骨样骨"或纤维组织存在。由于臂丛神经从其上走行,当患者有颈肋时往往会出现手臂神经症状。T_1 神经分部区手臂内侧疼痛常要考虑鉴别颈肋。

治疗

当影像学检查表明完全或不完全颈肋时,必要时行手术切除治疗。保守理疗增强上肢带肌力量往往无效。手术效果明确,但由于颈根部属"高危区域",手术必须由熟知这一区域的外科医生进行。

先天性短颈(Kilppel-Feil 综合征)

Kilppel-Feil 综合征包括由两块或多块颈椎融合导致的短颈和颈部活动受限(图 26.5)。这种疾病多有家族遗传史,并伴有脊柱侧凸。莎士比亚作品中的查理三世可能就是 Kilppel-Feil 综合征患者。

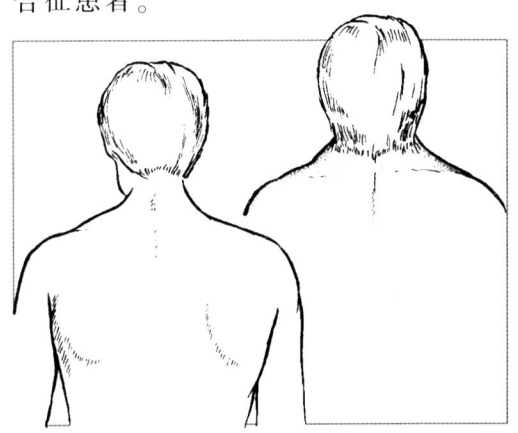

图 26.5 Klippel-Feil 综合征,呈现短颈、蹼颈及低发际

治疗

尚无针对性的治疗手段,但对脊柱侧凸可加以矫正。

先天性高位肩胛(Sprengel 肩)

Sprengel 肩是一种先天性畸形,患者肩胛骨较小且位置异常偏高(图 26.6)。这种畸形可在双侧发生。目前对其发病原因仍无较好解释,常认为是肩部骨骼及肌肉发育障碍造成,并伴先天性脊柱畸形。

治疗

早期进行肩胛骨上缘肌肉松解可使患者肩部形态有所改善。

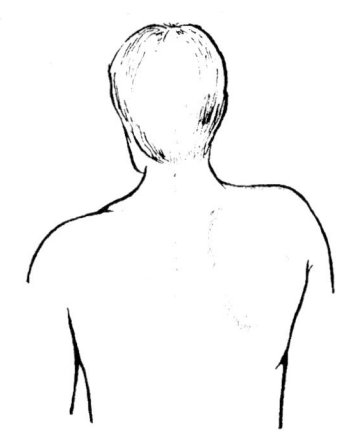

图 26.6　Sprengel 肩,肩胛骨高位固定

先天性半椎体畸形

先天性半椎体畸形(图 26.7)及其他畸形常与神经系统发育异常相关。

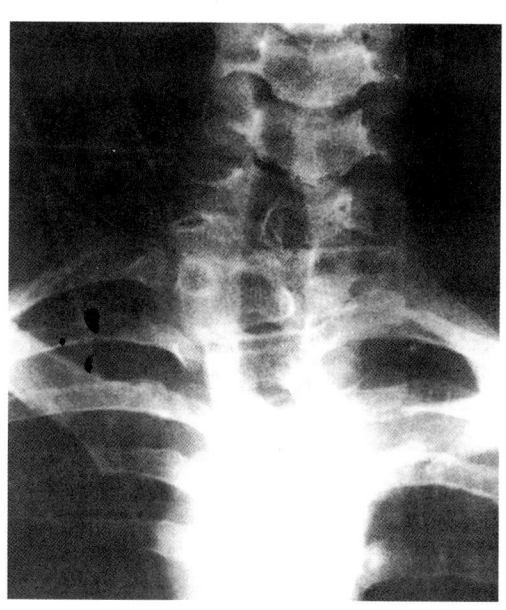

图 26.7　先天性半椎体畸形,右侧有额外的椎骨和肋骨

神经痛性肌萎缩

神经痛性肌萎缩是一种少见疾病,其发生可能与臂丛神经斑块状脱髓鞘作用相关,有时在接种疫苗后产生症状。像神经性股痛一样,这种疾病的诊断十分重要。它所表现出的神经性特征易与脊柱病混淆。

其特征为:

1. 类似椎间盘突出的突发、剧烈手臂疼痛。

2. 随着疼痛减轻,会发生部分上肢带肌麻痹。病变常累及前锯肌神经而造成"翼状肩"畸形。

3. 受累区域发生失用性肌肉萎缩。

治疗

在排除其他疾病情况下可不需特殊治疗。疼痛通常在数周后自然消退,但完全康复需 2 年以上。

急性颈项强直

颈部疼痛并不都是由椎间盘突出或颈椎病引起。急性颈项强直常由小肌肉撕裂、小关节紊乱或一些不明显原因引起。

治疗

这些疼痛症状通常在数日或数周后会自然消退,佩戴颈围可以减轻疼痛,适当按摩也可缓解疼痛。

小儿斜颈

见相关章节。

腰 椎 疾 病

背痛

一年中,人们受背痛影响而耽误的工作时间往往多于其他疾病。因此,解决背痛成了骨科医生的首要任务,一些医生1/4的工作都在处理背痛问题。

在未明确诊断前就手术治疗背痛很不理智。过去，人们过度依赖手术治疗背痛，但其结果常难以令人满意。有些患者术后并未好转，甚至出现病情恶化。因此，长久以来，脊柱手术尤其是脊椎融合术，理所应当的不被人们看好，常常引起严重疼痛和脊柱强直，反而给患者造成了更大的痛苦。

背痛本身并不是一种骨科病症。事实上，理疗科或风湿科医师会对背痛有更好的治疗手段。让所有腰背疼痛患者去看骨科医生，就好像是让所有的头痛患者去看牙医。然后不幸的是，因为历史原因，大多数背痛患者还是会选择骨科医生进行诊治。

脊柱手术当然是骨科问题，一些脊柱专业的医生会治疗脊柱疼痛。只有在确诊病症由解剖损伤引起时才会进行手术治疗，并将手术适应证限制如下：

脊柱手术适应证：
1. 有神经症状的椎间盘突出，行椎间盘切除术。
2. 脊椎滑脱或椎间盘失稳造成脊柱失稳。
3. 脊柱侧凸、后凸及其他脊柱畸形。
4. 肿瘤占位或感染。

注意：适应证中不包含背痛！

急性腰肌劳损

腰椎肌肉劳损或韧带拉伤造成的急性腰背部疼痛，其界限不超过膝关节，且无明显神经性异常。症状往往由突然的剧烈运动造成，也可在肌肉僵硬基础上由反复轻微运动诱发。

通常，过瘦人群由于肌肉力量欠缺，易患急性腰肌劳损。同时，那些平时缺乏锻炼的久坐职业者，在周末进行过度的锻炼后，也易发急性腰肌劳损。

此外，久坐后不经适当"预热"就抬重物的人也易发该病。例如，一个在颠簸公路上开了一个多小时车的搬运工，在停车后立即卸货就极易发病。

尽管尚无明确证据，人们通常认为骶髂关节也可急性扭伤。骶髂关节的关节面很大，力学结合强度较差，严重扭伤会造成骶髂周围剧烈疼痛。

预防

"扭伤"通常是由不正确的搬重物姿势引起，多数都可以避免。搬运重物的工人，包括搬患者的护士，都应该知道正确的搬运方法（图26.8）。以下四点尤为重要：

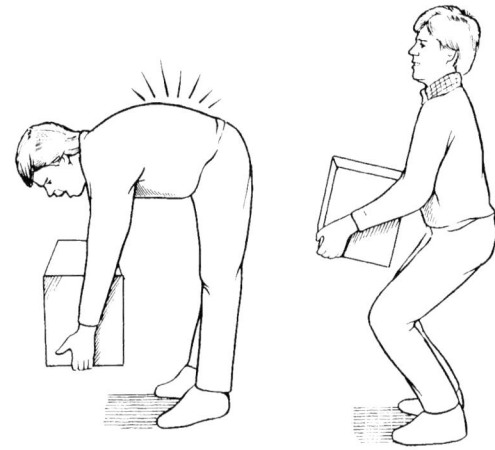

图26.8 错误与正确的搬抬方式，正确搬抬应使重物靠近身体并保持腰部挺直，通过伸膝站起

正确的搬运方法：

1. 不要在脊柱屈曲时搬移重物。这种姿势下，重量会集中在拉紧的韧带和

肌肉上,使其容易受到损伤。正确的做法是挺直腰部搬运。

2. 尽量将重物靠近身体。重物离身体越远,耗费的力量更大。

3. 尽量靠膝关节力量搬运,而不是腰背力量。

4. 量力而行。不要搬移超过自身能力的重物,或多人合作完成搬运。

在工厂,存储重物时一般放置于齐腰高度以减少工人腰部的扭转,或在搬移时使用相关工具,这些措施都将减少扭伤。

治疗

以下是治疗急性腰背损伤的常用方法,其中休息、镇痛、逐渐锻炼最为重要:

1. 休息;
2. 镇痛药;
3. 热疗;
4. 逐渐锻炼;
5. 佩戴腰骶支具;
6. 理疗按摩。

休息:患者应该以最舒适的体位卧床休养,常见姿势为膝部微屈的平躺或侧卧。若卧床困难,可在舒适的椅子上休息。

镇痛:各种止痛药或非类固醇抗炎药均可使用,而不应使用诸如杜冷丁的麻醉剂。

热疗:用暖水瓶或热水袋热敷,对由肌肉、韧带损伤引起的疼痛有很好作用。尽管其机制不明,人们推测其原理是传统的对抗刺激作用。这种方法虽然缺乏科学依据,却能给患者带来较好的疗效。如果热疗不能缓解疼痛,就需到医院就医进行进一步诊治。

逐渐锻炼:当疼痛缓解时,患者可以进行适当的锻炼。但6周内应避免搬移重物,防止发生进一步损伤。尽管这对于防止扭伤复发十分重要,但对于需要靠自身劳力来维生的工人来说,要做到这点还有一定的困难。

脊柱的活动十分重要。如果能够达到脊柱活动的完全动度,就说明肌肉和韧带已经恢复正常。恢复脊柱的完全动度能保证负荷均匀地分布于全脊柱,而不是某些节段。

如果脊柱活动受限,就可能引起进一步的损伤。脊柱僵硬节段易于因突然外力而受伤,可活动节段将承受高于正常水平的应力。因此,患者在回到工作岗位之前要进行循序渐进的锻炼以维持脊柱动度。

腰骶支具:如果患者要求在恢复脊柱完全动度前回到工作岗位,佩戴腰骶支具能减少复发风险。支具可以在患者提拉、搬移重物时保护其腰背部,更重要的是提醒患者注意自己的搬运姿势。

使用脊柱支具仅限于缓解疼痛或预防风险。如果长期佩戴,可能造成脊柱僵硬,肌肉力量减弱,进而容易诱发更多的损伤。

理疗:理疗对劳损通常会有很好疗效,特别骶髂关节损伤。但疼痛是未查明病因引起时,盲目理疗会带来更多的损害。同时,理疗也是一项需要长时间培训的治疗手段,任何没有经验的人都不应随便为他人治疗。一般正骨师和指压按摩师都是很好的理疗师。

鉴别诊断

两种严重疾病可能被误诊为急性腰肌劳损:

1. 腰椎间盘突出与背痛的主要区

别体现在：腰椎间盘突出时，疼痛会蔓延到膝关节以下，并伴有膝关节以下麻木、感觉减弱等神经性症状。通过检查膝关节远端的感觉、肌力及反射情况可对二者加以区分。

2. 脊柱肿瘤，特别是转移性肿瘤。如果怀疑肿瘤，可行影像学检查等。

复发性腰肌劳损

复发性腰肌劳损患者应该去咨询风湿科或康复科医生，在骨科医生那里他们已得不到有效的治疗。

治疗

手术治疗对于复发性腰肌劳损没有效果。治疗急性腰肌劳损方法在此仍然适用，加强疾病的预防尤其重要。除非患者有腰椎不稳，否则脊柱融合的结局更糟。

椎间盘突出

解剖学特点

患者通常认为椎间盘是橡胶垫一样的无活性软骨团块，但实际上它是动态结构。在白天会因压力稍变得扁平，而夜间休息后又会恢复膨胀。椎间盘由一个结实的髓核和环绕髓核的纤维环构成。纤维环由纤维软骨和纤维组织构成，起到连接相邻椎体作用。椎间盘是相邻椎体间的关节，与后柱的两个小关节一起运动，使相邻椎体间产生轻微运动。

椎间盘内部压力由细胞水平的液体吸张力维持。任何原因引起的吸张力减弱都会导致椎间盘内压下降，造成椎间盘破裂。进而导致相邻椎骨间活动度增大，纤维环受到更大的压力。这时常出现钝性腰背疼痛。此时 CT 扫描就可以发现病变，椎间盘注射盐水或造影剂可以再现腰背部疼痛。

随着椎间盘变性加重，会出现纤维环软化，退化椎间盘从环状韧带后方膨出，这种膨出常处于中线稍外（图 26.9）。如果膨出发生在狭窄的椎管并压迫神经根，神经根功能就会受到影响。

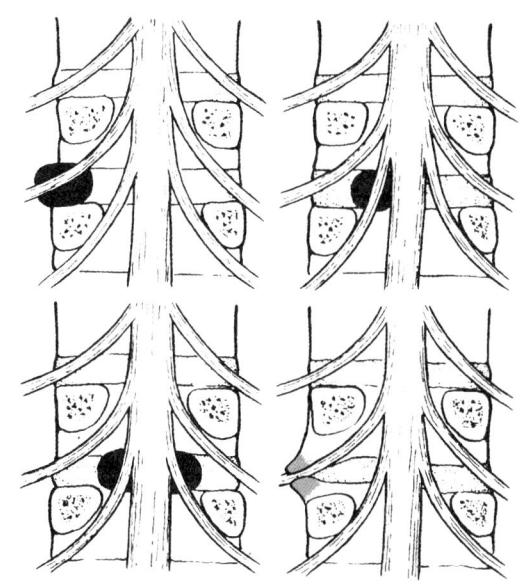

图 26.9 L_4~L_5 椎间盘突出、神经根受压，侧方突出常压迫 L_4 神经根，靠中央部突出常压迫 L_5 神经根，中央型突出压迫马尾。椎管旁的骨赘也会压迫神经根

90% 的腰椎间盘突出发生在 L_4~L_5 或 L_5~S_1 节段。椎间盘突出压迫 L_5 神经根常造成小腿外侧感觉改变、腓骨肌无力和踝关节背伸肌无力。病变累及 S_1 神经根多引起足部及小腿后部感觉改变、踝关节屈肌无力和踝反射减弱。其他后群肌如臀肌、腘绳肌、腓肠肌等的肌力也会下降，并可能造成肌肉功能消失。

临床特征

除非患者有明确的膝以下神经症状

和体征,否则不能诊断椎间盘突出。椎间盘损伤很少引起剧烈的腰背疼痛,因此,把腰椎间盘突出和急性腰肌劳损混为一谈是十分错误的。

如果椎间盘侵犯神经根,人体会通过本体反射调整脊柱曲度,产生"坐骨神经性脊柱侧弯"来减轻其神经根压迫。

由于神经受到影响,直腿抬高这个动作会因疼痛而无法完成,其他查体涉及相应神经也都将呈阳性。

对无法做直腿抬高试验的患者要格外仔细。神经受牵拉而引起的疼痛发生在抬腿 30°以后,而这之前的疼痛则可能因患者恐惧、心理异常、装病等非疾病原因。同时,还要注意那些无法做直腿抬高却可以扶着检查床屈身触及脚趾的患者。这些表征都不是单一器质性病变的所应具有的。

临床查体

一旦决定手术治疗,医生就要知道病变的具体部位,MRI(图 26.10)是主要诊查手段,有时脊神经根鞘造影(图 26.11)和 CT(图 26.12)也能提供一些辅助信息。

鉴别诊断

任何引起神经根刺激或腿部疼痛的疾病都有可能被误诊为腰椎间盘突出,主要包括以下疾病:

需与椎间盘突出鉴别诊断的疾病(图 26.13):

1. 椎管内肿瘤
2. 神经根管内多发性神经纤维瘤
3. 室管膜细胞瘤或其他肿瘤
4. 颅脑肿瘤
5. 强直性脊柱炎
6. 骨盆内病变
7. 髋关节骨性关节炎
8. 脊柱病
9. 装病(诈病)
10. 椎体肿瘤
11. 结核病
12. 传染性椎间盘炎
13. 间歇性跛行

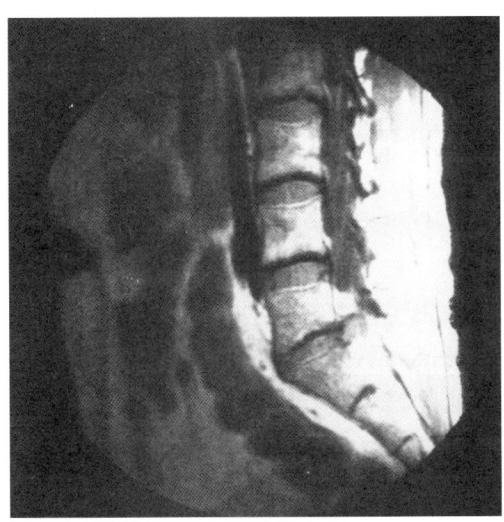

图 26.10 MRI 扫描示 $L_5\sim S_1$ 椎间盘突出。剑桥 Addenbrooke 医院授权使用

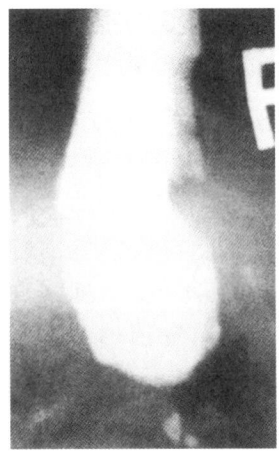

图 26.11 脊神经根鞘造影示右侧椎间盘突出

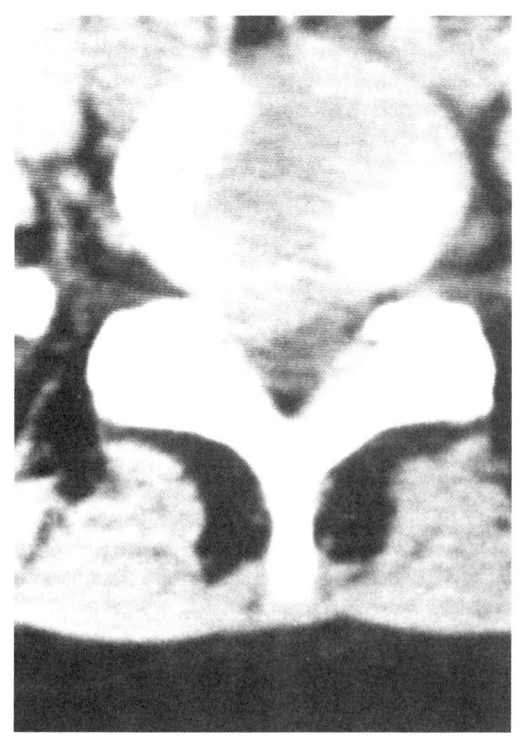 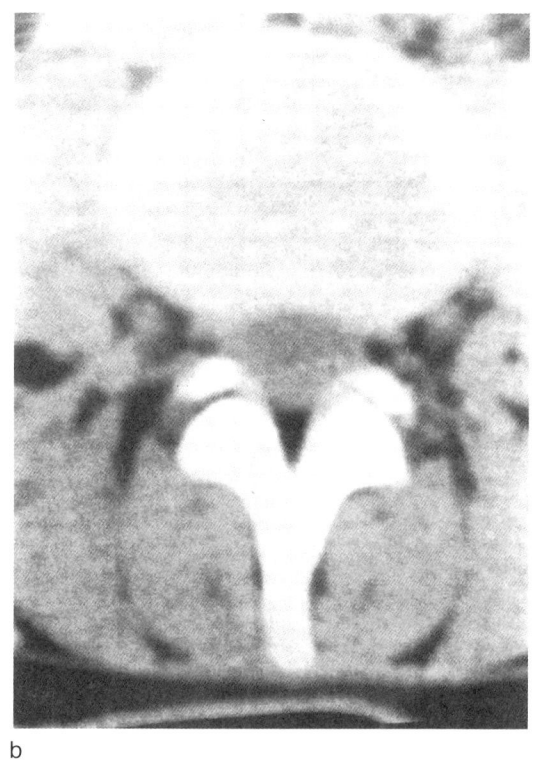

图 26.12 (a) CT 扫描示椎间盘突出压迫脊髓;(b) 正常 CT 扫描

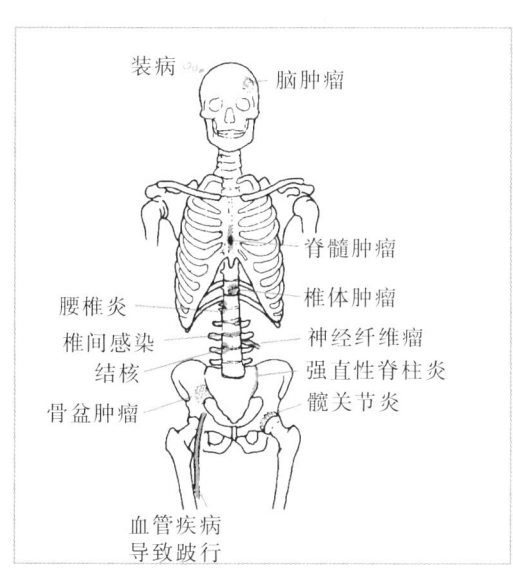

图 26.13 椎间盘突出、类风湿性关节炎、骨性关节炎的鉴别诊断

治疗

即使椎间盘突出未经治疗而依然存在,各种症状经过一段时间后也会自发消退。有些患者的纤维环会破裂,破碎的椎间盘进入椎管,有可能减缓症状,也有可能加重症状。

对于 40 岁以上的患者来说,规律的体检和影像学检查有助于排除脊柱肿瘤和全身系统性疾病,这对椎间盘突出治疗十分重要。对于 20~40 岁的患者,椎间盘突出发病率极低,除非病情严重且经保守治疗无好转,一些放射科医生甚至认为没有必要进行影像学检查,但一些谨慎的医生也会建议年轻人接受影像学检查。

保守治疗:由于存在自然康复的可能性,保守治疗之前做手术是错误的(马尾受损除外）。保守治疗主要有以下两种方法：

1. 休息、镇痛药及肌肉松弛剂。
2. 牵引。

休息：患者应该以最舒适体位卧床休息至疼痛消退，其间可配合使用肌肉松弛药物，如地西泮，2/d，每次5mg。卧床休息应当彻底，有条件应在医院卧床休息，在家进行卧床会给全家带来不小的麻烦。此外，有些患者会忽视医生建议的细节，如避免起床进餐或如厕等。

牵引：有些医生认为牵引的作用也仅是让患者躺在床上而已，它可能减轻肌肉痉挛和疼痛，但决不会使"椎间盘复位"。

"将椎间盘复位"：在椎间盘发作的急性期进行按摩是十分危险的。尽管骨科手段和按摩治疗对慢性腰背痛有很好的疗效，但按摩有神经症状的患者，可能导致其纤维环破裂，椎间盘物质外漏，进而造成更严重的神经性损伤。尽管"将椎间盘复位"这一概念是彻底错误的，但是老百姓就是会有这样的想法。椎间盘不是坚硬、圆形的软骨块，而更像是浸湿了的绳带（图26.14），不能像布谷鸟闹钟上的布谷鸟那样进进出出（图26.15）。

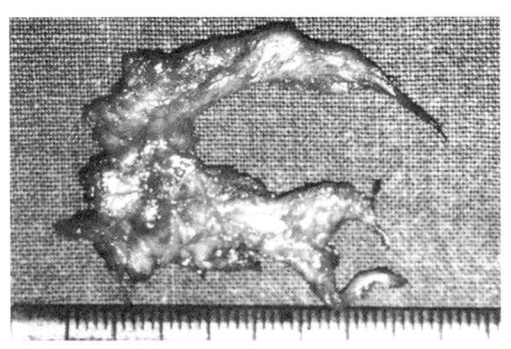

图26.14 突出的椎间盘，椎间盘退变后柔软、无弹性

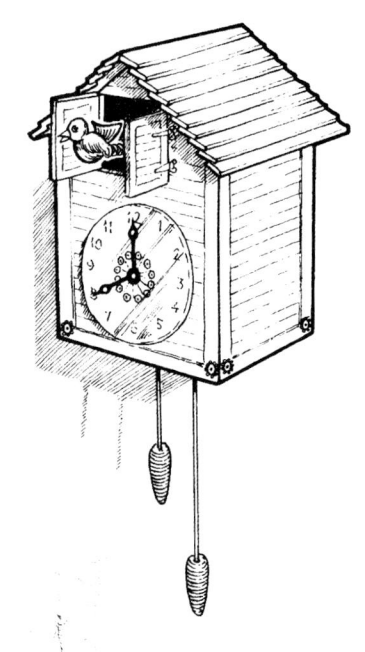

图26.15 如图26.14，突出的椎间盘变软，不能像钟表里的布谷鸟一样迅速出入

在手术中，一旦纤维环被切除，椎间盘受到压力作用就会自行脱出，由此可以想象，试图通过按摩使其复位的想法是完全错误的。

手术治疗：有四种适应证可以考虑进行椎间盘手术：

1. 6周保守休息后症状没有减轻。
2. 神经功能损伤加重。
3. 出现膀胱或肠道症状，表明有马尾损伤。
4. 顽固性疼痛。

一旦决定采取手术治疗，有必要进行CT或MRI扫描来确定神经根受压位置和程度。如果影像学诊断与临床体征相符，可采用注射糜蛋白酶软化椎间盘或手术切除等治疗方法。

糜蛋白酶注射（化学髓核溶解术）：糜蛋白酶是从木瓜中提取出来的蛋白水解酶，商业上常用作肉类柔软剂。适合手术切除的理想病例也适合化学消融，但化学消融对于慢性椎间盘损伤和缓解神经症状作用有限。如果适应证准确，糜蛋白酶注射对70%患者都有良好疗效，甚至可以代替手术切除。

这种注射治疗必须是住院患者在透视监视下进行。除了术中要承受剧烈疼痛，少数患者术后会发生过敏性反应。糜蛋白酶注射在短期内会有很好的疗效，但有证据表明其远期疗效不如椎间盘切除术，而死亡率相对较低。

椎间盘切除术：椎间盘切除术通常由神经外科医生或骨科医生进行。手术中切除黄韧带后可从后方清理椎间盘，但有时也需要切除覆盖在神经根上方的椎板，也称为开窗术。所有椎间盘成分都应清除，包括侵入到椎管内部分。

适应证明确的条件下（即神经症状与体征相符且有影像学确诊），75%的患者可通过椎间盘切除术解除其神经性症状。然而肌肉无力和反射消失等体征无法通过椎板切除或椎间盘切除得到完全缓解。

此外手术会影响到相邻椎体间"三重关节"的稳定性。失去完整的椎间盘，椎体间相互运动时会对后柱小关节造成异常应力，进而导致退变。对于30%~60%的患者来说，无论采取保守治疗、手术治疗还是化学髓核溶解术，都无可避免地发生一定程度的腰背痛或脊柱僵硬。

椎间盘镜切除：现在，可在内窥镜辅助下行小切口椎间盘切除术。这种全新的技术手段尽管尚存在一些难度，但结果却令人满意的。比直接手术的恢复期更短，手术创伤也降低到最小程度。

马尾损伤

大多数患者的椎间盘破裂发生在纤维环外侧隐窝，但有很少一部分患者发生在纤维环中线，可引起以下特点的马尾损伤：

- 无痛性尿潴留
- 肛周麻木
- 双侧坐骨神经痛

一旦患者出现以上症状，就不能再考虑保守治疗，而应立刻手术切除椎间盘。如果处理不当，可能会造成残疾或永久性马尾损伤。

高位腰椎间盘突出

L_4以上较少发生椎间盘突出，其体征也有区别。任何腰背痛患者伴L_5以上神经受损时都应由神经外科医生会诊，以排除脊柱肿瘤可能。

治疗

治疗手段和适应证都与低位椎间盘突出治疗相同，但由于高位椎管相对狭窄，更倾向手术治疗。

强直性脊柱炎

强直性脊柱炎是一种首先累及骶髂关节和脊柱的关节炎性疾病。本病常发于男性青年，15~30岁间有以下症状者都应考虑强直性脊柱炎：

- 下腰背弥散性疼痛或沿神经根分布的疼痛却没有体征。
- 腰背部强直，早晨尤为严重。
- 胸廓扩张小于5 cm。

- 血沉加快。
- 骶髂关节受侵蚀。
- 对抗炎药物有快速反应。
- 家族强直性脊柱炎史。
- 大关节无痛性渗出。

治疗

如不治疗，尾骨到枕骨的整个脊柱将成为僵硬整体，维持功能锻炼十分重要。此外，免疫科医生对该病有较好的治疗方案。治疗急性发作类似于类风湿性关节炎，通常休息及抗感染治疗，随后适度锻炼。在很长一段时间内，规律性物理治疗以维持脊柱运动最为根本。

腰椎骨质增生

40岁以上的人或多或少都有腰椎骨质增生。尽管影像检查可以清楚地显示特征性病变，椎体前唇骨赘及椎间狭窄，但很少有患者出现明显症状（图26.16）。

在腰椎退变严重病例，可见明显骨赘生成、椎间隙狭窄及椎体硬化。

同退行性关节病相似，都表现静止痛、运动后疼痛及活动受限。

治疗

治疗腰椎骨质增生的最好进行理疗。手术适应范围十分局限，仅在由于神经根受压并出现神经功能受限时才考虑手术。

除非神经根受累时才有必要实施手术。以下保守疗法常能有效缓解症状：

1. 镇痛及抗炎药。

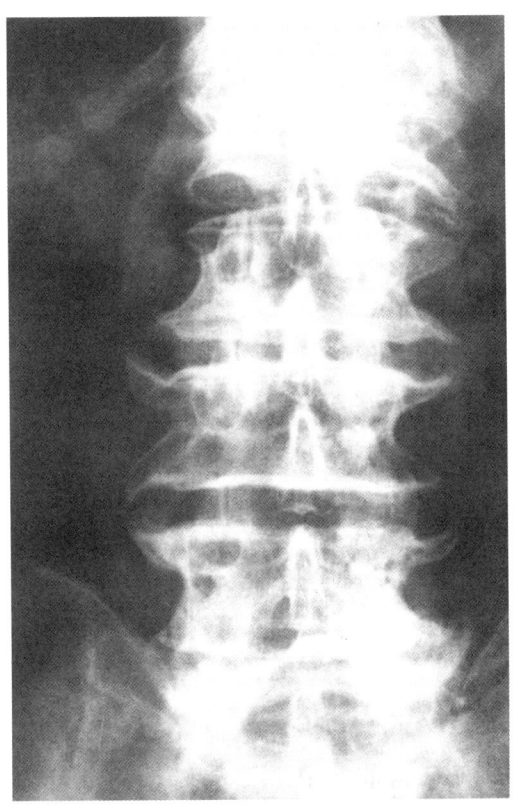

图 26.16　腰椎病（腰椎强直）

2. 物理治疗以尽可能地恢复运动能力。

3. 类似于护腕协助腕关节炎恢复，佩戴腰骶支具加以支持。

4. 尽量鼓励患者维持所能达到的脊柱动度，并接受病症现实。

神经根受累

骨赘有可能生长侵入神经根管内造成压迫。神经根受累症状同急性椎间盘突出基本相同，但更为缓和，其定位症状也更不明显。本病确诊需要有 MRI 或 CT 扫描辅助（图26.17）。

治疗

如果可以确定神经根受压位置，可手术切除增生骨赘为神经根减压。但骨

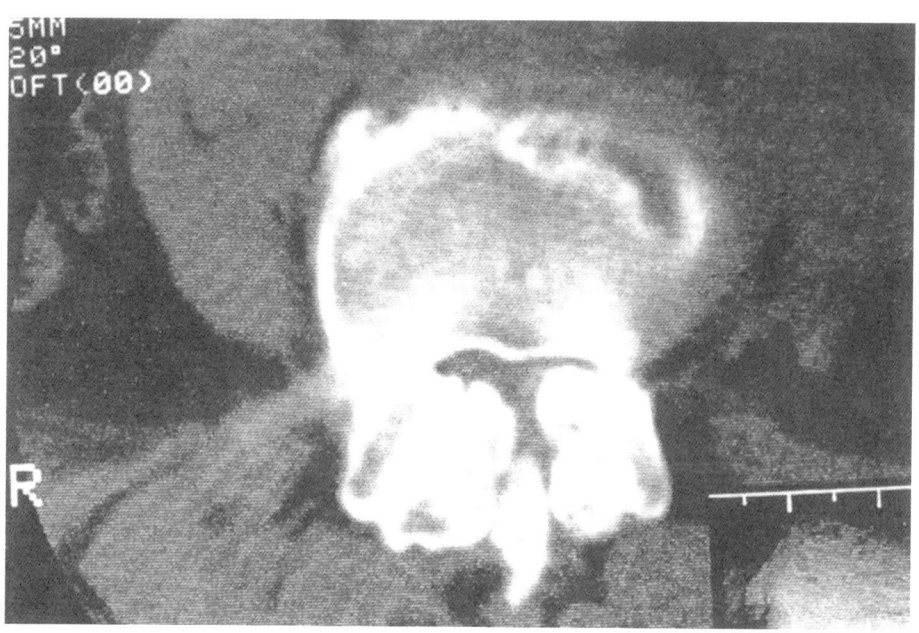

图 26.17　CT 扫描示骨赘引起的腰椎椎管狭窄

赘增生常常复发，同时减压手术不能从根本上解决脊柱病和小关节炎问题。

椎管狭窄

正常人椎管宽窄差异很大。有些患者先天性椎管狭窄，当发生骨赘、椎间盘突出及其他占位病变时会进一步狭窄。此外，软骨发育不全也可能导致椎管狭窄。

椎管狭窄时患者运动可导致脊髓与神经根肿胀，产生臀部和腿部疼痛。患者站立或行走等脊柱拉伸位时产生疼痛，于坐位等脊柱屈曲位时疼痛有所缓解。这种症状与间歇性跛行十分相似，也被称为"脊柱性跛行"。

辅助检查

CT 或 MRI 扫描可以清楚显示椎管狭窄的程度。

治疗

本病保守治疗通常疗效较好，包括减轻体重、佩戴脊柱支具及理疗等一系列减少腰椎过度伸展的措施。

如果保守治疗无效就需要手术治疗。通常手术行广泛椎板减压，但椎板切除部位一旦有软组织瘢痕形成，症状又会复发。

椎体滑脱

有些医生总是喜欢在任何场合都使用"椎体滑脱"一词，但事实上它仅仅指"脊椎的滑行、移动"，必须与"椎体破坏"含义上的峡部裂相区别。脊椎滑脱通常由多种因素造成，包括以下不同类型（图 26.18）：

Ⅰ 发育不良型——腰骶接合处的先天性畸形；

Ⅱ 椎弓根峡部型——椎弓根峡部的疲劳骨折造成；

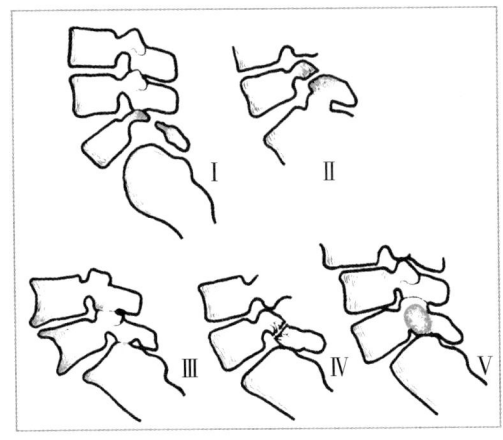

图 26.18 椎体滑脱的类型：Ⅰ，发育不良型；Ⅱ，椎弓峡部型；Ⅲ，退行型；Ⅳ，外伤型；Ⅴ，病理型

Ⅲ 退行型——退行性骨关节病造成；

Ⅳ 外伤型——急性创伤造成；

Ⅴ 病理型——肿瘤、骨质疏松、结核或 Paget 病致椎弓根峡部薄弱。

发育不良型：腰骶部先天性发育不良会导致 L_5 向下滑脱至 S_1（图 26.19）。薄弱的椎弓峡部可能发生骨折，此罕见类型多见于女孩，可造成严重的腘绳肌痉挛。

椎弓根峡部型：峡部疲劳骨折造成的脊椎滑脱最多见（图 26.20）。常见于年轻力壮的患者，尤其是脊柱过度伸直的运动员，如标枪运动员和快速保龄球运动员。发病原因尚无定论，症状主要表现为从腰背部到臀部的钝痛。正常人群中 5 岁前 5% 儿童患椎体滑脱，在成人比例上升到 6%，所以不能完全归因于脊柱过度伸直或运动暴力损伤。

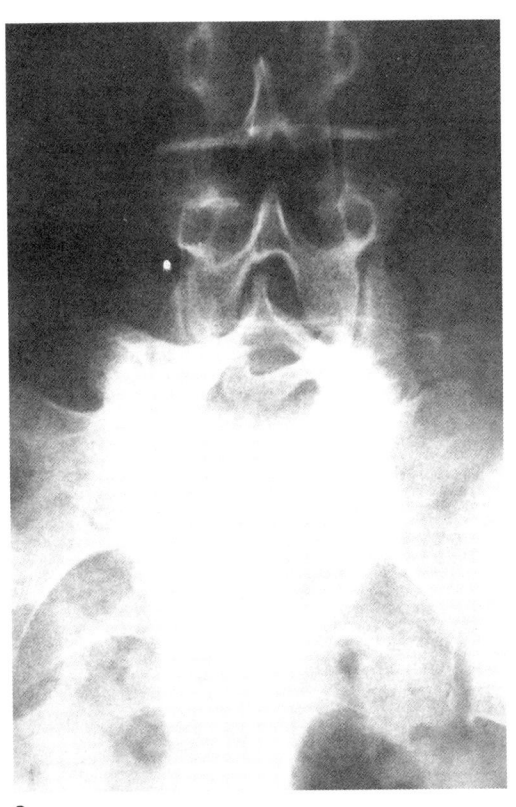
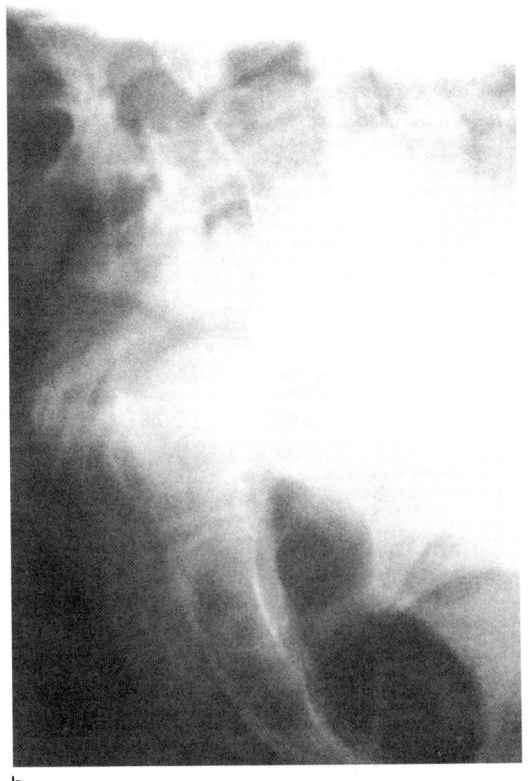

a　　　　　　　　　　　　　　b

图 26.19 发育不良型椎体滑脱的正位（a）、侧位（b）片。发生病变的第五腰椎在正位片上的形状类似从上方看椎体的形状，上下翻转 X 线平片，滑脱的椎体像拿破仑挂在柱子上的帽子

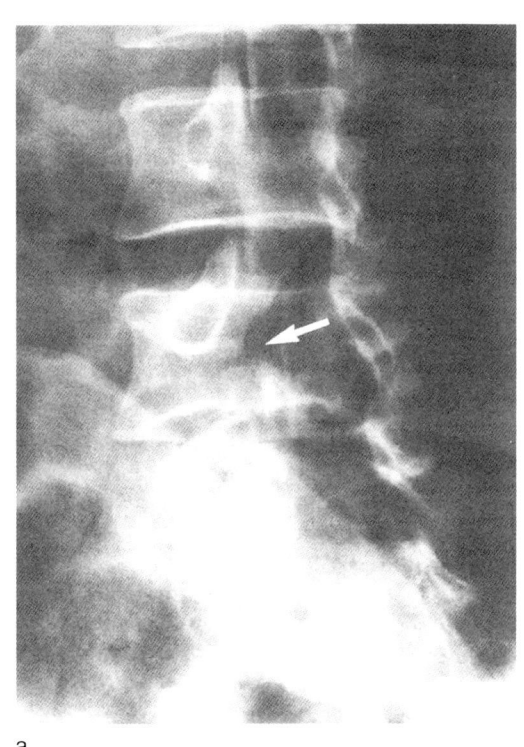 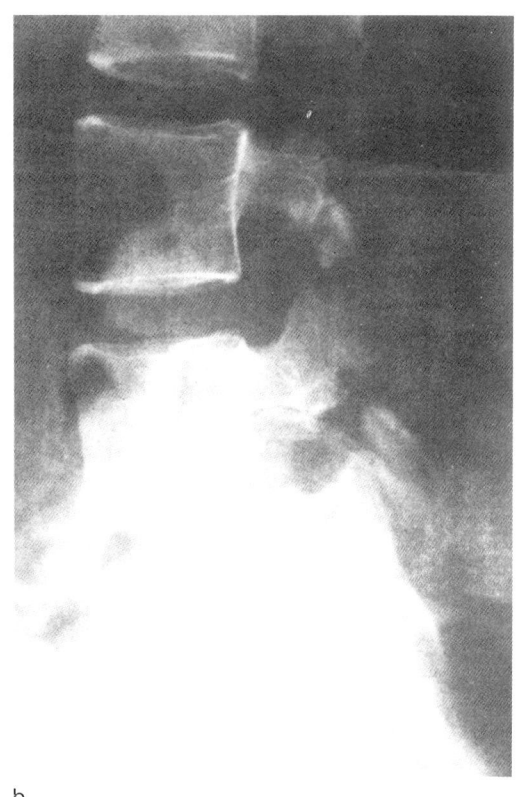

图 26.20 （a）椎弓根峡部型椎体滑脱。可见椎体后方的缺陷（箭头示）。（b）L_5~S_1 椎弓根峡部型椎体滑脱及 L_4 椎体滑脱

腰骶结合部压痛并可感觉到台阶感。除非病变压迫神经根,一般无神经症状。

影像学诊断表明峡部缺损会导致椎体前后两部分分离,使上位椎体向前形成脊椎滑脱。椎弓根峡部损伤在斜位片上更容易辨认。

退行型:椎体滑脱可由小关节磨损引起,主要问题在于退行性关节病,而不是椎体滑脱。通常 55 岁以上妇女易患此型。

外伤型:有些特殊病例中,脊柱滑脱由急性骨折外伤引起(见图 10.32)。

病理型:肿瘤和骨质疏松都会影响椎弓根峡部稳定性,一旦峡部不能支撑上位椎体就会造成滑脱。

治疗

限制活动、佩戴腰骶支具及锻炼腰背伸肌力量都对本病有效。

此外,本病也是少数需手术治疗的脊柱疾病之一。如果保守治疗无效或生长期儿童脊柱滑脱逐渐加重,都可以进行手术。手术行横突间融合来固定滑脱的两部分椎体,此法简单且有效。

软 骨 疾 病

Scheuermann 病

发病由椎体骺环受损导致发育停滞

造成。本病常发于儿童，13~16岁男孩多见，常造成脊柱后凸畸形。患者即使在活动期也无疼痛。

治疗

严重脊柱后凸患者可佩戴支具，个别严重病例可考虑行脊柱融合术。鼓动小孩"站直"的方法是不可取的，因为孩子们根本无法做到。

Calvé 病

Calvé病或许根本就不存在，但人们习惯把它描述成未成熟软骨的塌陷，并归类到软骨疾病中。有些病例或许由软骨骨炎一类疾病引起，结核与脊柱肿瘤同样会引起相同症状，且更加严重。

先 天 异 常

轻度的椎体先天性异常十分多见，但很少引起严重的后果。

骶椎腰化与腰椎骶化（骶骨融合）

腰椎与骶椎间分界通常不是那么精确。某些患者的L_5椎体横突很大并与骶骨融合，称为腰椎骶化；还有一些患者的S_1椎体从骶骨完全分离出来，又称为骶椎腰化。这两类患者有时会发生腰背疼痛，但无证据表明疼痛直接来源于骨骼异常。尽管如此，人们还是把这种先天性畸形视作疼痛常见原因。

治疗

过渡型腰骶椎患者应该按正常人对待，服用抗炎药及理疗来缓解疼痛，不应手术处理其异常结构。

先天性半椎体

半椎体畸形会使脊柱弯曲，从而使其上下节段发生代偿性脊柱侧弯，可能累及神经根，并给小关节带来更大应力（图 26.21）。

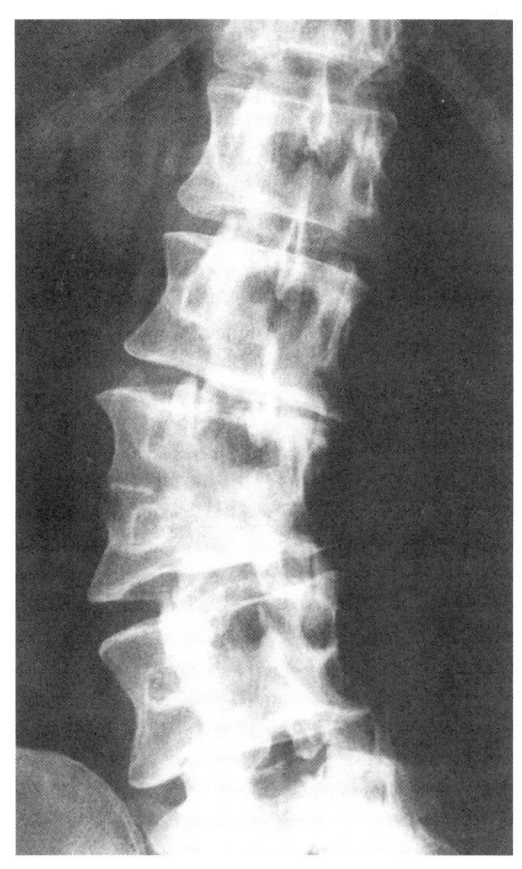

图 26.21　腰椎半椎体畸形

治疗

通常理疗及镇痛治疗，但如果畸形或症状过于严重，可考虑手术治疗。

脊柱裂

多达20%的人患无明显症状的隐性脊柱裂（图 26.22）。有些患者仅有轻微腰骶关节毛刺状增生或脂肪瘤，或轻度神经功能减弱（图 26.23）。少数患者由于脊髓管型化发育受到影响，会发生脊髓

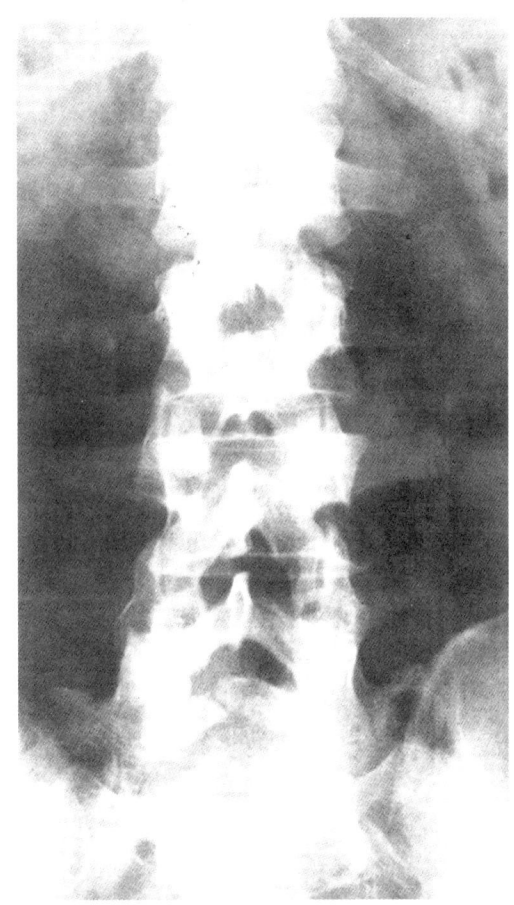

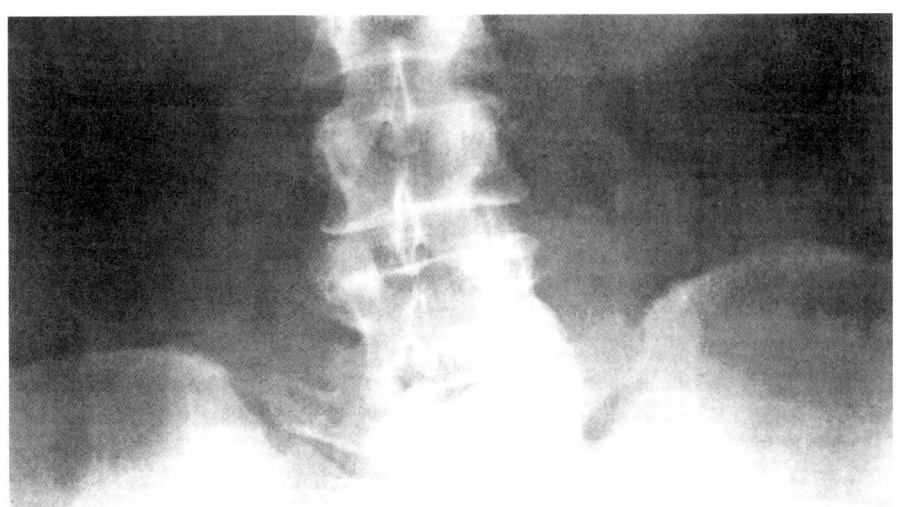

图 26.22 脊柱隐裂:(a) 位于第五腰椎;(b) 腰骶部脊柱隐裂合并半椎体畸形

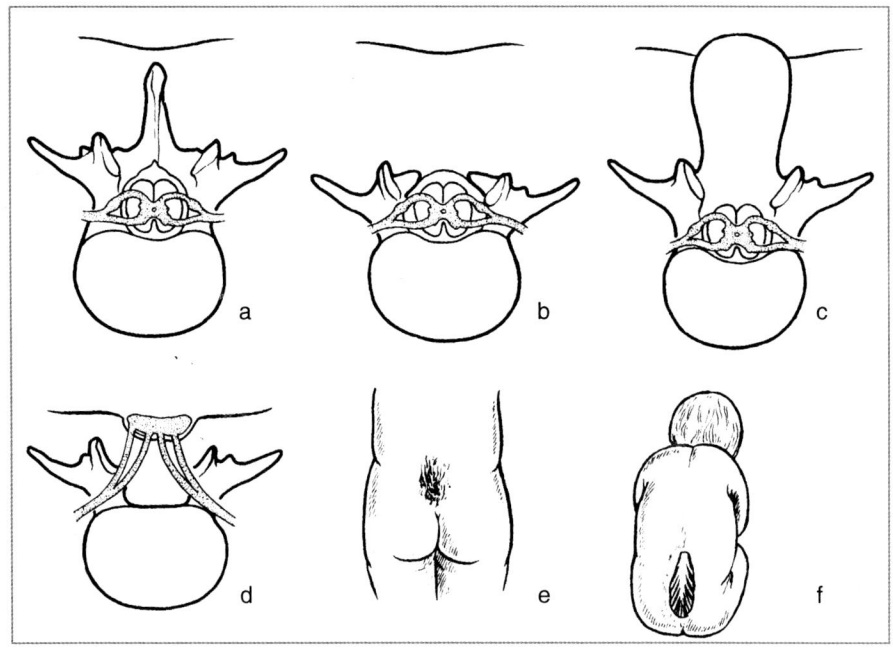

图 26.23 脊柱裂的类型：(a) 正常；(b) 脊柱隐裂；(c) 脑脊膜膨出；(d) 脊髓脊膜膨出伴神经根外露；(e) 腰骶结合部多毛区；(f) 新生儿伴脊髓脊膜膨出

膨出、脑脊膜膨出及脊髓脊膜膨出等一系列暴露神经的病变，这些患者在新生儿期和儿童期就会受到巨大影响。在这两种极端情况之间，会有各种各样不同程度的病变。

治疗

对于儿童严重脊柱裂的治疗参考相关章节。

脊髓纵裂

有时腰椎先天性畸形会导致脊髓与异常纤维束或骨赘相连。随着脊柱的生长，脊髓不断受到牵拉而引发神经症状（图 26.24）。该病易发于 5~10 岁儿童，首先累及骶神经根，引起足部及高足弓疼痛。随着骶神经根的进一步破坏，足部产生麻木并出现足弓平坦。

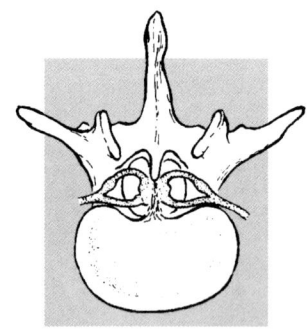

图 26.24 脊髓纵裂。纤维性或骨性条索将脊髓分隔

儿童的无诱因腿足痛，尤其伴渐进性足部畸形者，应考虑脊柱纵裂的可能性。普通 X 线诊断可以看出骨性结构异常，而 CT 或 MRI 扫描可以查出纤维结构的异常。神经外科会诊较有帮助。

治疗

症状较轻患者最好采取保守治疗，

当影像学诊断确认骨赘或纤维束牵拉神经根时,应手术切除骨赘及纤维束。

其 他 疾 病

脊柱肿瘤
转移瘤
脊柱肿瘤常为转移瘤。腰背疼痛患者要时刻考虑肿瘤的可能性,即使病史长也不能排除肿瘤。其他原因引起的长期腰背疼痛不会使患者对肿瘤免疫,甚至很有可能同时发生脊柱肿瘤。尽管肿瘤诊断对患者不利,但可疑肿瘤时进行影像学诊断十分必要。同时,血沉也是一个重要指标。血沉正常时发生转移性肿瘤的可能性很小。

转移到脊柱的肿瘤通常是那些易于骨转移的肿瘤:

1. 前列腺癌;
2. 乳腺癌;
3. 肾癌;
4. 支气管癌。

转移性肿瘤一般侵入并破坏椎弓根。这在脊柱正位 X 线平片上容易通过辨认椎体鹰眼样结构来确认。椎弓根相当于猫头鹰的眼睛,而棘突相当于喙。一旦椎弓根遭到破坏,它的轮廓将会消失。因此,要特别注意"眨眼的猫头鹰"。

原发肿瘤
在脊柱也能见到其他类型的骨肿瘤,包括成骨细胞瘤、巨细胞瘤等,但好发于骨末端的骨肉瘤十分少见。神经系统的肿瘤,如神经纤维瘤和硬脑(脊)膜肉瘤等也常发于脊柱,多发性骨髓瘤还可能造成脊柱压缩。

骨质疏松症
骨质疏松症是一种常见病症,尤其易发于绝经后女性,通常引起下腰背部钝痛伴逐渐发展的脊柱后凸。骨质疏松后轻微的损伤,甚至咳嗽,都能造成病理性骨折或椎体突然压缩。

治疗
一般来说患者就医时骨质疏松就已经很重,医生除了确诊和脊柱支具外,已没有什么办法有效治疗。

结核病
脊柱结核目前在发达国家已经稀少,但在其他地区仍是一种严重疾病。该病有以下特征(图 26.25):

1. 患者感到身体不适,并有体重下降。
2. 受累椎体疼痛。
3. 病变累及椎体及椎间盘。
4. 结核菌感染引发腰大肌脓肿,并侵犯腹股沟。
5. 影像学显示脊椎前缘受到破坏,一个或多个椎体楔形变,腰大肌增宽。
6. 脊柱塌陷会导致大角度的驼背,亦可能是本病的首发体征。疾病晚期时驼背将十分明显。

并发症
脊柱结核可能引起严重并发症。随着窦道形成可能继发感染和截瘫(Pott 截瘫)。截瘫通常由①脓液和细胞受压;②骨质对脊髓压迫;③驼背处脊髓循环障碍等原因引起。

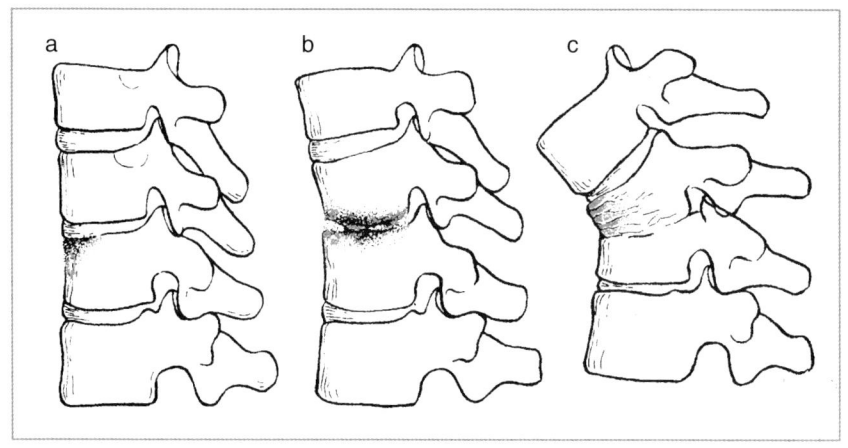

图26.25 脊柱结核：(a) 早期累及椎体；(b) 侵袭椎体造成椎间隙狭窄；(c) 椎体塌陷，形成严重驼背

治疗

要达到治疗效果，患者必须坚持口服抗结核药物数月至数年，否则效果甚微。可手术排脓、去除死骨及融合病变椎体以防止脊柱塌陷。如果脊柱已经塌陷并危及脊髓，应行骨移植及融合手术。

感染性椎间盘炎

椎间盘会感染不明细菌或真菌，感染可在相邻椎体间直接传播，出现严重的腰背弥散性疼痛和血沉加快。X线平片上可见椎间盘上下椎体被侵蚀。椎间盘感染在吸毒者和免疫抑制剂使用者身上更为常见。

有时，感染病原体可通过血培养、尿培养或椎间盘穿刺活检得到确认。若仍无法检验出病原体，就需要组织活检来鉴定。

儿童椎间盘炎可能没有明显感染，并导致无痛性相邻椎体融合。

治疗

如果可以查明病原体，全身性抗生素治疗效果很好，必要时行椎间盘探查清创术。

感觉异常性股痛

股外侧皮神经从髂前上棘下方正中穿出进入股部，因此，可在这点或腹腔内发生问题（图26.26）。感觉异常性股痛一词来源于希腊语"大腿疼痛及感觉改变"，该词极为准确的描述了此病。

这种疾病本身并不严重，但骨科医生有必要了解它。它能像多发性硬化、末梢神经炎、运动性共济失调、亚急性混合变性等一系列周围神经病变一样，引起神经性症状和体征，但并不涉及脊柱。医生有必要与椎间盘突出做鉴别诊断。

治疗

本病通常可自然恢复，很少需要进行神经减压治疗。

当影像学诊断确认骨赘或纤维束牵拉神经根时,应手术切除骨赘及纤维束。

其他疾病

脊柱肿瘤

转移瘤

脊柱肿瘤常为转移瘤。腰背疼痛患者要时刻考虑肿瘤的可能性,即使病史长也不能排除肿瘤。其他原因引起的长期腰背疼痛不会使患者对肿瘤免疫,甚至很有可能同时发生脊柱肿瘤。尽管肿瘤诊断对患者不利,但可疑肿瘤时进行影像学诊断十分必要。同时,血沉也是一个重要指标。血沉正常时发生转移性肿瘤的可能性很小。

转移到脊柱的肿瘤通常是那些易于骨转移的肿瘤:

1. 前列腺癌;
2. 乳腺癌;
3. 肾癌;
4. 支气管癌。

转移性肿瘤一般侵入并破坏椎弓根。这在脊柱正位 X 线平片上容易通过辨认椎体鹰眼样结构来确认。椎弓根相当于猫头鹰的眼睛,而棘突相当于喙。一旦椎弓根遭到破坏,它的轮廓将会消失。因此,要特别注意"眨眼的猫头鹰"。

原发肿瘤

在脊柱也能见到其他类型的骨肿瘤,包括成骨细胞瘤、巨细胞瘤等,但好发于骨末端的骨肉瘤十分少见。神经系统的肿瘤,如神经纤维瘤和硬脑(脊)膜肉瘤等也常发于脊柱,多发性骨髓瘤还可能造成脊柱压缩。

骨质疏松症

骨质疏松症是一种常见病症,尤其易发于绝经后女性,通常引起下腰背部钝痛伴逐渐发展的脊柱后凸。骨质疏松后轻微的损伤,甚至咳嗽,都能造成病理性骨折或椎体突然压缩。

治疗

一般来说患者就医时骨质疏松就已经很重,医生除了确诊和脊柱支具外,已没有什么办法有效治疗。

结核病

脊柱结核目前在发达国家已经稀少,但在其他地区仍是一种严重疾病。该病有以下特征(图 26.25):

1. 患者感到身体不适,并有体重下降。
2. 受累椎体疼痛。
3. 病变累及椎体及椎间盘。
4. 结核菌感染引发腰大肌脓肿,并侵犯腹股沟。
5. 影像学显示脊椎前缘受到破坏,一个或多个椎体楔形变,腰大肌增宽。
6. 脊柱塌陷会导致大角度的驼背,亦可能是本病的首发体征。疾病晚期时驼背将十分明显。

并发症

脊柱结核可能引起严重并发症。随着窦道形成可能继发感染和截瘫(Pott 截瘫)。截瘫通常由①脓液和细胞受压;②骨质对脊髓压迫;③驼背处脊髓循环障碍等原因引起。

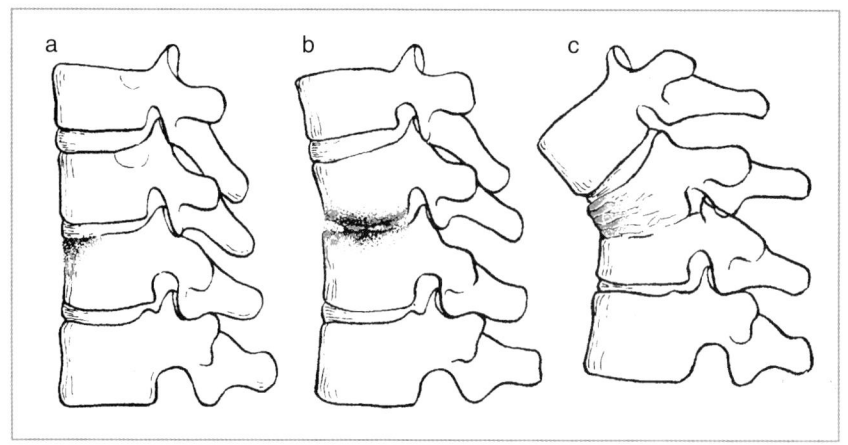

图 26.25 脊柱结核:(a) 早期累及椎体;(b) 侵袭椎体造成椎间隙狭窄;(c) 椎体塌陷,形成严重驼背

治疗

要达到治疗效果,患者必须坚持口服抗结核药物数月至数年,否则效果甚微。可手术排脓、去除死骨及融合病变椎体以防止脊柱塌陷。如果脊柱已经塌陷并危及脊髓,应行骨移植及融合手术。

感染性椎间盘炎

椎间盘会感染不明细菌或真菌,感染可在相邻椎体间直接传播,出现严重的腰背弥散性疼痛和血沉加快。X线平片上可见椎间盘上下椎体被侵蚀。椎间盘感染在吸毒者和免疫抑制剂使用者身上更为常见。

有时,感染病原体可通过血培养、尿培养或椎间盘穿刺活检得到确认。若仍无法检验出病原体,就需要组织活检来鉴定。

儿童椎间盘炎可能没有明显感染,并导致无痛性相邻椎体融合。

治疗

如果可以查明病原体,全身性抗生素治疗效果很好,必要时行椎间盘探查清创术。

感觉异常性股痛

股外侧皮神经从髂前上棘下方正中穿出进入股部,因此,可在这点或腹腔内发生问题(图 26.26)。感觉异常性股痛一词来源于希腊语"大腿疼痛及感觉改变",该词极为准确的描述了此病。

这种疾病本身并不严重,但骨科医生有必要了解它。它能像多发性硬化、末梢神经炎、运动性共济失调、亚急性混合变性等一系列周围神经病变一样,引起神经性症状和体征,但并不涉及脊柱。医生有必要与椎间盘突出做鉴别诊断。

治疗

本病通常可自然恢复,很少需要进行神经减压治疗。

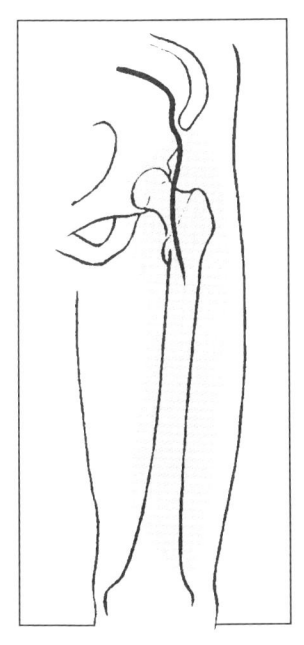

图 26.26 感觉异常性股痛，股外侧皮神经分布区感觉异常

尾骨痛

或许由于尾骨是尾巴的退化结构，尾骨受到极其丰富的神经支配，暂且不管这种说法的对错，尾骨毫无疑问对损伤极其敏感，而且一旦疼痛将很难根除。

一般诱发于诸如椅子坐空而摔到或摔落到冰面等事故，但更多出现在工作中。疼痛常剧烈且持久，并且由于尾骨的位置，让患者坐下基本是不可能的。此外，尾骨痛还可能由椎间盘突出和骨盆疾病引起。其中常需要考虑直肠癌和子宫癌。

尾骨痛女性发病者多于男性。另外，神经质和好争吵个体尤其表现出易感性，同时治疗起来也更加困难。

治疗

注射激素常常会有好效果，但如果三次注射后疼痛仍存在，就应考虑由疼痛专科进行超声或射频探针治疗，去除尾骨神经。

此外，有时也会采取尾骨切除术，但这应是最后考虑的方法。只有少数患者的疼痛术后会消失，而大部分术后依然存在。

按 摩 治 疗

正骨师和按摩师都可以运用良好的按摩手法，对颈、背、腰严重疼痛患者进行效果显著的治疗。任何能减轻患者痛苦的人都算得上医生的好帮手，但如果他不能将眼光放在脊柱之外找出病变，或坚持认为腰背按摩可以治疗其他结构的疾病，那就往往会产生问题。

问题就是在于患者按摩治疗时没有必要的医学检查。只要排除严重疾病且患者愿意，很难找出理由让患者只接受物理治疗师治疗，而不由正骨师或者指压按摩师来治疗。

我们不能忽略，大多数按摩能治好的疾病本身都是些自限性疾病，有经验的按摩师总是会推荐顽固性疾病患者去骨科或免疫科进一步诊治。

刘常浩　译
吕昌伟　孟国林　校